혈액학
HEMATOLOGY

집 필 진 | 노명희 (신한대학교)
김성미 (마산대학교)
김은중 (충북보건과학대학교)
김인자 (서해대학교)
김원식 (대전보건대학교)
석성자 (서라벌대학교)
송선옥 (목포과학대학교)
심문정 (안산대학교)
유광현 (삼성서울병원)
이재식 (혜전대학교)
이지숙 (원광보건대학교)
정옥봉 (전주기전대학교)
조영국 (서영대학교)
조윤경 (동남보건대학교)
조현정 (건양대학교)
황석연 (대전대학교)

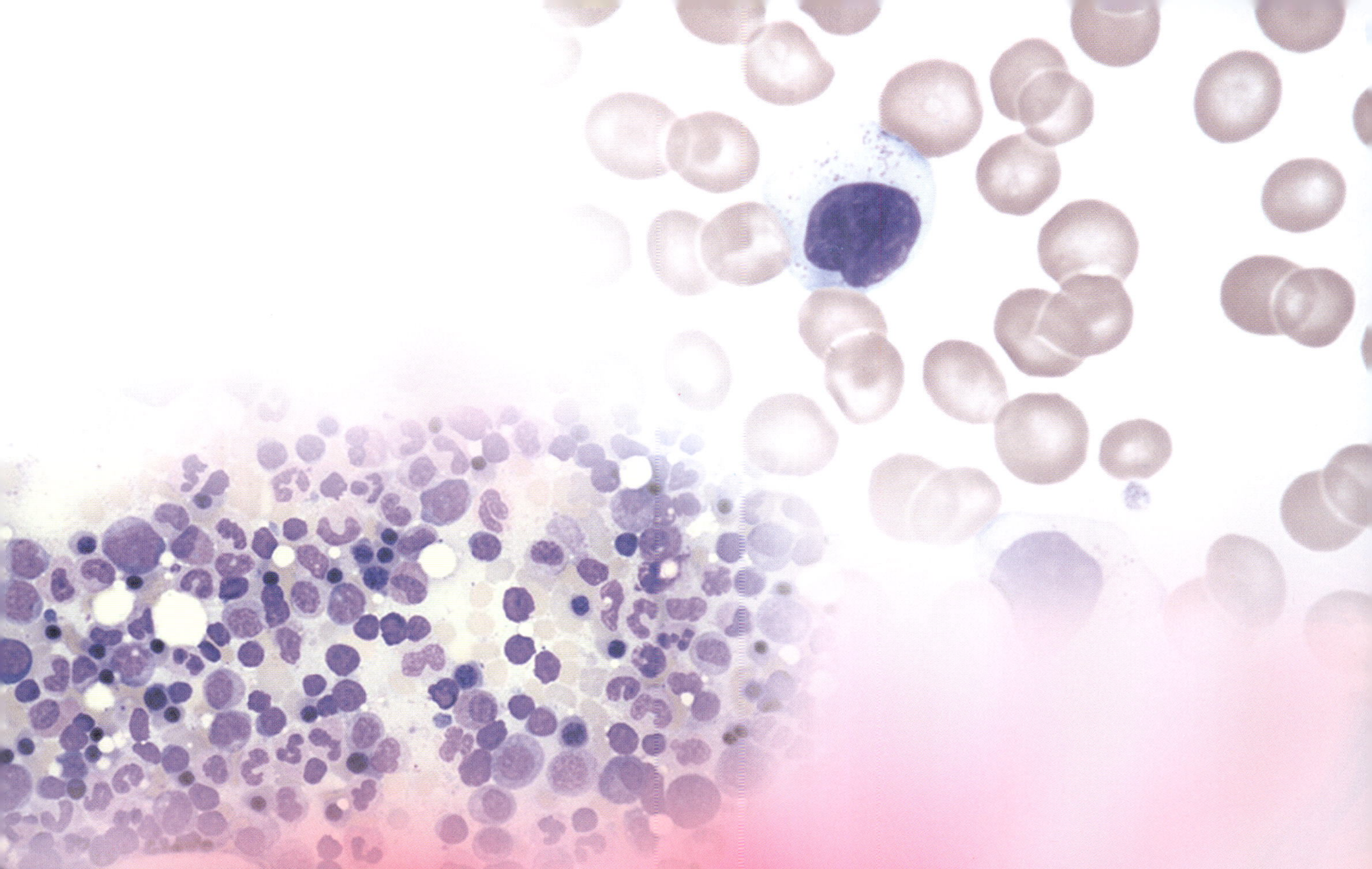

3rd EDITION

혈액학

HEMATOLOGY

노명희 · 김성미 · 김은중 · 김인자 · 김원식 · 석성자
송선옥 · 심문정 · 유광현 · 이재식 · 이지숙 · 정옥봉
조영국 · 조윤경 · 조현정 · 황석연

고려의학

머리말

혈액학 3판이 뒤늦게 나마 나오게 된 것을 기쁘게 생각하며 여러분께 죄송한 마음과 함께 감사의 마음을 드립니다.

혈액학 3판에는 혈구의 형태학적 고찰, 응고 기전 및 혈액 질환 등의 이론 및 진단 실험을 담당하시는 임상병리사는 물론 의료보건 분야, 그리고 기초과학 연구를 하시는 모든 분들께도 교과서가 될 수 있도록 최선을 다해 보충하였습니다.

또한 광범위한 혈액학을 이 책을 통해 접근하기 쉬운 학문으로 생각할 수 있도록 도표 및 그림을 많이 사용하여 이해하기 쉽도록 하였습니다.

이번 3판에서도 생물, 확학, 분자유전학 및 면역학 등을 토대로 편집, 구성하면서 이전 이론보다 발전된 최신 이론을 기초로 하여 적혈구계, 백혈구계, 림프구계, 거핵구계와 특히 혈액질환들을 많이 보완하였습니다.

이 책이 혈액학의 지침서로 활용되어 여러 사람들에게 많은 도움이 되기를 바라며, 앞으로도 더욱 더 연구하여 더 나은 개정판을 내도록 노력하겠습니다.

끝으로 이 책이 출간되기까지 바쁜 시간에도 불구하고 많은 좋은 사진과 도표를 주신 김성미 교수님, 김일택 교수님, 심문정 교수님, 조윤경 교수님, 황석연 교수님, 유광현 실장님께 감사드리며 또한 scan을 받아주시고 그림을 그려주시느라 밤늦게까지 수고를 아끼지 않으신 서상석, 임시웅, 그리고 편집을 하느라고 수고하신 유혜승과 최병진 사장님께 감사드립니다.

2011. 2.

저자 노 명 희

차 례

1장 혈액의 개념 Conception of Blood / 1

2장 조 혈 Hematopoiesis / 11

3장 적혈구 Erythrocyte, Red Blood Cell, RBC / 37

4장 백혈구 Leukocyte, White Blood Cell, WBC / 101

5장 거핵세포계 및 혈소판 Megakaryocytic Series and Platelet / 155

6장 지혈과 응고 Hemostasis and Coagulation / 173

7장 골수 검사 Bone Marrow Examination / 203

8장 적혈구 질환 Erythrocyte Diseases / 221

9장 백혈구 질환 Leukocyte Diseases / 261

10장 출혈성 소인과 질환 Bleeding Trait and Diseases / 307

혈액의 개념
Conception of Blood

학습 목표

1. 혈액의 구성 성분과 혈액의 기능을 설명할 수 있어야 한다.
2. 기초 혈액 검사학의 기본적인 내용을 설명할 수 있어야 한다.
3. 체액과 응고기전에 대한 검사에 관해 설명할 수 있어야 한다.
4. 혈액 질환의 진단에 도움을 줄 수 있는 특수 분야로는 어떠한 것이 있는지 열거할 수 있어야 한다.
5. 혈액 질환 치료에 대해 설명할 수 있어야 한다.

1 혈액학(Hematology)

혈액학(Hematology)은 희랍어에서 유래된 말로서 원러는 혈액에 관한 전반적인 연구를 하는 학문이라는 뜻을 가지고 있으며, 주로 혈구의 성상 및 형태학적인 고찰, 응고기전, 그리고 혈액 질환을 연구하는 학문으로 정의하고 있다.

BC400년경 히포크라테스는 인체는 4가지 체액(humors)으로 - 흑담즙(black bile), 혈액(blood), 담점액(phlegm) 및 황담즙(yellow bile) - 구성되어 있다고 기술하였다.

20세기에 들어와 스웨덴의 생리학자인 Fahraeus는 이 4가지 체액설을 응고된 혈액의 뚜렷한 4층의 관찰로부터, 즉 응고 과정에서 혈액은 검붉은색 거의 검정색인 jelly 모양의 응괴(black bile); 산소화 적혈구의 얇은 층(blood); 백혈구와 혈소판층(phlegm); 그리고 황색의 혈청층(yellow bile)으로 분리되는 것과 연관지어 설명하였다.

건강과 질병은 이들 체액 간의 평형이 깨짐으로써 발생한다고 생각해 왔고 이것은 히포크라테스시대부터 19세기까지 오염된 체액을 가진 인체를 깨끗이 하기 위해 왜 방혈을 실행했는지를 잘 설명해준다.

현미경이 발명되기까지 혈액의 세포 구성분은 인지되지 않았다. Leeuwenhoek(1632~1723)가 발명한 양철 렌즈로 되어 있는 조잡한 확대 기구의 도움으로 적혈구 양을 정확하게 측정하고 기술하였다. 백혈구와 혈소판은 좀 더 개량된 현미경 렌즈가 나온 후이다. Karl Vierordt는 1852년에 혈구 분석의 정량적인 결과를 처음 발표하였는데 그 과정은 매우 지루하고 시간이 소비되었다. 수년 후 혈액 세포 수와 다양한 질병 상태의 상호 관계를 밝히는 시도가 있어. 1920년대에는 혈액 검사의 개선된 방법들이, 1930년대에는 혈액 생리와 혈액 형성기관에 대한 지식이 증대되었고, 빈혈과 다른 혈액 질환들의 이론적 근거로 연구되어 인정받았다. 반대로 초기의 혈액학자들이나 근대의 혈액학자들은 혈액 구성분의 변질은 병의 결과이지 병의 근본적인 원인은 아니라고 생각하였다. 정상적인 상태 하에 골수에서 혈액 세포의 생산은 말초혈액으로 방출되고, 이들의 생존은 형태학적으로 정상 세포의 안정된 상태를 유지하는 데 크게 조절되었다. 양적, 질적 혈액학적 비정상은 안정된 상태의 불균형이 일어났을 때의 결과이다.

기초 혈액학에서는 혈액의 농도, 혈액의 구성, 혈구와 혈액 산물의 기능에 관한 분석 등을 하게 된다. 이제는 고도로 진보된 기술을 통하여 혈구 형태 외에도 특정의 세포 성분을 염색하기도 하며, 혈구의 항원을 찾아내기도 한다. 세포 유전학적인 방법을 이용하여 여러 가지의 혈액 질환들을 보다 신속하고 정확하게 진단하기도 한다.

혈액을 재료로 한 연구 대상 학문으로는 임상병리학, 생화학, 면역 혈청학, 혈액 은행, 핵의학 등으로 광범위하다.

혈액은 인체의 물질 대사에 필요한 산소와 영양분을 공급하는 일과 그 대사 과정으로 인하여 생기는 노폐물을 체외로 분비하는 역할을 한다. 즉, 산소와 영양소는 대개 동맥을 통하여 각 조직으로 운반되고, 노폐물은 정맥을 통하여 운반 제거되므로 혈액은 일종의 운반계(transport system)로 생각할 수 있다. 혈액의 순환은 동맥, 정맥, 모세혈관으로 이루어지며, 심장의 pumping 작용으로 전신의 맥관계(angiology system)를 통해 순환되면서 체내 모든 세포와 접촉한다. 그러므로 혈액학에서 정맥 또는 모세혈관 천자로 얻은 혈액을 분석하여 얻은 결과는 각종 질환의 진단에 유용하게 이용할 수 있다.

혈액학에서는 대개 항응고제를 포함한 혈액(anticoagulanted blood, whole blood)을 사용하는데 이 전혈을 원심 분리하면 세포 성분(cellular elements)과 액체 성분인 혈장(plasma)으로 구분된다. 즉, 상층액은 혈장이고, 그 바로 밑의 층인 buffy coat층에는 혈소판과 백혈구가 모여 있으며, 하층에는 적혈구들이 모여 있다(**그림 1-1**).

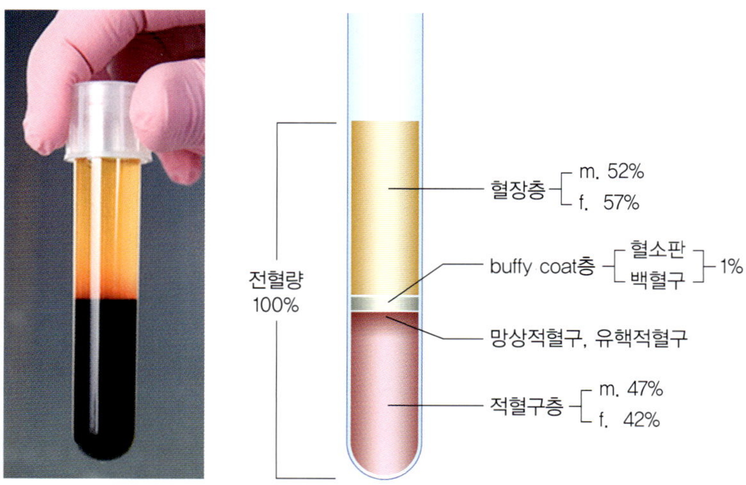

그림 1-1. 항응고제 첨가한 혈액의 분리상

항응고 혈액은 whole blood 또는 blood cell suspension이라 하기도 한다. 이 혈액을 분리한 상층액인 혈장에 적당량의 calcium을 첨가하면 혈장 내에 있던 섬유소원이 섬유소로 전환되어 세포들을 응집시킨 후, 다시 수축되어 백색의 응괴(clot)가 생기면서 노란색의 액체가 유출되는데 이를 혈청(serum)이라 한다.

이 장에서는 정상 혈액에 대한 일반적인 지식을 제공하고 기존 혈액학에 대한 포괄적인 의미를 알게 하며, 혈액 질환의 진단에 도움을 주는 특정 분야에는 어떠한 것이 있는지를 설명하고 있다. 이 장에서는 단지 혈액학을 처음 공부하는 학생들에게 혈액학이란 어떠한 학문인지를 소개하는 정도에 그친다. 여기에서 소개된 각 분야는 각각 다시 자세하게 논의 될 것이다.

2 혈액의 구성(Composition of Blood)

정상 성인의 총 혈액량은 약 4~6 L로 체중의 7~8% 정도에 해당한다. 그 중에서 약 42~47%는 혈액의 고형 성분인 적혈구, 백혈구, 혈소판으로 구성되어 있고 나머지 53~58%는 액체 성분인 혈장으로 구성되어 있다. 혈액 구성분의 양적 변화가 흔히 체내 조직에서 발생하는 질병의 최초 신호이기도 하다. 세포의 크기는 백혈구가 가장 크고 혈소판이 가장 작으며, 양적인 면에서는 적혈구 500개당 혈소판 30개, 백혈구 1개의 비율로 존재한다. 혈장의 주요 성분은 이온, 단백질, 탄수화물, 지방, 홀몬, 비타민, 효소 등이 녹아 있는 물이다.

정상 세포 기능을 하기 위해 필요한 주요 이온은 Ca, Na, K, Cl, Mg, H 등이 포함된다.

혈장의 주요 단백질 구성분은 albumin으로 삼투압을 유지하는 데 가장 중요한 성분이다. 알부민은 또한 bilirubin이나 heme과 같은 것과 수송 복합체를 이루는 분자 운반체로 작용한다. 다른 혈액 단백질은 비타민, 미네랄, 지방을 운반한다. 면역 글로부린과 보체들은 특별한 혈액 단백질로 면역 방어에 관여한다.

응고 단백질들은 응고 과정을 위해 필요할 때까지 불활성 효소로 혈액에 순환하며 지혈에 반응한다.

혈장 구성분에 포함되어 있는 이들이 평형을 이루지 못하고 있으면 다른 체내 조직에 질병이 있음을 지적한다.

혈액 혈장은 또한 세포 영양분과 대사 산물을 수송하기 위한 수송 매개물로 활동한다. 예를 들면, 한 조직에서 제조된 호르몬은 체 내의 다른 목적조직으로 혈액에 의해 운송된다. 혈색소의 주요 분해 잔여물인 bilirubin은 albumin에 의해 간이나 비장으로 운송되어 배설된다. 혈액 질소의 노폐물인 뇨소 질소는 신장으로 운반되어 여과되고 배설된다.

이들 정상 대사 산물의 농도가 증가되는 것은 세포 대사의 증가이거나 배설을 하기 위해 반응하는 조직의 결함을 지적한다. 예를 들면, 간 질환에서 혈액 내 bilirubin이 증가되면 말단 장기 질환을 지적한다. 용혈성 빈혈에서는 간 질환 때문이 아니라 혈색소 대사가 증가되기 때문에 bilirubin 농도가 증가된다.

혈액 세포가 죽을 때 이들 세포 성분은 주위 조직 속으로 배출되고, 결국 이 성분들의 몇은 혈액에 도달한다. 체세포 구성분의 대부분은 세포의 특별한 기능을 위해 특수하다. 그러므로 이들 구성분 특히 효소의 농도가 증가하면 특별한 장기 내에서 비장성적인 세포파괴가 있음을 지적한다.

표 1-1. 혈액의 구성 성분

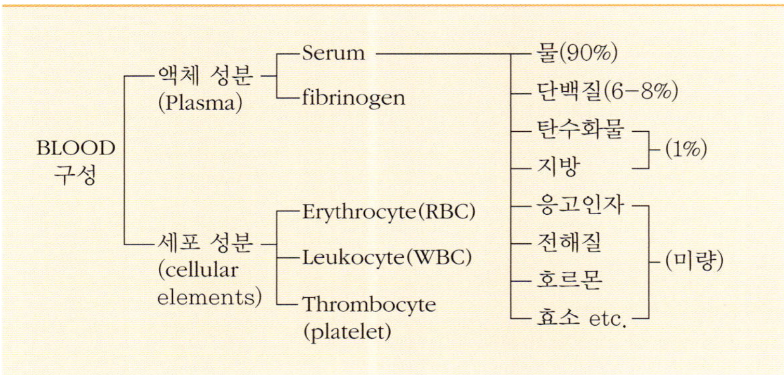

표 1-2. 혈액과 혈장의 비교

	혈액	혈장
비중	1.060(1.052~1.063)	1.026(1.024~1.029)
점도	4.5(3.5~5.4)	2.2(1.9~2.6)
빙점	-0.54℃	-0.54℃
pH	7.4(7.37~7.51)	7.4(7.33~7.51)
삼투압	7.34atm (5600 mmHg) 745 KPa)	7.34atm(5600 mmHg) 745 KPa)

3 혈액의 형성(Formation of Blood)

혈액 중의 혈장은 물과 음식물을 흡수하는 인체의 위 · 장관(gastrointestines)과 호르몬 등을 분비하는 내분비 기관 및 노폐물을 내보내는 배설 기관 등의 장기에서 나오는 물질들로 형성된다. 세포 성분은 성인의 경우, 적혈구와 혈소판 및 대부분의 백혈구들은 골수(bone marrow)에서 형성되며(주 생성처는 늑골, 흉골, 척추 등의 골수), 일부 백혈구는 lymphnode, spleen 등에서 형성된다. 생성을 조절하는 곳은 주로 신장과 폐이다.

그러나 간혹 성인에서도 태아기 때와 같이 spleen, liver, lymphnode에서 골수와 비슷한 조혈 작용을 하는 경우가 있는데 이런 경우를 수외 조혈(extramedullary hemopoiesis)이라 하며, 이와 같이 수외 조혈이 일어날 수 있도록 조직의 변화가 일어난 것을 골수 화생(extramedullary metaplasia)이라 한다. 이런 때에는 말초혈액에 erythroblast, anisocytosis, poikilocytosis가 나타난다.

혈구의 생성 기원설에 대해서는 여러 가지 학설이 있는데 하나는 한 개의 모세포에서 모든 혈액 세포가 생성된다는 단원론(unitarian theory)이고, 또 하나는 여러 개의 모세포가 있어 각 그에 해당되는 종류의 세포를 생성한다는 다원른(polyphyletic theory)이 있다. 최근에는 세포 배양 기술(cell culture techniques)이 발달됨에 따라 다분화 능력이 있는 원시 혈액 세포(primitive blood cell)로부터 생체의 조건 또는 필요에 따라 골수모구, 림프모구 등으로 분화한다는 설도 있다.

4 혈액의 기능(Function of Blood)

혈액은 일종의 운반계로 인체의 맥관을 순환하는 동안 다방면으로 많은 일을 잘 해내는 인체의 유능한 봉사자로서 기능은 다음과 같다.

1) 가스 대사(Gas metabolism)

적혈구 내의 혈색소가 폐에서 산소와 결합하여 전신의 조직에 필요한 산소를 공급한다.

(lung)	O_2 ⟷	CO_2 (tissue)
po_2 =	100 mmHg	40 mmHg
pco_2 =	40 mmHg	46 mmHg

한편 조직 세포 호흡에 의해 생긴 이산화탄소는 혈색소의 산소와 교체 결합되어 폐로 운반되어 외호흡으로 체외로 배출된다.

2) 영양분 운반(Transportation of nutrient materials)

혈액은 생명을 유지하기 위한 수단으로 위나 장에서 흡수된 탄수화물, 단백질, 지질, 비타민, 전해질 등을 맥관을 통하여 운반한다. 이 중 일부는 직접 혈액 내에서 사용하고, 일부는 합당한 기관에 저장하며, 또 일부는 lymphatic tissue 또는 각 조직에서 사용한다. 저장된 영양분들도 결국은 혈액에 의하여 운반된다.

3) 노폐물 운반(Transportation of waste products)

각 조직에서의 대사 산물인 urea, uric acid, creatinine, lactic acid, 지방산 등은 혈장에 의하여 운반되어 신장 또는 간에서 체외로 배설된다.

4) 전해질 및 수분 조절(Maintenance of electrolyte or water balance)

혈장과 조직액은 서로 수분을 교환하여 조직의 alkalinity를 조절하며, 혈장 내 단백이나 염분은 혈액 중의 삼투압을 일정하게 유지함으로써 water balance를 적절하게 유지한다. 특히 albumin은 이 balance를 잘 유지시키는 성질이 있어 혈장의 pH가 7.4 부근에서 평형을 이루는 데 큰 역할을 맡고 있다.

Acidosis : 대사 또는 호흡 장애로 혈액의 pH가 산성 쪽으로 기운 상태
Alkalosis : 대사 또는 호흡 장애로 혈액의 pH가 알카리 쪽으로 기운 상태

5) 적정 체온의 유지(Maintenance of optimal body temperature)

혈액 내의 수분은 비열이 높고 전도를 잘 하므로 조직에서 생긴 열을 흡수하는 한편 폐, 피부 등에서의 수분 증발 또는 방사로 인하여 소모된 체온 차를 혈액이 전신 순환하면서 균등하게 조절하여 인체는 항상 37℃를 유지하게 한다.

6) 호르몬 운반(Transportation of hormones)

내분비계에서 나온 호르몬은 혈액 중으로 들어가 소용되는 각 기관으로 운반되어진다.

7) 방어 및 식균 작용(Protection & phagocytic function)

백혈구 중에는 식균 작용을 하는 phagocytes가 있어 혈관이나 조직 내에 침입한 이물질이나 미생물들을 식균하여 생체를 보호하기 위해 혈관 벽을 통과하는 누출성 출혈(diapedese)을 한다. 또한 혈장 중의 γ-globulin성 항체도 toxin, bacteria, virus 등에 대한 생체 방어를 한다(표 1-3).

8) 혈액 응고(Blood coagulation)

혈액 내에는 여러 종의 응고인자와 혈소판이 있어 상처와 찰과상이 생겼을 때 혈액을 응고시켜 계속적인 출혈을 방지한다.

표 1-3. 혈액 세포의 기능(Blood cell functions)

Cell type	Functions
erythrocytes	carry O_2 form lungs to tissues, and CO_2 from tissues to lungs
neutrophils	usually first to arrive at point of inflammation by chemotaxis-phagoctyosis and the killing of phagocytosed bacteria
basophils	non-phagocytic-major role in allergic responses via release of mediators, e.g. histamine; may also play role in immunity against parasites
eosinophils	as for neutrophils, although decreased phagocytic function; dampen inflammatory response in immediate-type hypersensitivity via release of histaminase and aryl sulphatase, which inactivate mast cell products such as histamine
lymphocytes	key players in adaptive immune response; release hamopoietic substances
monocytes	phagocytosis and removal of antigen; act as antigen-presenting cells (APCs)
platelets	adhere to exposed subendothelial connective tissue and participate in blood cloting

5 기초 혈액 검사학(Basic Hematology)

여기서 표현하는 기초 혈액 검사학이란 주로 혈구 산정과 혈구 감별을 하는 것으로 흔히 CBC(complete blood cell count) 종목들을 말한다. 즉, 수동적 혈구 계산, 혈색소량, 헤마토크릿치, 백혈구 백분율 검사 등을 의미한다.

1) 혈구 수 산정(Blood cell counts)

혈구 수 계산을 하기 위해서는 희석 파이펫과 계산반(counting chamber)이 이용되고 있다. 희석 파이펫으로는 적은 양의 혈액과 희석액을 혼합하여 적절한 배율로 혈액을 희석시킨다. 이때 희석액은 측정하고자 하는 혈구들은 보존하고 필요하지 않는 혈구는 파괴시키는 역할을 하기도 한다. 희석 파이펫은 미량용이기 때문에 흡인 튜브나 다른 도구가 필요한데 이 도구들은 사용하기가 쉽지 않으므로 요즘은 unopette와 같은 희석용 기구로 대체되기도 하며, 최근에는 자동화 pepette을 이용하여 대부분의 검사가 이루어진다. 혈구 계산반은 혈구 수 산정의 핵심이라 할 수 있는데 자동화되지 않은 검사실에서는 아직 많이 사용하고 있다. 혈구 계산반에는 중앙 부위에 두 개의 플랫 홈이 있는데 그 면 위에는 가로, 세로 각각 3 mm씩 9 mm^2의 정방형의 칸이 있고, 이 칸은 다시 작은 칸으로 나뉘어 있다. 적혈구, 백혈구, 혈소판, 호산구, 체액 내 혈구 수 산정 등에서는 각각의 표준 희석 배수와 산정 구획이 이용되고 있어 이 혈구 계산반을 제대로 이해한 임상병리사라면 혈구 수가 너무 많거나 너무 적을 때 필요에 따라 적절하게 그 희석 배수나 산정 구획을 조정할 수 있다. 적혈구 수의 정상 범위는 평균 500만/μL, 백혈구 수의 정상 범위는 5,000~10,000/μL이다.

2) 혈색소 양(Hemoglobin)

혈색소는 골수 내에서 적혈구가 성숙되어 가는 동안에 합성된다. 혈색소 농도를 측정하면 혈액의 산소 운반 능력을 알 수 있다. 측정법으로는 cyanmethemoglobin법이 표준화되어 사용되고 있다. 원리는 적혈구를 용혈시켜 혈색소를 유출시키고 나서 이 혈색소를 ferricyanide를 사용하여 methemoglobin으로 만든 후 다시 cyanide를 이용하여 cyanmethemoglobin으로 전환시켜 흡광 광도계를 사용하여 540 nm에서 흡광도를 측정하는 것이다. 대부분의 자동화 기구에서도 이 원리를 이용하거나 아니면 약간 변형시킨 원리를 이용하고 있다. 정상 범위는 12~18 g/dL이다.

3) 헤마토크릿치(Hematocrit)

헤마토크릿(hematocrit)이란 원래는 혈구 침층을 만드는 데 사용된 기계에 쓰였던 말인데 요즈음에는 혈구 용적(packed cell volume) 그 자체를 의미하는 말로 사용되고 있다. 자동화되지 않은 검사실에서는 특수한 원심 분리기를 이용한 micromethod로 측정하기도 한다.

적혈구 수, 혈색소량, 헤마토크릿치를 알면 빈혈의 정도와 그 원인을 찾는 데 도움이 되는 적혈구 항수를 계산할 수 있다. 모든 혈구들의 산정은 자동화 장비를 이용하면 보다 정확하고 효율적으로 수행할 수 있다. 정상 범위는 평균 0.45(45%)이다.

현재 자동화 혈구 계산기들은 전기 저항, light scatter, hydrodynamic focusing, cytochemistry 등의 원리들 중 하나 이상을 활용하고 있다. 다기능 자동화 장비들 중에는 혈액 도말 검경, 백분율과 그물적혈구까지도 산정하여 내는 것도 많이 있다.

4) 혈액 도말 검경(Evaluation of blood cells)

자동화되지 않은 검사실에서는 Wright 염색을 한 도말표본을 현미경을 이용하여 백혈구의 백분율이나 적혈구의 검경이 이루어진다. 관찰된 혈구들은 크게 3종류 즉, 적혈구, 백혈구, 혈소판으로 나눌 수 있는데 정상적인 현미경적 혈액 도말상은 **그림 1-2**와 같다. 적혈구는 정상적으론 양면이 오목한 disk 모양이나 가운데가 채워지지 않은 도넛 모양으로 나타난다. 염색을 한 경우 reddish-pink색을 띠며, 직경은 6~8 μm 정도이다. 통상적인 혈구 검경의 경우에는 적혈구의 크기, 모양, 염색성 등에 관심을 두고 관찰하여 비정상적인 형태는 없는가 살펴보아야 한다. 혈소판은 직경 2~4 μm 정도의 작은 blue 또는 purple 색의 과립성 세포로 나타나며 혈액의 응고 기능에 관여한다. 최근 수년 동안 혈소판으로부터 분비되는 과립이나 물질들에 대한 연구가 광범위하게 이루어지고 있다.

혈액 도말표본을 검경하는 중에 말라리아 원충과 같은 기생충을 발견할 수도 있다.

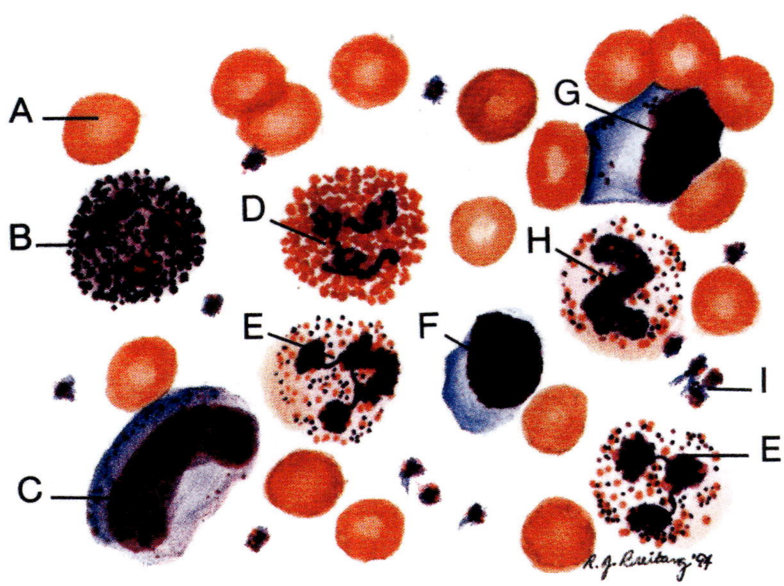

그림 1-2. 혈액 세포들. A: 적혈구, B: 호염기구, C: 단구, D: 호산구, E: 분엽핵 호중구, F: 림프구, I: 혈소판, G: 대림프구, H: 간상핵 호중구

5) 백혈구 백분율 산정(White cell differential counts)

각 혈구들의 형태에 따른 여러 종류의 백혈구를 퍼센트로 분류한다. 일반적으로 백혈구들은 적혈구보다 큰 편이며, 염색 시 red-purple 색으로 나타나는 뚜렷한 핵을 가지고 있다. 현미경 검경 시 나타나는 백혈구들로는 다핵 호중구, 호산구, 호염기구, 단구, 림프구, 간상핵구 등이 있다. 특정 혈구의 백분율은 바로 정상 상태임을 알려주거나 질병 진단 시 단서를 제공한다. 성인에 있어 가장 많이 나타나는 백혈구는 다핵 호중구이며, 그 다음이 림프구이다. 그런데 성인에서 바로 이런 다핵 호중구와 림프구의 비율이 뒤바뀌어 림프구가 더 많고 호중구의 수가 적으면 이는 바이러스질환이 있다는 것을 의미한다고 볼 수 있다. 백혈구의 형태 이상은 악성 질환이나 비 악성 질환을 의미할 수도 있다. 비 악성 질환의 경우에 나타나는 변화로 독성 과립(심한 감염증에서 나타나는)이나 반응성 림프구(전염성 단핵구증에서 나타나는) 등이 나타난다. 악성세포들은 대체로 정상적인 경우의 혈구에 비하여 큰 편이며 미성숙 핵을 갖는다. 악성 질환의 예로는 급성 백혈병이나 만성 백혈병을 들 수 있다.

6) 기타

백혈구가 성숙하면 형태만으로도 백혈구의 종류를 쉽게 구분할 수 있다. 그러나 미성숙 백혈구는 구분하기가 좀 더 어렵고 그 때문에 추가적인 검사를 해야 할 필요성이 생긴다. 말초혈액 도말 표본에서 미성숙 혈구가 나타나면 가장 중요한 조혈 장소인 골수로부터 검체를 채취하여 보는 것이 바람직하다.

Wright 염색을 한 후에 검경할 수도 있지만, 경우에 따라서는 미성숙 세포에서 나타나는 효소와 같은 특정 물질이나 글리코겐 등을 염색하기 위한 특수 염색을 하여 검경할 수도 있다. 백혈구 항원을 찾아내는 것은 형태가 뚜렷하지 않은 혈구를 분류 확정하는 데 도움을 주기도 하는데 이때는 immunohistochemistry나 flowcytometry가 활용되기도 한다. Immunohistochemistry에서는 어떤 특정의 혈구에 대하여 특이적으로 반응할 수 있는 항체를 혈구 부유액과 섞어 놓으면 항원-항체 결합체가 만들어지는데 이때 효소나 형광 색소로 표지된 항체를 통하여 현미경으로 확인할 수 있다.

한편 flowcytometry에서는 레이저 광원을 이용하여 표면 항원의 특성과 종양성 세포의 DNA 수준을 측정하게 된다. 세포 유전학(cytogenetics)에서는 염색체에 대하여 연구를 하게 되는데 많은 혈액 질환에서 염색체의 이상을 볼 수 있으며, 몇몇 염색체 형태는 특정 질환을 암시하거나 진단에 도움을 줄 수가 있다. 비정상 세포의 수나 그 형태는 진단이나 예후에 매우 중요한 정보가 된다.

말초혈액 검경과 함께 골수 표본 형태, 세포 화학적 검사, immunohistochmistry, flow cytometry에서 얻은 정보를 종합하여 본다면, 이는 다른 어떤 하나의 검사보다도 많은 진단적 정보를 제공하여 보다 정확한 질병 분류를 가능케 하고 임상적 결과를 예측하도록 하며, 최적의 치료 원안(protocol)을 결정하도록 한다.

6 체액(Body Fluids)

혈액 이외에 뇌척수액, 늑막액, 심낭액, 복막액, 활액 등과 같은 여러 가지 체액들도 검사 대상이 된다. 검사는 통상적으로 혈구 수 산정, 혈구 감별 계산 등 여러 가지 검사를 하고 있다.

7 지혈과 응고(Hemostasis)

이 부분에서는 혈액이 응괴를 형성하는 과정이나 또는 혈관의 폐쇄를 막기 위하여 자연적으로 그 응괴를 용해하는 과정에 대하여 공부를 한다. 지혈 기전은 꽤 복잡한 편이나, 지혈에 관한 연구는 급속히 발전하고 있다. 통상적인 검사들로는 prothrombin time(PT), activated partial thromboplastin time(aPTT), thrombin time(TT) 등이 있다. 이러한 검사들의 결과가 비정상적인 경우에는 그 비정상의 원인이 무엇인가를 알기 위하여 추가 특수 검사들을 실시하게 된다. 혈우병이나 von Willebrand's병과 같은 혈액 질환들은 응고 검사를 통하여 발견되고, 또한 그 질환의 경과를 알 수 있는 것이다. 관상동맥 질환을 유발하는 것과 관련 있는 작은 응고덩어리(혈전)가 형성되는 것을 방지하도록 항응고제 치료를 하는 경우에도, 또 그 질환을 감시하기 위한 목적으로도 응고 검사들은 이용되고 있다.

그러므로 독자들은 혈액학의 각 부분을 공부할 때 이러한 여러 가지 혈액학적 요소들을 기억하여 두는 것이 좋을 것이다. 여러 단원들을 서로 연결시켜 본다면 보다 감각적이고 흥미있는 혈액학 공부를 할 수 있을 것이다.

8 혈액 질환의 치료

어떤 의약품들은 혈구 생성에 영향을 줄 수 있는데 특히 혈구 생성에 자극을 주기 위해서는 철분이나 비타민 B_{12}와 같은 성분들을 투여하기도 한다. 또한 어떤 성분들은 악성 세포들의 생성과 파괴를 감소시키도록 세포 주기를 저지하기도 한다. 이러한 약품들은 정상 세포 계통에도 영향을 미치기도 한다. 치료 원인과 그 효과에 대한 개괄적인 내용은 임상병리사들에게 도움이 되기 때문에 뒷장에서 다시 언급하기로 한다.

CHAPTER 02

조 혈

Hematopoiesis

학습 목표

1. 조혈의 정의를 설명할 수 있어야 한다.
2. 혈구 생성 발달 단계(배아기, 태생기, 성인기)를 설명할 수 있어야 한다.
3. 조혈 조직의 상대적 구성이 갖는 세포 형성에서의 역할을 설명할 수 있어야 한다.
4. 혈구 세포의 기원에 대해 설명할 수 있어야 한다.
5. 일반적인 조혈 간세포설을 설명할 수 있어야 한다.
6. 다양한 조혈 성숙인자들의 작용 방법, 목적 세포들을 확인할 수 있어야 한다.
7. 일반 혈구 세포의 구성에 대해 설명할 수 있어야 한다.
8. 혈구의 성숙에 따른 변화에 대해 설명할 수 있어야 한다.

혈액에는 적혈구(erythrocyte, red blood cell, RBC), 백혈구(leukocyte, white blood cell, WBC), 혈소판(thrombocyte, platelet) 등 크게 3종류의 세포 성분들이 존재한다. 이들 세포들은 각기 고유의 기능과 형태적인 차이를 가지고 있으며 독특한 세포 형태에 따라 수명도 특이하게 달라진다. 건강한 사람에서는 세포들의 생성과 파괴가 평형 상태를 이루고 있으므로 어느 특이한 경우에도 혈액 내의 세포 수는 상대적으로 일정하다.

조혈이란 세포 재생, 증식, 분화 및 성숙 과정을 포함한 혈액 세포 생산의 연속적이고 규정된 과정을 말한다. 즉, 기능적인 혈액 세포를 형성하는 모든 요소들의 생성, 발달 그리고 특수화되는 과정을 모두 포함하여 말하고 있다.

사람이 성인이 될 때까지 여러 단계를 거쳐 성숙하는 것과 같이 혈액 세포들도 성숙되기까지 여러 단계를 거쳐야만 하며, 그렇게 함으로써 정해진 기능을 수행할 수 있는 능력을 가지게 된다. 이 세포들은 골수에서 순환 혈액으로 방출된다. 건강한 사람에서는 성숙한 세포들만이 말초혈액 내에서 발견된다. 특정 질병에 걸려있는 사람에서는 미성숙하고 비정상적인 형태의 세포들을 발견하게 된다.

성인에서는 이 모든 과정이 일차적으로 골수에 제한되며, 태아 발달 중에는 발달하는 태아의 여러 다른 곳에서 일어난다.

조혈 과정은 태아 조혈 시기(중배엽기, 간기, 골수기)와 성인 조혈 시기(골수기)의 단계로 진행된다(그림 2-1).

1 태아 조혈 시기(Fetal Period)

1) 중배엽기(Mesoblastic phase)

조혈은 일반적으로 수정 후 태아 발달의 19일쯤부터 시작된다고 여겨진다.

수정 후 짧은 기간(2~3주)에 배아세포들은 독특한 3층(내배엽, 중배엽, 외배엽)으로 구분된다. 간충 조직(mesenchymal origin)의 전구세포들은 난황낭으로부터 발달하는 대동맥-내장포엽의 대동맥-생식선-중신영역으로 이동한다. 대동맥-생식선-중신영역에서 생긴 세포들은 조혈 간세포(hematopoietic stem cells, HSCs)를 발생시키지만 초기 적모구는 아니다. 난황낭의 공동에 처음 계열인 중배엽 세포들로부터 생긴 난황낭에서 혈섬으로 알려진 집합된 염기성 세포들 즉, 초기 적모세포가 발견된다. 이 초기 세포들은 주변으로부터 난황낭의 중앙공동으로 이주하여 초기 적모세포로 발달하게 된다. 난황낭 공동의 주변에 남아있는 세포들은 납작해지는 한편 핵이 늘어나 혈관 모세포(angioblasts)라 부르며 미래 혈관을 만든다.

태생 28일까지는 태아 내의 순환이 배와 난황낭 그리고 융모막 소포 사이에서 성립된다. 그리고 나서 배의 혈액은 새로 생긴 혈관계를 통하여 순환된다. 동시에 섬의 중앙부 세포들은 분리되어져 초기 원시 혈장으로 들어간다. 난황낭 간세포 수는 더욱 분화되어서 초기 원시 배아세포가 된다. 이 세포들은 가장 어린 혈색소 합성을 인정할 수 있는 세포들이다. 형태학적으로 이 세포들은 거대 모세포성(크고 비대칭성)으로 보이며, 굵고 뭉쳐진 염색질을 가진 핵과 아주 염기성인 세포질로 나타난다. 성인 골수의 전정적모구와는 다르게 초기 원시 적모구는 성숙한 무핵 적혈구로는 발달하지 않는다. 이들 초기 다 잠능성 세포들은 배에서 아메바운동을 하며 모든 혈액 세포 계열의 전구세포로 표현된다. 이 세포들은

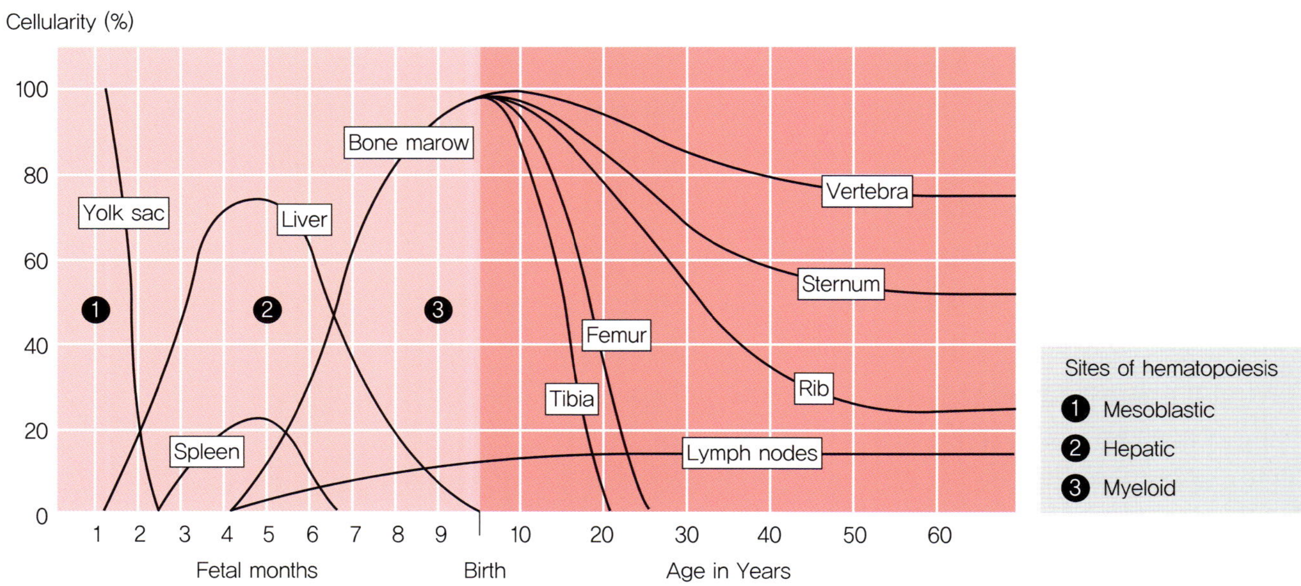

그림 2-1. 시기별 조혈장기

짧은 생활 주기를 갖는다. 중배엽은 발달되는 조직 속에 아주 넓게 퍼져 있기 때문에 혈액 세포들은 아주 많은 지역에서 형성되지만 결국 조직 분화와 함께 혈액 세포 생산은 특별히 제한된 장소로 한정되어진다.

난황낭은 적합하게 팽출돼 조직 속으로 분화되어 소화기관과 간으로 발생되어진다. 6주에는 난황낭 조혈은 발견되지 않는다. 이때 측정할 수 있는 조혈성 산물은 Portland, Gower-1과 Gower-2 혈색소를 포함하여 초기 원시 적모구, 과립구, 혈소판을 생성하지 않는 거핵구들이다.

2) 간기(Hepatic phase)

중배엽기에서 생성된 초기 원시 적모구는 임신 4~5주쯤부터 난황낭에서 간으로 옮겨지며, 태아 발달의 4달째에 간은 적혈구 조혈과 과립구 조혈의 절정기를 맞는다. 자궁 내 생활의 이 단계 동안에 성숙되는 모든 형태의 적혈구들을 볼 수 있어 완전히 발달한 적혈구 조혈의 증거를 보여준다. 적혈구는 동양구조 내면의 내피세포로부터 생기며 그것과 가장 가깝게 연관된 적모구로부터 생긴다. 3달의 끝에서 초기 원시세포는 완전히 사라진다. 그 후 짧은 동안에 적혈구 조혈, 과립구 조혈, 림프구 조혈을 포함하는 비장의 활동과 함께 거핵구의 발달이 관찰된다. 더 적은 비율로 조혈 활동이 림프절과 흉선에서 시작된다. 비장은 점차 과립구 조혈이 감소되고 단지 림프구 조혈만 포함한다. 흉선은 태아에서 완전히 발달되는 T 림프구계의 첫 장기이며, 생후 10세 전후가 될 때까지 계속 자라고 커져 단독으로 림프구 특수화를 갖는다. 반면 신장과 비장은 B세포를 성산한다. 골수 생산이 골화와 함께 시작되고 이 속에서 골수가 발달한다. 쇄골은 골수 조혈 활동을 증명한 첫 번째 뼈이며, 활동성 골수의 발달에 이어 일어나는 빠르고 완전한 골격의 골화가 뒤따른다. 간에서의 적혈구 생산은 계속되나 4개월 이후부터 감소되어 출생 후에는 조혈기능은 거의 소실된다. 이때 측정할 수 있는 산물은 초기 원시 적모구, 분화된 적도구, 과립구, 단구, 림프구, 거핵구 그리고 혈색소 F, A, A_2들이다.

3) 골수기(Myeloid phase)

태아 발달의 5달째 무렵에 태생기 간충조직 세포의 흩어진 섬에서 모든 형의 혈액 세포의 분화가 시작된다. 골수 활성이 증가되어 과형성 적골수로 되어진다. 6달째 골수는 조혈의 주요장소가 되고 모든 혈액 세포 생산의 유일한 장소가 된다. 이때에 측정할 수 있는 산물은 모든 세포 계열의 다양한 성숙단계와 적혈구 조혈소(EPO), G-CSF, GM-CSF, 태아 혈색소, 성인 혈색소들이 포함된다.

2 성인 조혈 시기(Adult Period)

1) 골수(Bone marrow)

초기 골 형성에서 먼저 연골과 골 내막 골의 재흡수에 의하여 공간이 중앙에 생기게 된다. 이 공간은 신체 조직으로 발달하여 가는 간충 조직(태생기의 결합조직)에 의하여 침범 당한다. 이 간충 조직 세포들은 망상조직, 지방조직, 조혈조직의 근원이 되는 세 가지 형으로 분화한다. 망상세포의 약간은 골수 내에서 정맥동의 바깥쪽 표면에 위치하여 주위 혈관 공간 속으로 길고 좁은 가지를 뻗어 나간다. 그리고 나서 조혈세포, 대식세포, 비만세포로 발달해 가는 자리를 제공한다. 초기의 어린아이 동안에 골수는 오로지 적골수로만 되어 있다. 5~7세에는 장골에서 먼저 적골수가 있던 곳에 지방이 나타난다. 퇴화가 생기고 나서 활동적인 적골수는 편평골 예를들면(흉골, 척추, 골반골, 늑골, 두개골) 그리고 장골의 중앙부 가까운 곳으로 제한된다. 조혈 세포는 점차적으로 특수 장소로부터 사라지고 단지 황골수를 구성하는 망상조직과 지방세포들만이 남는다. 황골수 자체는 지방세포와 적골수 구석구석에 흩어져 있는 분화되지 않은 간충 조직 세포들의 혼합물이다. 황골수는 지방의 저장기관으로 또 조혈 조직의 저장소로도 봉사한다. 과도한 실혈이나 화학약품 또는 방사선에 의하여 적골수가 파괴되었을 때 간충 조직 세포들은 적골수로 되돌아가 소유하고 있었던 잠능성형으로 바뀌어 조혈에 참여한다.

2) 적골수(Red marrow)

적골수의 배열은 모든 발달되어 가는 혈액 세포 계열, 간세포, 외막세포, 대식세포들로 구성된 맥관 외 구조로 되어 있다. 이 장소는 내피세포와 외피세포에 의해서 동양구조의 관강으로 분리되어 있다.

발달하는 세포 계열은 발달의 현장에서 지역적으로 나타난다. 적혈구들은 혈관동의 바깥쪽 표면을 배경으로 작은 응집 상태로 위치한다. 약간은 독특하게 철분을 가진 대식구에 둘러싸여 있는 것도 발견된다. 거핵구들은 바로 동양구조의 혈관 벽 바깥쪽에 있다. 이 위치는 혈소판을 동양구조의 관강 속으로 효과적으로 내보내기 위한 것이다. 과립구들은 후골수구로 성숙할 때까지 cords(대) 속의 깊은 곳에 위치하여 있다가 혈관 동양구조로 가깝게 이동하여 간다.

골수에서 성숙한 혈액 세포들이 혈액 순환부로 들어가는 과정은 아직 잘 알려지지는 않았다.

그러나 성숙한 혈액 세포는 골수강의 떨어진 관 강쪽(abluminal side)을 따라 불연속성의 층을 이룬 외막세포들의 층 사이를 복잡한 상호작용으로 통과한다고 생각하고 있다. 이웃한 외막세포층은 골수강의 관 강쪽(luminal side)에 있는 연결된 내막세포층에 따르는 최하부 막이다. 이들 외막세포는 망상세포(그물세포, reticular cell)로 기술되며 골수 대쪽으로 긴 세포질을 뻗어내고 있다. 이 망상섬유의 확장은 발달하는 조혈 세포들의 지원물(support)을 제공하는 계통 망이다. 외막세포들은 성숙된 혈액 세포들이 최하부 막과 내막 층의 상호작용으로 통과하도록 하는 수축성의 능력을 가지고 있다. 내피세포와 접촉된 혈액 세포는 접수체-중재(receptor-mediated) 과정을 통해 표면에 부착되어 내피세포성 세포질 안의 구멍을 통과하여 순환 혈액으로 방출된다.

또한 모든 세포들은 외피세포와 내피세포막의 공간을 통하여 밖으로 나감으로써 동양구조 벽을 통과하여 골수를 떠난다.

3 혈구들의 기원과 상호관계(Origin and Interrelationship of Blood Cells)

혈액학에서 최근까지 논란이 되고 있는 문제들 중의 하나는 혈액 세포의 기원과 세포 상호간의 관계에 관한 것이다. 오늘날은 **그림 2-2**에서 보는 것과 같이 과립구, 적혈구, 혈소판, 단구들은 다잠능성 간세포(multipotential stem cell)라 불리는 조혈 간세포(hematopoietic stem cells)로부터 기원한다고 믿고 있다.

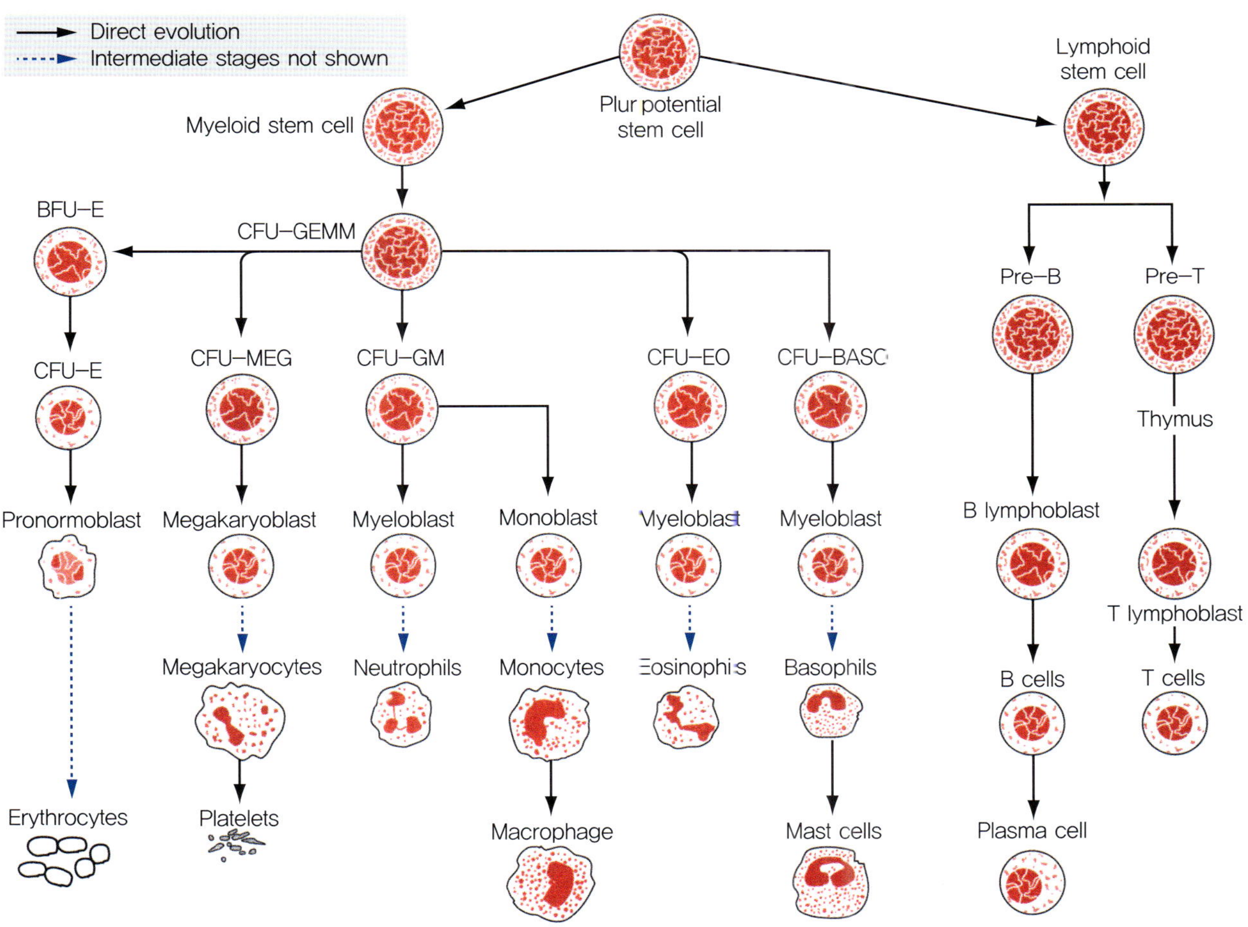

그림 2-2. 혈액세포의 기원

1) 간세포설(Stem cell theory)

조혈은 역동적이고 복잡한 혈액 세포 생산의 발달 과정이다. 발생의 중배엽기 동안 만들어지는 혈액 세포 생산은 초기(primitive) 조혈이라 하고, 결정된(definitive) 조혈은 태생 간기와 성인 골수기 동안에 시작된다.

1961년 Till과 McCulloch는 형성 부전증(aplasia) 상태로 만든 생쥐의 자외선 조사된 골수와 비장으로 일련의 실험을 수행하였다. 이들 형성 부전증 생쥐에 골수세포를 정맥 내 주사하였더니 HSCs집락이 조사된 쥐의 비장에서 7~8일 후 발견되었고, 이 집락을 집락 형성 단위-비장 colony-forming unit-spleen(CFU-S)이라고 불렀다. 이들 관찰자들은 두 번째 연구로 골수세포를 더한 배양액에 혈장 응괴를 포함시켜 집락의 세포 수를 8~64개로 생성하게 하여 집락 형성 단위-적혈구(colony- forming unit-erythrocytic, CFU-E)라고 명명하고 성장 단위를 설명하는데 사용하였다. 후에 이들 집락이 스스로 재생(self-renewal) 할 수 있는 가능성과 분화된 자손(diffferentiated progey)을 생산하는 것을 보았다.

CFU-S는 오늘날 수임 골수계 선조세포(committed myeloid prgenitors 또는 CFU-GEMM)으로 설명된다. 이 세포들은 혈액 세포들을 다양한 계통으로 발생시키는 능력을 가지고 있다.

형태학적으로 인정할 수 없는 조혈 선조세포들은 (1) 비수임(noncommitted) 또는 미분화(undifferentiated) 간세포와 (2) 다잠능성(multipotential)과 수임 선조세포(committed progenitor)의 두 가지 중요한 형태로 나뉘어진다. 이 두 그룹은 체내에서 모든 성숙한 혈액 세포들을 발생시킨다.

처음에는 조혈 선조세포의 기원에 두 가지 학설이 있었다. 단원설(monophyletic theory)은 모든 혈액 세포들은 하나의 다능성 간세포(pluripotential stem cell)로 불리는 선조 간세포로부터 유래한다고 제시하였고, 다원설(polyphyletic theory)은 혈액 세포 계통의 각각은 자신만의 유일한 간세포로부터 유래된다고 제시하였다. 단원설은 오늘날 실험적 혈액학자들 사이에서 가장 넓게 받아들여지는 학설이다.

정의된 간세포는 다음과 같이 특징지을 수 있다. (1) 스스로 재생할 수 있다. (2) 분화된 자손을 발생시킨다. (3) 치명적으로 방사선 조사된 숙주의 조혈계를 다시 구성할 수 있다.

미분화 간세포(HSCs)들은 림프구계통이나 골수구 계통으로 결정된 선조세포들로 분화할 수 있다. 이들 특별한 계통의 선조세포들(lineage-specific precusor)은 (1) T, B, NK 림프구로 분화하고 증식하는 공통적인 림프구계 선조세포와 (2) 개개의 과립구계, 적혈구계, 단구계, 거핵구계로 분화하고 증식하는 공통적인 골수구계 선조세포로 구성되어 있다. 그 결과 한정된 특별한 계통의 선구세포들은 형태학적으로 인정할 수 있는 특별계통 선구세포들을 발생시킨다.

골수에서 HSCs의 수가 한정되었음에도 불구하고 한 개인의 전 생애 동안 매 시간당 적혈구와 백혈구들이 각 $1 \sim 5 \times 10^9$개 이상 생산된다.

정상 골수에 있는 대부분의 세포들은 성숙의 다양한 단계를 표현하는 선구세포들이다.

HSCs는 (1) 자기 재생(self-renewal) (2) 분화(differentiation) (3) 의도된 자살(apoptosis)의 3가지 가능한 운명의 하나에 따라 유도되어진다. HSCs가 분할될 때 2개의 똑같은 딸세포를 만든다. 딸세포 둘 다는 간세포 풀(대칭적 분활)을 떠나 분화의 경로를 따르거나, 하나의 딸세포는 간세포 풀로 되돌아가고 다른 하나의 딸세포는(비대칭적 분할)분화의 경로를 따르거나, 또는 스스로 자살한다. 많은 학설에서 간세포의 운명을 결정하는 기전을 묘사하기를 제안해왔다.

Till과 McCulloch는 조혈은 HSCs가 무작위적으로 자기 재생 또는 분화로 결정되기 때문에 무작위 과정이라고 제안하였고 이 모델을 조혈의 추정 통계학적 모델(stochastic model of hematopoiesis)이라고 불렀다. 후세의 연구자들은 골수의 미세 환경이 간세포가 자기 재생할지 분화할지를 결정한다는 조혈의 교육적 모델(instructive model of hematopoiesis)을 제안하였다. 현재의 견해는 간세포가 조혈의 추정 통계학적 모델과 교육적 모델로부터 얻어낸 것으로 최종 결정을 해야 한다는 것이다. 자기 재생하거나 분화하는 것을 최초로 결정하는 것은 아마도 추정 통계학적 모델인 반면, 후에 일어나는 계통 분화는 신체가 특별히 요구하는 것에 대한 반응으로서 조혈 유도 미세 환경(hematopoietic inductive microenvironment) 으로부터 다양한 신호에 의해 결정된다.

다계통 기폭제 모델(multilineage priming model)은 HSCs가 낮은 수준에서만 표현되는 다양한 계통에 위임되는 것과 연관된 유전자를 확충하거나 진압하는 조혈 유도 미세 환경으로부터 신호를 받는다고 제안한다. 세포의 운명은 내인성 그리고 외인성 인자에 의해 결정된다는 것을 암시한다. 외인성 조절은 직접 세포와 세포 간에 또는 세포와 세포외 간의 분자 신호법을 통해 조혈 유도 미세 환경에 위치한 특별한 틈으로부터 나오는 증식과 분화의 신호들을 포함한다. Cytokines의 어떤 것은 간세포인자(SCF), 혈소판 조혈소(TPO), Flt3 배위자(ligand)와 같은 증식과 분화를 조정하는 인자를 도함하여 조혈 유도 미세 환경으로부터 방출된다. 내인성 조절은 혈액 세포와 혈관 내피세포 계통을 발생시키는 중배엽 기원의 두가지 가능성을 가진 선구세포인 혈관 아세포(hemangioblast)로 표현되는 SCL(TAL1), 후에 나타나는 HSCs에서 표현되는 GATA2 같은 유전자를 포함한다. 이들 두 유전자는 초기와 최후의 조혈에 필수적이다. 추가로 분화와 조절에 포함되는 인자들은 HSCs가 조혈 유도미세 환경과 반응하여 세포의 운명을 변경하도록 허락하는 Notch-1과 Notch-2 같은 신호성인자들을 조절한다.

조혈세포는 성숙과 연관된 다양한 형태학적 특징을 갖도록 특수화한다. 이것들은 전체적으로 세포 크기를 축소시키고, 핵과 세포질의 비(N:C ratio)를 감소시킨다. 추가의 변화가 세포질과 핵에서 성숙되는 동안 발생한다. 핵에서 발생하는 변화는 (1) 핵 인의 소실 (2) 핵 크기의 감소 (3) 염색질의 응집 (4) 핵 모양의 가능한 변화 그리고 (5) 가능한 핵의 소실 등이 포함된다. 세포질에서 발생하는 변화는 (1) 염기성의 소실 (2) 세포질 함량의 감소(3) 가능한 세포질 내 과립 출현 등을 포함한다. 각 계통의 특별한 변화에 대한 것은 다음 장에서 기술한다.

2) 간세포 순환 역학(Stem cell cycle kinetics)

골수는 대략 체중 kg당 매일 적혈구 30억, 혈소판 25억, 과립구 15억 개를 생산해 낼 능력이 있다고 추정된다. 생산율을 조절하는 결정적 인자는 기초적인 신체 요구이다. 골수에 포함된 것으로는 자기 재생과 분화의 능력에 의해 특징지어진 세포들의 단계적인 영역이다. 이 간세포들은 골수에 유핵세포와 1 : 1,000의 비율로 존재한다. 간세포들은 적절한 cytokines에 의해 자극받으면 많은 유사분열을 할 수 있다. 유사분열이 일어날 때 세포는 다시 세포 주기로 들어가거나 휴지기 Go 상태로 들어간다. 어떤 세포들은 휴지기로부터 활동적인 세포 주기로 다시 들어가 추가로 한번 더 분열되는 반면 다른 세포들은 마지막 분화로 유도된다. 집락 자극인자(CSF)에 응하여 배양에서 설명된 활성으로부터 생성된 정보는 각 세포가 포함하고 있는 활성의 상태를 기술하는 도식으로 그릴 수 있다(**그림 2-3**). 이 정보로부터 유사 분열 지수(MI)가 전체 세포 수에 관한 유사 분열하는 세포 수의 % 산출로 계산되어진다. MI에 영향을 주는 인자는 유사 분열 기간과 휴지기(GO)의 길이다. 정상적으로 MI는 약 1~2%이다(**그림 2-4**). 증가된 MI는 증가된 증식을 의미한다. 거대적아구성 빈혈일 경우에 유사 분열이 연장되면 이 역할은 제외된다. 증식 장애의 치료와 유지에 사용되는 특수한 약의 작용 기전을 이해하는 데 생성 순환 과정을 이해하는 것이 도움이 된다.

3) 간 세포 표현형과 기능적 특수화 (Stem cell Phenotypic and Functional Characterization)

간세포의 동정과 기원은 유세포 분석기를 사용한 면역 표현형에 의해 결정할 수 있다. 초기에 장기배양의 개시로 인간 HSC를 동정할 수 있는 것은 $CD34^+$, $CD38^-$, HLA-DR low, Thy low, 그리고 Lin$^-$[31]이다. 이 골수세포들의 모집단은 초기 선조세포들로 풍성하다. CD38과 HLA-DR은 "stemness"의 손실과 관련이 있다. CD33과 CD38의 획득은 수임 골수구계선조세포에서 볼 수 있고, CD10과 CD38은 수임 림프구계 선조세포에서 볼 수 있다. CD7은 T림프구계 선조세포와 NK세포에서 그리고 CD19는 B림프구계 선조세포에서 볼 수 있다.

HSC의 기능적 특수화는 체외에서 장기 배양 분석을 사용한 기술을 통해 수립할 수 있다. 이것들은 methylcellulose와 같은 반고체 배양기에서 집락 형성 단위의 계산(예를 들면, CFU-GEMM, CFU-GM, BFU-E)을 포함한다. 많은 증식 잠재력을 가진 집락형성 세포와 장기 집락 시작 세포와 같은 초기 선조세포들 또한 동정한다. 이들 혈액 선구세포들은 5~8주 동안 생존할 수 있는 집락을 발생시키며, 옮겨 심을 수 있다. 체내에서의 기능 분석 또한 유용하며, 이차적 수령인에게 접목된 골수세포를 이식시킴으로써, 선천성이고 치명적으로 조사된 동물 속으로 이식되어진 세포를 요구한다. 이 system은 증식, 분화의 능력, 간세포 이식 및 유전자 치료를 위해 임상적으로 적용할 수 있는 기술 발달을 위한 모델로 봉사(serve)할 수 있는 능력의 특수화를 허용한다.

4) Cytokines와 성장인자(Growth factors)

조혈 성장인자 또는 cytokines이라 불리는 특수 당 단백그룹은 조혈 선조세포의 증식, 분화, 성숙을 조절한다.

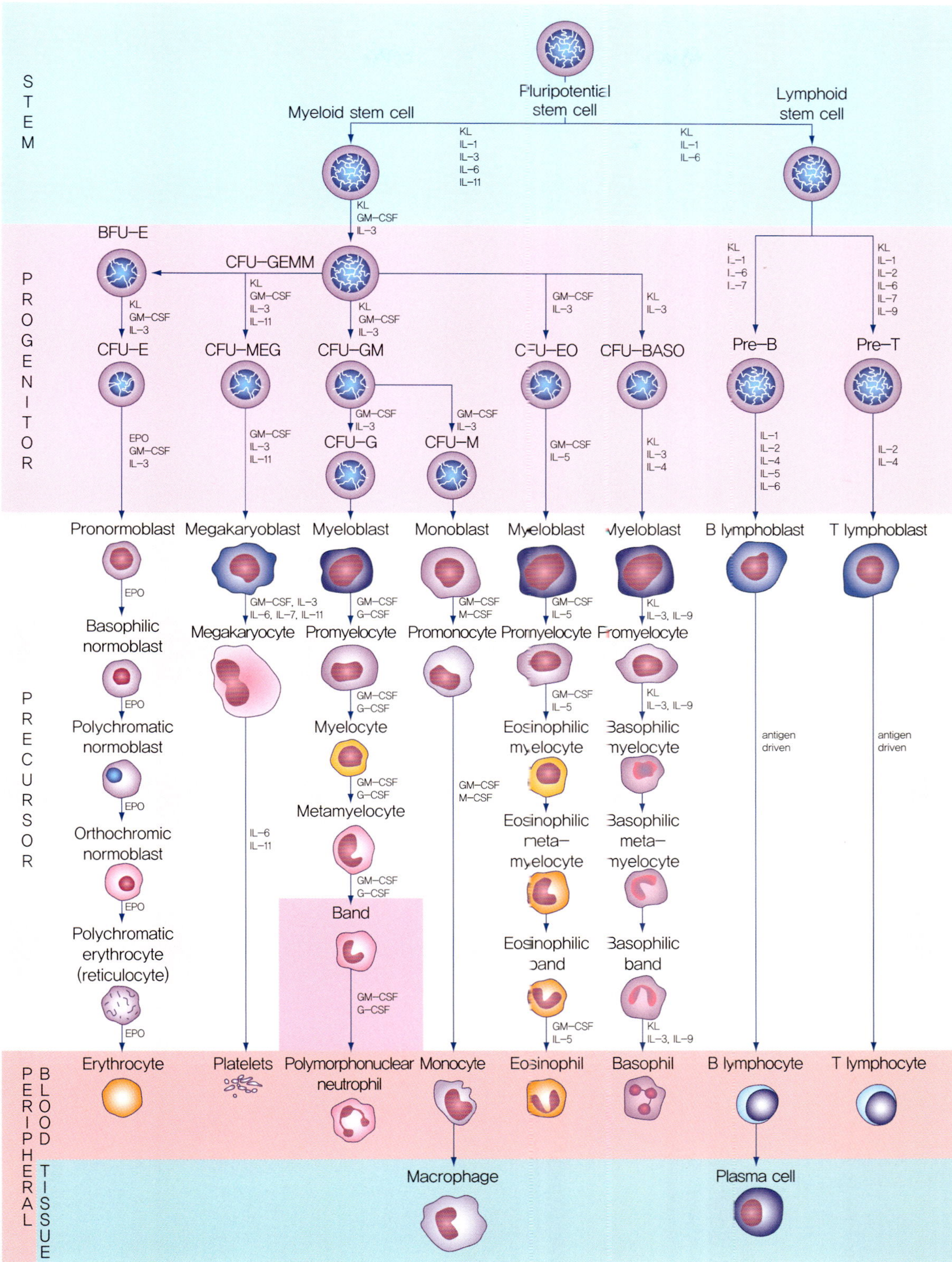

그림 2-3. 혈구세포 분화요인

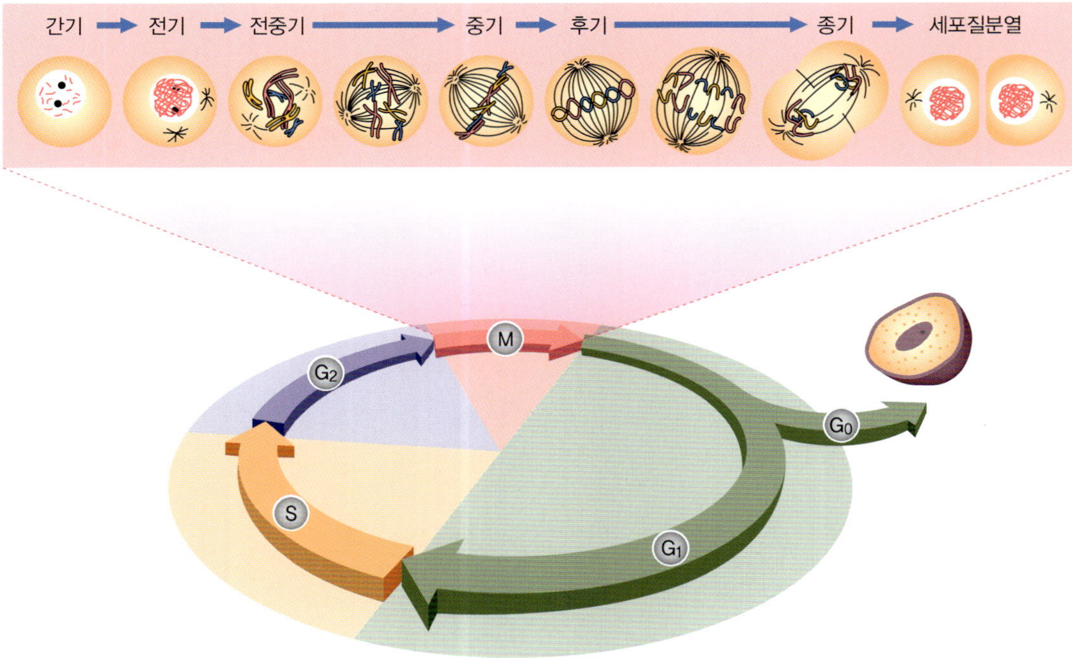

그림 2-4. 세포 주기 G_0; 휴지기, G_1; RNA와 단백질 합성기, S; DNA 합성기, G_2; 유사분열전기, M; 유사분열기

Cytokines은 조혈 세포에서 직접 그리고 간접적인 영향을 가지고 있는 용해성 단백의 다양한 그룹이다. Cytokines의 분류는 일부가 중복되기도 하고 과다한 특성 때문에 어렵다. Cytokines와 성장인자는 가끔 동의어로 사용되기도 한다. Cytokines은 interleukins(ILs), lymphokines, monokines, interferons, chemokines 그리고 집락 자극인자(CSFs)를 포함한다. Cytokines는 자극 또는 생산 억제, 분화 그리고 성숙 혈액 세포와 그 선구세포의 운송 traffickings을 위해 반응한다. Cytokines의 많은 종류는(예를 들어 IL-1, IL-3, IL-6, IL-9, IL-11, GM-CSF 그리고 Kit-ligand) 다계통 잠재능을 가진 간세포와 선구세포에 긍정적인 영향력을 발휘한다.

Cytokines는 변형 growth-β, TNF-α, interferons을 포함하여 조혈 작용에 부정적인 영향력을 발휘한다.

조혈 선조세포는 그들의 성장과 생존에 기초하여 계속적인 성장인자를 요구한다. 성장인자들은 의도된 자살을 억제함으로써 죽는 것으로부터 조혈 선조세포를 보호한다. 그것들은 세포 주기의 G0에서 G1까지의 변환 시간을 단축시킴으로써 분열을 자극하고, 다양한 세포 계통으로 분화하도록 조절한다.

의도된 자살(apoptosis)은 예정된 세포 죽음으로, 불필요하고 비정상적이며 해로운 세포들을 제거하는 정상적인 생리적 과정이다. 의도된 자살은 괴사와 달리 외상으로 우연히 죽는 것이다. 세포들이 세포 죽음을 막는 데 필요한 적당한 cytokines을 받지 못하면 의도된 자살은 시작된다. 어떤 질병상태에서 의도된 자살이 '흥분상태(turned on)'이면 그 결과 일찍 세포가 죽게 되나, 처음 이 과정에서 의도된 자살이 실패하면 세포의 증식은 통제할 수 없게 된다.

많은 연구에서 이 cytokines의 순수성과, 순수한 재결합된 성장인자의 집락화를 완성하였다. 공인된 성장인자의 수는 최근에 많이 확장되었고 연구가 계속됨에 따라 더 늘어날 것이다.

5) 집락 자극인자(Colony-Stimulating factors)

CSFs는 많은 다른 세포에 의해 만들어진다. 목적하는 세포에 높은 특이성을 주며, 낮은 농도에서 작용한다. 각각의 인자 이름은 그들의 존재에 반응하는 유력한 세포 계열을 지적한다. G-CSF의 초기목적은 과립구이고, GM-CSF는 과립구/단구계열이 목적이다. CSF의 생물학적 활동은 처음 반고체 배양에서 조혈 집락 형성을 야기하는 능력에 의해 인정되었다. 부언하면 세포 배양 실험에서 CSF가 한 세포 계열에만 특별히 영향을 준다고 하더라도 가끔은 다른 세포 계통에도 영향을 준다. 이것은 다양한 성장인자를 결합시켰을 때 사실로 나타난다. 비록 G-CSF가 과립구 선조세포의 증식을 자극하더라도, 또 한편 IL-3와 함께 거핵구 집락 형성을 높이는 상승작용도 한다.

(1) 적혈구계

적혈구 조혈인자(erythropoietin, EPO)는 적혈구 조혈 자극인자로 신장에서 생산되는 erythropoietin과 간에서 생성되는 α-globulin의 복합물이다. 이것은 sialic acid, hexo-samine, hexoses로 구성된 glycoprotein이다. Sialic acid를 제거하면 체내에서의 조혈 활성은 저하되나 체외에서는 남아있다. 이것은 주로 분화, 유사분열, 성숙의 과정에 포함된다.

CFU-GEMM은 최초로 인정할 수 있는 적혈구 집락을 발생시키는데 이것을 폭발 형성 단위-적혈구계(burst-forming unit-erythroid, BFU-E)라 불렀다. BFU-E는 밝은 색의 혈색소를 포함한 포도송이와 같은 커다란 다군집(하나의 커다란 군집에서 16개 이상의 군집들이 모인) 집락을 생산하여 가장 원시적인 적혈구 전구세포로 확인되었다. BFU-Es는 EPO를 위한 몇 개의 수용체만을 가지고 있고, 이들 세포 주기 활동은 외인적 EPO의 존재에 의해 특이적으로 영향 받지는 않는다. BFU-Es는 IL-3, GM-CSF, TPO, kit ligand의 영향 하에 CFU-E 집락으로 발달한다. CFU-E는 많은 EPO 수용체를 가지고 있고 절대적으로 EPO를 필요로 한다. CFU-Es는 낮은 농도의 EPO와 반응하며 BFU-E의 증식 능력은 가지고 있지 않다. 태아 제대혈 연구에서 BFU-E 수가 중간 회임기에서 3배로 증가하였다. EPO는 적혈구계 선조세포들의 의도된 자살을 막아주는 특수한 계통의 당단백이다. EPO는 혈색소 합성을 유도하며, CFU-E에서 전적모구로 분화되도록 하는 분화인자로 작용하여, 골수에서 최초로 적혈구 선조세포를 인정할 수 있게 한다.

(2) 거핵구계

거핵구 조혈인자(thrombopoietins, TPO)는 혈소판을 생성하고 방출하는 일을 조절하는 호르몬성 자극인자로 GM-CSF, IL-3, IL-6, IL-11, kit-ligand 그리그 EPO들이 포함된다. 이것들은 혈소판이 감소된 동물이나 혈소판이 감소된 인간의 혈장에서 확실한 설명을 할 수 있다. IL-3는 거핵모구와 전거핵구 양쪽을 다 자극하며, 반면에 IL-1α는 단지 전거핵구만을 자극한다. 자극 홀몬 인자 TPO(mpl ligand로 알려진)는 IL-11과 함께 혈소판의 생성과 방출을 조절한다. TPO는 간에서 주로 생산된다. 간세포 인자와 그 수용기(receptor)를 가진 c-kit로 적혈구와 혈소판이 증가하도록 진행시키는 것을 보여준다.

(3) 과립구계

백혈구 조혈인자(leukopoietin)는 오랫동안 백혈구 증식을 유도하는 유일한 자극인자로 여겨져왔다. 이것은 또한 유사분열을 제한하는 능력과 백혈구 선구세포들의 후 성숙을 위한 능력도 가지고 있다. 배양 연구로 백혈구계의 초기 선조 세포에 대한 SCF계와 interleukin을 동정할 수 있다.

(4) Interleukins

Cytokines은 B-세포와 T-세포의 증식과 분화에 관한 연구를 위해 고안한 액체 배양계를 조사하는 동안 발견된 성장인자로 원래 림프구-활성 인자(lymphocyte activating factor, 지금은 IL-1)와 같이 특수한 기능에 따라 이름을 붙였으나, 계속된 연구에서 특정한 cytokine은 다양한 활동성을 보이고 있다는 것이 밝혀져 이 cytokines의 몇 가지를 interleukin이라 하고 동종임을 인정하는 것에는 번호를 붙여(예로 IL-1, IL-2) 부르기 시작했다. Interleukins은 특수 세포 계열에서 증식과 분화를 자극하며, 또는 CSFs와 함께 상승작업을 한다. **그림 2–3**에서 조혈계를 설명하고 집락 형성 단위와 성장 자극인자의 작용 부위를 설명하였다. 면역계의 모든 분비된 조절 단백질(cytokines, monokines, lymphokines, interleukins 등)의 발견과 명칭은 국제면역학회의 소분과위원화(IUIS)에 의하여 인정받을 과제이다.

Interleukins의 특성은 다음과 같은 것을 포함하여 특수하게 나뉘어진다(**표 2–1**).

① 자가 면역, 염증성 반응 및 조혈과 같은 많은 생물학적 활성을 나타내는 단백질들
② 다른 cytokines과 성장인자들과의 상승 작용
③ 목표에 직접, 간접적으로 영향을 주는 능력
④ 증폭 잠능성을 가진 상호 작용계
⑤ 저농도에서의 효과

Interleukin-1(IL-1): 단구, 대식구, 활동 T- helper세포에 의해 방출된 용해성 인자이며, 또한 림프구 활성화 인자이기도 하다. 목표물은 다잠능성 세포들, 전 B-림프모구, 전 T-림프모구를 포함한다. IL-1은 체내에서 GM-CSF와 G-CSF의 표현을 조절한다. 이것은 골수의 기질 세포에서 생산한다. 노인에게서는 기질이 IL-1에 덜 민감한 것으로 나타난다.

Interleukin-2(IL-2): T-림프구성 간세포와 전 T-림프구와 전 B-림프구를 위한 주요 자극 인자이다. 이것은 CD4+ 세포에 의해 분리된다.

Interleukin-3(IL-3): 초기 호산구 전구세포를 자극한다.

Interleukin-4(IL-4): 비장성 B-림프구의 휴지율이 약 40%가량으로 증가된 증식을 보이기 때문에 다클론성 활성을 가지고 사용된다. IL-4는 정상 말초혈액 BFU-E의 증식을 높이는 것으로 보여진다. T-세포가 고갈된 골수와 T-세포가 충만한 골수 양쪽에 lymphokine-활성화

표 2-1. 조혈 성숙 인자 (Hematopoietic cytokines)

Factor	Target Cell (s)	Actions
Erythropoietin	Erythroid precursors	Erythroid cell growth
G-CSF	Phagocyte stem cells and neutrophils	Development of neutrophils
M-CSF	Phagocyte stem cells	Development of mononuclear phagocytes (MNP)
		Development of all phagocytes
GM-CSF	Phagocyte stem cells	Growth of stem cells and mast cells
Stem cell factor (SCF)	Multipotent stem cells and mast cells	Inducers G-CSF, M-CSF, IL-6; promotes growth of all blood cell lineages: induces fever, acute phase proteins (Ch. 17)
Interleukin 1 α and β (IL-1)	Multiple	
Tumor necrosis factor (TNF)	Multiple	Similar to IL-1; toxic for some tumor cells
Interleukin-2 (IL-2)	T lymphocytes	T-cell growth factor; activates NK cells
Interleukin-3 (IL-3)	Many stem cells, basophils	Growth of all blood cells
Interleukin-4 (IL-4)	B lymphocytes, mast cells	Growth factor for B cells, mast cells and eosinophils; induces IgE
Interleukin-5 (IL-5)	Phagocyte stem cells	Growth of eosinophils
Interleukin-6 (IL-6)	Multiple, especially B cells and osteoclasis	B cell growth; differentiation of stem cells into all lineages
Interleukin-7 (IL-7)	B lymphocytes, thymocytes	B cell growth, thymocyte differentiation
Interleukin-8 (IL-8)	Neutrophils	Released by MNP; a chemotaxin (Ch. 18)
Interleukin-9 (IL-9)	T lymphocytes, others	Potentiates other growth factors
Interleukin-10 (IL-10)	T lymphocytes	Suppresses cytokine synthesis, immunosup-pressive
		Growth of leukocytes and megakaryocytes
Interleukin-11 (IL-11)	Stem cells	Activation of lymphoid cell cytotoxicity; antiviral activity
Interleukin-12 (IL-12)	Cytotoxic lymphocytes, others	
Interferon-γ	Phagocytes, lymphocytes, other	Increased class major histocompatibility complex (MHC) class II expression; MNP activation; antiviral activity
Interferon-a	Multiple	Regression of malignant myeloid stem cells; antiviral activity
Tumor growth factor	Multiple	Inhibits hematopoiesis and inflammation

된 killer 활동의 인도를 조절할 수 있고, 체내에서 잠능성 항 백혈병성 반응을 가진 effector 세포를 조절하는 역할도 한다. 또한 초기 호산구 전구세포를 자극하고 대식구 활동에 IL-2와 상호 작용하기도 한다. IL-2를 가진 IL-4는 사람 흉선세포(thymocyte) 배양에서 상반된 상호 작용을 나타낸다.

Interleukin-5(IL-5): B-림프구 성장인자이며 마지막 호산구 성숙을 조절하는 것으로 나타난다. IL-5는 IL-4, 항 IgM+LPS(지다당류, lipopolysaccharide)와 TI-2(thymus independent antigen type 2, type 2 항원 의존성 흉선) 유사물에 의해 자극되어질 때 작은 비장성 B-림프구의 반응을 유도한다.

Interleukin-6(IL-6): 단구/대식구 집락 형성 자극으로 CSF-M을 상승시킨다. 또한 B-림프구 증식도 포함된다.

Interleukin-7(IL-7): 기질 세포로부터 유래되어 T와 B-림프구성 간세포의 분화가 목적이다.

Interleukin-8(IL-8): 전 염증성 cytokines의 일종이다. IL-1과 종양 괴사인자는 호중구

의 IL-8 화학주성을 유인하는 유력한 야기물이다. IL-8은 류마티스성 동맥염의 많은 경우에서 유효하게 활액을 증가시킨다. IL-8은 IL-3에 노출된 사람 호염기구에서 histamine과 leukotriene 방출을 야기한다. IL-8를 저농도로 전처리하면 반응을 억제한다. IL-8은 다형 핵 호중구에 작용하여 호중구가 혈관 벽을 통해 혈관 밖으로 유출하는 누출성 출혈을 유도한다. IL-8은 체내와 체외에서 호중구와 림프구 양쪽 다 보충한다.

Interleukin-9(IL-9): IL-9의 위치는 5번 염색체 위이다. 협력 T-세포 clones, mast cells, 거핵모구성 백혈병 세포의 성장을 돕는다. IL-1+T cell 수용체-중재 신호는 IL-9 분비를 증가시킨다.

Interleukin-10(IL-10): 대식구의 능력을 억제하나, 흉선세포 1 cell clone에 의해 합성되는 cytokine을 자극하는 항원 표재성 B세포는 아니다. 대식구에서 특히 monokines 생산 level에서의 IL-10의 유력한 작용은 이 cytokine이 T-세포 반응뿐만 아니라 급성 염증성 반응의 조절을 위한 중요한 역할도 한다.

Interleukin-11(IL-11): 배양 연구로부터 유래되었으며, 다잠능성 간세포와 거핵구계가 목표이다.

Interleukin-12(IL-12): 혈액 림프구, natural killer 세포, T-세포 부분 집합에 다양한 조정 역할을 가지고 있다. 이것은 B-세포와 단구로부터 유래되며, lymphokine 생산, 유사분열증, 자발적 활동의 상승을 야기하는 작용을 포함한다.

Interleukin-13(IL-13): 활성화된 T-세포로부터 분비되며 IL-4와 특성과 기능을 같이한다.

6) 배양 유래 집락 형성 단위

CFUs들은 CSFs와 집락 자극 활성(CSA)에 의존한다. 정제된 상태에서 CSA는 분자량 45,000 daltons인 sialic acid-포함 단백질로 보여진다. CSA(colony stimulating agent)는 사람 조직에서 생산되며, 또한 사람 뇌로부터 유래된다.

7) 분석과 치료적 적용

성장인자는 골수에 포함된 악성 종양, 백혈병, 재생 불량성 빈혈의 치료에 이용한다. Interleukins의 적용은 다음과 같다.

IL-1: 염증의 경우 사용(예를 들면 감염 시 방어기전으로서의 열)

IL-2: 항 종양 효과를 가지는 IL-6, TNF, interferon의 방출을 유도하여 조직 속으로 항종양 활성을 가진 세포들의 이동을 높임

IL-3: 환상 철적모구를 가지고 있거나 없는 치료 불응성 빈혈의 치료에 사용, 또한 거핵구 조혈 자극제로도 사용

IL-4: 특히 위암과 같은 경우에 항 종양 활동을 가능하게 하는 데 사용

IL-6: 초기에 모구의 증식과 억제가 다 발견되는 급성 골수성 백혈병 치료에 사용

IL-7: 활성화된 killer세포에서 분비된 lymphokines의 동종세포 용해성 활동의 증가

IL-8: IL-4에 의해 작용할 수 있는 염증의 주요 조절자로 작용

IL-10: 이식, 내성, 암 치료 및 감염의 결과로 생긴 면역력 억제에 사용하려고 연구되고 있다.

IL-11: 골수 억제, 암 치료, 호중구 감소증, 혈소판 감소증과 관련하여 기초의학 연구실에서 활성을 논증하고 있다.

IL-12: 말초혈액 단핵구와 흑색종 환자의 종양 침윤 림프구의 자극성 증식에 사용

CSA와 GM-CFU는 만성 약물 유도성 호중구 감소증을 가진 17경의 환자에게서 분석되었다. 백혈구 유래 CSA와 단구-거핵구 유래 CSA는 대조군과 비교하여 특히 감소하였다. 면역 혈소판 감소성 자반증을 가진 성인의 경우에는 IL-6 level은 정상 범위 내로 발견되었으나 거핵구 전구세포들의 수는 증가된 것으로 나타났다. 이것은 아마도 거핵구 CSA가 증가한 것에 원인이 있을 것이다.

많은 연구에서 조직 이식 전에 화학 요법적 식이요법을 받았던 환자들은 GM-CSF와 조혈성 재생제를 주는 것이 성공적이었다. 재생 불량성 빈혈 환자들에서는 IL-1생산이 현저하게 감소된 것을 발견하였다.

4 혈액 세포의 일반적 구조(Structure of Normal Blood Cell)

세포는 살아 있는 기관으로 구성되어 있는 구조적 단위이다. 많은 세포들은 특수한 기능을 가지고 있으며, 영속적인 그들의 기능을 수행하는 데 필요한 많은 구성 요인을 포함하고 있다. 형태, 크기, 기능에 상관없이 대부분의 세포들은 3개의 기본적 성분인 세포질 막 단위, 세포질 및 핵 단위로 되어 있다(그림 2-5). 이 각 기본 성분들은 구성 요소가 다시 세별되어 그들의 다양한 기능을 돕게 한다. 표 2-2에 각 세포 구성분과 기능을 자세히 설명하였다.

1) 세포막(Cell membrane)

세포막은 둘러싸고 있는 환경으로부터 세포내 구성 요소를 분리하는 반투과성의 바깥쪽 울타리의 역할을 한다. 세포막은 다음의 3가지 기본 기능을 수행한다:

① 수축과 팽창하여 선택적 투과, 음세포작용, 토세포 작용 그리고 이동에 의해 주위 환경과 물질을 서로 교환하게 한다.

② 세포와 세포의 인식을 촉진하는 호르몬성 신호를 찾아낸다.

③ 세포의 동일성을 제공하는 수용체와 조직 적합성 위치, 혈액형 등을 제공한다. 세포 내에서 발견되는 많은 구성요소들(사립체, 핵, 소포체 등)이 막 계에도 비슷하게 구성되어져 있다. 특히 적혈구 막은 널리 연구되어져 세포막 설명의 예로 사용되고 있다.

세포막은 탄력성과 복귀성이 있어야만 많은 요구를 이룰 수 있는데 이는 지질층에 유주하는 구형 단백질이 액상 구조를 가짐으로써 이러한 특징을 이룰 수 있다.

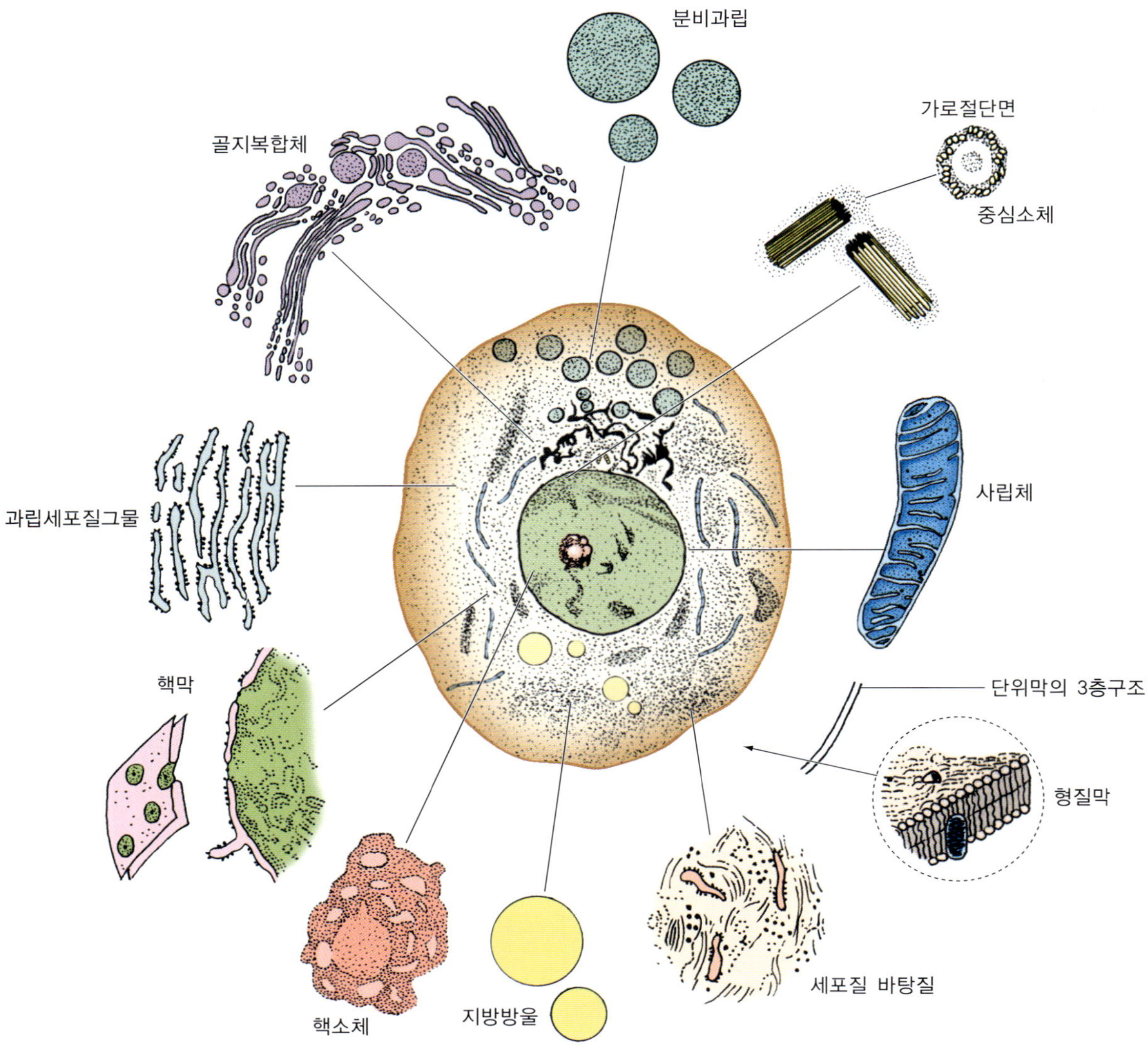

그림 2-5. 일반적인 세포의 모식도(전자 현미경상)

(1) 막 지질

Phospholipids와 cholesterol이 두 층으로 배열되어 있다. Phospholipids의 phosphate 끝과 cholesterol의 hydroxyl기가 극성으로 하전된 친수성(수용성) 지질로 세포막의 내층과 외층의 표면 쪽을 향하여 배열되어 있다. Phospholipids의 fatty acid부분과 cholesterol의 steroid 핵은 비 극성으로 하전된 소수성(비 수용성)지질로 세포막의 중앙부 쪽을 향하여 각각 배열되어 있다. 지단백과 지당분 같은 다른 지질들도 막 구조물로 공헌한다.

표 2-2. 세포의 구성분과 기능

Organelle	Location	Appearance and size	Function	Comments
Membranes: plasma, nuclear, mitochondrial, endoplasmic reticulum	Outer boundary of cell, nucleus, endoplasmic reticulum, mitochondria and other organelles	Usually a lipid bilayer consisting of proteins, cholesterol, phospholipids, and polysaccharides; membrane thickness varies with the cell or organelle	Separates the various cellular components: facilitates and restricts cellular exchange of substances	Membrane must be resilient and flexible
Nucleus	Within cell	Usually round or oval but varies depending on cell; varies in size; composed of DNA	The control center of the cell and contains the genetic blueprint	Governs the cellular activity and transmits information for cellular control
Nucleolus	Within nucleus	Usually round or irregular in shape; 2~4 μm in size; composed of RNA; there may be 1~4 within nucleus	Site of synthesis and processing of various ribosomal RNA	Appearance will vary with activity of the cells; larger when cell is actively involved in protein synthesis
Golgi body	Between nucleus and luminal surface of the cell	System of stacked membrane-bound flattened sacs: horseshoe shaped; varies in size	Involved in modifying and packaging macromolecules for secretion	Well developed in cells with large secretion responsibilities
Endoplasmic reticulum	Randomly throughout cytoplasm	Membrane-lined tubules that branch and connect to nucleus and plasma membrane	Stores and transports fluids and chemicals	Two types; smooth with no ribosomes; rough with ribosomes on the surface
Ribosomes	Free in cytoplsm, Outer surface of rough endoplasmic retlculum	Small granule, 100~300 A; composed of protein and nucleic acid	Protein production, such as enzymes and blood protelns	Large proteins are synthesized from polyribosomes (chains of ribosomes)
Mitochondria	Randomly in cytoplasm	Round or oval structures; 3~14 nm in length, 2~10 nm in width; membrane has 2 layers; Inner layer has folds called cristae	Cell's 'powerhouse'; makes ATP, the energy source for the cell	Active cells have more present than do inactive ones
Lysosome	Randomly in cytoplasm	Membrane bound sacs; size varies	Contain hydrolytic enzymes for cellular digestive system	If the membrane breaks, the hydrolytic enzymes can destroy the cell
Microfilaments	Near nuclear envelope and within proximity of mitotic process	Small, solid structue approximately 5 nm in diameter	Support of cytoskeleton and motilty	Consist of actin and myosin (contractile proteins)
Microtubules	Cytoskeleton, near nuclear envelope and component part of centriole near Golgi body	Hollow cylinder with protofilaments surroun-ding the outside tube; 20~25 nm in diameter, variable length	Maintenance of cell shape, motilty and the mitotic process	Produced from tubulin polymerization; make up mitotic spindles and part of the structure of centriole.
Centriole	In centrosome near nucleus	Cylinder; 150 nm in diameter, 300~50 nm in length	Serve as insertion points for mitotic spindle fibers	Nine sets of triplet microtubules

(2) 막 단백질

세포막에 있는 대부분의 단백질은 glycoprotein으로 불리어지며 지방 이중 층 내에 유주하는 것으로 발견된다. 단백질의 두 종류 즉, 내재성과 표재성은 적혈구 세포막에서 자세히 서술한다. 내재성 단백질은 전 지방 이중 층을 가로질러 막의 바깥쪽 아니면 막의 세포질 쪽으로만 관통한다. 이들 통과 막 단백질(transmembrane protein)은 세포의 내부와 환경외부

사이의 소통과 이동의 역할을 한다고 생각한다. 표재성 단백질은 막의 내부 세포질 쪽에서만 발견되며 세포 골격의 형태를 갖추게 한다. 표재성 단백질은 또한 내재성 단백질의 세포질 쪽 끝에 부착되어 구조적 완전성을 유지하기 위한 망상 구조를 형성하며 내재성 단백질을 고정된 위치에 놓여 있게 한다.

(3) 막 탄수화물

단백질(glycoprotein)과 지질(glycolipid)과 함께 복합체를 이룬다. 당분 부분은 거의 바깥쪽 세포 표면 넘어 뻗어 있어 당의(糖衣)로 불리는 세포의 당분외막을 이룬다. 이 당분의 일부분은 세포와 세포의 인식 기능을 하며, 표면을 음전하화하고, 표면 수용체 장소를 제공하며 또 세포 점착 기능을 한다.

적혈구 막의 기능은 다음 장에서 자세하게 기술한다.

2) 핵(Nucleus)

하나의 세포에는 하나의 핵이 있는 것이 보통이나 종류에 따라서는 하나의 세포에 2개 혹은 그 이상의 핵이 있는 경우도 있다. 또한 포유류의 적혈구와 같이 세포 형성의 시기에는 핵이 존재하다가 성숙되면 핵이 없어지게 되는 경우도 있다. 크기는 세포의 종류에 따라 다양하며, 비교적 어린 세포 시기에는 크기가 크나 성숙됨에 따라 작아지는 경향이 있다. 핵은 세포 내에서 가장 큰 기관이며, 세포의 조절 중심부이다. 핵은 DNA의 복사와 전사를 할 수 있는 장소로 DNA를 풍부하게 만들어 가지고 있다.

세포 내에서의 화학적 반응과 세포의 재생산 과정을 책임지고 있다. 핵은 핵산을 포함하고 있기 때문에 염기성 염료에 친화성을 가지고 있다. 핵의 구성 물질로는 염색체, 핵막 및 핵인으로 되어 있다.

(1) 염색질(Chromatin)

핵산과 두 가지 형(하나는 음전하인 histones으로, 또 하나는 양전하인 nonhistones로 되어 있다)으로 존재하는 단백질로 구성되어 있다. 염색질은 두 종류로 나눌 수 있다. ① 이염색질(heterochromatins)은 유전적으로 불활성 영역이며, 훨씬 어둡게 염색된 응축된 응집 괴형으로 표현된다. ② 진정 염색질(euchromatins)은 확산되어 응축되지 않은 염색질이며 유전적 활성 부분이다. 이 유전물질은 느슨하게 조여 있고 흐린 푸른색으로 염색된다.

(2) 핵막(Nuclear envelope)

핵을 둘러싸고 있어 핵의 외투 역할을 하며, 내막과 외막으로 구성되어 있다. 외막은 소포체의 확장으로 연속된다. 이 두 막 사이의 두께는 대략 50 nm로 분벽을 이루며 소포체의 관 강으로 연속된다. 핵막에는 핵공이 관통하고 있어 핵과 세포질 사이의 전달 역할을 한다. 이 핵 공의 수는 세포 성숙에 따라 감소된다.

(3) 핵인(Nucleoli)

핵에는 1~6개의 핵인을 가지고 있다. 이 수는 세포에서 생기는 단백질 양과 직접적으로 비례한다. 이들 소기관에는 RNA와 풀어진 실 모양 안에 리보좀성 RNA, DNA 및 다른 단백질들을 아주 많이 가지고 있다.

핵인은 리보좀의 합성을 위한 장소이다. 리보좀은 큰 것과 작은 것 두 개의 subunits로 구성되어 있다. 이 subunits는 핵에서 만들어지며, 리보좀성 조립두품이나 단백질 합성을 위하여 핵공을 통하여 세포질로 전달된다.

3) 세포질(Cytoplasm)

세포막 안에 존재하는 세포질성 기질은 균일하고 연속적인 수성 액체로 cytosol이라고 불리운다. 이것은 여러 가지의 이름이 붙은 다양한 구조를 갖고 있는 소기관(organells)들이 join하고 기능을 할 수 있도록 하는 환경을 제공한다. 광학 현미경으로는 이들 소기관들은 상세하게 관찰될 수 없으나 세포 화학적 수법이나 위상차 현미경 또는 전자 현미경을 사용하면 그 내부가 얼마쯤은 잘 관찰될 수 있다. 소기관으로는 소포체, 골기체, 사립체, 리보좀, 리조좀, 특이과립, 공포 및 저장과립들이 있다.

(1) 소포체(형질내 세망, Endoplasmic reticulum)

소포체는 세포질 곳곳에서 발견되는 끈 모양의 망이며, 편평하게 된 판자, 낭 및 관상의 막으로 나타난다. 소포체는 세포질을 다양한 구획으로 세분한다. 핵 외피의 바깥 막은 소포체 막으로 계속되며, 막단백질과 지방을 만들고 운반하는 것으로 특수화된다.

조면 소포체 혹은 기저사(ergastoplasm)는 단백질 합성을 하는 리보좀(RNA)의 존재에 의해 바깥 표면이 점점이 박힌 모습을 하고 있다. 세포내에서 발견되는 소포체의 양은 세포가 요구하는 단백질 생산과 비례한다. 증가된 단백질 합성을 위해서는 더 많은 소포체가 요구된다. 활면 소포체는 리보좀이 부착되지 않고 새로 합성된 단백질을 위한 저장 장소로 사용된다. 또한 스테로이드 홀몬 생산과 지방물질의 합성을 위한 장소라고도 암시되고 있다. 리보좀에서 생산되어진 물질(단백의 아미노산 단위)은 소포체의 내강으로 들어가 최후는 골기체로 운송되어진다. 일련의 소포나 소낭에서는 효소가 합성되며 이것은 조직화학적으로 증명되고 있다. 소포체의 주된 기능은 단백질 합성과 이 물질의 운송을 행하는 것으로 세포 형에 따라 다양하다.

(2) 사립체(Mitochondria)

길이 4 nm 폭 0.2 nm에 달하는 긴 타원체로 액성의 기질과 이 것을 둘러싸고 있는 이중의 한계 내막(crest)으로 되어 있다. 사립체는 구조적으로 연속된 외측 막을 가지고 있다. 이 막과 평행으로 연속된 것은 내측 막으로 다양한 간격으로 함입되어 선반 또는 융선 모양으로 보이는 내부를 가진다. 내부의 융선을 능(cristae mitochondriales)이라 부르며 산화효소들이 부착되어 있다. 이 두 개의 막은 화학적으로 달라 내측 막은 많은 양의 단백질과 적은 양의 지방을 포함하고 있다. 회선상의 내측 막은 세포의 호흡능력을 높이기 위해 표면구역이 증가되어 있다.

사립체의 내부는 사립체성 기질(mitocondrial matrix, stroma)로 알려진, 영양소로부터 에너지를 추출하기 위한 많은 효소를 포함하고 있는 균질한 물질로 구성되어 있다.

사립체는 에너지 생산 반응과 전자 전이-산화반응의 대사과정을 책임진다. 사립체는 TCA 회로에 작용하는 효소들을 포함하고 있어 호흡 연쇄반응에 의한 산화와 인산화에 관계하고 에너지 화학 화합물 즉, Adenosine triphosphate(ATP)를 합성한다. 사립체 안에서 기술되는 산화계는 krebs cycle, fatty acid cycle 그리고 호흡 chain이다. 또한 사립체에는 단백질, 인산효소, 리보좀 및 DNA가 존재한다.

사립체는 자기 되풀이(self-replication)능력이 있다. 이 소기관에는 사립체성 분열주기를 위해 자체의 DNA와 RNA를 가지고 있다고 기록되어 있다. 한 세포당 사립체 수는 100개 이하이거나, 수천 개일 수도 있다. 이 수는 세포가 요구하는 에너지양과 직접적으로 연관된다.

사립체는 Wright 염색으로는 염색되지 않으나, 대신 염색된 세포질에 비해 밝은 인상이나 부정적인 상을 보여주고, 초생체 염색이나 위상차 현미경으로는 관찰할 수 있다. 사립체가 활동 과잉상태가 되면 부풀어 올라 푸른 세포질 배경에 비해 짧은 하얀 막대처럼 보인다(**그림 2-6**).

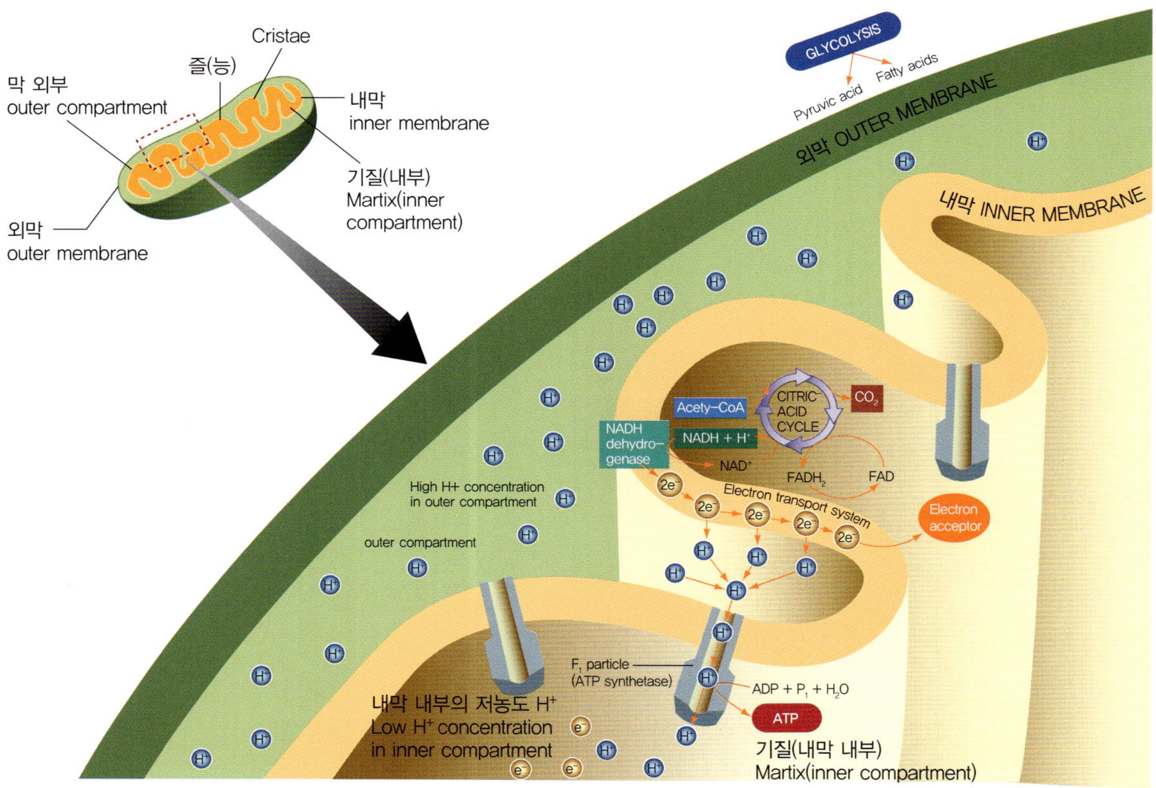

그림 2-6. 사립체

(3) 리보좀(Ribosome)

리보좀은 리보좀성 RNA와 단백질이 거의 같은 양으로 구성된 작은 과립상이다. 리보좀은 소포체에 붙어서 조면소포체를 형성하는 것과 자유스럽게 세포질 속에 존재하는 것이 있는데 전자는 주로 세포 밖으로 배설하기 위한 단백질 즉, 분비과립을 만들며, 후자는 세포 자체 내에서 필요로 하는 단백질을 합성한다. 그리고 핵과 핵인 내에서도 발견된다. 리보좀은 단독으로(monoribosome) 또는 사슬 모양으로 집합된 것(polyribosome)으로 존재한다.

그러므로 리보좀은 면역 글로부린을 생산하는 형질세포에서 더욱 발달된 것을 볼 수 있다. 미숙한 세포에서는 RNA가 풍부하게 포함되어 있기 대문에 세포질은 Romanowsky 염색에서 청색으로 염색되어 진다. 그러나 세포가 성숙되어 짐에 따라 RNA양은 감소되어 세포질의 청색은 엷어지게 된다.

(4) 리조좀(Lysosome)

0.25~0.5 μm의 크기이며 불규칙한 모양을 한 소기관(organellae)으로 일경 'enzyme bag'이라고도 한다. 이곳은 낮은 pH에서 작용하는 여러 종류의 가수분해 효소를 가지고 있어 세포가 탐식한 물질의 소화와 세포 융해에 관여한다. 예를 들면, 핵 단백을 분해하는 polynucleotidase, 리보핵산을 분해하는 ribonucleotidase, 지방을 분해하는 lipase, 인산 물질을 분해하는 acid phosphatase 등 여러 종류의 효소(muramidase)를 갖고 있는데 정상 상태에서는 이 효소들이 밖으로 새어 나오지 않도록 리포단백 막으로 둘러싸여 있다.

이 lysosome은 골기체로부터 생산되며 생산 부위에 따라 일차과립(azurophilic granule)과 이차과립(specific granule)으로 나누기도 한다. 혈액 세프들 중에서도 호중구(neutrophil)나 단구는 이 lysosome을 많이 가지고 있다.

예를 들어, 이들 세포가 세균을 탐식하면 이 세균 주위에는 일단 그 근방의 세포질로 막이 쳐진다. 이것을 phagosome이라고 하는데 phagosome과 lysosome은 곧 합쳐져서 lysosome의 내용물과 phagosome의 내용물이 서로 합쳐진다. 그리하여 원래 lysosome의 내용물 속에 있던 효소들이 phagosome 속에 있는 세균을 죽이고 이를 소화해 버린다. 여기서 원래의 lysosome을 primary lysosome, phagosome과 합해진 lysosome을 secondary lysosome 또는 phagolysosome이라고도 한다.

이렇게 phagolysosome의 내용물이 소화된 후에도 이물질들이 완전히 없어지지 않고 그 찌꺼기가 남는 수가 많은데 이러한 잔재물을 residual body라고 한다. 이상과 같이 세포 외부로부터 들어온 이물질들을 먹어서 lysosome의 효소로 처리해 버리는 과정을 이식증(heterophagy)이라 하고 이에 반하여 자기 자신의 세포의 일부 또는 몸 조직이나 기관의 일부를 없애 버릴 때에 처리되는 과정을 자식증(autophagy)이라고 한다.

이 lysosome은 세포속의 pH가 정상일 때(pH 7.4 전후)에는 lysosome 속의 효소들은 막을 파괴하고 밖으로 나오지 못하나 일단 세포가 병들어서 세포 속의 pH 조절을 못하면(신진대사 산물의 축적, 즉 산으로 인해서 pH가 떨어지면) lysosome 속의 효소들은 활동을 개시해서 막을 파괴하고 세포질로 나와 세포질을 소화시키고 파괴하는 것이다.

이 lysosome은 Wright염색 시 광학현미경으로 보이지 않을 만큼 너무 작지 않으면

azurophilic하게 염색된 것을 볼 수 있다.

(5) 골기체(Golgi apparatus)

1898년 Golgi에 의하여 발견된 것으로 세포의 종류에 따라 한 세포당 6~30개의 소낭(cisterna)이 낟가리를 쌓은 모양, 막으로 묶인 모양, 납작한 낭 모양으로 되어 있다. 이것은 다른 소기관으로 분비하거나 운반하기 위한 고분자물질을 변형시키거나, 분류하거나 꾸러미로 만든다. 대개는 세포의 중심에 존재하는 핵에 근접한 부분에 위치하여 핵막으로 될 수 있는 세관상의 낭과 peroxidase, acid phosphatase 등의 효소가 들어 있는 낭, muco 다당류의 합성에 관여하고 있는 작은 낭의 집단으로 구성되어져 반월형의 구조를 하고 있다. 세관의 함몰된 부분의 표면(오목면: 분비 과립을 향함)으로부터는 azurophilic 과립이 생산되어지는 한편, 볼록면(소포체 가까이 있음)으로부터는 소형의 specific 과립이 생산되어진다. 골기체는 세포 내에서의 교통량을 지배한다. 골기체는 특히 분비 기능이 발달한 세포에서 잘 발달되어 있다.

일반적으로 세포내에서 분비물이 분비되는 순서는:

① 조면 소포체에서 단백질이 합성되면(분비물의 주요 부분임)

② 이것이 조면소포체의 저장실(소낭, cisterna)을 통하여 Golgi체로 운반되고

③ 그러면 여기서 이 분비물은 농축된 후

④ 분비 과립의 형태로 세포의 가장자리에 저장되었다가 후에 세포 밖으로 배설되며 이 마지막 과정을 exocytosis라고 한다(**그림 2-7**).

(6) 중심소체(Centrioles)

핵 상부에 있는 골기체의 중앙에서 2개의 중심자 또는 쌍심자(diplosome)라 불리는 것으로 세포분열 특히 유사분열 때에 뚜렷이 나타난다. 즉, 세포의 유사분열 초기에 2쌍의 중심소체가 핵의 염색체를 중심으로 하여 양극으로 방추사(spindle fiber)를 나열하고, 염색체가 분열한 후에 양극으로 끌어당기는 역할(분극)을 조절한다.

이 중심소체는 작은 원통구상체로서(지름 0.15 μm, 길이 0.3~0.05 μm가량), 원통 벽에는 장축에 평행하는 9개의 3벌씩으로 된 미세관의 다발들로 되어있고, 섬모가 붙어 있어 마치 섬모의 근부인 기저소체(basal corpuscles)와도 같다고 볼 수 있어 이를 세포의 운동 중심체로 간주하기도 한다.

(7) Microbody

세포질 속에 있는 소기관(organelle)의 일종으로 그 기능은 확실히 알려져 있지 않으나 H_2O_2를 생산하는 효소인 oxidase와 이를 분해하는 효소인 catalase를 가지고 있으므로 H_2O_2의 대사와 관계가 있을 것으로 추측된다. 따라서 H_2O_2의 대사에 관여하는 소기관이라는 뜻에서 peroxisome 이라고도 한다.

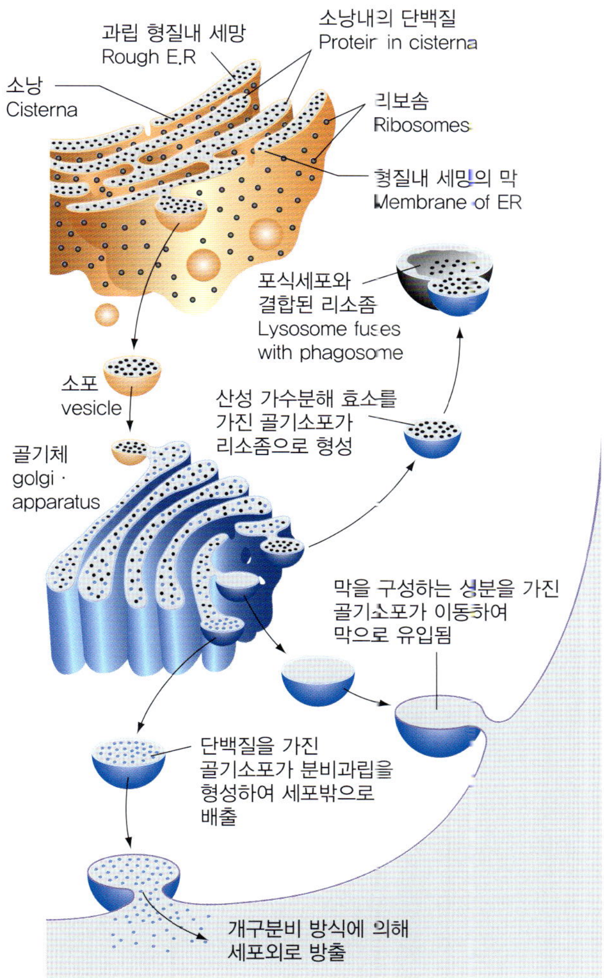

그림 2-7. 소포체, 리소좀 및 골기체의 상호작용

(8) Microtubule, Microfilament

세포질 속, 또는 핵 속에 있는 소기관의 일종으로 그물모양의 망상조직을 하고 있어 세포의 세포 골격(cytoskeleton)을 이루고 있다.

Microtubules은 대략 직경은 25 nm이고 길이는 다양하다. 이 소기관은 자가 조립된 원형 섬사 형태의 polypeptides인 α, β tubulin(M.W : 50,000 정도)으로 조직되었다. 보통 13개의 원형 섬사들이 속이 빈 구체의 같은 줄에서 늘어서 있다. 이 배열은 microtubules에 구조적 강도를 준다. 상태가 변하면 특히 유사분열 후 microtubules은 해체되고 사라지게 된다. Tubulin은 중합될 수 있어 필요에 따라 microtubule을 재구성할 수 있다. 세포내 물질들의 이동이나 운동에 중요한 역할을 하고, 종래의 세포분열 때에 나타나는 방추사도 이 tubulin으로 이루어진 microtubule들임이 알려졌으며, 또 colchicine이 세포 분열 과정을 그 중기에서 정지시키는 것은 tubulin과 결합해서 방추사의 형성을 방지하기 때문인 것을 알려져 있다.

Microfilaments는 대략 직경 5 nm의 고형체의 구조를 가지고 있고 actin, myosin 같은 수축력이 있는 단백질로 구성되어 있다. 세포질 속에 있는 미세한 섬유나 섬유다발들은 핵의 외피나 핵에 아주 가까이 존재하며 세포분열을 돕는다. 또한 세포 골격성 지지와 운동을 위해 막 가까이 존재한다. 중간 섬사(intermediate filaments)는 세포골격의 가장 내구성 있는 요소이며 특히 압박받는 동안 세포를 위한 구조적 안정성을 제공한다. 또한 암표지(cancer markers)로서 탐지할 수 있고 동정할 수 있다. 일반 근육 조직의 기본성분인 물질들을 갖고 있어서 세포의 운동에 중요한 역할을 하고 있다. 소위 백혈구가 식균작용을 하기 위하여 균을 향해서 움직이는 chemotaxis의 원동력은 Microfilament에 의한 것으로 인정되고 있다.

(9) 이외 세포질의 미세 구조물

Glycogen 과립, 색소 과립, 지방 조직, 저장 소포, 음작용(飮作用, pinocytosis)과 식작용(食作用 , phagocytosis)의 결과 생산된 수축 소포(contractile vacuoles) 등이 전자 현미경으로 발견된다.

5 정상 세포의 성숙(Maturation of Normal Cell)

혈액 세포들은 여러 단계의 성숙 과정을 거친다. 이들 세포는 한 과정에서 다른 과정으로 뛰는 것이 아니라 점진적으로 단계를 거쳐 성숙되어진다. 이러한 사실은 마음속에 상기해 두는 것이 중요한데 왜냐하면, 연구되고 있는 세포가 기술된 두 시기의 중간 단계에 있는 경우가 많기 때문이다. 이러한 경우에는 일반적으로 더욱 성숙된 시기의 세포로 간주한다.

세포는 원시 모세포로부터 혈액 내에 나타나는 성숙된 형태로 변천됨에 따라서 세포질, 핵, 세포의 크기에 변화가 있다. 정상인에서 이들 세 가지 변화들은 점차적으로 일어나기도 하고 동시에 나타나기도 한다.

그러나 병적인 상태에서는 이 변화가 다른 비율로 일어나게 된다. 예를 들어, 세포질이 핵보다도 더 빨리 성숙된다면 이러한 것은 비동시성(asynchronism)이라 부르게 된다.

편의상 이 세포의 변화를 다염색하여 구분하여 보기로 한다(그림 2-8).

1) 세포질 성숙(Cytoplasm maturation)

미성숙 세포질은 일반적으로 RNA가 다량 함유되어 있으므로 진한 청색으로 염색된다. 세포가 성숙됨에 따라 점차적으로 세포질내의 RNA는 소실되어지므로 청색이 약해져 간다.

어떤 세포(골수계 세포)는 세포가 성숙됨에 따라 세포질에 과립이 나타난다. 처음에 이 과립들은 소수이고 비교적 비특이적이다. 세포가 더욱 성숙되면 이 과립들은 숫자가 증가되고 특이적인 색성과 기능을 갖게 된다. 세포가 성숙함에 따라 세포질량은 일반적으로 증가한다.

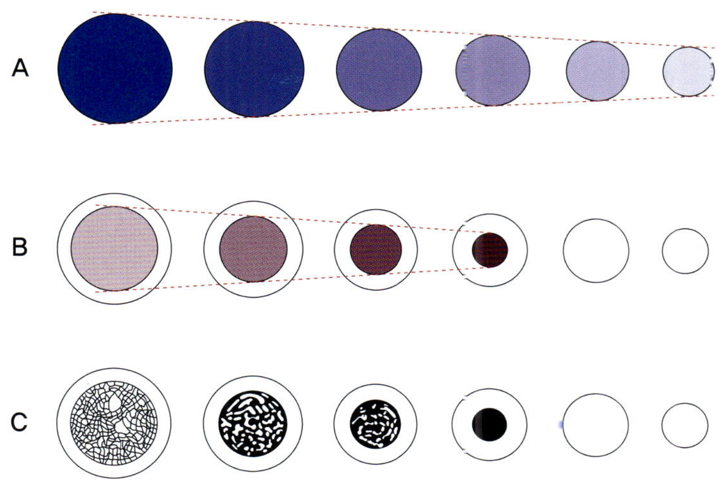

그림 2-8. 혈구세포의 성숙 과정

2) 핵 성숙(Nuclear maturation)

미성숙 세포의 핵은 원형이거나 난원형이고 세포내에 차지하는 비율이 크다. 세포가 성숙하면 핵은 상대적으로 크기가 감소되고 여러 가지 형태를 취한다. 세포 핵 내의 염색질은 섬세하고 정밀한 형태에서 더 거칠고 덩어리진 염색질로 변하게 되며, 염색성은 적자색에서 청자색으로 변한다. 초기에 나타나는 핵소체는 세포가 성숙함에 따라 점차적으로 소실된다.

3) 세포 크기(Cell size)

세포는 성숙됨에 따라 일반적으로 크기가 작아진다. 이 뜻을 이해하기 어려울 것으로 생각되나, 정상 적혈구 및 소임파구는 비교적 일정한 크기를 갖고 있기 때문에 비교의 기준으로 이용될 수 있다. 그러므로 각 세포의 상대적 크기를 알아두는 것이 중요한 것이다.

4) 세포의 식별(Identification of cells)

세포를 식별하는 데 다음과 같은 사항을 고려하면 도움이 될 것이다.

(1) 세포의 크기는 어떤지?

① 소(small; micro)

② 중(medium)

③ 대(large; macro)

(2) 핵의 특징은 어떤지?

① 모양(shape)

② 상대적인 크기

③ 염색질 양상: 섬세한가(fine) 혹은 거친가(coarse)

(3) 세포질의 특성은 어떤지?

① 과립성 혹은 무과립성: 특이성 혹은 비특이성 과립

② 색상(염색)

③ 양

세포를 식별할 때는 세포들의 염색 정도를 주시할 필요가 있다. 예를 들면 모든 세포들이 보통 염색보다 청색으로 염색되었다면 이는 염색기술이 나쁜 결과이므로 세포의 식별도 이에 따라야 한다. 다른 설명이 없는 한 모든 혈구들은 Wright 염색에서 나타난 색상으로 기술한다.

CHAPTER 03

적혈구

Erythrocyte, Red Blood Cell, RBC

학습 목표

1. 적혈구 조직계와 erythropoietin의 작용에 대해 설명할 수 있어야 한다.
2. 적혈구계 성숙과정에 대해 설명할 수 있어야 한다.
3. 적혈구의 에너지 대사에 대해 설명할 수 있어야 한다.
4. 적혈구 막의 구조와 기능에 대해 설명할 수 있어야 한다.
5. 혈색소의 heme과 globin의 합성과정을 설명할 수 있어야 한다.
6. 혈색소의 시기별 합성과 비정상 혈색소에 대해 설명할 수 있어야 한다.
7. 적혈구의 기능에 대하여 설명할 수 있어야 한다.
8. 적혈구 파괴 기전에 대해 설명할 수 있어야 한다.
9. 철 대사에 대해 설명할 수 있어야 한다.
10. 적혈구의 형태 변화를 크기와 염색성 및 봉입체에 따라 설명할 수 있어야 한다.

적혈구는 1723년 현미경을 통하여 관찰된 최초의 세포 중 하나이다. 산소 운반 능력을 가진 세포는 1865년 Hoppe Seyler에 의하여 발견되었다. 그러나 19C 말까지도 적혈구는 특히 림프절, 간 또는 비장에서 기원되고 성숙하는 것으로 믿어져 왔다.

1886년 Neuman과 Bizzazero가 사람 시체의 늑골 압출물에서 유핵혈구를 관찰함에 따라 골수가 혈구 생산의 주요 기관이라고 제안하였다.

얼마 후 생리학자 Claude Bernard가 적혈구 조혈 장소는 골수조직의 모세관이라고 정확하게 지적하였으며, 이후 10년 동안 골수의 검시 해부를 통해 미성숙세포의 형태에 관한 정보가 양산되었다. 1950년대 초부터 액상 그리고 반고체상 배양기술을 포함한 진보된 연구기술의 발달로 erythropoietin의 조혈작용에 관한 다양한 정보를 얻게 되었다. 향후 분자생물학적 연구기법이 임상분야에 적용되면서 적혈구 형태와 생리에 관해 더욱 더 정확한 사실을 알게 될 것이다.

1 적혈구 조직계(Erythron)

적혈구 조직계에는 골수에서 발달하는 적모구들, 말초혈액에서 순환하는 성숙 적혈구들 그리고 특수기관내의 혈관 등과 같은 체내의 지정된 장소에 있는 적혈구들의 모든 성숙단계를 포함한다. 적혈구 조직계란 말을 사용하는 때는 통일된 기능적 조직이란 개념을 내포하고 있다.

다잠능성 간 세포(pluripotential stem cell)에 혈액학적 미세 환경 인자(hematopoietic microenvironmental factors)의 영향을 주면 이 인자들의 자극에 민감한 단잠능성 간 세포(unipotential stem cell)인 적혈구 전구세포 집락(E-CFC, erythrocyte-colony forming cell)이 생성된다. 이 세포 형태들은 형태학적으로는 잘 구별이 안 되나 아마도 말초혈액 중의 소 림프구와 비슷한 크기인 것으로 보여지고 있다. E-CFC는 적혈구 생성에 관여하는 인자들인

① 위(胃)에서 나오는 intrinsic factors,
② folic acid나 Vitamin B_{12} 같은 extrinsic factors,
③ Fe, Cu, Co 등의 무기물질,
④ proteins,
⑤ erythropoietin,
⑥ 저산소 분압의 자극 등에 의하여 골수에서 유사분열(mitosis)하며, 그 결과 생성된 1~2개의 낭세포(daughter cells) 중 하나는 간 세포 풀(pool)에 남고 다른 하나는 적혈구의 성숙 과정 속에서 계속 성장한다.

적혈구계 세포들의 성숙과정 동안 전 정적모구와 다염성 정적모구 단계 사이에서 3~5회의 유사분열이 일어나며, 전 정적모구가 정염성 정적모구로 성숙되는 데는 2~7일이 걸린다. 정염성 정적모구가 되면 핵은 극히 조밀해져 더 이상의 유사분열은 일어날 수 없게 된다. 대개 하루 정도 지나 핵은 밀려나고 세포는 망상적혈구로 된다. 망상적혈구는 1~2일 정도 지나면 성숙한 적혈구가 되어 말초혈액으로 유출된다. 성숙한 적혈구는 말초혈액에서 약 120±20일의 수명을 갖는다(**그림 3-1, 2**).

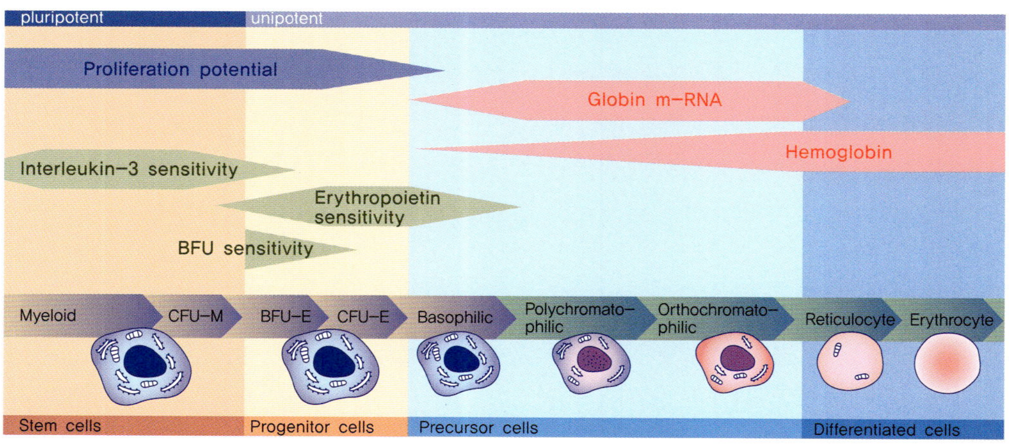

그림 3-1. 적혈구 조혈과정(Erythropoiesis)과 성장인자의 영향

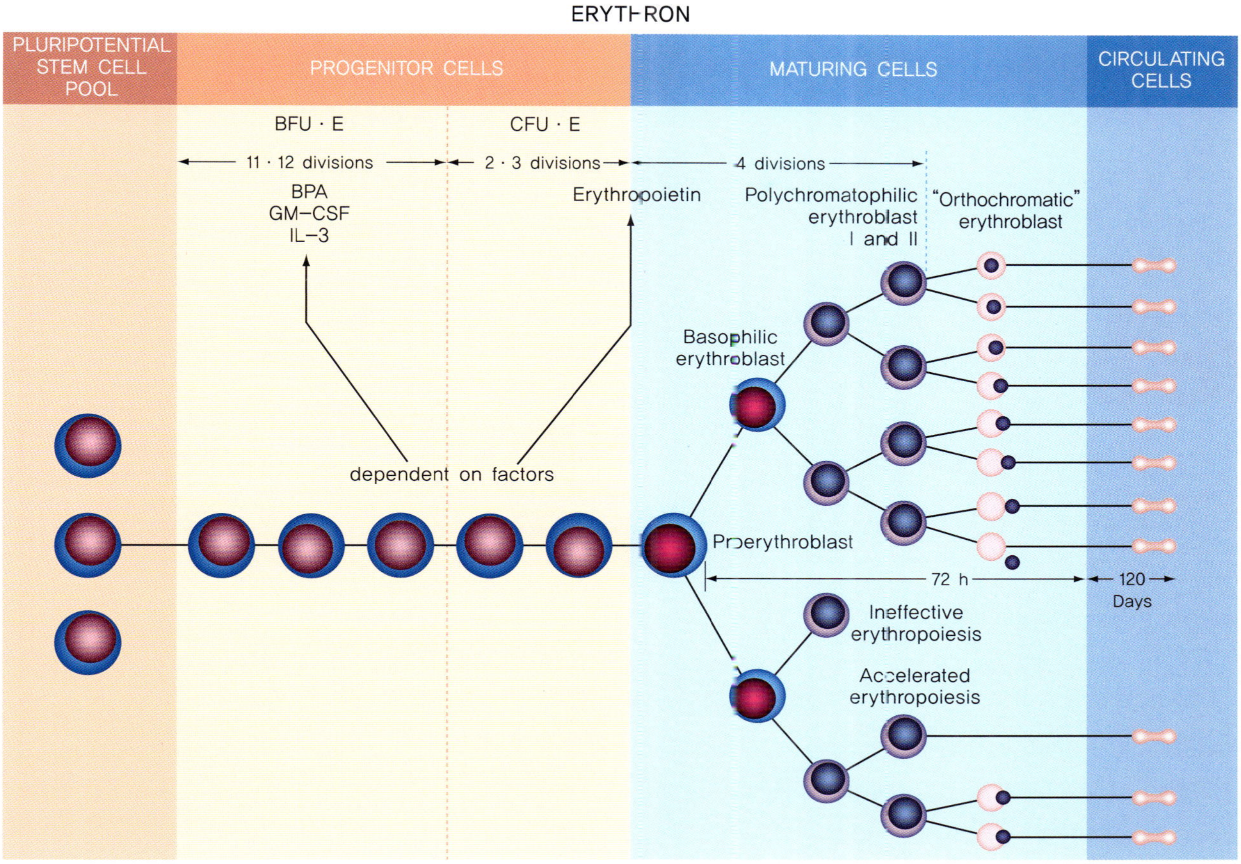

그림 3-2. 적혈구의 조혈과정(Erythropoiesis)
범례;
BFU-E (Burst Forming Unit - Erythroid), CFU-E (Colony Forming Unit - Erythroid)
BPA (Burst Promoting Activity), GM-CSF (Granulocyte Monocyte - Colony Stimulating Factor), IL-3 (Interleukin-3)

적혈구 생성인자들 중에 erythropoietin은 최근에 와서 주목받고 있는 인자르 많은 연구가 진행되어 밝혀진 정보는 다음과 같다.

1878년 Paul Bert가 적혈구성 골수와 조직 사이의 Feedback loop의 존재를 제안하였으며, erythropoietin의 작용기전은 다음과 같다(그림 3-3)

20C 초 Carnot와 Deflandre는 조직 저산소증에 대응하여 조혈이 조정되는 인체 요인의 존재를 가정하였다. 이 요인을 조혈 자극인자 또는 erythropoietin이라 명명하였었다. 이 인자는 1953년 Erslev에 의해 빈혈 쥐를 가지고 한 실험으로 설명할 수 있다. 그는 아주 적은 양의 erythropoietin으로 휴지기의 골수세포를 자극하여 적모구 생산을 이끌어 낼 수 있다는 결론을 내렸다. 그는 더욱 더 발달하는 적혈구 전구세포의 막에 transferrin과 erythropoietin을 위한 수용체 부위의 증거도 발견하였다. 그는 이 적혈구 계 전구세포들이 그 막 위에 충분한 수용체 부위를 가지고 있을 때 집락 형성 단위-적혈구 계(CFU-E)로 변형하는 것을 관찰하였다. Erythropoietin의 유전자는 7번 염색체(band 7q21)에 존재하며, 내열성이고 비투석적인 분자량 34,000 dalton의 당단백질 호르몬이다. 이것은 표적세포 수용체 부위를 인

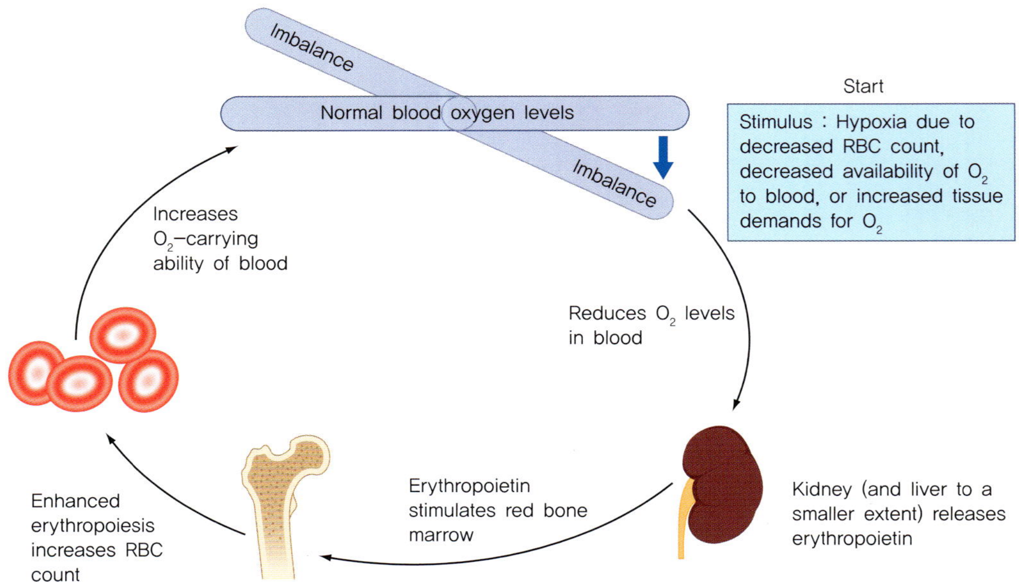

그림 3–3. Erythropoietin의 작용기전

식하는 특성을 전달한다고 믿어지는 탄수화물 단위(34%)와 체내에서 생물학적 활동을 위해 요구되는 말단 sialic acid 단위(10~15%)로 구성되어 있다(**그림 3–4**).

전기 영동 시 α 2-globulin 영역에서 나타난다. 신장에 있는 관 주위의 간질성 세포가 erythropoietin을 합성하는 장소로 확인되었으며, 그보다 적은 양이 간에서 합성된다. Erythropoietin의 주된 작용은 적혈구 성숙과정에서 적혈구가 자기 사멸(apoptosis)하지 않도록 보호해 주는 것이며, 전구세포의 분화 성숙을 촉진시키기 위해 다른 성장인자와 협력하여 작용한다. 특별히 CFU-E 단계는 전적으로 erythropoietin의 작용에 의존하는 단계이다. 그 외에도 erythropoietin은 혈관 수축 의존성 고혈압, 혈관 생성 자극 및 평활근 섬유의 증식을 유도하는 것으로 알려져 있다. 조직 저산소증에 의해 자극되었을 때 erythropoietin은 많은 기전을 통해 적혈구를 증가시킬 수 있다. 적혈구 전구세포의 막 표면 수용체에 결합됨으로써 erythropoietin은 RNA와 cAMP(cyclic adenosine monophosphate)의 합성을 자극한다.

한편 특별히 막 수용체와 결합한 erythropoietin은 CFU-E를 자극할 수 있어 적혈구 생산을 다음과 같이 조절한다.

① 적모구 생산에서 3종류의 분열 단계를 조절한다.
② 분열 또는 성숙과정의 한쪽 또는 두쪽 다 시간을 짧게 함으로써 생산율을 조절한다.
③ pentose-phosphate 측로의 비율을 증가시킨다.
④ 골수강 벽에서 작업함으로써 골수강 속으로 내피세포의 작은 틈새를 통한 성숙한 적혈구의 배출에 도움을 준다.
⑤ 초기 shift 그물 적혈구의 방출을 자극한다.
⑥ 발달하는 적혈구 전구세포들에게 transferrin으로부터 iron을 전달함으로써 혈색소 합성률을 증가시킨다.

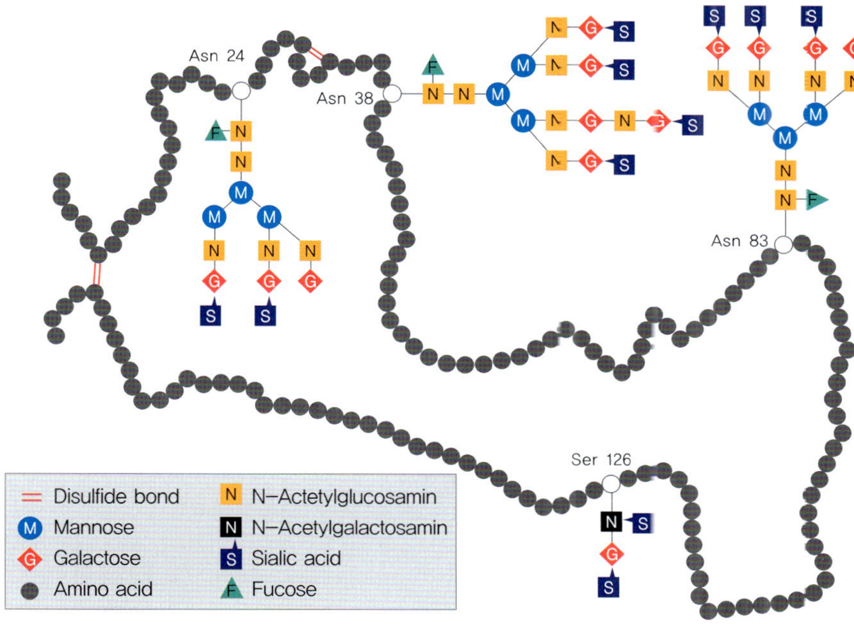

그림 3-4. Erythropoietin의 분자 구조

혈액이나 소변 중의 erythropoietin 농도 측정은 골수나 신장 질환의 진단에 유용하게 이용된다. 혈액의 정상 참고치는 3~19 mU/mL 이며, polycythemia에서는 증가하고 만성신부전에서는 감소한다. Polycythemia의 원인이 되는 cysts나 tumors에 의해서도 erythropoietin이 생산되어 혈중 농도가 증가할 수 있다. 심한 용혈성 빈혈이나 급성 실혈에서는 보충하는 데 필요한 양이 2,000~5,000 mU/mL이다. 적혈구 형성 부전증에서는 erythropoietin에 의한 자극에 반응이 없어 억제제의 존재 가능성을 의미한다. 뇨에서의 erythropoietin의 정상 수준은 1~4 U/uL로 비록 낮으나, 뇨는 대개 값은 양을 이용할 수 있기 때문에 erythropoietin의 동정을 하는 재료로 사용한다. Erythropoietin의 증가된 양은 신 질환에 의해 야기된 빈혈 환자를 제외한 빈혈 환자의 뇨에서 발견된다.

사람 뇨 erythropoietin의 항혈청은 특히 높은 생물학적 활성을 나타낸다. 항 erythropoietin 항체에는 2가지 형태가 있는데, I형은 erythropoietin의 생물학적 활성을 증가시키는 원인이 되고, II형은 혈액 응집의 원인이 된다. 어떤 항혈청은 두 가지 형을 다 가지고 있다. 재조합 DNA 기술에 의해 erythropoietin을 합성하여 생산하고 있으며, 신부전성 빈혈 환자나, AZT 치료를 받고 있는 AIDS 환자 및 암환자의 빈혈치료에 이용되고 있다. 조직 저산소증과 더불어 적혈구 조혈인자의 생산 자극에 영향을 주는 다른 인자도 많다. Testosterone도 조혈을 자극하는 인자로 알려져 있는데, 특히 혈색소 농도가 성별, 연령별로 차이가 나타나는 것으로 알 수 있다. 또한 뇌하수체, 갑상선 및 부신 기능이 저하되는 환자를 통해 이들 특수한 호르몬의 작용이나 결핍이 erythropoietin의 생산을 증가시키거나 감소시킨다는 보고가 있다(**그림 3-5**).

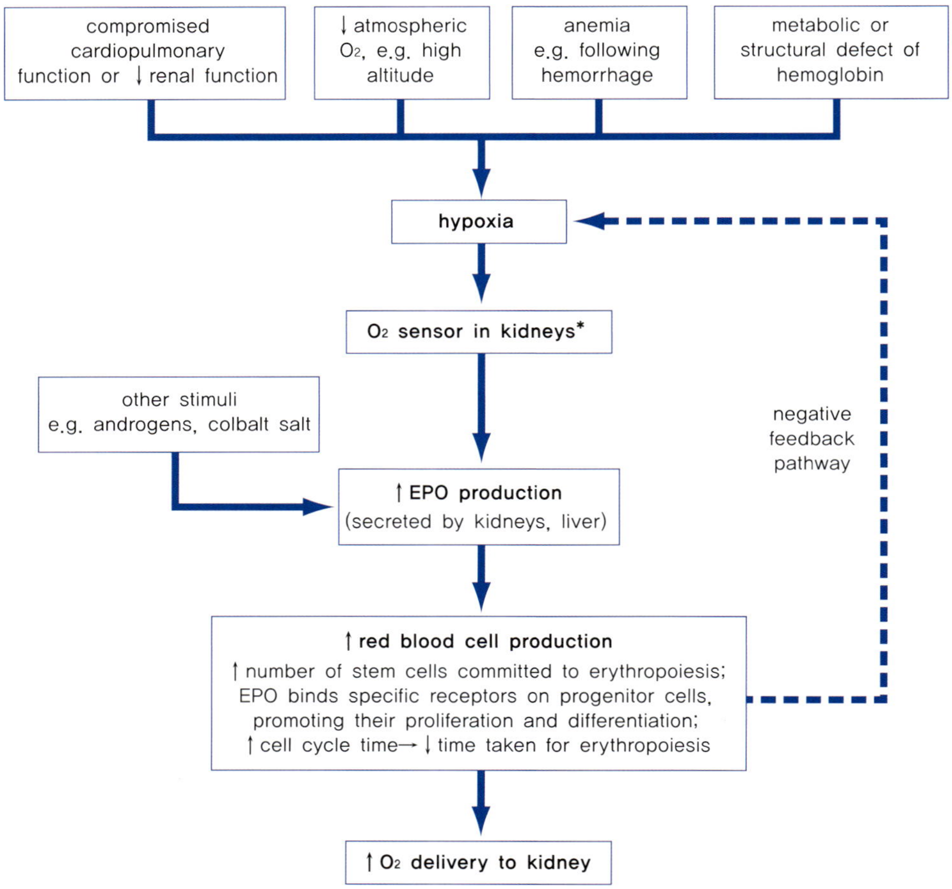

그림 3-5. 적혈구 조혈의 생산 조절

2 적혈구계 성숙과정(Maturation of Erythrocytic Series)

1) 전적모구(Pronormoblast, Rubriblast, Proerythroblast)

(1) 크기

대략 직경은 20 μm(12~30 μm)로 적혈구계 전구세포 중 가장 크다.

(2) 핵

핵은 상대적으로 크며, 원형 또는 난원형으로 직경 0.2 μm되는 암청색의 명료한 핵 소체가 2~3개 발견된다. 염색질(chromatin)은 섬세한 망상 구조물 모양을 하고 있으며, 적자색(reddish-purple)으로 염색되어 균일하게 분포되어 있고, 그 사이사이에는 분홍색으로 염색되는 부염색질(parachromatin)이 극히 작은 점상으로 관찰된다.

(3) 세포질

암청색의 좁은(약 2 μm) 세포질이 핵 주위를 띠(band)처럼 둘러싸고 있으며 세포질 양은 상대적으로 적다(세포의 10~15%). Wright-Giemsa 표본에서 관찰되는 세포질의 청색은 다량의 리보좀(RNA)에 기인한 것이다. 간혹 핵주명정(perinuclear halo)이 확인되기도 한다. 핵주위가 좁다랗게 호산성을 나타나는 것을 보아 혈색소 합성이 시작되는 단계로 볼 수 있다. 핵과 세포질의 비(N/C ratio)는 8:1 정도이다. 정상 골수에서 약 1%가량 발견되며, 전환기는 12시간 정도이다(**그림 3-6**).

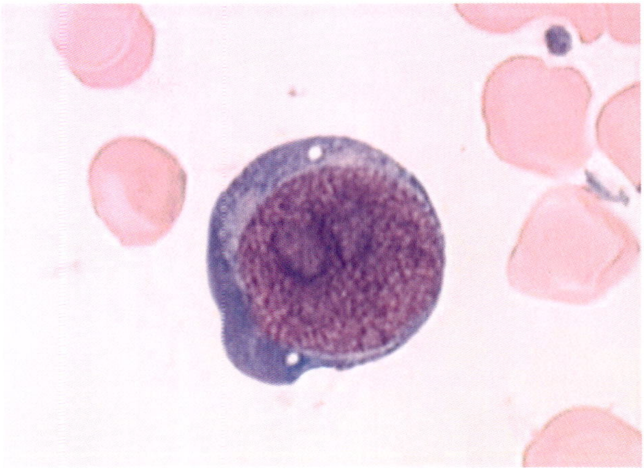

그림 3-6. 전적모구

(4) 전자 현미경 상

전자 현미경에서도 어떤 특정적인 소견을 확인하는 일은 쉽지 않다. 사립체는 혈색소 합성의 초기 단계에서 작용한다(**그림 3-7**).

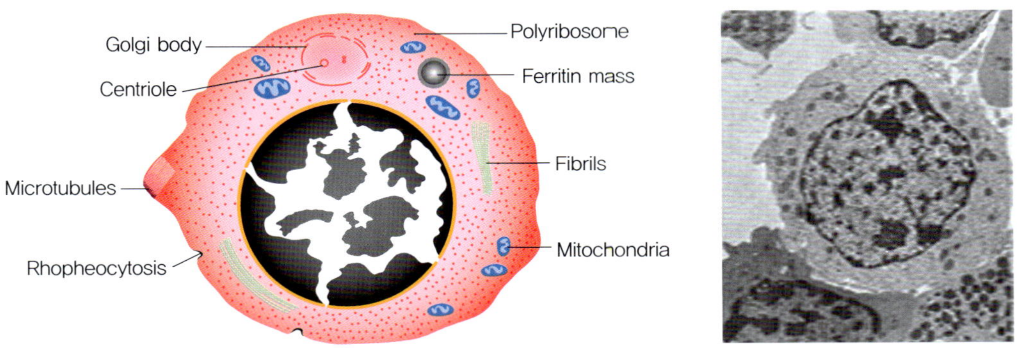

그림 3-7. 적모구의 투과전자 현미경 구조

2) 호염기성 적모구(Basophilic normoblast, Prorubricyte, Basophilic erythroblast)

(1) 크기

직경 10~18 μm로 전적모구보다 약간 작다.

(2) 핵

원형 또는 난원형이며, 약간 굵은 염색질이 대개 덩어리져 있거나 바퀴 모양을 하고 있다. Parachromatin은 분홍색으로 더욱 명료하게 나타난다. 핵소체는 잘 관찰되지 않는다.

(3) 세포질

전적모구보다 약간 더 진한 암청색인 세포질은 폭은 더 넓게 나타나고, 핵주명정도 확인된다. 핵과 세포질의 비는 약 4~6:1이다. 핵 주위의 혈색소 성분인 호산성 세포질은 그 크기가 계속하여 증가된다. 정상 골수에서는 약 4% 가량 발견되며, 전환기는 약 20시간 정도이다(그림 3-8).

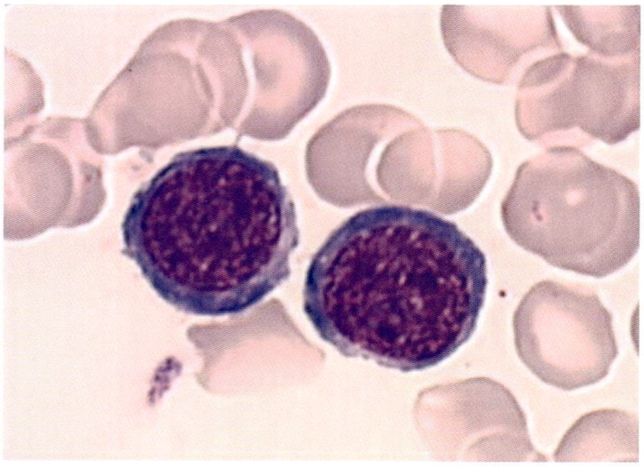

그림 3-8. 호염기성 적모구

(4) 전자 현미경 상

핵 염색질 괴와 세포질 내에 있는 사립체 및 수많은 리보좀이 관찰된다. 또한 초기의 혈색소 분자가 출현되는 것도 발견되고 있다. 그러나 RNA의 양이 증가되어 있기 때문에 감추어져 있어 잘 보이지는 않는다. 호염기성 적모구는 다음과 같은 여러 가지 질병에서는 공포화되어 나타난다. 즉, chloramphenicol 투여, 급성 alcohol 중독증, 중증 영양실조, 백혈병, 화학요법, 재생 불량성 빈혈, phenylalanine 결핍증, riboflavin 결핍증 및 높은 삼투압의 기간 중에 발견된다.

3) 다염성 적모구(Polychromatophilic normoblast, Rubricyte, Polychromatophilic erythroblast)

(1) 크기

직경 8~14 μm로 호염성 적모구보다 약간 작다.

(2) 핵

세포의 약 1/2 정도 차지하며, 염색질은 호염성 정적모구보다 더 크게 덩어리져 있고, parachromatin은 분홍색의 소형 또는 부정형으로 되어 있다. 핵 인은 없다.

(3) 세포질

핵이 위축됨에 따라 세포질의 폭은 상대적으로 넓어져 N/C비는 4:1 정도이다. 혈색소가 합성되어지면서 리보좀(RNA)은 점차 적어져 세포질의 색상은 다염성(blue-gray or pink-gray)으로 나타난다. 이 시기에 합성되는 혈색소의 양은 성숙 적혈구의 약 50~80%이다. 정상 골수에서는 10~20%가량 존재하고 전환기는 30시간으로, 성인의 순환혈액에서는 존재하지 않지만 신생아에서는 가끔 볼 수 있다. 유사분열을 볼 수 있는 마지막 단계의 세포이다(그림 3-9).

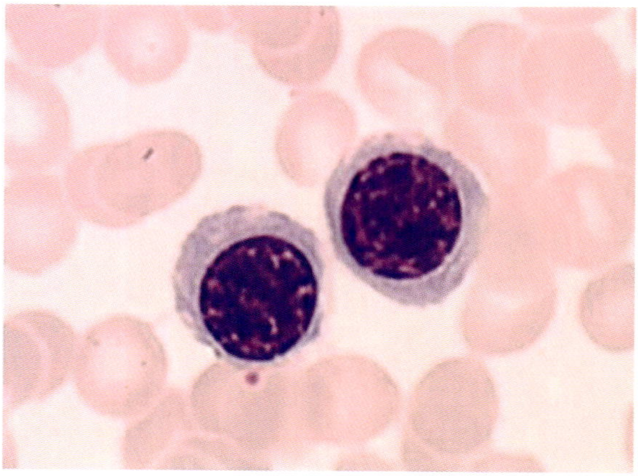

그림 3-9. 다염성 적모구

(4) 전자 현미경 상

커다란 핵 염색질 덩어리와 세포질 내의 ferritin 증가 및 polyribosome의 감소가 관찰되어진다.

4) 정염성 적모구(Orthochromic normoblast, Metarubricyte, Orthochromic erythroblast)

(1) 크기

직경 7~10 μm로 양쪽이 오목한(biconcave) 형태이다.

(2) 핵

완전히 위축(pyknotic)되어 아주 작아지며, 더 이상의 유사분열은 없다. 대개 한쪽으로 편재(eccentric)되어 있고, 염색질은 농축되어 균질하므로 구조상을 볼 수 없다. 색상은 암적색 또는 청흑색으로 나타난다. 핵은 간혹 분엽되어 있기도 한데 이것은 결국 돌출(extrusion), 무사분열(fragmentation), 용해(dissolution)에 의하여 소실된다.

(3) 세포질

더 많은 혈색소가 합성되어 있어(80~90%) 거의 분홍색을 나타낸다. 그러나 polyribosome이 점점 적어지기는 하나 아직은 약간 남아 있어 푸른기가 있는 다염성으로 염색된다. 핵과 세포질의 비율은 1:2 또는 1:3 정도이다. 정상 골수에서 5~10%가량 발견되며, 전환기는 48시간 정도이다(그림 3-10).

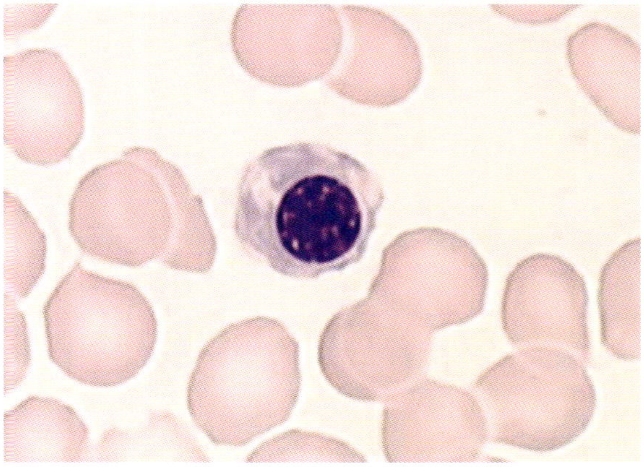

그림 3-10. 정염성 적모구

(4) 전자 현미경 상

Siderosome이나 전자밀도가 높은 물질들로 둘러 싸여 있는 ferritin 분자의 집합을 확인할 수 있다.

5) 그물 적혈구(그물 적혈구, Reticulocyte, Polychromatophilia, Polychromasia)

(1) 크기

직경 7~9 μm로 보통 성숙한 적혈구보다 크며, 조혈이 비정상적으로 항진되어 있는 경우에는 정상 적혈구의 거의 2배까지 이른다.

(2) 핵: 없다

(3) 세포질

아직 미세한 염기성 망상 구조물(basophilic reticulum; RNA)이 남아 있는 어린 적혈구로서 계속하여 혈색소 합성이 진행되고 있으며, Romanowsky 염색법에서 다염성(polychromatic)으로 염색된다. Reticulum은 초생체 염색(supravital stain)을 하여야 관찰할 수 있다. 그물 적혈구는 성숙 적혈구보다는 점액성이 조금 더 높은데, 이것은 transferrin

으로 보이는 globulin이 세포막에 결합되어 있기 때문인 듯하다. 세포의 모양은 편평하며 약간 disk 모양을 하고 있다. 정상 성인의 말초혈액 내에는 약 0.2~2.0% 정도 존재하며, 이는 골수에 있는 수보다는 약간 적은 수이다(그림 3-11).

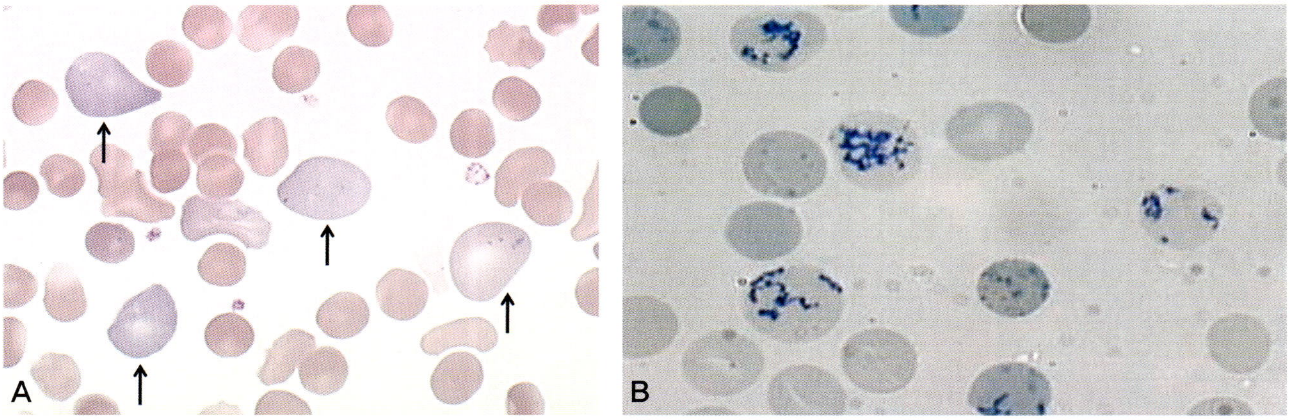

그림 3-11. 그물 적혈구 A: Romanowsky 염색상, B: 초생체 염색상

(4) 전자 현미경 상

적은 수의 사립체, 다수의 polyribosome, 그리고 siderosome을 함유한 세포질이 관찰된다(그림 3-12).

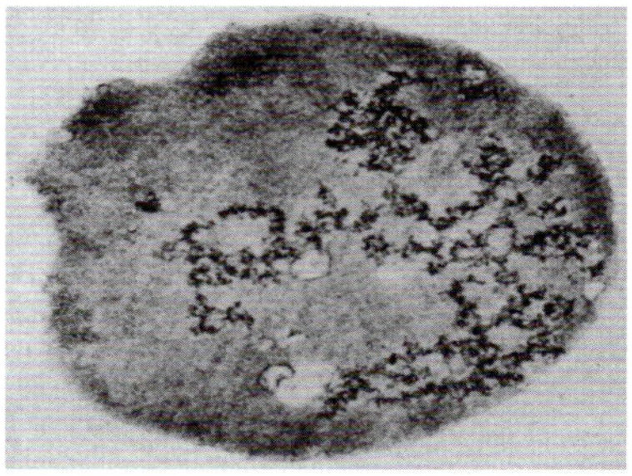

그림 3-12. 그물 적혈구의 전자 현미경상

6) 적혈구(Erythrocyte, Red blood cell, Discocyte)

(1) 크기

직경 6~8 μm(평균 7.2 μm), 두께 1.7~2.5 μm, 평균 용적 90 fL이다. 대개 원형이며 양측이 함몰(biconcave)되어 있다.

(2) 핵: 없다

(3) 세포질

Romanowsky 염색법에서 산성화(eosinophilic)된 염색 반응을 보여 분홍색으로 염색되며, 주위는 진하고 점차 안쪽으로 들어갈수록 색이 엷어진다(직경 1/3 이하 정도). 성숙 적혈구는 핵과 사립체가 없기 때문에 단백질과 혈색소를 합성할 수는 없지만, 작은 혈관을 통과할 때 생명의 유지를 위하여 제한된 대사작용을 한다. 적혈구는 적응성과 유연성을 가지고 있어 여러 가지 모양으로 변하기 쉽다.

(4) 전자 현미경 상

균질한 물질을 둘러싸고 있는 세포막만 인정될 뿐 혈색소 분자는 확인되지 않고 있다(그림 3-13).

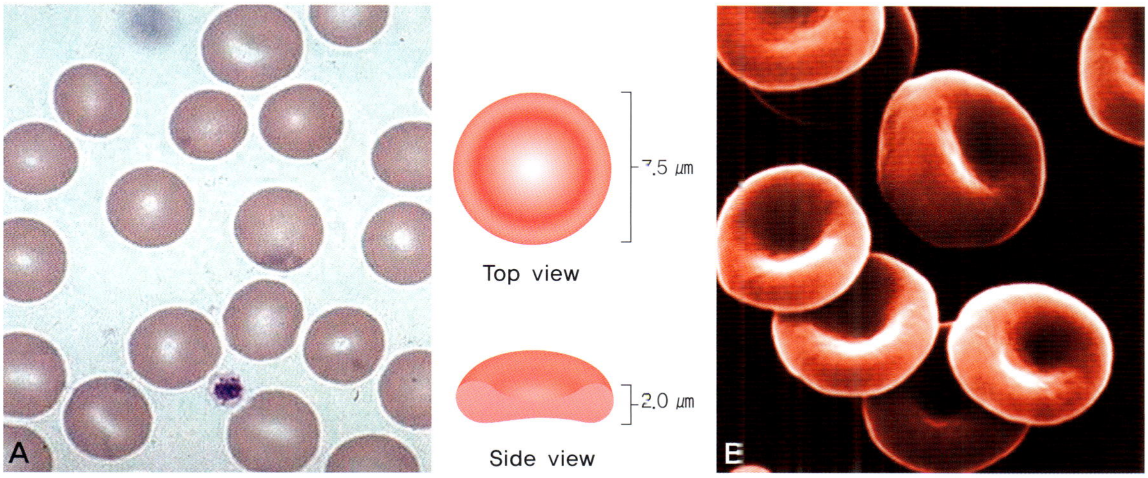

그림 3-13. 정상 적혈구 A: Romanowsky 염색상, B: 전자 현미경 상

3 적혈구의 에너지 대사(Energy Metabolism of Erythrocyte)

적혈구가 산소와 결합하여 수송, 운반하는 데는 눈에 보일 정도로 대사에너지의 소비가 요구되지는 않는다. 그러나 순환하는 120일 동안 이 기능을 효율적으로 수행하면서 살아가기 위해서는 에너지원이 반드시 있어야만 할 것이다. 이 에너지는

(1) 혈색소의 철이 2가형으로 유지되는데 필요하며,

(2) 높은 혈장 Ca^{2+}, Na^{+} 농도와 낮은 혈장 K^{+} 농도에 의하여 기울기가 변화한 것에 반하여 세포 내에서 높은 K^{+} 농도와 낮은 Na^{+}, Ca^{2+} 농도를 유지하는 데 필요하며,

(3) 적혈구 효소와 혈색소의 sulfhydryl groups의 활성형, 환원형을 유지하는데 필요하며,

(4) 막인지질을 유지하고, 골격성 단백질의 조형 자재성을 유지하여 적혈구의 biconcave한 모양을 유지하는 데 필요하며,

(5) 해당작용의 시작과 유지를 위하여,

(6) 산화적 변성으로부터의 세포 단백질을 보호하기 위해서,

(7) glutathione의 합성에 필요하며,

(8) 핵산 회수 반응의 조정에 사용된다.

만약 적혈구가 이 에너지원을 쓰지 못하게 되면 적혈구 형태는 biconcave한 disc형에서 구형(sphero-)으로 변형되며, Na^{+} 농도는 충만(logged)되고 K^{+} 농도는 고갈(depleted)된다. 그래서 이러한 세포는 신장에서의 여과작용과 단핵 탐식세포계에 의하여 순환계로부터 재빨리 제거되어진다. 비록 이 세포가 살아남는다해도 에너지를 빼앗긴 세포는 적혈구 내

에서 아주 높은 산소 농도에 의하여 혈색소가 met-혈색소로 산화되어 점차적으로 갈색으로 변화하게 되며, 더 이상 산소 및 이산화탄소의 수송 기능을 수행할 수 없게 된다.

적혈구의 정상적인 에너지원은 glucose이다. 이 glucose와 같은 기질로부터 에너지를 추출하는 과정과 이 에너지를 이용하는 과정은 많은 효소들에 의하여 수행되어진다.

적혈구가 골수에서 핵을 잃어버리고 순환계로 들어가기 전 1~2일 이내에 대부분의 RNA는 순환계로 방출되므로, 일생 동안 사용하여 낡아버린 것을 대체할 새로운 효소 분자를 합성할 능력이 없어지게 된다. 성숙한 적혈구에 남아 있는 효소는 핵이 있는 골수세포(적모구)에서 형성되어졌던 것이다(**표 3-1**).

적혈구 내에서 에너지원으로 사용되는 glucose의 대사과정은 다른 생물(*Escherichia coli*나 Yeast와 같은 단순개체 포함)이나 다른 조직에서 발견되는 것과 본질적으로는 같으나, 단지 대부분의 다른 세포와 다른 점은 적혈구에서는 tricarboxylic acid cycle이 결여되어 있다는 것이다. 그러나 그물 적혈구만은 높은 에너지 효능을 가진 ATP가 pyruvate를 CO_2로 분해할 때 부수적으로 생기는 어떤 능력을 그대로 간직하고 있다. 성숙 적혈구는 거의 다 혐기적인 해당작용에 의해서만 glucose로부터 에너지를 얻을 수 있다.

적혈구 내에서 glucose가 대사되기 위해서는 먼저 적혈구의 막을 통과해야만 하는데, glucose의 수송 활동은 단순 확산법을 제외한 방법으로 sugar가 세포 내로 들어오도록 하는 방법(능동적운반)과 같은 수단이 필요하다.

표 3-1. 성숙단계 동안의 적혈구 대사활동의 비교

대사활동	유핵 적혈구	그물 적혈구	성숙 적혈구
자기복제	+	0	0
DNA 합성	+	0	0
RNA 합성	+	0	0
지질 합성	+	+	0
세포질 RNA	+	+	0
Heme 합성	+	+	0
단백질 합성	+	+	0
사립체	+	+	0
Kreb' s TCA 회로	+	+	0
Embden-Meyerhof 대사	+	+	+
Pentose Phosphate 대사	+	+	+
성숙과 노화	+	+	+

적혈구 막은 glucose와 다른 sugars를 세포표면과 막의 내표면에서 가역적으로 결합하게 하는 운반체를 가지고 있으며, 이 운반체의 단백질 성분은 적혈구 막을 전기 영동 시 4.5로 지정된 구역으로 이동한다. 또한 적혈구 막은 insulin 수용체도 가지고 있으나 적혈구 내로의 glucose 운반은 insulin과는 관계가 없다. 즉, glucose가 K^+이 세포 내로 주입될 때와 met-혈색소 또는 산화 glutathione이 환원될 때 pyruvate와 lactate로 이화되는 율(실제 세

포의 모든 대사율)은 각 효소의 특성, 존재하는 효소 농드, 온도, 기질 농도, 보효소, 활성 인자, 억제인자, 세포 내 수소이온 농도(pH) 등에 달려있다. 적혈구 내에서의 glucose 대사 경로는 다음과 같은 하나의 주경로와 4가지의 부경로(측로)로 이루어진다(**그림 3-14**).

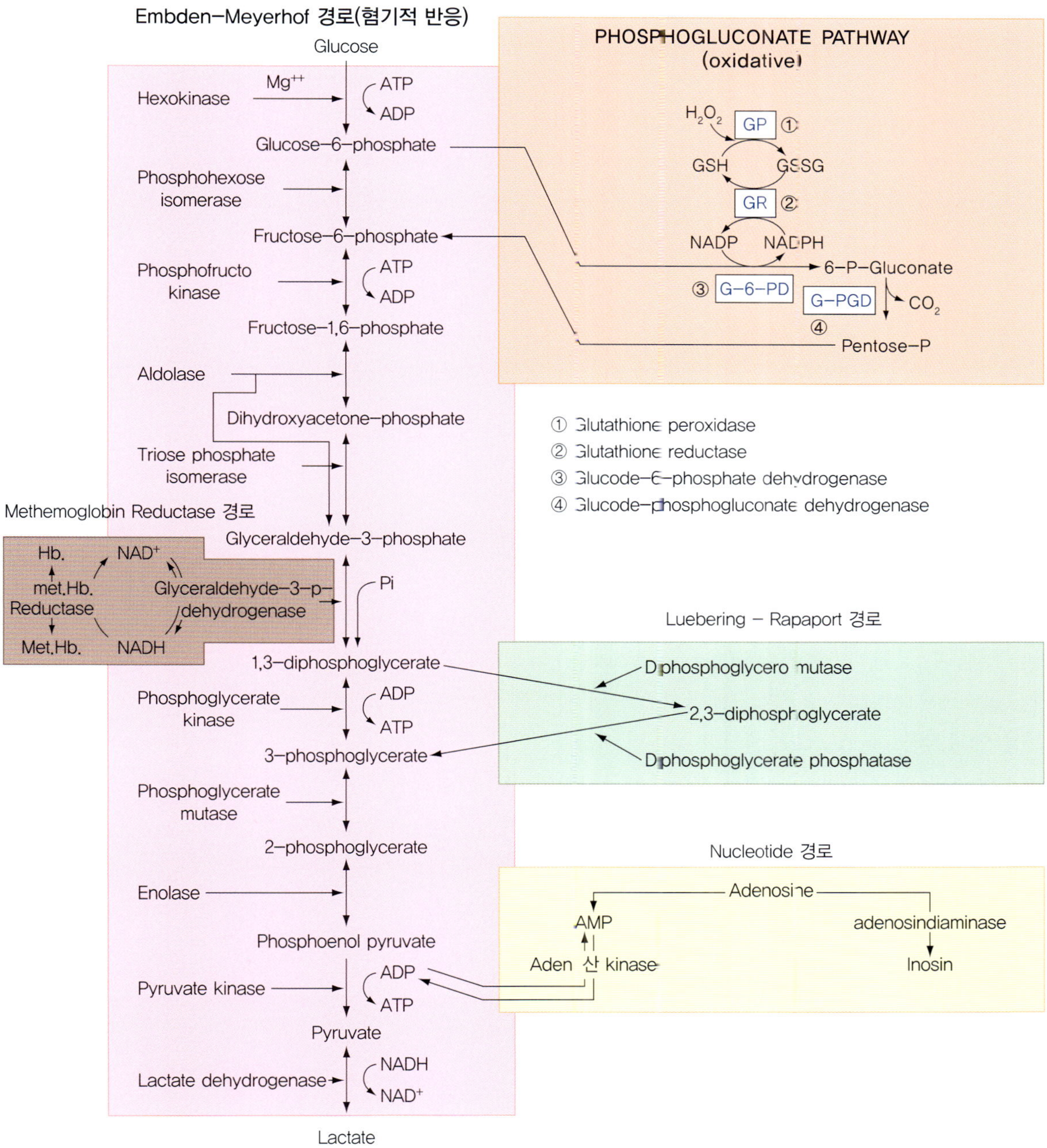

그림 3-14. 적혈구 대사경로

1) Embden–Meyerhof pathway(Anaerobic pathway)

이 경로에서 glucose는 혐기적으로 pyruvate나 lactate로 이화되어진다. 비록 ATP (adenosine triphosphate) 형태로 2 mol의 고에너지 인산염이 또 다른 대사를 위하여 준비된 glucose에 사용되지만, 4 mol의 ADP (adenosine diphosphate)가 각 mol의 glucose 대사 과정 동안 ATP로 인산화되므로, 결국은 1 mol의 glucose 대사당 순수한 ATP를 2 mol 얻을 수 있게 된다.

Glucose 이용률은 hexokinase와 phosphofructokinase 반응에 의해 크게 제한된다. 이 두 효소는 pH가 7 이하에서는 아주 적은 활성을 가지므로 상대적으로 높은 적정 pH에서 촉매적 반응을 한다. 이런 이유로 적혈구 해당 작용은 아주 pH에 민감하며 pH가 상승함에 따라 자극되어진다. 그러나 생리적 pH 보다 아주 높으면, hexokinase와 phosphofrutokinase활성의 자극은 glyceraldehyde phosphate dehydrogenase 반응의 제한인자가 되기 때문에 단지 fructose와 triose phosphate가 축적되는 결과만 가져오게 된다. 주어진 적혈구에 1,3-diphosphoglycerate 형성 후 대사 흐름의 옆가지(branching)는 각 mole의 glucose 대사에서 형성된 ATP양에 따라 유연성을 가진다. 1,3-diphosphoglycerate는 2,3-diphosphoglycerate(2,3-DPG)로 대사되어지며, glycerate의 1번 위치에 고에너지 인산염이 결합되어 '소모성(wasting)'이 된다. 이 인산염 group이 diphosphoglycerate phosphatase에 의해 2번 위치로 이동하여 3-phosphoglycerate로 되어진다. 양자택일로 3-phosphoglycerate는 phosphoglycerate kinase과정을 통해 1,3-diphosphoglycerate로부터 직접 형성되어지기도 하며, 한 mole의 ADP로부터 ATP로 부인산화 반응작용이 생겨난다. 2,3-DPG 과정을 통한 glucose 대사는 ATP라는 고에너지 인산염 결합을 얻을 수 없는 데 반하여, phosphoglycerate kinase 과정을 통한 glucose대사는 대사되어진 glucose 1 mole당 2개의 고에너지 인산염 결합을 얻을 수 있다. 직접 해당과정의 이 부분을 에너지군(energy clutch)이라 부른다.

이 옆가지 점에서의 대사조절은 ADP가 ATP로 되는 부인산화 반응작용률뿐만 아니라 혈색소의 산소 친화성의 중요한 조절기가 되는 2,3-DPG 농도에 의해서 결정되어진다. 2,3-DPG의 농도는 1,3-DPG로부터 diphosphoglycerate mutase에 의해 형성되는 율과 diphosphoglycerate phosphatase에 의해 파괴되는 율 사이의 균형에 달려 있다. 수소이온은 diphosphoglycerate mutase 반응을 억제하며, diphosphoglycerate phosphatase 반응은 자극한다. 그러므로 적혈구 내의 2,3-DPG 농도는 pH에 아주 예민하여, pH상승은 2,3-DPG 농도를 상승시키는 원인이 되는 한편, 산성화(acidosis)는 2,3-DPG 농도를 고갈시키는 결과를 가져온다. 또한 phosphoglycerate kinase과정에서 형성된 ATP는 pyruvate kinase 과정에서 형성된 ATP와 똑같이 glucose 부인산화 반응작용을 위하여 이용할 수 있다. 이러한 발견은 적혈구 ATP가 구획화되어진다는 개념을 의심하게 한다.

Embden-Meyerhof 경로를 따른 glucose대사는 또한 NADH형의 환원에너지도 생산한다. NAD^+가 NADH로 환원되는 것은 glyceraldehyde phosphate dehydrogenase 과정에서 일어난다. 만약 NADH가 met-혈색소가 혈색소로 환원되는 과정에서 재 산화되면, glucose 대사의 종말 산물은 pyruvate가 된다. 그러나 NADH가 met-혈색소에 의하여 재산화되지 않는다면, pyruvate는 lactate dehydrogenase 과정에서 환원되어져 glucose 대사의 최종 종말 산물인 lactate를 형성하게 된다. 형성된 lactate나 pyruvate는 적혈구 밖으로 확산되어 나가 체내의 어떤 딴 곳에서 다시 더 대사되어진다. 그래서 적혈구는 유연한 Embden-Meyerhof 경로를 가지게 되며, 적혈구가 요구하는 것에 따라 결과적으로 glucose mole당 ADP의 부인산화 반응작용이 조절될 수 있다.

$$\text{Glucose} + 2HPO_4^{-2} + 2ADP^{-3} \longrightarrow 2\ \text{lactate}^{-} + 2ATP^{-4} + 2H_2O + 38{,}000\ \text{cal/mole}$$

2) Hexose monophosphate pathway (Aerobic pathway)

적혈구에서 모든 glucose 대사가 직접 해당 경로만으로 이루어지는 것은 아니고, 약 5~10% 정도는 대사의 직접 산화 경로인 hexose monophosphate shunt로써 이루어진다. 이 경로에서는 glucose 6-phosphate는 1번 위치에서 산화되어져 CO_2를 생성한다.

Glucose 산화과정에서 $NADP^+$는 NADPH로 환원된다. Glucose가 탈카르복실화되면 일련의 분자구조가 재배열되어 pentose phosphate가 형성되고, 결과적으로 triose glyceral-dehyde 3-phosphate 그리고 hexose, fructose 6-phosphate가 형성된다. 이들은 혐기적 해당 과정에서 정상적인 중간산물로 대사흐름을 재결합할 수 있다. 왜냐하면, glucose phosphate isomerase 반응은 자유로이 역전시킬 수 있기 때문이다. 그래서 fructose 6-phosphate로 전환시킬 수 있고, hexose monophosphate 경로를 통한 재순환이 가능해진다. 다른 혐기적 해당과정과는 달리 hexose monophosphate 과정은 고에너지 인산염 결합을 생성하지 않는다.

초기 기능은 $NADP^+$가 환원되는 것으로 나타나며, 사실 이 과정을 통하는 많은 glucose는 $NADP^+$가 NADPH로 환원되는 데 이용되어지는 양에 의해 순환되는 것으로 보인다. NADPH는 우선 적혈구에서 disulfides를 포함한 glutathione의 환원을 위한 기질로서 기능하는 것으로 보이며, glutathione reductase 효소의 중재를 통하여 glutathione (GSSG)을 환원형 glutathione (GSH)으로 전환시키는 촉매자로서, 또 hemoglobin의 disulfides 혼합물의 환원과 GSH의 환원을 촉매하여 산화적 손상에 대한 적혈구를 보호하는 매우 중요한 작용을 한다. 감염뿐만 아니라 산화성 약물은 hydrogen peroxide (H_2O_2)와 다른 산화물의 축적을 야기시킬 수도 있고, 세포내 단백질에 독성작용을 일으킬 수도 있다. 생화학적 반응은 **표 3-2**에서 보는 바와 같이 적혈구 안에서 산화물질의 축적을 방지하기 위해서 적당한 수준의 효소와 기질의 반응에 관여한다.

Hexose monophosphate pathway가 기능적으로 결핍되었을 때 환원된 glutathione의 양은 세포 내 oxidants를 중화시키기에는 불충분하다. 결과로 변성된 단백질이 혈구 내에 응집하여 Heinz body로 침전된다. 만일 이 과정이 적혈구 막에 충분한 손상을 주었다면 혈구는 파괴될 것이다. Pentose phosphate glutathione의 경로에서 유전적인 결함은 G-6-PD 결핍의 경우가 가장 흔하고 이 경우엔 Heinz bodies를 형성하고 뒤이어서 extravascular hemolysis가 일어난다 (**그림 3-15**).

표 3-2. 적혈구에서의 호기성 회로내의 생화학적 반응순서

반응 A	RBC + infection or oxidant ⟶ H_2O_2
반응 B	H_2O_2 + 2GSH (reduced glutathione) —(Glutathione peroxidase)⟶ GSSG (oxidized glutathione) + $2H_2O$
반응 C	GSSG + NADPH (reduced form) + H^+ —(Glutathione reductase)⟶ 2GSH + NADP+ (oxidized form)
반응 D	G-6-P (glucose-6-phosphate) + $NADP^+$ —(Glutathione-6-Phosphate dehydrogenase)⟶ 6-PG (6-phosphogluconate) + NADPH + H^+

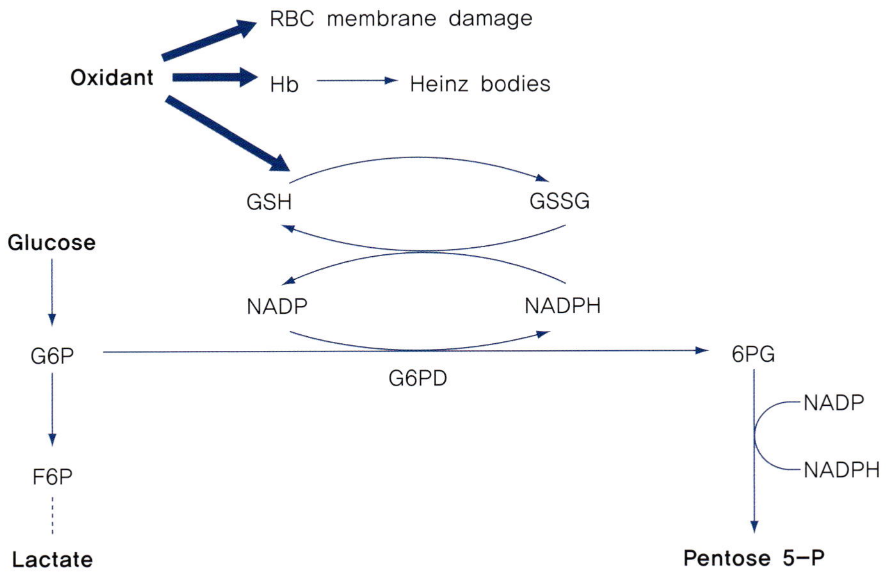

그림 3-15. 산화적 자극에 대한 적혈구의 반응

이것은 glutathione이 혈색소의 기능적 상태를 유지하기 위해서 중요할 뿐만 아니라, 산화에 대한 혈색소의 sulfhydryl group, 막 단백질 그리고 효소들이 환원상태를 유지함으로써 적혈구의 integrity를 유지하게 하는 데도 중요하다.

3) Methemoglobin reductase pathway

Methemoglobin reductase 경로는 적혈구 대사의 또 다른 중요한 요소이다. 측로 methemoglobin reductase system은 heme iron을 환원된 상태로(Fe^{2+}; ferrous) 즉, 기능상태로 유지하기 위해서 아주 중요한 역할을 한다. 두 가지 경로는 환원된 pyridine nucleotide의 재생에 의존되며, NAD와 NADH methemoglobin reductase 경로라고 말한다. Methemoglobin reductase 효소와 pyridine nucleotide NADH의 환원작용이 없는 곳에서는

heme의 ferrous iron을 ferric form(Fe^{3+})으로 전환시킨 결과 methemoglobin의 축적이 생긴다. Methemoglobin은 hemoglobin의 비기능적인 형태이고, metheme부분은 산소와 결합할 수 없기 때문에 산소의 운반 능력을 상실한다. Methemoglobin reductase pathway가 정상적인 능력을 가진 건강한 사람의 적혈구에서 methemoglobin은 보통 1% 이다.

4) Leuberring-Rapaport pathway

적혈구의 기능에 대한 다른 중요한 경로는 Leuberring-Rapaport shunt이다. 이 경로는 적혈구 내 유기인산인 2,3-DPG의 특별한 축적을 야기한다. 2,3-DPG는 산소와 혈색소의 친화성에 막대한 영향을 주고, 또한 이것의 축적은 여분의 ATP 생성을 보유할 수 있는 작용이 있기 때문에 중요하다.

5) 핵산염 대사 과정(Nucleotide metabolism)

성숙한 적혈구에 존재하는 핵산염은 새로이 합성될 수 없으므로 세포에 필요한 에너지 보존을 관리해야만 한다. Adenine nucleotide pool은 가장 큰 pool로 대개 88%의 ATP, 10%의 ADP 그리고 2%의 AMP로 구성되어 있다. 핵산염의 상대적 비율은 adenylate kinase의 작용에 의해 유지되며 glycolytic 대사 과정 동안에 ADP로부터 ATP가 생산되어진다. AMP는 inosine-5′-monophosphate(IMP)가 탈아미노된 것일 수도 있지만 adenosine이 탈인산화된 것일 수도 있다. 이것은 적혈구 막을 가로질러 퍼져 있다. 핵산염의 이용은 adenosine kinase와 adenosine deaminase와의 상대적 작용을 통하여 가능하게 한다. Adenosine deaminase의 불완전한 작용은 deoxyadenine nucleotides의 축적을 이끌며, 반면 adenosine deaminase의 과도한 작용은 deoxyadenine nucleotides의 고갈을 이끌어낸다. 두 번째 잠재적인 이용 경로는 adenine을 AMP로 변화시키는 adenosine phosphoribosyl transferase의 작용과 관계가 있다. 이 작용은 adenine의 유용성에 의해 아마도 제한되는 듯하다.

4 적혈구 막(Erythrocyte Membrane)

1) 적혈구 막의 구조(Structure of membrane)

적혈구 막을 전자 현미경(electron microscopy)에 의해서 관찰해 보면 dark-light-dark band로 구성된 3개의 층으로 보인다(그림 3-16).

이들의 층에서 바깥쪽의 친수성층은 화학적으로 glycolipid, glycoprotein과 단백질로 구성되어 있고, 중앙의 소수성층은 단백질, cholesterol과 phospholipid로 구성되었으며, 내부의 친수성층은 단백질로 구성되어 있다. 적혈구 막은 단백질망과 같은 세포골격(cytoskeleton) 구조와 반투과성의 지질 이중층으로 되어 있다(그림 3-17).

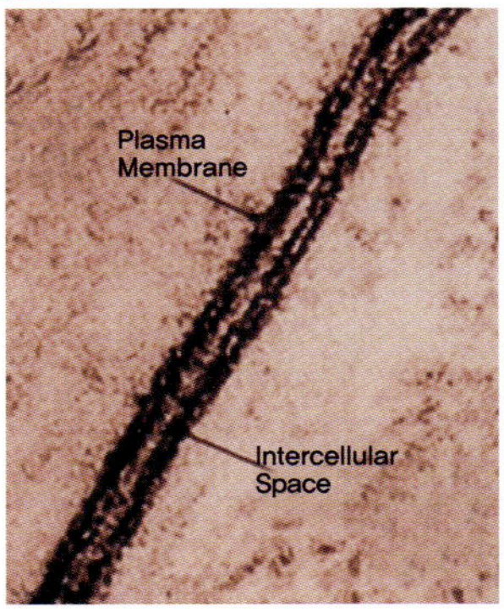

그림 3-16. 원형질막의 전자 현미경 상(TEM X185,000)

유동성 지질층은 불규칙적으로 산재되어 있는 단백질과 함께 등량의 cholesterol과

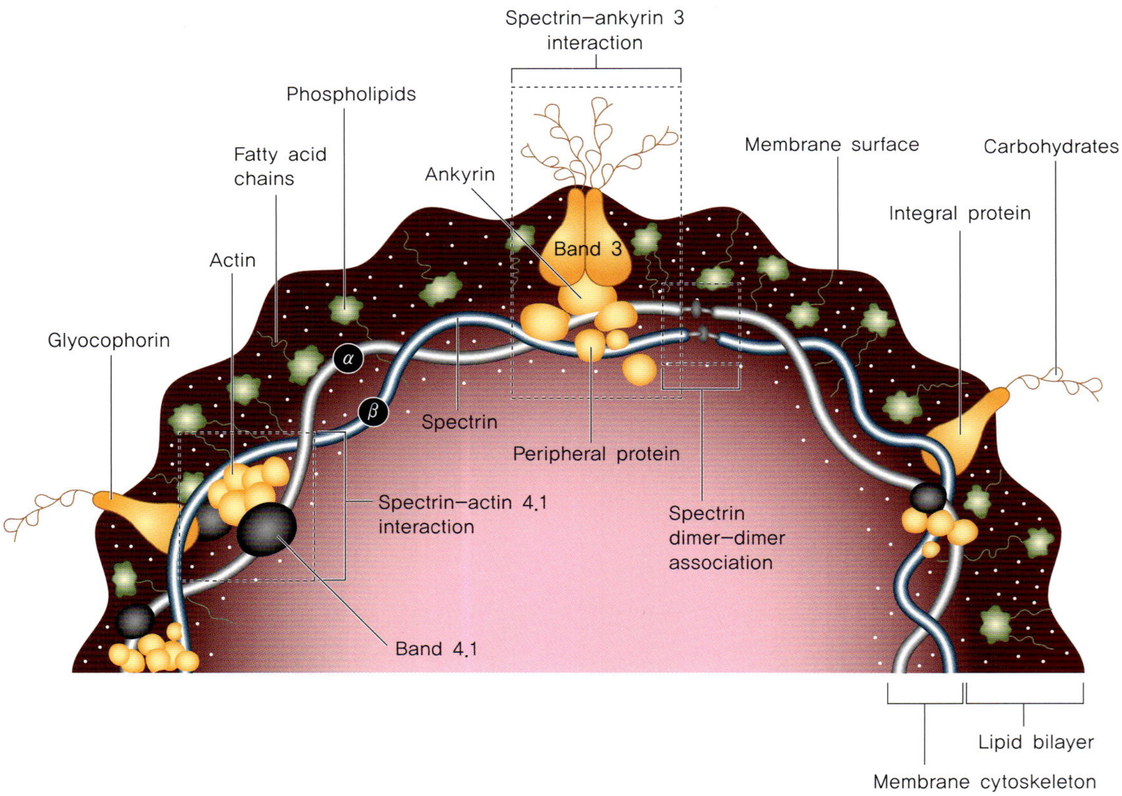

그림 3-17. 적혈구막의 구조

phospholipid로 구성된다. 적혈구의 세포질 안쪽에서 막을 관통하여 외부까지 뻗어나간 단백질은 integral막 단백질이라고 한다. 적혈구 막 단백질의 또 다른 것으로서 'peripheral' 막 단백질은 막의 세포질 표면에 느슨하게 붙어 있으면서 지질 이중층 밑에서 적혈구의 세포 골격을 이룬다. 세포막의 화학적 구성물질의 량은 42%의 지질, 50%의 단백질과 8%의 탄수화물로 되어 있다.

(1) 적혈구 막 지질(Erythrocyte membrane lipid)

① 인지질(phospholipids)

적혈구 막 지질은 ester화되지 않은 cholesterol과 glycolipid 분자가 산재된 인지질 이중층으로 구성된다. 2가지 인지질 group은 적혈구의 이중층 안에서 서로 비대칭적으로 분포되어 있다.

Phosphatidyl choline과 sphingomyelin으로 구성된 choline phospholipids는 주로 지질 이중층 바깥쪽으로 향하여 있어 외부 환경과 쉽게 접촉한다. 지질 이중층에서 외부 쪽에 위치하기 때문에 혈장 지방산과 적혈구 막 사이에서 교환하는 지방 재생의 주된 경로에서 조절부위로 나타난다. 지방산은 에너지를 이용하여 막 인지질과 결합한다. 그러므로 인체에서 지방 전달과 대사의 변화는 혈장 인지질 농도를 변화시키고 뒤이어서 적혈구 구성에 변화를 가져와 순환하는 적혈구 수명을 단축시킨다. 그리고 인지질과 cholesterol의 상호작용은 세포막에서 cholesterol 동적 평형(homeostasis)의 역할을 수행하는 것이다.

반면, phosphatidyl ethanolamine과 phosphatidyl serine으로 구성된 aminophospholipids는 phosphatidyl inositol과 함께 적혈구 막의 세포질 쪽이나 안쪽에 대부분 다 존재한다. 이 같은 인지질의 특이한 방향은 순환 도중에 정상 적혈구 수명을 유지시키기 위해서 필수적인 lipid pattern을 정확하게 유지시킨다.

지질 이중층의 바깥표면에서 aminophospholipids의 비정상적인 변화의 결과는 혈액응고의 활성화를 촉진시키고, 혈관내 용혈을 야기하게 된다. 적혈구 막에서 이 인지질의 비대칭성의 안정화는 특이한 peripheral protein의 상호작용을 통해서 이루어진다.

② Cholesterol과 Glycolipids

당지질의 대부분은 지질 이중층의 바깥쪽에 위치하고 적혈구 항원의 많은 형태인 glycoprotein과 상호작용을 한다.

Cholesterol은 choline과 aminophospholipids 사이에 삽입된 지질 이중층의 양쪽(내, 외)에 거의 똑같은 양으로 분포되어 있다. Cholesterol은 적혈구 막 지질의 25%를 차지하고 인지질과의 분자비율은 1:1이다. 적혈구 막 cholesterol은 혈장 cholesterol과 끊임없이 교환되며 인체의 지방 수송 변화에 의해서 영향 받는다. Cholesterol의 축적은 적혈구의 형태학적 변화를 야기하고(예: target cell) 적혈구 막에 손상을 일으킨다.

예를 들어, acanthocyte는 적혈구 막에 spicules이라고 불리는 불규칙한 spiny 돌기가 있고 막 cholesterol의 과도한 축적과 연관되어지며 간 질환이나 abetalipoproteinemia와 같은 특별한 지방대사 장애 질환에서 볼 수 있다. 이 같은 적혈구의 모두는 과도한 지방이 세포막의 변형능을 적게하므로써 적혈구 수명을 단축시킨다. 또 다른 예로서 혈장효소인 L:CAT(lecithin:cholesterol acyltransferse)가 선천적으로 결핍되면 혈장과 적혈구 막에 free cholesterol이 과도해져서 만성 용혈성 빈혈을 초래한다. 일반적으로 이 같은 지질의 모두는 적혈구 막의 동일 평면 내에서 이동하고, 그리고 그 결과 적혈구 막은 특징적으로 viscous 해지고 이차원적인 액체가 된다(two-dimensional fluid). 이 지질 이중층은 또한 통과할 수 없는 울타리로도 작용한다. 결과적으로 적혈구 막을 통과하는 대부분의 수송은 transport protein globules에 의해서 일어난다.

(2) 적혈구 막 단백질(Erythrocyte membrane proteins)

10여 개의 major 단백질들과 200여 개의 minor 단백질들이 적혈구 안에서 비대칭적으로 구성하고 있다. 적혈구 막을 청정제인 sodium dodecyl sulfite(SDS)로 용해시킨 후 polyacrylamide(PAA) gel로 전기영동하면 막 단백질이 분리되어진다. 분리된 적혈구 막 단백질을 coomassie blue로 염색하면 1~8개의 bands로, 또 periodic acid schiff(PAS)염색하면 1~4개의 bands로 나뉘어 염색되어 그것이 명명의 기본이 되었다. 이 단백질들의 분자량은 16,000~240,000 dalton이다. 가장 중요한 단백질 성분의 두 가지는 'integral'막 단백질인 glycophorin과 'peripheral'막 단백질인 spectrin이다.

① Integral 막 단백질(Integral membrane protein)

주된 integral 막 단백질의 glycophorin은 본래 적혈구 glycoprotein이며 전체 막 단백질의 약 10%를 차지한다. Glycophorin의 60%가 탄수화물이며 대부분은 막 sialic acid로서 이것 때문에 적혈구는 음 전하(negative charge)로 나타난다. Glycophorin은 다른 integral 막 단백질과 비슷하게 지질 이중층의 전체 두께에 걸쳐서 존재하며 적혈구 막의 외적 표면에 나타나서 많은 적혈구 항원의 역할을 수행한다. Glycophorin의 주된 3가지 형태는 glycophorin A, B 그리고 C(PAS bands 1, 2, 3을 참조)가 있다. 모든 glycoprotein은 적혈구 막 표면에 노출되어 있으며 PAA gel로 전기영동 후 Coomassie blue로 염색하면 band 3에 위치한다(**그림 3-18**).

이 같은 단백질의 대부분은 이전에도 말했던 것처럼 적혈구 항원을 운반하고 receptors(glycophorin과 같은)로서 작용하거나 단백질들(band 3, anion exchange 단백질)을 운반한다.

Band 3과 glycophorin은 지질 이중층에서 적혈구 막 세포골격을 고정하는 데 주된 역할을 한다고 추측된다. 그 결과 지질 이중층 안에서 integral 단백질은 옆으로의 세포골격 이동이 비교적 제한된다.

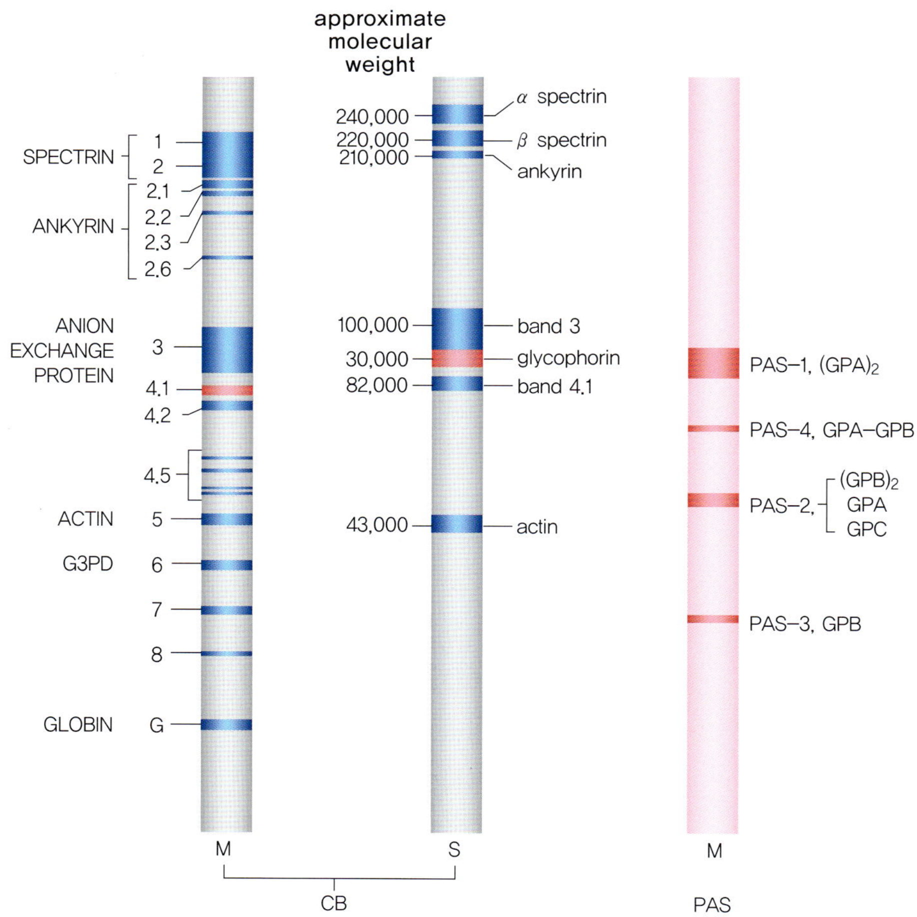

그림 3-18. 적혈구 막 단백질의 전기영동상

② Peripheral 막 단백질(peripheral membrane protein)

Spectrin은 peripheral 단백질의 주된 성분이며 peripheral 단백질의 75%, 그리고 전체 막 단백질의 25%를 차지한다. Spectrin은 α1 chain(band 1; 분자량 240,000 daltons)과 β chain(band 2; 분자량 225,000 daltons)의 2개의 polypeptide chains으로 구성된다. Dimer 형태인 이 같은 chains은 다른 α-β chains과 함께 서로 결합하여 tetramer 형태를 이룬다. Spectrin은 적혈구 안쪽 표면에서 actin(band 5), ankyrin(band 2.1), 그리고 band 4.1 같은 다른 peripheral 단백질과 결합하여 micro-filament의 골격을 형성하므로 적혈구 막 integrity에 밀접하게 연관된다. 이 같은 microfilaments는 막을 강화시켜서, 순환할 때 발생하는 세력전단(shear forces)에 의해서 막이 파괴되는 것으로부터 보호하고 biconcave형태와 혈구의 변형능을 조절한다. Spectrin 복합체의 2 sets는 적혈구 세포골격의 망을 서로 이어준다(즉, spectrin-actin-band 4.1 복합체와 spectrin-ankyrin 복합체는 integral 단백질의 band 3에 결합되어 지질 이중층 위에 놓여 골격을 고정하는 데 기여한다). 또한 spectrin은 band 4.1과 integral 단백질인 glycophorin C 사이의 결합을 통과하여 적혈구 지질 이중층을 연결한다. Spectrin-actin-band 4.1과 spectrin-ankyrin망(network)의 보호를 위해서 그리고 적혈구 막의 유지를 위해서, 적혈구 막에 존재하는 protein kinase에 의한 ATP를 이용하는 spectrin의 부인산화반응(phosphorylation)이 요구된다. 탄수화물이 부족하거나 또는 세포질쪽 막 표면에 한정된 다른 peripheral 막 단백질은 glyceraldehyde-3-phosphate dehydrogenase(band 6)같은 효소나 hemoglobin같은 구조적 단백질을 구성한다.

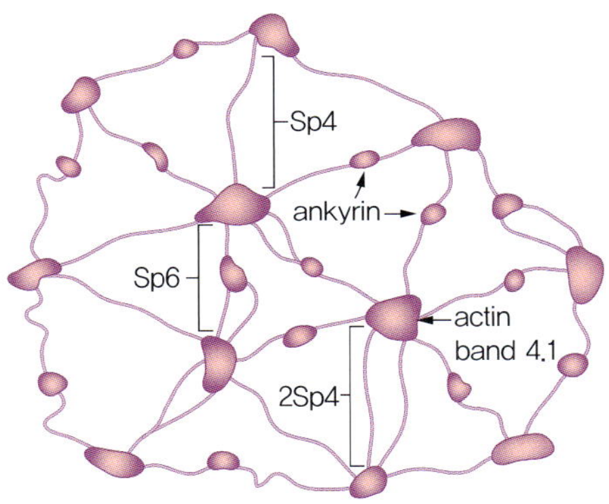

그림 3-19. Schematic of spectrin structure.

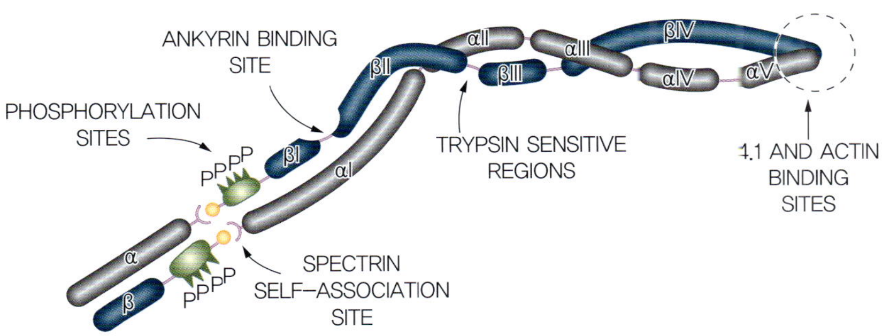

그림 3-20. Hexagonal lattice of erythrocyte membrane. (From Becker PS, Lux SE: Disorders of the red cell membrane. In Nathan DG, Oski FA [eds]: Hematology of infancy and Childhood, 4th ed. Philadelphia: Saunders, 1993:543.)

(3) 적혈구 막 탄수화물(Erythrocyte membrane carbohydrate)

Oligosaccharide들이 단백 성분이나 지방성분과 공유 결합하여 당단백질이나 당지방질의 형태로 혈장쪽으로 면한 부분에 존재한다. 세포막 무게의 2~10%를 차지하며, 원형질막 바깥쪽의 표면은 당지방질의 머리 부분기에 결합되어 있는 oligo 당류기와 당단백 막의 oligo 당류 곁사슬을 풍부하게 가지고 있으나, 세포질 막 안쪽 표면은 이러한 oligo 당류기를 거의 가지고 있지 않다.

이상과 같이 적혈구 막의 상호 분자 작용과 구조적 순서 및 정상적인 화학적 구성은 적혈구가 정상적인 수명을 유지하여 120일 동안 순환하는 데 중요하다.

2) 적혈구 막의 기능(Function of membrane)

(1) 변형능(Deformability)

ATP(energy)가 감소하게 되면 spectrin의 부인산화 반응이 감소하는 결과를 초래하여 막의 변형능을 감소시킨다. 적혈구 막에 calcium의 침착이 증가하거나 축적되면 막의 경직성을 높이고 휘는 성질은 감소시킨다. 이 같은 세포들은 적혈구 막의 조각이나 변형능이 감소된 적혈구나 손상된 적혈구, 노쇠한 적혈구 등을 혈관 밖에서 제거하고 격리시키는 기능을 가진 비장에서 작은(3~5 μm 직경) sinusoidal orifice를 통과할 때 원활하게 통과하지 못한다.

적혈구 막의 손상은 표면적과 용적 비율이 감소하는 구형 적혈구(spherocyte)의 형성과, 막의 일부가 소실되어 적혈구 막이 들어가 있는 bite cells로 설명할 수 있다.

(2) 투과성(Permeability)

적혈구 막은 물과 음이온 즉, chloride(Cl^-)와 bicarbonate(HCO_3^-)를 1초 이내에 통과시킨다. HCO_3^-와 Cl^-ions의 교환되는 양은 integral 막 단백질인 band 3 즉, glycoprotein에 의해서 형성된 많은 교환 channel을 통해서 이루어진다. 반면, 적혈구 막은 양이온에 대해서는 비교적 잘 통과시키지 않아서 sodium(Na^+)과 potassium(K^+)의 교환 반감기는 30시간 이상 걸린다. 세포 내외의 sodium과 potassium의 농도를 조절해서 적혈구는 자신의 용적과 물의 항상성(homeostasis)을 유지한다. Sodium과 potassium의 세포 내외의 농도비는 각각 1:12와 25:1이다. Sodium과 potassium의 유입은 300여 개의 cationic pump에 의해서 조절되는데, 세포 밖으로 sodium을, 세포 안으로 potassium을 능동적으로 수송시킨다. Cationic pump에 의한 특별한 양이온의 능동적 수송 기능은 막 효소인 sodium-potassium ATPase가 필요하다. Sodium-potassium ATPase pump가 100%로 활성화되려면 적혈구 막에 aminophospholipid인 phosphatidyl serine의 존재가 필요하다. 비슷하게 calcium(Ca^{2+})도 또한 calcium-ATPase cationic pump에 의한 energy를 통해서 적혈구 내부로부터 외부로 능동적인 수송이 이루어진다. 세포질에 있는 calcium-binding 단백질인 calmodulin은 calcium-ATPase pump를 조절하여 세포 내로 과다한 calcium 유입을 막아 적혈구 모양을 변하지 않도록 하고 변형능이 감소하지 않도록 한다. 능동적인 양이온 수송뿐만 아니라 적혈구 막의 투과성의 특징은 교질 삼투압적 용혈을 방지하거나 적혈구 용적을 조절하기 위해서 중요하다. 그러므로 ATP가 결핍된 세포는 세포 내 sodium과 calcium의 과도한 축적이 허용되고 뒤이어 potassium과 물의 상실로 인하여 탈수와 강직세포가 형성되어 spleen에서 쉽게 제거된다. 능동적 수송과 막 사이에서 전기 화학적 경사도를 유지시키기 위한 energy는 ATP형태로 공급된다. 막의 투과성 증가와 양이온 수송이 비정상적으로 변하면 적혈구 수명이 단축하게 된다.

* 적혈구 세포막에 손상을 미칠 수 있는 기타 요인들로는

① 저장성 및 고장성 용액

② 독성 물질: 콩과식물(lectin), 뱀독

③ 자가 용혈소(autohemolysin)

④ 미생물

⑤ 약물: 항말라리아제제, phenyhydrazine, sulfonamide etc.

⑥ 기타: 고온, 급속 냉동, 인삼 추출물, 암모니움염 등이 있다.

5 혈색소(Hemoglobin, Hb.)

혈색소는 분자량이 64,000 dalton으로, 1분자의 혈색소는 4분자의 heme과 1분자의 globin으로 이루어져 있다. 1분자의 heme은 4개의 pyrrole ring으로 되어 있는 porphyrin유도체와 1원자의 2가 철이온(Fe^{2+})으로 되어 있다. 또 1분자의 globin은 4개의 polypeptides 사슬이 2개씩 한쌍으로 2쌍이 각각 3차원적 구조로 주름잡혀져 있다(그림 3-21).

혈색소는 주로 적모구에서 만들어지며, heme 합성과 globin 합성이 각각 이루어진 다음 혈색소로 합성된다(그림 3-22).

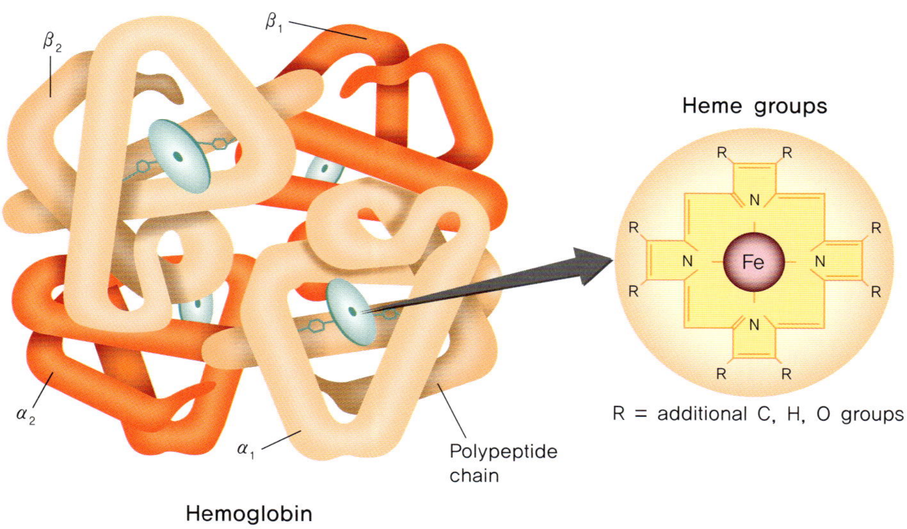

그림 3-21. 혈색소의 구조

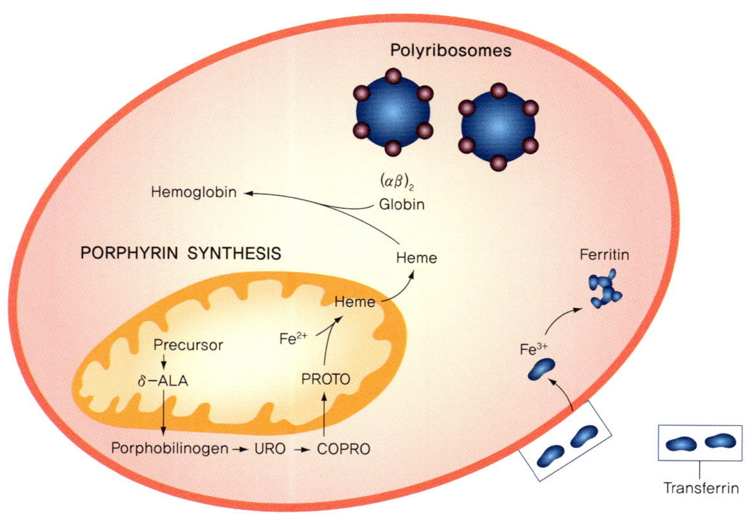

그림 3-22. 사립체에서의 heme 합성과 세포질에서의 혈색소 합성

1) Heme 합성(Heme synthesis)

Heme 합성은 성숙 적혈구를 제외한 거의 모든 세포조직에서 일어나지만, 특히 골수의 적혈구계 전구세포에서 가장 활발하며 간에서의 합성도 비교적 활발한 편이다. Heme 합

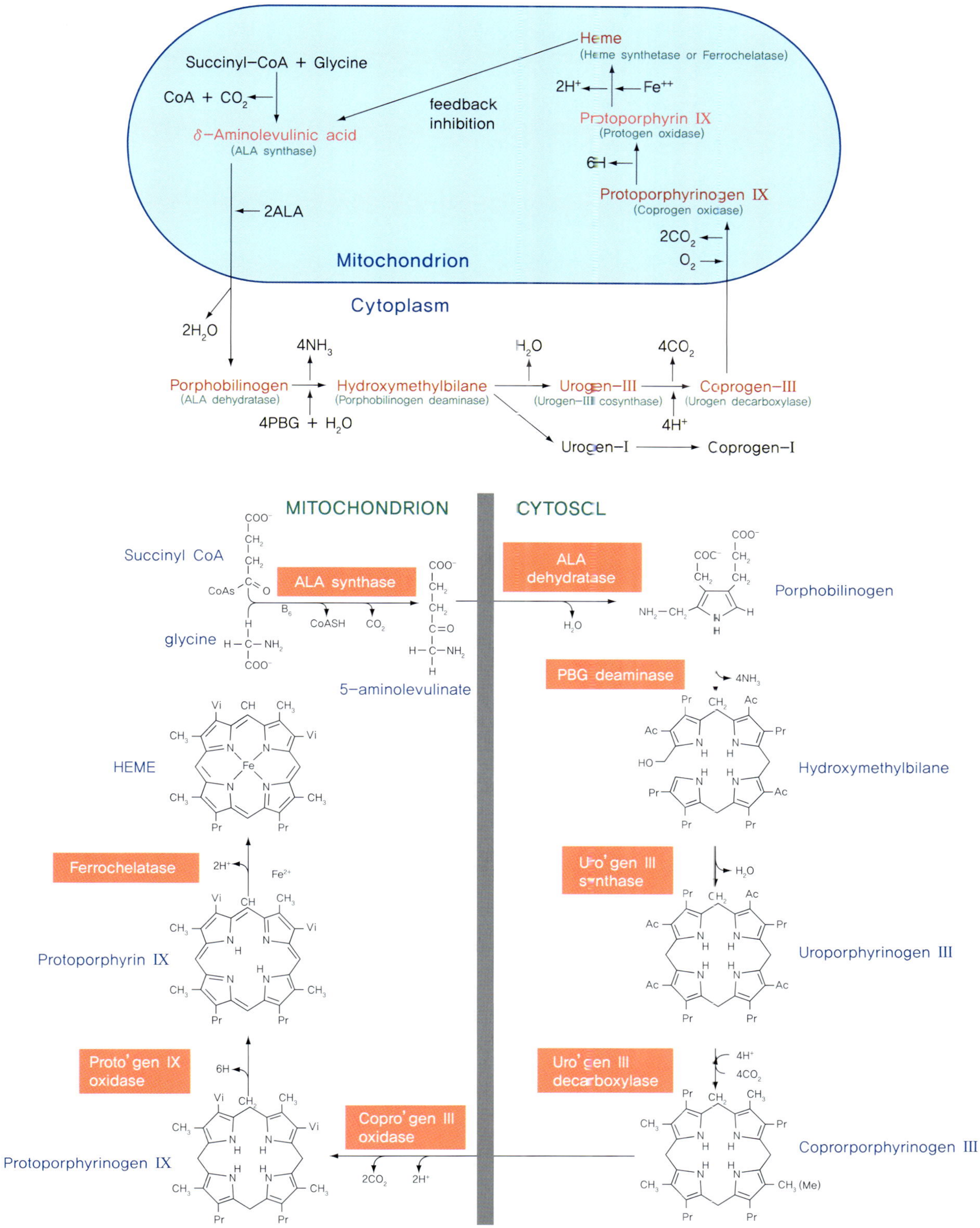

그림 3-23. Heme 합성과정

성의 과정은 8단계로 나눌 수 있으며 첫째 단계와 최종 3단계들은 사립체(mitochondria)내에서 일어난다(**그림 3-23**).

(1) δ-aminolevulinic acid(AmLevA; ALA)의 합성

Heme 합성의 첫째 단계는 사립체내에서 tricarboxylic acid cycle(TCA-회로)로부터 methionine, isoleucine, valine의 분해로 생성된 succinyl-CoA와 glycine이 반응하여 ALA를 만드는 과정이다. 이 반응은 ALA 합성효소에 의해서 촉매된다. 이 효소는 포유류의 간에 있는 porphyrin 합성의 율속 효소(rate-controlling enzyme)라고 생각되며, 적모구의 사립체 속에 많고, 성숙한 적혈구에는 없다.

이 효소반응에는 또 pyridoxal phosphate(Vt. B_6)와 Mg^{++}이온이 필요로 되어진다. 사립체내에서 만들어진 ALA는 세포질로 나오게 된다. 이 ALA는 소변 중에 소량 들어 있으며, heme의 합성이 비정상(납중독과 같을 때)이면 소변 중의 배출량은 증가된다.

(2) Porphobilinogen(PBG)의 합성

세포질내에서 ALA는 2분자가 중합되어지며, 이 중합된 2분자는 ALA 탈수소 효소(ALA dehydrase)에 의하여 2분자의 H_2O와 1분자의 PBG가 된다. 이 효소는 적모구에 특히 많으며 간 세포에도 소량 들어 있다. PBG는 monopyrrol고리(측쇄가 없고 수소가 붙어 있음)로 되어 있는데, 이 PBG 4분자가 pyrrol고리의 methene(-CH=)결합 대신 methylene(-CH_2-)으로 연결되어 중합되면 무색의 polyporphyrinogen(hydroxymethylbilane)이 된다.

(3) Hydroxymethylbilane(HMB)의 합성

Preuroporphyrinogen이라고 알려져 있으며, porphobilinogen deaminase의 작용에 의해 4개의 PBG가 결합되어 생성되어 환상구조를 형성하게 된다. 다음 단계로 HMB는 uroporphyrinogen III synthase 효소 작용에 의해 uroporphyrinogen III로 전환된다.

일반적으로 HMB가 생성된 후에 heme 합성 장애가 생기면 광과민(photosensitivity) 증상을 나타나게 된다.

(4) Uroporphyrinogen III(Uro-gen III)의 합성

Poly PBG로부터 uroporphyrinogen이 만들어지는 데는 2가지 효소가 촉매하여야 한다. 하나는 PBG-deaminase(Uro-gen I-synthetase)이고 또 하나는 PBG-isomerase(Uro-gen III-synthetase)이다.

PBG-deaminase에 의하여 H_2O를 배출하면서 만들어진 것을 uroporphyrinogen I이라 하며, 이는 heme의 전구물질인 protoporphyrin을 만들지 못한다. 반면에 PBG-isomerase에 의하여 만들어진 것은 uroporphyrinogen III라 하며, 이것이 protoporphyrin을 만드는 데 이용되는 것이다. Uro-gen는 light하에서 6개의 수소를 버리면 uroporphyrin I과 III가 되어 Uro-gen I과 함께 소변이나 대변으로 배설된다.

(5) Coproporphyrinogen III (Copro−gen III)의 합성

Uroporphyrinogen은 Uro-gen 카르복실기 분해효소(Uro-gen decarboxylase)에 의하여 H^+를 받아 4분자의 CO_2를 배출하면서 coproporphyrinogen이 된다. 이 효소는 Uro-gen I에 작용하면 Copro-gen I이 되고, Uro-gen III에 작용하면 Copro-gen III가 된다. 이 Copro-gen III가 다음 단계로 전환될 수 있는 것이다. Copro-gen은 light하에서 6개의 수소를 버리면 coproporphyrin I과 III가 되어 Copro-gen I과 함께 소변이나 대변으로 배설된다.

(6) Protoporphyrinogen IX (Proto−gen IX)의 합성

전 단계에서 만들어진 Copro-gen III는 사립체로 다시 들어가 Copro-gen 산화효소(Copro-gen oxidase)에 의해서 Proto-gen IX이 되면서 2개의 수소와 $2CO_2$를 배출한다.

(7) Protoporphyrin IX의 합성

Proto-gen IX은 Proto-gen 산화효소에 의해서 protoporphyrin IX이 되면서 $3H_2$를 배출한다. 이 protoporphyrin IX은 성숙 적혈구에서도 정상적으로 발견되어진다.

(8) Heme의 합성

Heme 합성의 최종 단계는 사립체에 있는 특이한 효소인 heme synthetase 또는 ferrochelatase에 의하여 촉매되는데 protoporphyrin IX의 중심 속으로 $2H^+$가 배출되면서 2가의 철이온(Fe^{++})이 삽입되는 것이다.

이 철이온은, 3가의 철(Fe^{+++})로 전환된 것이 특수한 운반 간백질(specific transport protein)인 transferrin에 의해 결합되어 운반되어진 것이다.

철이온은 protoporphyrin IX이 완성되기 전에는 들어가지 않는다. 이 반응은 heme이나 납(lead; Pb)에 의하여 저해를 받는다(**그림 3-24**).

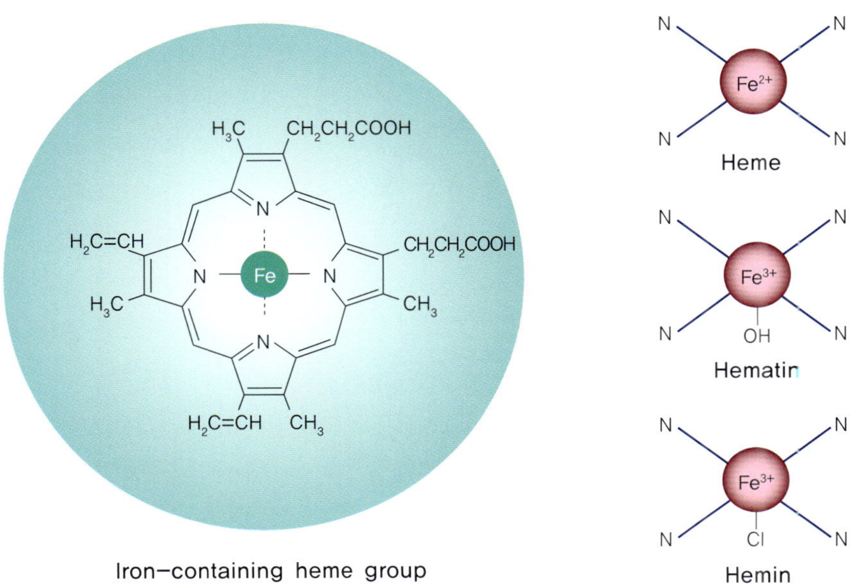

그림 3-24. Heme의 구조 및 기타 iron protoporphyrin

2) Globin 합성(Globin synthesis)

Globin합성은 적모구와 그물 적혈구의 세포질에서 주로 일어난다. 단백질의 합성 원리에 따라 polypeptide chains(Hb.의 단백질 부분을 구성하는)들이 어린 적혈구의 핵과 세포질에서 생성된다. 핵막 중에 존재하고 있는 DNA가 자가증식으로 복제되면 RNA polymerase에 의해 DNA의 nucleotide 서열을 전사하여 RNA를 합성하는데 RNA의 종류에 따라 polymerase도 3종류로 나뉘어진다.

이 중 polymerase I은 핵소체에 있으면서 단백질 합성의 장소인 ribosome의 rRNA를 만들며, polymerase II는 염색질(chromatin)에 있으며 단백질 합성 시의 아미노산 서열을 결정하는 전령RNA(mRNA)의 전구체인 hnRNA(heterogeneous nuclear RNA)를 합성하며, 또한 snRNA(small nuclear RNA)도 만든다.

Polymerase III는 핵질(nucleoplasm)에 있으며 아미노산을 활성화하여 mRNA의 정보를 통해서 ribosome상에 배열하는 전이 RNA(tRNA)를 합성하며, 또한 ribosome의 5s RNA 등도 만든다. 이 3효소는 α-amanitin이라는 독소로 구분될 수 있는데 즉, 이 독소에 대해 I은 저해되지 않고, II는 강하게 저해되며, III은 약하게 저해되기 때문이다. 이 3종류의 RNA 즉, DNA의 codon을 전사받은 mRNA의 정보를 tRNA가 번역하여 ribosome상에 배열되어 있는 rRNA로 DNA의 codon에 따라 수와 서열을 맞추어 배열하는 것이 단백질 합성인 것이다(그림 3-25).

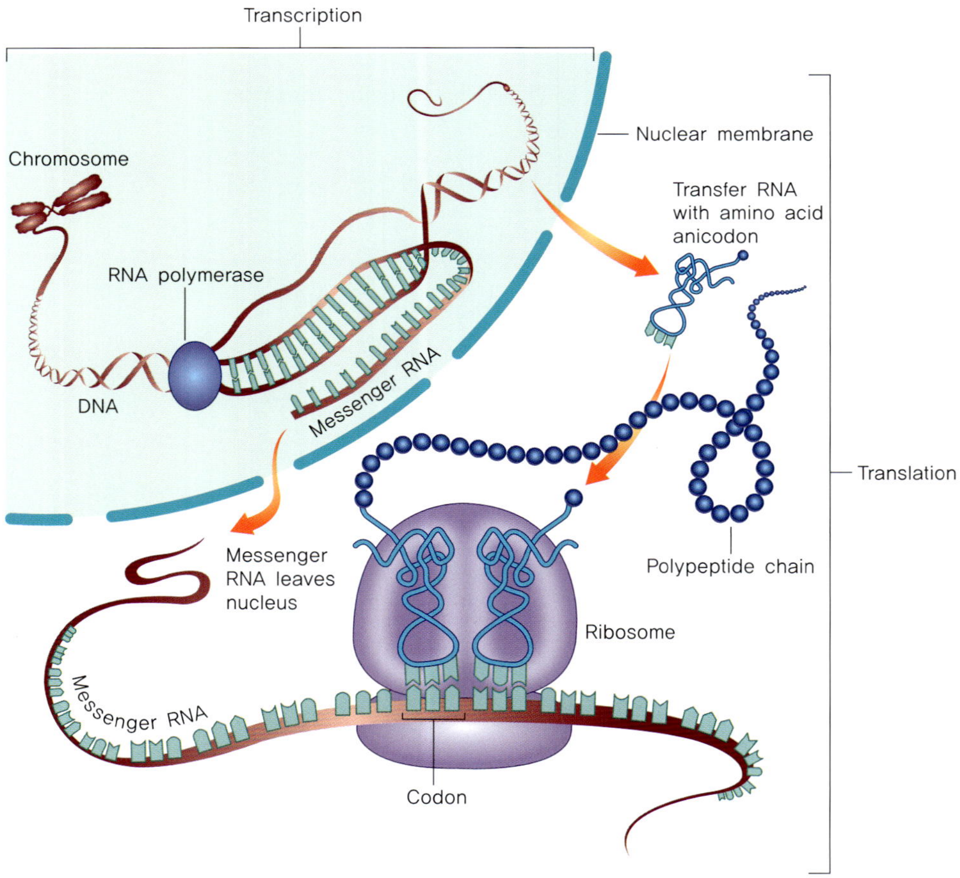

그림 3-25. Globin 단백질의 생합성

이와 같이 Polyribosomes에서 형성된 globin polypeptide chains들은 자연스럽게 3차원적 형상으로 주름잡혀 있다. 이 chains의 amino acids의 수와 종류에 따라 chains의 형이 결정된다. 즉, 141개의 amino acids를 가진 것에는 α-chain이외에 ζ-chain이 있으며, 16번 염색체의 codon에 의하여 만들어지며, 146개의 amino acid를 가진 것에는 β-chain 외에도 amino acid의 종류에 따라 γ-cain, δ-chain 및 ε-chain이 있고 11번 염색체의 codon에 의해 만들어진다(**그림 3-26, 27**).

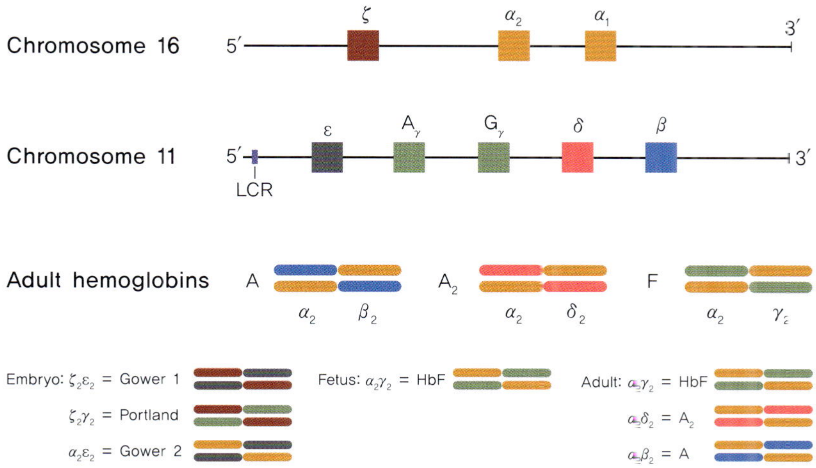

그림 3-26. Polypeptide chain의 염색체 지도

3) 혈색소 합성

적모구에서 사립체와 세포질에서 각기 합성된 heme 4분자와 globin 1분자가 세포질에서 결합하여 4가의 혈색소 1분자를 형성한다. 혈색소의 형은 globin의 chains 종류에 따라 구분되어진다. 정상적으로 태생 초기부터 혈색소 합성은 이루어진다. 난황낭(embryo sac)에서 만들어지는 배태혈색소(embryonic Hb.)는 Hb.Gower 1과 Gower 2라 불리우는 두 종류로 되어 있는데, 임신 4~8주 때가 가장 많고 임신 3개월 이후에는 없어진다. Hb.Gower 1은 globin의 chains이 4개의 ε-chains로 되어 있어 ε_4^{Gower1}이라 표시하고, Hb. Gower 2는 2개의 α-chains와 2개의 ε-chains로 되어 있어 $\alpha_2^A\varepsilon_2^{Gower2}$로 표시한다. 때로는 ζ_2-chains와 γ_2-chains로 구성된 Hb. Portland형도 나타난다.

태아혈색소(fetal Hb.; Hb.F)는 태아기에 주된 혈색소로 출생 시에는 70% 정도이나 성인이 되면서 감소되어 1~2% 이하를 차지한다. Hb.F는 2개의 α-chains과 2개의 γ-chains로 되어 있어 $\alpha_2\gamma_2$로 표시한다. 이 Hb.F는 알카리에 내성을 지니고 있다.

출생 후에 만들어지는 혈색소를 성인 혈색소(adult Hb.; Hb.A)라 하며, Hb. A1과 Hb.A2의 두 종류가 있다. Hb.A1은 출생 6~16개월 후부터 주된 성인의 혈색소로서 전체의 95~98%를 차지하고 있으며, 2개의 α-chains과 2개의 β-chains로 되어 있어 $\alpha_2\beta_2$로 표시한다. Hb.A_2는 출생 12개월 후면 2~3%를 차지하며, 2개씩의 α-chains과 δ-chains로 되어 있어 $\alpha_2\delta_2$라 표시한다. Hb.A1과 Hb.A2의 비율은 30:1이다(**그림 3-28**).

ALPHA CHAIN

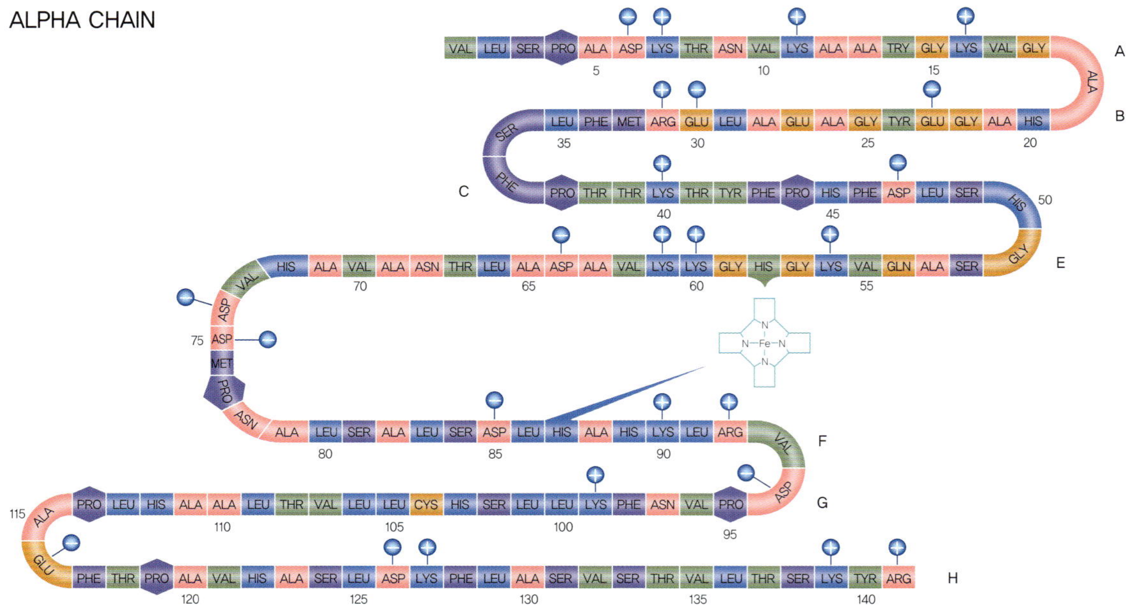

아미노산 약어 : ALA = alanine　ARG = arginine　ASP = aspartic acid　ASN = asparagine
CYS = cysteine　GLU = glutamic acid　GLN = glutamine　GLY = glycine
HIS = histidine　ILU = isoleucine　LEU = leucine　LYS = lysine
MET = methionine　PHE = phenylalanine　PRO = proline　SER = serine
THR = threonine　TRY = tryptophan　TYR = tyrosine　VAL = valine

BETA CHAIN

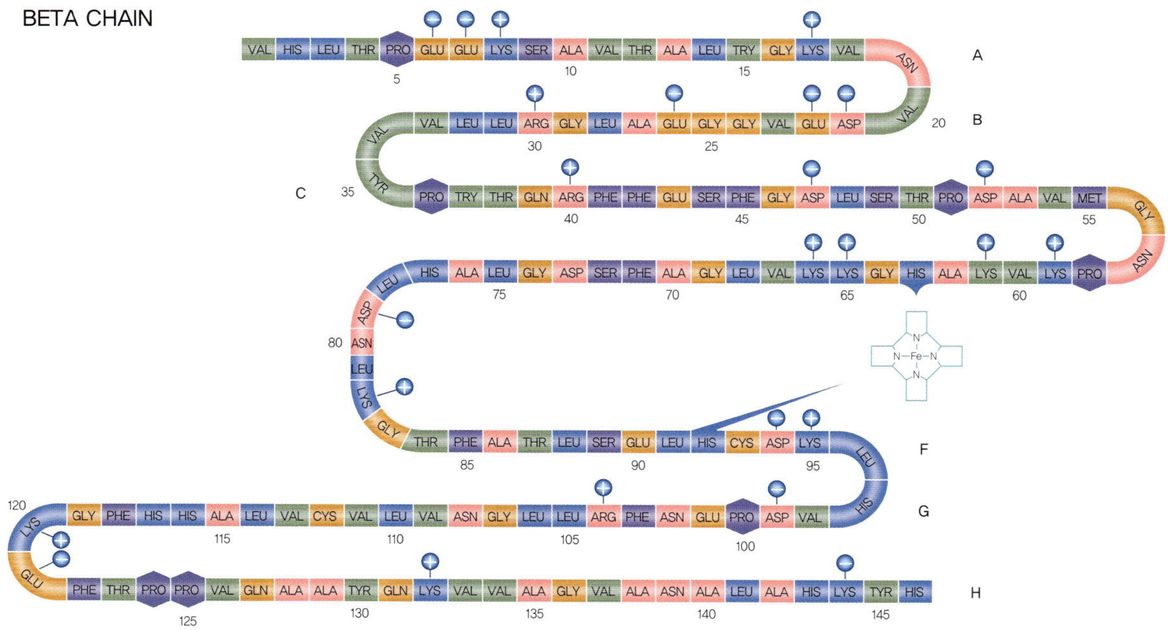

그림 3-27. Myoglobin과 hemoglobin의 α, β 사슬 구조도

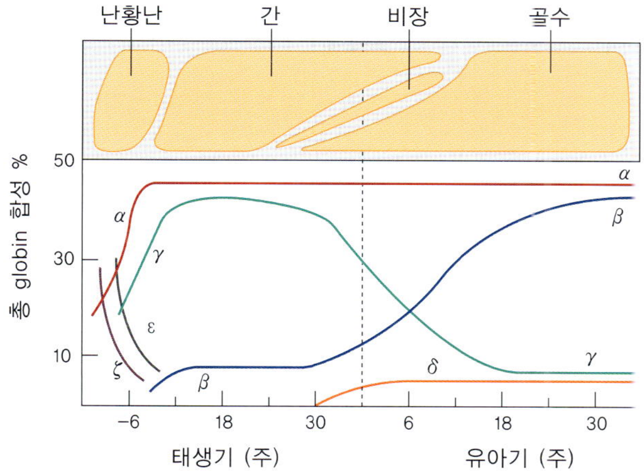

그림 3-28. 시기별 globin내 polypeptide chains의 상대적 비율

비정상 혈색소(abnormal hemoglobin)는 정상 성인 혈색소의 α 또는 β chains의 구성 아미노산 중 어느 하나가 다른 것으로 치환된 것을 말한다. 각 chains들은 유전자 조절 하에서 합성되므로 비정상 혈색소가 선천적 또는 유전적으로 나타날 수 있다. 예를 들어, Hb.S(sickle hemoglobin; 환원된 산소 분압 상태 하에서 적혈구를 겸상으로 만드는 비정상 혈색소)는 β-chain의 6번째에 있는 glutamic acid가 valine으로 치환되어 $\alpha_2\ \beta_2$ 6val로 표시되며, 아미노산 종류가 바뀜으로써 분자량 및 성질이 바뀌져서 정상적인 기능을 하지 못하게 된다. 이 Hb.S는 주로 흑인에게 나타나며 유전된다. 비정상 혈색소는 Hb.C, Hb.D, Hb.E 등 70여 종에 달하며, 이들을 감별하기 위해서는 Hb. 전기영동을 하는 것이 가장 좋다(**그림 3-29**, **표 3-3**).

혈색소 생성을 조절하는 것은 완전하게 설명할 수는 없지만, hemin이 heme 합성(아마도 ALA 합성과정)을 저해하고 또 hemin이나 iron은 globin 합성을 증가시키는 것으로 보여지고 있다.

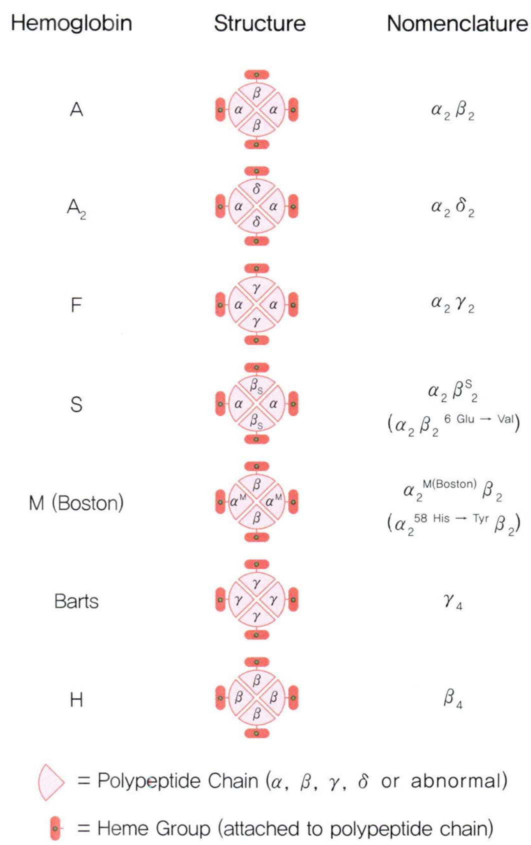

그림 3-29. 정상 및 비정상 혈색소의 구조 및 명칭

4) 혈색소의 구조와 기능

각 혈색소 분자에서 하나의 heme group은 하나의 즈름진 polypeptide chain의 소수성(공수성 : hydrophobic) pocket속으로 삽입된다. Heme속의 2가 철이온 원자는 6개의 배위 결합(coordination bonds)을 갖고 있는데, 이 중 4개는 heme의 pyrrol N과 결합하고, 두 개는 globin쇄의 histidine(α 쇄; E58과 F87, β 쇄; E63과 F92)의 imidazole N(산기에 2가 NH기가 결합)과, 결합되어 있다. 산소(O_2)는 globin쇄의 근위 histidine과의 결합쪽에 가역적으로 결속된다(**그림 3-30**).

표 3-3. 혈색소 변종의 기증적 특성

I. Homozygous : Hemoglobin polymorphisms; the variants that are most common.

HB S	$\alpha_2\beta_2^{6Val}$	Severe hemolytic anemia; sicking
HB C	$\alpha_2\beta_2^{6Lys}$	Mild hemolytic anemia
HB D punjab	$\alpha_2\beta_2^{12Gln}$	No anemia
HB E	$\alpha_2\beta_2^{6Lys}$	Mild microcytic anemia

II. Heterozygous: Hemoglobin variants causing fuctional aberrations or hemolytic anemia in the heterozygous state

A. Hemoglobins associated with methemoglobinemia and cyanosis.

1. Hb M Boston $\alpha_2^{58Tyr}\beta_2$
2. Hb M Iwate $\alpha_2^{87Tyr}\beta_2$
3. Hb M Saskatoon $\alpha_2\beta_2^{63Tyr}$
4. Hb M Milwaukee $\alpha_2\beta_2^{67Glu}$
5. Hb M Hyde Park $\alpha_2\beta_2^{92Ty}r$

B. Hemoglobins associated with altered oxygen affinity.

1. Increased affinity and polycythemia.
   - a. Hb Chesapeake $\alpha_2^{92Leu}\beta_2$
   - b. Hb J Capetown $\alpha_2^{92Gln}\beta_2$
   - c. Hb Malmo $\alpha_2\beta_2^{97Gln}$
   - d. Hb Yakima $\alpha_2\beta_2^{99His}$
   - e. Hb Kemp $\alpha_2\beta_2^{97Asn}$
   - f. Hb Ypsi(Ypsilanti) $\alpha_2\beta_2^{99Tyrl}$
   - g. Hb Hiroshima $\alpha_2\beta_2^{143Asp}$
   - h. Hb Rainier $\alpha_2\beta_2^{145Cys}$
   - i. Hb Bethesda $\alpha_2\beta_2^{145His}$
2. Decreased affinity-may have mild anemia or cyanosis.
   - a. Hb Kansas $\alpha_2^{102Thy}\beta_2$
   - b. Hb Titusvile $\alpha_2^{94Asn}\beta_2$
   - c. Hb Providence $\alpha_2\beta_2^{82Asn,\ Asp}$
   - d. Hb Agenogi $\alpha_2\beta_2^{90Lys}$
   - e. Hb Beth Israel $\alpha_2\beta_2^{102Ser}$
   - f. Hb Yoshizuka $\alpha_2\beta_2^{108Asp}$

C. Unstable hemoglobins

1. Hemoglobins which may precipitate as Heinz bodies after splenectomy: "Congenital Heinz body hemolytic anemia."

a. α-chain abnormalities

Hb Torino	$\alpha_2^{43Val}\beta_2$
Hb L-Ferrara	$\alpha_2^{47Gly}\beta_2$
Hb Hasharon	$\alpha_2^{47His}\beta_2$
Hb Ann Arbor	$\alpha_2^{80Arg}\beta_2$
Hb Etobicoke	$\alpha_2^{81Arg}\beta_2$
Hb Dakar	$\alpha_2^{112Glu}\beta_2$
Hb Bibba	$\alpha_2^{136Pro}\beta_2$

b. β-chain abnormalities

Hb Leiden	$\alpha_2\beta_2^{108Asp}$(Glu deleted)
Hb Sogn	$\alpha_2\beta_2^{14Arg}$
Hb Freiburg	$\alpha_2\beta_2^{23}$ (Val deleted)
Hb Riverdale Bronx	$\alpha_2\beta_2^{24Arg}$
Hb Genova	$\alpha_2\beta_2^{28Pro}$
Hb Tacoma	$\alpha_2\beta_2^{30Ser}$
Hb Philly	$\alpha_2\beta_2^{35Phe}$
Hb Louisville	$\alpha_2\beta_2^{42Leu}$
Hb Hammersmith	$\alpha_2\beta_2^{42Ser}$
Hb Zurich	$\alpha_2\beta_2^{63Arg}$
Hb Toulouse	$\alpha_2\beta_2^{66Glu}$
Hb Bristol	$\alpha_2\beta_2^{67Asp}$
Hb Sydney	$\alpha_2\beta_2^{67Ala}$
Hb Shepherd's Bush	$\alpha_2\beta_2^{74Asp}$
Hb Seattle	$\alpha_2\beta_2^{76Glu}$
Hb Boras	$\alpha_2\beta_2^{88Arg}$
Hb Santa Ana	$\alpha_2\beta_2^{88Pro}$
Hb Gun Hill	$\alpha_2\beta_2^{91\text{-}97}$ (5 a,a, deketed)
Hb Sabine	$\alpha_2\beta_2^{91Pro}$
Hb Koln	$\alpha_2\beta_2^{98Met}$
Hb Kansas	$\alpha_2\beta_2^{102Thr}$
Hb Wein	$\alpha_2\beta_2^{130Asp}$
Hb Olmsted	$\alpha_2\beta_2^{141Arg}$

2. Tetramers of normal chains; appear in thalassemias.

Hb Bart's	γ_4
Hb H	β_4
Hb α_4^{A}	α_4

산소의 분압이 증가되면 4개의 heme groups들은 각기 연쇄적으로 산소 한 분자와 결속되어 혈색소 전반 형상의 변화를 생기게 하며, 이것은 산소와 결합한 heme과 heme의 상호작용을 보여준다. S자 형태의 혈색소-산소 해리곡선을 보면, pH와 산소분압(PO_2)이 높고 2,3-DPG 농도와 온도가 낮은 폐와 같은 곳에서는 혈색소의 산소친화성이 높은 것을 알 수

있다. 반면에 pH와 PO_2가 낮고 2,3-DPG 농도와 온도가 높은 조직과 같은 곳에서는 혈색소의 산소 친화성도 낮아져 조직에 산소를 방출하는 것을 알 수 있다.

대사를 하는 조직은 대사를 하지 않는 조직보다 더 빨리 그리고 더 많이 혈색소의 산소 방출이 일어난다. 탄산가스(O_2) 또한 혈장과 같이 적혈구로 이동된다. 적혈구의 적은 부분에 CO_2가 녹아 있고 이 적은 부분은 carbamino-CO_2로서 혈색소의 amino group에 결속되어 있다. 그러나 대부분은 bicarbonate 형태로 존재하고 있다.

탄소 탈수소효소(carbonic anhydrase)는 조직 내 모세혈관에 있는 적혈구 내에서는 CO_2가 중탄산염(bicarbonate)으로 변형되도록 촉매작용을 하며, 반면 폐의 모세혈관에 있는 적혈구 내에서는 반대작용(중탄산염으로부터 CO_2를 방출)으로 촉매작용을 한다.

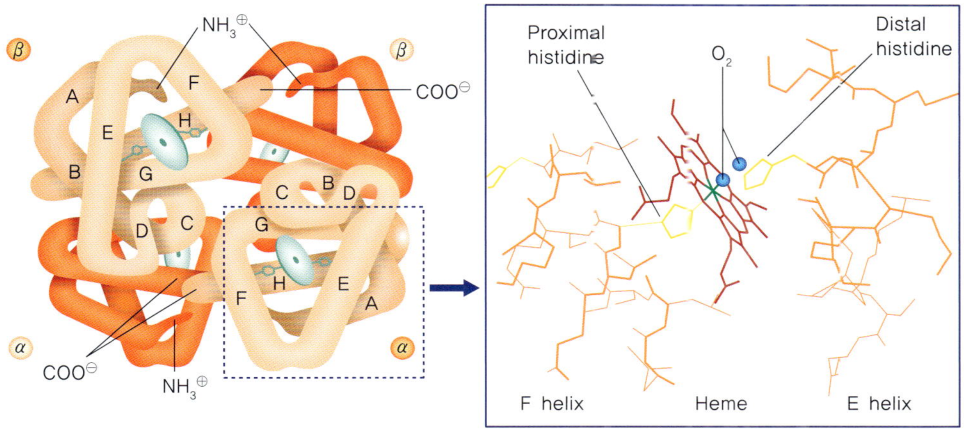

그림 3-30. 혈색소의 구조와 heme 철의 산소결합

5) 당화혈색소(Glycosylated hemoglobin, HbA1c)

혈당이 상승하면 혈액 내의 포도당 일부가 혈색소와 비효소적으로 결합하게 된다. 이렇게 포도당과 결합된 혈색소를 당화혈색소라고 하며, 한번 포도당과 결합되어 당화혈색소가 만들어지면 그 적혈구는 수명이 다 되어 분해될 때까지 당화혈색소를 가지고 있게 된다. 혈당이 높은 채로 오랫동안 계속되면 적혈구 내에 있는 당화혈색소(HbA1c)의 양도 증가하게 된다.

당화혈색소는 비교적 장기간의 혈당치를 반영하므로 최근 수개월 동안 당뇨병이 치료에 의해서 잘 조절되고 있는지 알아보는 지표로도 이용된다.

현재 미국당뇨병협회(American Diabetes Association, ADA)에서 권고하는 당뇨병의 혈당조절목표를 보면, 공복혈당 80~120 mg/dL, 취침 전 혈당 100~140 mg/dL 그리고 HbA1c는 7% 이하로 되어 있으며, 정상치는 3.5% 이하이다.

6 적혈구의 기능 (Function of Erythrocyte)

1) 산소의 운반(Transportation of oxygen)

혈액은 매일 폐로부터 조직으로 약 600 L의 산소를 운반해야 하는데 산소는 수용액에 매우 조금 녹으므로 극히 일부만이 혈장에 의해서 운반되어진다. 전혈에 의해서 운반되는 산소의 대부분이 적혈구의 혈색소와 결합되어 운반되므로 100 mL의 전혈에 있는 혈색소는 약 20 mL의 기체상태인 산소와 결합한다. 폐로부터 말초조직으로 이동하는 동맥혈에 있는 적혈구의 혈색소에는 산소가 약 96%가 포화되어 있다. 그러나 심장으로 돌아오는 정맥혈에는 약 64%가 포화되어 있을 뿐이다. 따라서 조직을 통과하는 100 mL의 혈액은 운반하는 산소의 약 1/3을 방출하는데 이 양은 대기압과 체온상태에서 약 6.5 mL의 산소가스에 해당한다.

(1) 산소 결합 친화성

혈액 내에서 혈색소가 산소 운반체로서 가능하게 하는 특별한 성질은 myoglobin과 혈색소의 산소 친화성을 비교한 산소 포화곡선(oxygen saturation curve)을 보면 잘 이해할 수 있다(**그림 3-31**).

그림에 의하면 myoglobin이 산소에 대해 매우 높은 친화성을 나타낸다는 것을 알 수 있다. 즉, 1~2 mmHg의 O_2압력에서 산소와 이미 50% 정도가 포화되고 20 mmHg의 O_2압력에서는 95% 이상이 포화되므로 myoglobin의 산소 포화곡선은 단순한 쌍곡선(hyperbolic curve)임을 알 수 있다.

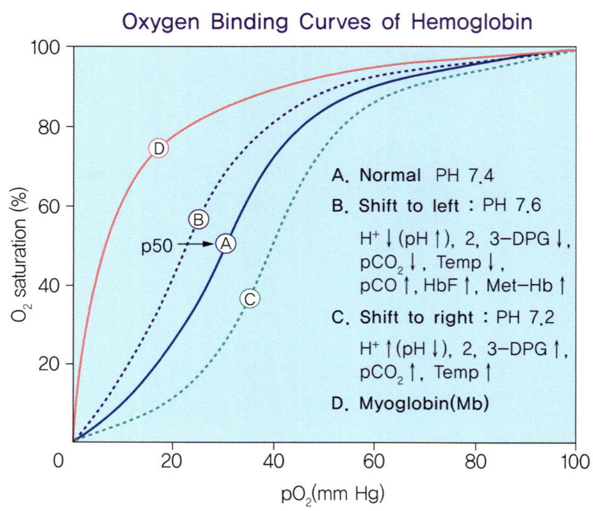

그림 3-31. 정상인의 혈색소-산소 결합 곡선

한편, 혈색소의 산소 포화곡선은 S자형(sigmoid)으로, 혈색소가 최초의 산소분자와 결합하는 동안(10 mmHg의 압력 이하)은 비교적 낮지만 S자형 곡선이 급격하게 올라가는 부분에서도 알 수 있듯이 산소분자는 그 후 현저하게 높은 친화력으로 결합한다는 것을 보여준다. 실제로 첫 번째 산소가 결합한 뒤 혈색소의 산소에 대한 친화성은 협동적 상호작용에 의해 500배나 증가한다.

혈색소의 산소 포화곡선에서 알 수 있듯이 폐에 있는 공기의 산소 분압은 약 100 mmHg인데 이 압력에서 혈색소는 산소의 약 96%가 포화된다. 산소분압이 약 27 mmHg인 일하고 있는 근육에서는 결합된 산소의 약 1/3이 방출되므로 근육으로부터 되돌아올 때는 약 64%만이 정맥에 포화된다. 이 혈액이 다시 산소 분압이 높은 폐(100 mmHg)로 되돌아오면 혈색소는 산소와 결합하여 다시 96%까지 포화된다. 그러나 myoglobin은 폐의 산소 분압이 100 mmHg에서 근육 안의 분압인 27 mmHg로 저하되면 myoglobin에 결합된 산소 중 1~2%만이 방출되는 것으로 보아서 폐로부터 조직으로 산소를 운반하기에 적합하지 않은 것을 알 수 있다. 반면 혈색소는 S자형 산소 포화곡선에서 알 수 있듯이 산소분압이 낮은 조직에서 결합한 산소의 대부분을 방출할 수 있으므로 그 기능은 매우 효과적이라고 할 수 있다.

$$\text{Myoglobin} + O_2 \rightleftharpoons \text{Oxymyoglobin}$$

$$\text{Hemoglobin} + O_2 \rightleftharpoons \text{Hemoglobin}$$

Heme 한 분자에 산소 한 분자가 결합되므로 혈색소 한 분자는 4분자의 산소와 결합할 수 있다. 1 gm의 혈색소는 산소 1.34 mL와 결합할 수 있다.

$$\text{Hemoglobin} + 4O_2 \underset{\text{저}O_2\text{, 고}CO_2\text{, 산성, 고온(조직)}}{\overset{\text{고}O_2\text{, 저}CO_2\text{, 중성, 저온(폐)}}{\rightleftharpoons}} \text{Hemoglobin}(O_2)_4$$

(2) 혈색소-산소 해리 곡선에 미치는 영향인자들

산소 해리곡선에 영향을 미칠 수 있는 요인들로는 다음과 같은 것이 있다.

① 체온: 온도가 낮을수록 산소와의 결합률이 빠르다.

② 탄산가스 분압: 조직에서 형성된 탄산가스가 혈색소의 N-terminal NH_2 group에 결합하면 (carbamino Hb.) 혈색소는 T-form으로 전환되어 산소와의 친화력이 떨어지게 된다. 그래서 조직에서 OxyHb.의 산소 해리를 촉진시킨다.

③ pH: 말초조직세포의 mitochondria는 혈색소에 의해서 운반된 산소를 이용하여 유기연료를 산화시켜서 이산화탄소, 물, 기타 생성물을 만든다. 탄산가스는 수화되어 약산인 H_2CO_3가 되고 또한 H_2CO_2는 H^+와 HCO_3^-로 해리되어 조직의 H^+농도를 증대시키므로 pH를 감소시킨다.

$$H_2CO_2 \rightleftharpoons H^+ + HCO_3^-$$

이때 형성되는 H^+는 Hb.의 E7에 위치된 distal histidine residue의 imidazole ring에 결합되어 Hb.과 O_2의 친화도를 떨어뜨린다. 그러므로 탄산가스 농도가 높고 $[H^+]$가 증가하면 모세혈관내의 oxyHb.에서 O_2의 해리를 더욱 촉진시킬 수 있다. 한편, 폐의 모세혈관에서 탄산가스가 배출되어 혈액의 pH가 상승되므로 혈색소의 산소 친화성이 감소된다. 이와 같이 pH와 CO_2농도가 혈색소의 산소 결합과 방출에 미치는 효과를 발견한 덴마크의 생화학자 Christian Bohr의 이름을 따서 보어효과(Bohr effect)라 부르고 있다. 보어효과는 혈색소에 산소가 결합하는 일보다 혈색소 분자 산기의 pK가 변화하기 때문에 일어나는 것으로 생각되고 있다. Heme철에 산소가 결합하는 것에 의해 영향받는 산기를 산소-결합된 산기(oxygen-linked acid group)라 부른다.

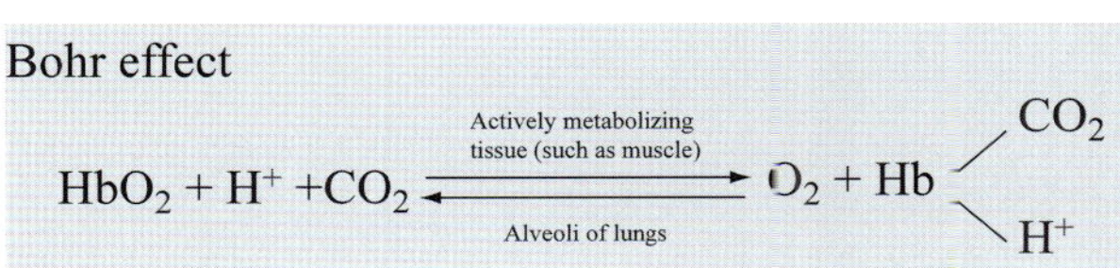

④ 일산화탄소(CO): 혈색소는 일산화탄소와의 친화력이 산소보다 약 200배 크며, 일단 결합하면 잘 해리되지 않는다. 따라서 공기 중의 일산화탄소가 산소의 1/20만 있어도 혈액내 혈색소의 1/2은 산소를 운반하지 못하기 때문에 조직세포는 산소 부족 상

태에 빠진다. 또한 half-life가 길기 때문에(5~8시간) 혈색소의 협동작용이 나타나지 않는다.

⑤ 2,3-DPG(2,3-diphosphoglycerate): 2,3-DPG는 deoxyhemoglobin에 결합하여 산소와의 친화성을 저해시킨다. 정상 성인이 해발 3,657 m가 되는 높은 곳으로 이동하면 2~3시간 이내에 적혈구 내의 2,3-DPG농도가 상승하여 혈색소와 결합되고 산소와의 친화성이 감소되어 조직으로의 O_2전달이 보다 용이해진다(그림 3-32).

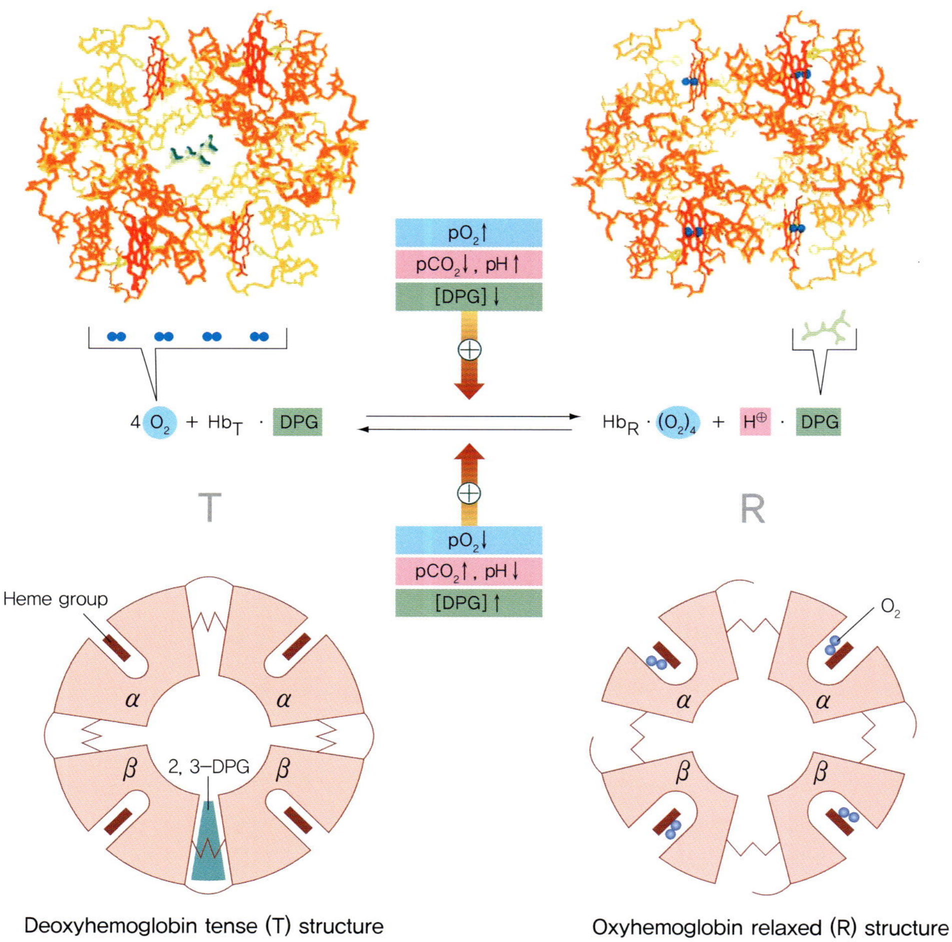

그림 3-32. 혈색소의 산소 친화성과 2,3-DPG와의 관계

2) 탄산가스(CO_2) 운반

세포의 최종 대사산물은 CO_2와 물이다.

대사 결과 생산된 CO_2는 물에 용해된 상태로 혈액 내로 확산되어 정맥혈로 되며 정맥혈액에 함유된 CO_2는 주로 적혈구에 의해 폐로 운반된다. 심박출량이 1분에 5 L라면 혈액 1 L당 52 mL의 CO_2가 폐로 운반되는 셈이다. 적혈구에 의해 운반되는 CO_2의 양은 전혈에 의해 운반되는 양의 90%를 차지하고 이 중 적혈구 세포질에 용해되어 운반되는 것이 9%, 중탄산염 형태가 78%, 혈색소와 결합된 carbamino Hb.형태가 13%가량이다(그림 3-33).

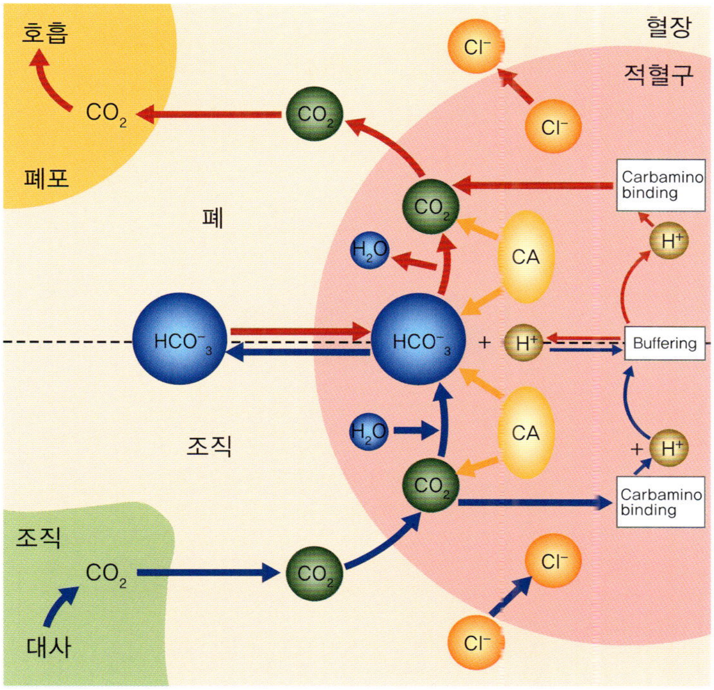

그림 3-33. 조직과 혈액에서의 적혈구 가스 교환과 탄산가스 운반

(1) 용해된 탄산가스(dissolved CO_2)

CO_2가 O_2보다 물에 대한 용해도가 약 20배 높기 때문에 용해된 기체는 O_2보다 CO_2가 항상 많다. 물리적으로 용해된 형태로 운반되는 CO_2의 양은 전체의 약 9% 정도이다.

(2) 중탄산염(HCO_3)

대부분(약 78%)의 CO_2는 HCO_3^-의 형태로 운반된다. 다음 반응식에서 보는 바와 같이 CO_2는 물과 반응하여 H_2CO_3를 형성할 수 있는데 이 과정은 탄산 탈수소효소(carbon anhydrase; CA)에 의해 촉매된다.

$$CO_2 + H_2O \xrightleftharpoons{\text{탈산탈수소효소}} H_2CO_3 \xrightleftharpoons{\text{탈산탈수소효소}} H^+ + HCO_3^-$$

탄산 탈수소효소는 적혈구 내에 많아서 적혈구 내로 확산되어 들어온 CO_2는 이 효소의 도움으로 반응률이 촉진되어 약 1초 이내에 H^+와 HCO_3^-로 전환된다. 적혈구 내 유리 HCO_3^-이온은 적혈구 내로 들어오는 혈장 Cl^- 이온과 교환되어 혈장으로 방출된다. 이러한 현상을 'chloride shift'라고 한다. 이때 H^+은 적혈구 내 deoxyhemoglobin에 결합되어 제거되므로 혈액의 pH가 크게 변화되지 않는다. 혈장으로 빠져나간 HCO_3^- 이온은 혈장 내 Na 이온과 결합하여($NaHCO_3$) 탄산가스 분압이 낮은 폐로 이동하게 되며, 여기에서 다시 HCO_3^- 이온은 적혈구 내로 들어와 신속하게 CO_2와 H_2O로 전환되어 호흡에 의해 몸 밖으로 나가게 된다.

(3) Carbamino 화합물

혈액 내 총 CO_2 중 13%는 혈색소나 혈장 단백질의 amino기(NH_2)와 결합하여 carbamino 화합물의 형태로 운반되는데 대부분(90%)은 혈색소와 결합되고 나머지 10%만이 혈장 단백질과 결합된다. 이 반응식은 다음과 같다.

$$Hb\text{-}NH_2 + CO_2 \rightleftharpoons Hb\text{-}NH\text{-}COO^- + H^+$$

3) 후천성 기능이상 혈색소(Acquired nonfunctional hemoglobin)

후천성 기능이상 혈색소는 혈색소에서 산소운반을 허락한 분자를 생산하는 것이 사후 변위적(posttranslationally)으로 바뀐 것으로 저산소증(hypoxia)이나 청색증(cyanosis)을 야기한다(표 3-4).

표 3-4. Abnormal Acquired Hemoglobins

Hemoglobin	Acquired Change	Abnormal Function	Lab Detection
Methemoglobin	Hb iron in ferric state	Cannot combine with oxygen	Demonstration of maximal band at wavelength of 630 nm; chocholate color blood
Sulfhemoglobin	Sulfur combined with hemoglobin	1/100 oxygen affinity of HbA	Absorption band at 620 nm
Carboxy-hemoglobin	Carbon monoxide combined with hemoglobin	Affinity for carbon monoxide is 200 time greater than for oxygen	Absorption band at 541 nm

저산소증은 조직에서의 산소량이 불충분한 상태이고 저산소혈증(hyooxemia)은 동맥혈의 산소량이 PO_2〈80 mmHg로 불충분한 것을 말한다. 청색증은 혈액 중의 환원 혈색소량이 5 g/dL 이하로 존재함으로써 피부의 색이 푸르게 나타나는 것을 말한다.

(1) Methemoglobin (Met-Hb)

Methemoglobin은 제2철염(ferric, Fe^{3+})으로 산화된 철을 가진 혈색소로 산소와 결합할 수 있는 능력이 없다. Methemoglobin은 혈액의 산소 운반능력이 감소될 뿐만 아니라 남아있는 정상혈색소의 산소 친화성도 증가된다. 그 결과 산소 방출이 한층 더 부족하게 된다(표 3-5).

표 3-5. Erythrocyte Systems Responsible for Methemoglobin Reduction

Rank in Order of Decreasing Methemoglobin Reduction	System
First	NADH methemoglobin reductase(also known as cytochrome b5 methemoglobin reductase, diaphorase I, DPNH-diaphorase, DPNH dehydrogenase I, NADH dehydrogenas, NADH methemoglobin-ferrocyanide reductase)
Second	Ascorbic acid
Third	Glutathione
Fourth	NADPH methemoglobin reductase

정상적으로 methemoglobin의 1.5% 이하가 매일 혈색소의 자가 산화작용(auto-oxidation)에 의해 만들어진다. 이 비정상적인 색소 농도는 혈액의 산소 운반능력을 미미하게 감소하므로 해롭지 않다. 고농도의 축적은 여러 가지의 환원 과정에 의해 조절되어진다.

이 환원과정 중에 가장 중요한 것은 NADH methemoglobin환원효소로 methemoglobin의 환원율이 60% 이상이다.

Methemoglobin의 증가가 보이는 것은 산화물(예로 아질산염, nitrites)이나 약물에 노출되었을 때이다. 이 화학물질이나 약물은 아주 소량이라도 혈색소의 많은 양을 산화시킬 수 있다. 만약 이 공격물질을 제거하면 methemolobinemia는 24~48시간 안에 사라진다. 또한 methemoglobin의 과도한 생산이 있을 때나 또는 methemoglobin 생산(대개 유전적인 결함으로 혈색소분자의 globin 부분에 구조적 이상이 원인인 유전적 Hb M 질병)능력의 감소가 있을 때도 증가한다.

유아에서는 성인보다 methemoglobin 생산이 더 허용되는데 그것은 HbF가 더 쉽게 methemoglobin으로 전환되며 또한 유아 적혈구들은 환원효소가 감소되어 있기 때문이다. 고농도의 질산염(nitrates)이 들어있는 음식(시금치, 당근 등)이나 약물 및 물이 methemoglobinemia의 원인이 될 수 있고, 아닐린이 포함된 색소레용을 먹었을 때도 야기될 수 있다. Methemoglobin의 농도가 10% 이상(1.5 g/dL 이상)이면 청색증으로 발전하고, 반면 30~40% 이상이면 저산소증이 된다.

후천적 Methemolobin은 공격물질의 제거나 ascorbic acid나 methylene blue를 투약하면 NADPH 환원효소에 의해 빠르게 환원되어 치료될 수 있다. Methemoglobinemia는 또한 위에서 언급한 환원과정에서 선천적인 결함의 결과일 수도 였고 또는 HbM 같은 유전적 혈색소 변종의 결과 일수도 있다. NADH methemoglobin 환원효소의 비정상이나 결핍이 가장 심한 methemoglobinemia의 원인이다. 이 상태에서 청색증은 출생 후 관찰되며 methemoglobin 농도는 10~20%에 달한다. 이 아동들에서는 증가된 조혈작용에 뒤이어 정상 혈색소 농도보다 많아진 결과로 정상 혈색소의 산소친화성이 증가한다.

유전적 결함에 의한 methemoglobinemia는 ascorbic acid나 methylene blue로 치료 시 환원되지 않는다.

Methemoglobin은 분광 광전광도계로 pH 7.0~7.4에서 파장 620~640 nm(630 nm) 범위에서 정점을 보이므로 검출할 수 있다. Methemoglobin은 갈색~청색으로 산소에 노출되어도 붉은 색으로 되돌아가지 않는다. 만약 혈액 내에서 증가되면 산소 해리곡선은 좌방 이행되고 산소는 조직 속으로 능률적으로 운반되지 못한다.

(2) Sulfhemoglobin (S–Hb)

Sulfhemoglobin은 혈색소의 4개의 heme(Fe^{2+}) 각각에 sulfur 원자가 결합될 때 형성되는 안정한 화합물이며, 약물이나 sulfonamides, phenacetin, acetanilide, phenazophridine 그리고 trinitrotoluene 같은 화합물에 의한 혈색소의 불가역성 산화작용에 의해 형성되는 화학적으로 변형된 혈색소이다. 체외에서 혈색소에 hydregen sulfide를 첨가하던 형성될 수 있는 greenish 색소이다. 산소 운반에는 효과가 없어(변형되지 않은 혈색소보다 산소 친화성이 100배 낮음), 농도가 증가된 환자는 청색증이 나타난다. Sulfhemoglobin은 변형되기 전의 혈색소로 전환되지 않아 적혈구가 순환계로부터 제거될 때까지 존재하게 된다. 또한 심한 변비증(constipation)이나 clostridium welchii의 균혈증에서도 발견된다. 일산화탄소(CO)와 결합하여 carboxysulfhemoglobin을 형성할 수 있다. 정상범위는 2.2%를 초과하지 않고, 청색증은 3~4%를 초과해야 생긴다. Sulfhemoglobin은 methemoglobin과 유사하여 분광흡수대는 620 nm가 정점이다. 확진검사는 전기영동에 의해 이루어지며, cyanmethemoglobin 법으로는 측정되지 않는다. 치료는 공격물질을 회피하는 것이다.

(3) Carboxyhemoglobin (CO-Hb)

Carboxyhemoglobin은 일산화탄소(CO)가 혈색소의 heme 철(Fe^{2+})과 가역적으로 결합하여 생긴다. 혈색소는 비록 CO가 산소에 비해 아주 천천히 결합하지만 CO와의 친화성은 산소에 비해 200배 이상 강하고, 결합은 훨씬 굳어 deoxyhemolobin으로부터 산소가 방출되는 것보다 10,000배 이상 느리게 방출된다. 그러면 혈색소가 조직으로 산소를 방출하기가 어려워져 산소해리곡선이 좌방 이행하는 효과를 가져오게 된다. 냄새도 없고 색도 없는 CO에 중독되면 혈색소와 산소의 친화성이 증가되어 혈액 내에 산소량은 증가하지만 모든 산소가 혈색소에 결합되어 조직으로 방출되지 않기 때문에 인체는 정상 산소 분압이 유지되고 있는 동안 심한 저산소혈증으로 조직 손상이 일어날 수 있다. 그래서 CO를 'silent killer'라고 부른다. 정상적으로 혈액은 heme 이화작용 동안 생성된 CO로부터 만들어진 적은 양(0.2~0.8%)의 carboxyhemoglobin을 운반한다. 신생아는 10~12% 정도의 높은 수치를 보이는데 이는 호흡기계가 아직 덜 발달되어 있기 때문이다.

Carboxyhemoglobin의 정상 농도는 개인의 흡연 습관이나 환경에 의해 다양하다. 외인적 CO는 자동차의 배기가스나 석탄, 가스, 숯불 그리고 담배연기와 같은 산업오염물들에서 파생된다. 도시 주민은 시골 주민보다 자동차나 산업 오염물로부터 생성된 CO 때문에 더 높은 농도를 가진다. 흡연가들은 4~20% 농도로 다양하다.

급성 carboxyhemoglobinemia는 불가역적 조직 손상과 무산소증으로 죽음을 야기한다. 만성 carboxyhemoglobinemia는 증가된 산소 친화성과 다혈구증을 동반한다.

CO 농도가 10~30% 정도이면 두통, 구역질, 현기증, 흉통 등이 생기며, 30~50% 정도면 중증 두통, 일반 질병, 전신성 질병, 구토, 호흡곤란, 빈맥(tachycardia) 등이 생기며, 50% 이상이면 발작이나 혼수상태 및 사망까지 일어날 수 있다.

고농도의 carboxyhemoglobin은 혈액과 피부를 선홍색(cherry-red)으로 보이게 한다. 그러나 고농도의 carboxyhemoglobin이 고농도의 deoxyhemolobin과 함께 있으면 혈액은 purple pink색으로 보인다.

일산화탄소 중독증이 심한 환자들은 고압 산소탱크를 사용하여 치료할 수 있다.

Carboxyhemoglobin은 일반적으로 전혈을 사용하여 분광광도계법으로 측정한다. Sodium hydrosulfite는 혈색소를 deoxyhemolobin으로 환원시키고, 용해산물의 흡수는 555 nm과 541 nm에서 측정한다. Carboxyhemolobin은 541 nm가 가장 큰 흡수대이다.

7 적혈구 파괴(Erythrocyte Destruction)

6~8 μm의 크기와 biconcave disc shape를 갖는 적혈구는 골수에서 RNA를 잃어버리고 순환계로 들어가는 순간부터 120일 동안 200~300 miles을 돌아다니며 산소 운반에 관여한다. 그 활동 결과로 혐기적 해당과정에 의한 ATP생산이 감소되므로 노화과정이 일어나 노쇠해지기 시작한다. 즉, cholesterol과 phospholipids양의 감소로 선택적 투과성이 감소되고, Na^+ 증가와 K^+ 감소 결과로 결국은 막 표면적과 체적의 비가 감소되어 형태학적으로 적혈구의 disc형이 구형으로 되어 용혈되기 쉽게 된다. 막도 표면 IgG가 축적되어 더욱 기능을 방해하며, 내부적으로는 methemoglobin reductase 활성이 중지되어 methemoglobin 축적이 되어 비기능성 철(Fe^{+++})이 축적되는 등 모든 대사 활동이 점차로 중지되어 간다(**표 3-6**).

순환 혈액에서 더 이상 미세혈관을 통과할 수 없게된 노쇠한 적혈구들의 1%가량은 매일 세망내피계(reticulo-endothelial system; RES)의 macrophage에 의해 처리되며, 이 양은 저장 pool인 골수(bone marrow)로부터 어린 적혈구인 망상적혈구(reticulocyte)로 매일 대치된다. RES cells들은 전신의 여러 장기에 다 있으나 특히 비장에 있는 'littoral cell(비장 조직의 건축학적 미로에 위치한 민감한 macrophage)'은 적혈구의 abnormality를 가장 민감하게 감지하여 공격한다. 이것은 비장의 미세해부학적 구조와 독특한 미세혈관의 구조에 의하서 혈장의 volume과 혈액의 흐름속도가 감소되어 오랜 시간 동안 비장의 탐식작용이 있는 RES cells에 적혈구들이 노출되기 때문이다(**그림 3-34**).

표 3-6. 적혈구가 노화되는 동안에 일어나는 변화

Increases	Decreases
Membrane-bound IgG	Several enzyme activities
Density	Sialic acid
Spheroidal shape	Deformability
MCHC	MCV
Internal viscosity	Phospholipid
Agglutinability	Cholesterol
Na^+	K^+
Methemoglobin	Protoporphyrin
Oxygen affinity	

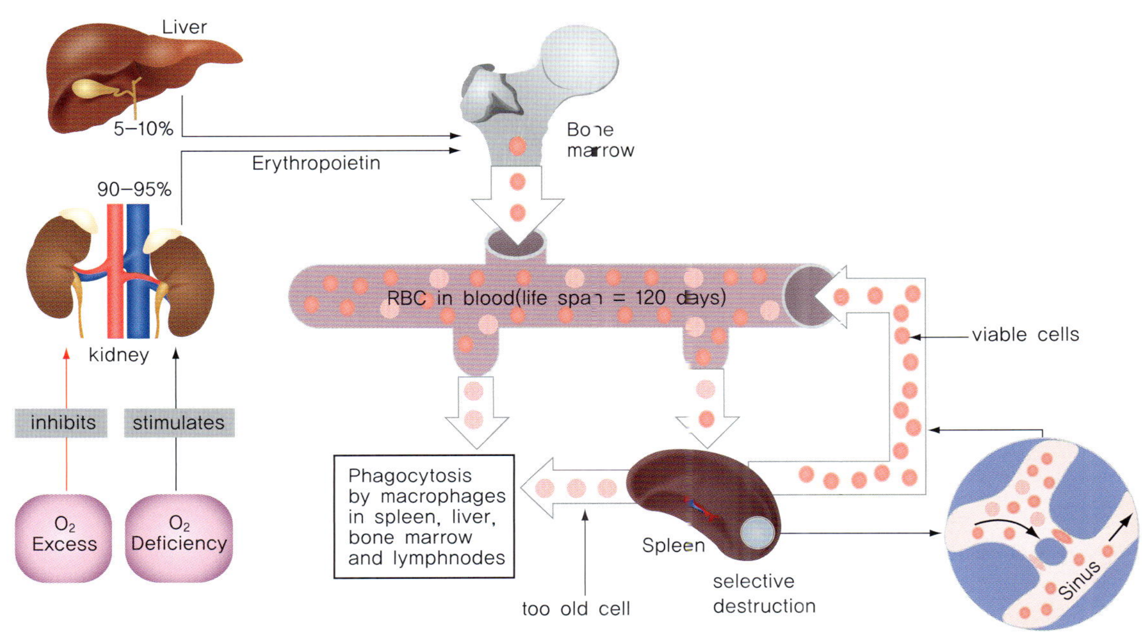

그림 3-34. 적혈구 합성과 파괴

적혈구 파괴는 이와 같이 비장에서 파괴(혈관 외 용혈)되는 것과 혈관 내에서 직접 파괴되는 것(혈관 내 용혈)으로 나누어 생각할 수 있다.

1) 혈관 외 용혈(Extravascular hemolysis)

노쇠 적혈구의 파괴는 90%가 혈관 외 용혈 과정에서 일어난다(**그림 3-35**).

이 과정 동안에 늙고 손상받은 적혈구들은 RES cells에 의해서 탐식되어 그들 세포내의 강한 소화효소들(lysosomes내의 lysozymes)의 작용에 의해 소화되어진다. 혈색소 분자는 해체되어 주로 3가지 성분(철, globin, heme)으로 분해된다.

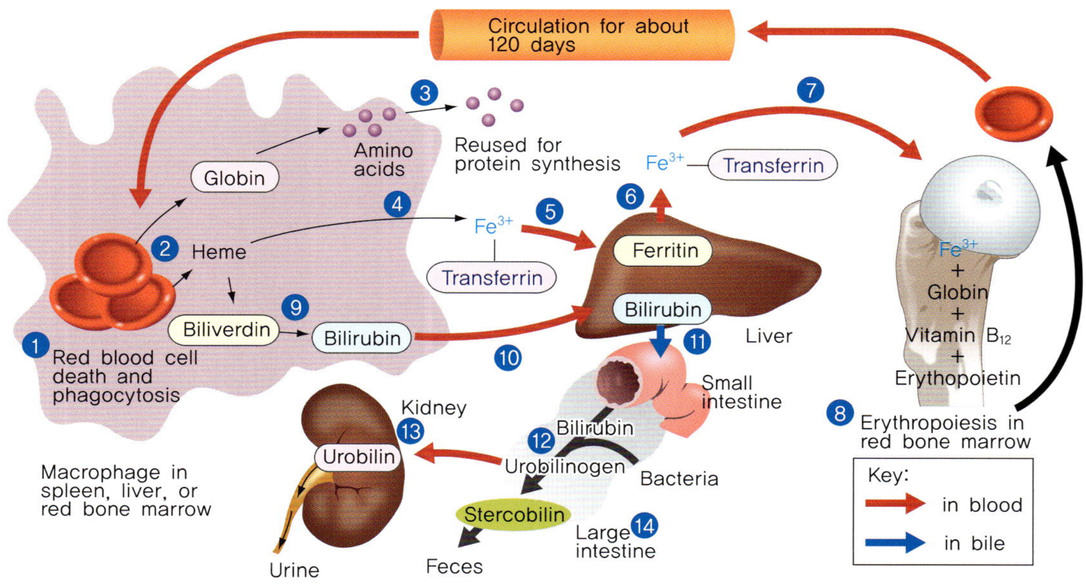

그림 3-35. 혈관외 용혈과정과 혈색소 파괴

① 철(Fe^{++})은 산화되어 Fe^{+++}로 되며 혈장 단백 운반체인 transferrin에 결합되어 간 세포 및 저장기관으로 운반되어져 저장된 후 다시 이용된다.

② Globin은 아미노산으로 분해되어 생체 내의 아미노산 pool로 운반되어 저장된 후 다시 이용된다.

③ Heme은 철분이 빠져나간 후 남은 protoporphyrin ring은 과립체성 heme 산화효소(microsomal heme oxygenase)의 작용으로 구성체의 methylene기($-CH_2^-$) 연결부위가 깨지면서 한 분자의 CO_2와 한 분자의 biliverdin(녹색소)으로 전환된다. 열려진 tetra pyrrole체인 biliverdin은 biliverdin reductase와 NADP의 작용으로 bilirubin(황색소)으로 환원된다. 이 bilirubin을 유리형 bilirubin(indirect reacting or unconjugated bilirubin)이라 하며 물에 잘 녹지 않고 혈장 내에서 albumin과 결합하여 간으로 운반되므로 소변에서는 잘 발견되지 않는다. 간으로 들어온 bilirubin은 간 실질세포에서 만들어진 glucuronic acid 두 분자와 결합하여 bilirubin diglucuronide(direct reacting or conjugated bilirubin)가 되어 intestine 속으로 bile과 함께 배설된다. Intestine 내로 들어온 bilirubin diglucuronide는 장내세균의

효소작용으로 urobilinogen으로 전환되어 대부분 대변으로 배설된다. 그리고 일부(약 20% 가량)는 문맥(portal vein)을 통하여 신장으로 들어가 여과된 다음 소변으로 배설된다. 이 두 종류의 direct와 indirect bilirubin은 혈장에 존재하며 대개 용혈된 양을 측정하기 위해서 사용된다.

2) 혈관 내 용혈(Intravascular hemolysis)

정상 적혈구 파괴의 5~10%만이 혈관 내 용혈의 과정을 통해서 일어난다. 순환 혈액 내에서 파괴된 적혈구로부터 용출된 혈색소는 직접 단백질 운반체인 haptoglobin과 결합한다. 혈색소-haptoglobin 복합체는 신장에서의 혈색소 배설을 막고 더 대사가 이루어지도록 간세포로 이 dimers를 운반한다. 간으로 들어온 혈색소-haptoglobin 복합체는 위의 혈관 외 용혈과정을 거쳐 제거된다(**그림 3-36**).

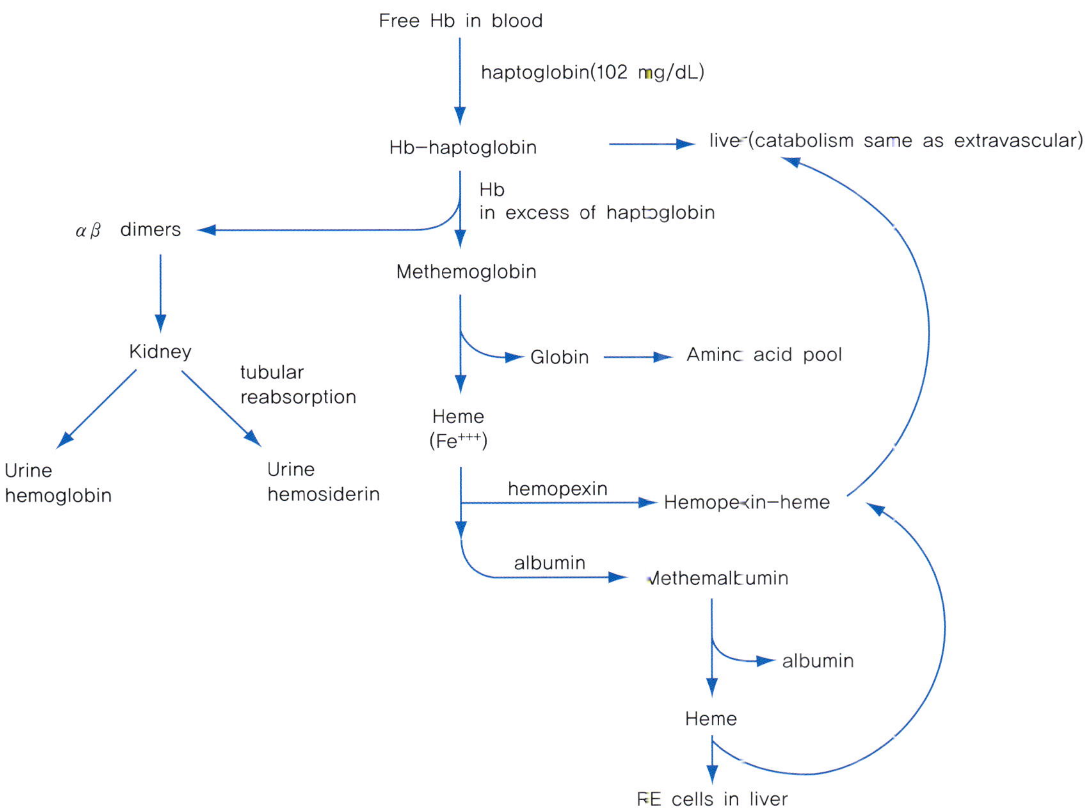

그림 3-36. 혈관 내의 용혈 과정

그러므로 혈장 내 haptoglobin은 용혈의 정도에 따라 감소된다. 이것은 1~2 mL의 적혈구가 혈관 내에서 용혈되었다면 혈장 haptoglobin양은 전부 소모되어진다는 것이다. 정상적으로 혈장내 haptoglobin양은 50~200 mg/dL로서 hemoglobin dimer와 결합이 가능하다. Haptoglobin이 고갈되면 unbound hemoglobin dimer가 혈장에 나타나는 hemoglobinemia

가 되며, 이것은 신장에서 여과되어져 renal tubular cells에 의해서 재흡수되어진다. 신장에서의 재흡수 능력은 5 g/day이다. 이 능력 이상 초과하면 소변에 free hemoglobin이 나타나는 hemoglobinuria가 된다. Hemoglobinuria는 언제나 hemoglobinemia와 연관된다. 정상 혈장 내 혈색소량은 약 2~5 mg/dL인데, free hemoglobin이 과도한 혈관 내 용혈의 결과로 방출되었을 때 초래된다. 용혈의 양과 혈색소의 type에 따라 혈장과 소변의 색은 pink, red, 혹은 brown 등으로 나타난다.

두 가지 혈색소 pigments는 oxyhemoglobin과 methemoglobin인데 소변이 acidic할 때 urinary tract에서 혈색소의 auto-oxidation에 의해 생긴다. Oxyhemoglobin은 bright red이고 methemoglobin은 dark brown이다. 그러므로 소변의 색은 용혈된 양과 이 두 가지 pigments의 상대적인 비율에 의존된다. Oxyhemoglobin은 alkaline urine에서 우세하고 methemoglobin은 acidic urine에서 우세하다. 신장을 통해서 제거되지 않았거나 haptoglobin과 결합되지 못하고 혈장 내 존재하는 혈색소는 methemoglobin으로 산화되고 더 나아가 metheme(ferriheme)과 globin으로 분해된다. Free metheme은 재빨리 다른 운반 단백질인 hemopexin과 결합하여 이전에 설명했던 것과 같이 간 세포로 운반되어져 처리된다. Hemopexin과 metheme의 결합 능력은 50~100 mg/dL이고, 이 값을 초과했을 때 metheme groups은 albumin과 결합되어 methemalbumin을 형성하게 된다.

Albumin은 metheme을 분해시킬 수 있는 간 세포(hepatocyte)의 막을 통과할 수 없다. 그 결과로 methemealbumin은 간에서 단백 운반체인 여분의 hemopexin을 만들 때까지 순환 혈액 내에 존재한다. 순환 혈액 내 methemealbumin은 혈액이나 혈장의 색을 갈색으로 나타나게 한다. 용혈과 연관된 여러 가지 단백 운반체의 종류는 **표 3-7**과 같다.

정상인의 혈관 내 용혈은 적혈구의 노쇠에 의한 결과이며, 너무도 적은 양이기 때문에 haptoglobin만으로 처리될 수 있어 haptoglobin이 고갈되는 일은 드물다.

Hemeglobinemia와 hemoglobinuria는 여러 가지 용혈성 빈혈(hemolytic anemia)에서 나타날 수 있는 과다한 혈관 내 용혈이 있을 경우에만 생긴다.

계속적인 과다한 혈관 내 용혈이 있으면 다음과 같은 상태가 생긴다.

① Indirect bilirubin의 증가
② Haptoglobin과 hemopexin의 고갈
③ Lactate dehydrogenase(LD)의 isoenzymes I과 II의 증가
④ Reticulocyte 수 증가
⑤ Methemalbumin 출현
⑥ Iron 저장의 증가
⑦ 골수의 이상 증식이 일어난다.

표 3-7. 단백질 운반체

Protein	Substance Carried
Transferrin	Iron
Hpatoglobin	Hemoglobin dimers
Hemopexin	Metheme
Albumin	Bilirubin, metheme

8 철 대사(Ferrous Metabolism)

철(iron, Fe)은 성인 체내에 약 3~6 g 들어 있다. 이 중 80~70%(66%)는 혈색소 철이고, 30% 전 · 후가 저장철(storage iron)로 조직(간, 골수, 비장, 근육 등)내에 존재한다. 나머지 극히 적은 부분이 혈청철(serum iron), 함철효소, myoglobin에 포함되어 있다(그림 3-37). 철은 적혈구의 혈색소 내에서 산소 운반의 기능을 하며, 세포 호흡 등 생리과정에 필수적인 금속이다.

철 대사의 특징은 자급자족의 대사계 즉 폐쇄된 대사계를 이룬다는 것이다. 체내의 철은 반복해서 재사용되므로 정상인의 체내 철 양은 동요가 작으며 거의 일정하게 유지된다.

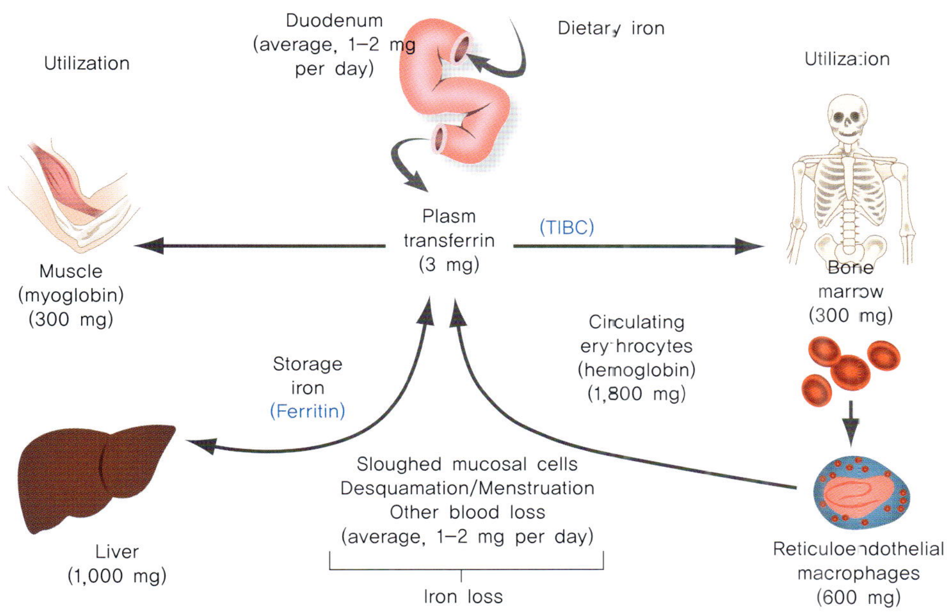

그림 3-37. 체내 철의 분포와 저장

1) 철의 흡수(Absorption of Iron)

음식물 중에는 하루 흡수되는 철량(0.9~1.3 mg)의 10~20배의 양을 가지고 있으나, 5~10%만 흡수되고 나머지는 모두 배설된다. 철 흡수의 조절 기전은 아직 정확히 알려지지는 않았지만, 음식물 중의 ascorbic산과 위액의 유리 염산에 의한 산도에 의하여 유리 철 이온(free ferrous)으로 변하거나 그 외의 물질(cysteine과 같은 SH기를 갖는 음식물 중의 단백질)에 의해 유리 철 이온으로 변해 장의 점막세포(mucosal cell)에서 흡수되어진다(그림 3-38, 39).

과조혈 과정으로 체내 철 양이 많을 때는 철 흡수량이 감소되고, 한편 조혈 기능이 상승될 때는 흡수가 증가된다. 식품 중의 철은 heme철과 none-heme철로 분류되는데 heme철은 혈색소, myoglobin으로부터 유래되어 철-porphyrin 화합물 상태로 장관에서 흡수되며,

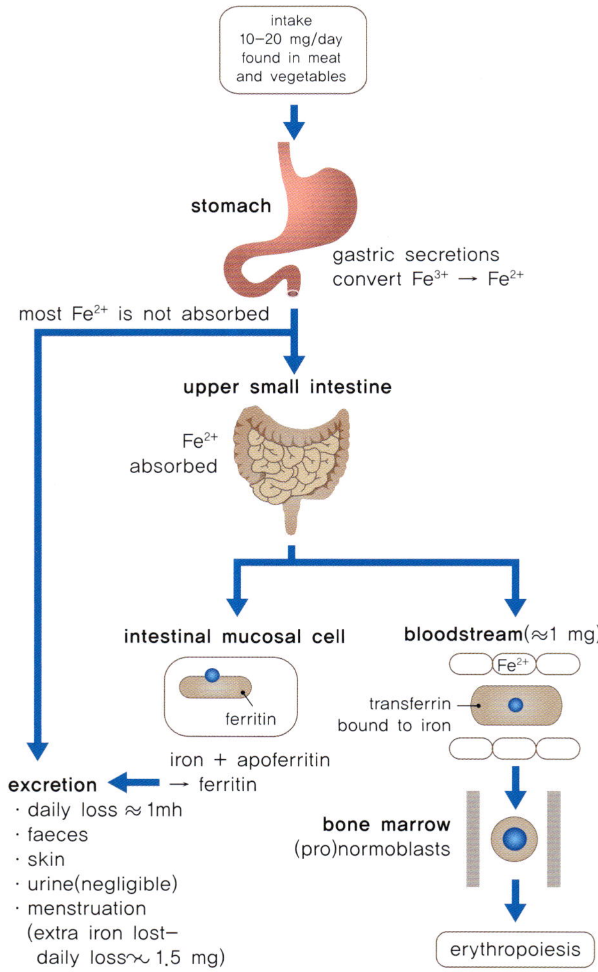

그림 3-38. 철의 흡수와 배설

소장 상피세포 내에서는 heme이 파괴되어 철을 유리한다.

None-heme철은 먼저 위산에 의해 2가 철(Fe^{++})의 상태로 흡수된다. 그 흡수율은 개인의 철 활용 상태에 따라 다르나 대개 정상인은 15~25%이나 철 결핍 시에는 35% 정도로 증가한다. None-heme 철의 흡수 촉진인자로는 비타민 C 및 식육성분이 있고, 방해인자로는 차의 탄닌산, 난황의 phosvitin, 곡류의 phytic acid, 제산제 등이 있다.

2) 철의 대사 회전(Iron metabolism cycle)

적혈구는 매일 약 1% 정도 파괴되고 또한 재생된다. 약 6 L의 혈액을 가지고 있는 정상인은 적혈구 내에 약 2.5 g 정도의 철을 가지고 있다. 이 중 0.8%인 20 mg의 철은 혈색소의 붕괴와 재생에 이용되고, 나머지 5 mg의 철은 기타의 대사과정에 이용된다. 적혈구 1 mL에는 1 mg의 철이 포함되어 있다.

저장철은 세망내피계의 대식세포나 간 세포에 ferritin(철이 apoferritin이란 단백질과 결합된 것)으로 대부분 존재하고, ferritin보다는 적은 비율로 더 복잡한 저장형인 hemosiderin

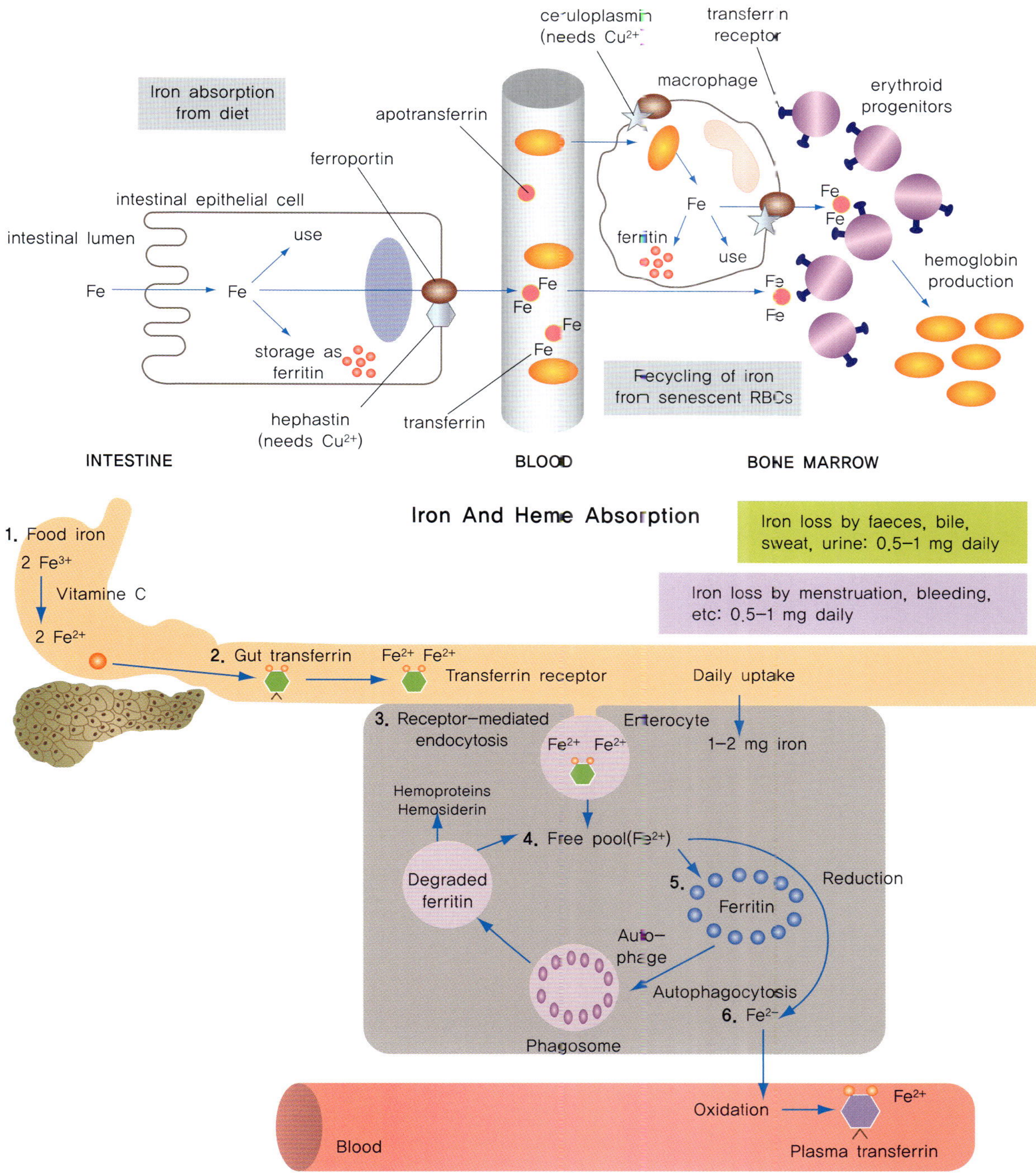

그림 3-39. 체내 철의 기본 대사작용과 장 점막세포에서의 철의 흡수

으로써 존재한다(**그림 3-40**).

혈장에서의 총 철량은 평균 110 μg/dL(또는 19.7 μmol/L)이다. 대부분은 transferrin과 결합되어 있는데, 이 transferrin은 330 μg/dL의 철과 결합할 수 있으므로 총 철량의 1/3이 포화 상태로 있게 된다(**그림 3-41**). 그리고 아주 적은 양이 ferritin과 결합한다. 혈장(또는 혈청) ferritin은 남자에서는 100 μg/dL이며, 여자는 더 적어 50 μg/dL가량이다. 만약 혈청

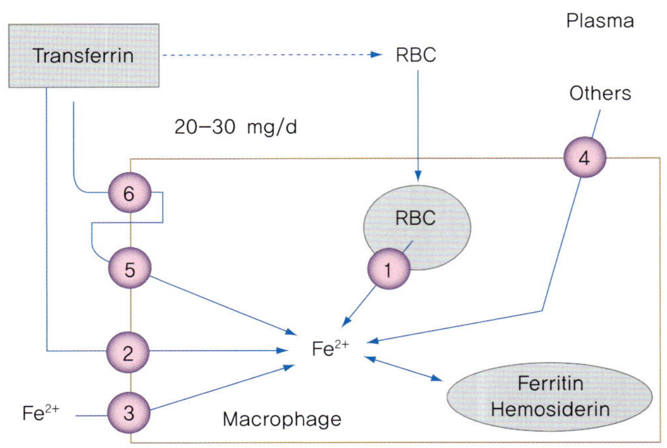

Manin pathways of iron storage and exportation by macrophages in mammals.
1: NRAMP-1; 2: TfR1; 3: DMT-1;
4: Others: others: bacteria, lactoferrin, hemoglobin-haptoglobin, heme-hemopexin; 5: Ferroportin (Ireg-1); 6: Hephaestin

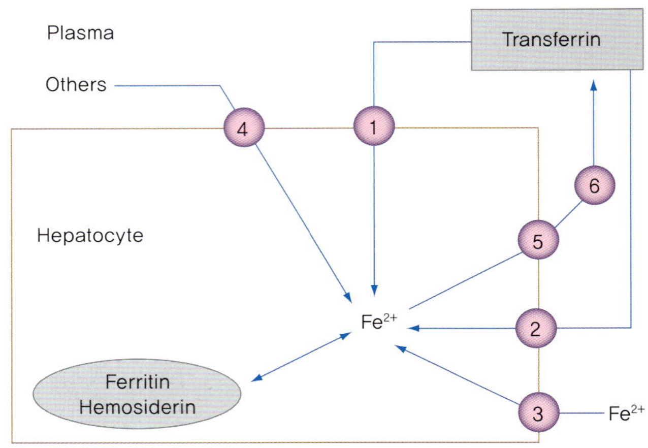

Manin pathways of iron storage and exportation by macrophages in mammals.
1: TfR1; 2: TfR2; 3: DMT-1;
4: Others: hemoglobin, heme, ferritin; 5: Ferroportin (Ireg-1);
6: Ceruloplasmin

그림 3–40. 대식세포와 간 세포에 의한 철의 저장과 방출

ferritin이 조직 ferritin(20~25%)과 같은 비율의 철로 구성되어 있다면, 혈장 철은 정상적으로 20 μg/dL의 철을 가지게 된다. Transferrin과 결합된 3가 철(Fe^{+++})은 저장기관(남자; 1,000 mg, 여자; 300~500 mg)에 저장되거나, 근육 내에 myoglobin(300 mg)의 상태나 또는 대부분의 체세포에 함철효소(남자; 160 mg, 여자; 130 mg)로 저장된다.

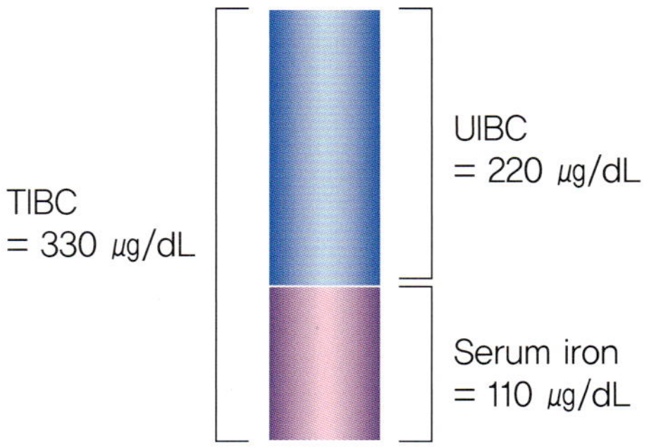

그림 3–41. 혈청철과 철 결합능

3) 철의 수송과 저장 및 조절 (Transportation, storage and regulation of Iron)

철은 2가 상태로 소장에서 흡수되거나 heme 합성에 이용되지만, 운반이나 저장될 때는 3가 상태로 수송 단백질이나 저장 단백질에 결합된다.

(1) 혈장 철 또는 혈청 철(Plasma or serum iron)

혈장 내의 유리 철은 β-globulin영역에 속하는 단백질인 transferrin(Tf.)과 결합되어 있으나 그 결합은 가역적이며, pH에 의존한다(pH 7.0 이상에서는 결합이 완전하고 평형상수 10^{26}~10^{30}으로 극히 강하게 결합되어 있어 생리적 pH 범위나 생체 내에서는 쉽게 철을 유리하여 조직에 보낼 수 있다). 그러나 chelating agents나 Fe^{+++}에 친화성이 강한 salts로는 결합을 떼기가 어렵다. pH 6.5 이하에서는 transferrin과 철은 해리되기 시작하고, pH 5.0 이하에서는 완전 해리된다. 정상치는 평균 100~125 μg/dL이고, 한국인 성인 남자의 정상치는 52.5~225 μg/dL, 여자는 45~202.5 μg/dL이다.

(2) Transferrin (Tf.)

분자량은 약 76,000~80,000 daltons 정도이며, 유전인자는 3번 염색체(3q21-qter)의 long arm에 위치하고 있다. Tf. 1분자는 3가철 2원자와 결합하므로 단백질 1 mg에 대해 1.25 μg의 철과 결합할 수 있는 능력을 가지고 있는데, 철과 결합한 것은 선홍색을 나타낸다. Tf.와 철의 결합체는 안정되어 있어 열이나 효소 분해에 대한 저항성이 있다. 그러나 모든 Tf.가 철과 결합되어 있는 것은 아니고 2/3는 철을 갖고 있지 않은 Tf.도 존재한다. Tf.는 동의어로 siderophilin이라고도 한다. 정상치는 1.8 ~2.6 mg/mL(2.3 mg/mL)이다.

(3) Ferritin

분자량은 400,000 daltons 정도이며, apoferritin(M.W.500,000 daltons)과 철이 결합되어 만들어진다. 단일 분자 중에 2,000~4,300개의 철 원자를 갖고 있는 가장 효력이 있는 즉, 동원 가능성인 철 저장 단백질이다. Ferritin은 ferric hydrophosphate의 micelle을 핵으로 하고 24개의 apoferritin이 주위를 둘러싸고 있다. 정상치는 한국인 성인 남자는 81.5 ng/mL, 여자는 20 ng/mL이다.

(4) **고정 저장철**(Hemosiderin)

Hemosiderin은 철 저장 단백질로 ferritin보다 더 많은 철을 가지고 있다. Ferritin의 apoferritin subunit가 일부 손상되어 중합된 것이 hemosiderin의 micelle이 된다. 단백질 변성의 정도에 따라서 조성이 다르며 철 함량은 37%까지 달한다. 외부로부터 철의 부하가 증가되면 우선 ferritin에 의한 철의 저장이 시작되고, 이어서 hemosiderin의 증량이 일어난다. Hemosiderin 중의 철은 혈색소의 생성에 이용될 수 있으나 그 철의 동원은 ferritin으로부터의 동원보다는 늦다. Hemosiderin은 광학현미경으로 볼 수 있으며 prussian blue염색시 양성 과립으로 나타난다.

(5) **혈색소-철**(Hemoglobin-iron)

철이 적모구나 그물 적혈구로 들어가는 데는 2가지 경로가 있다. 하나는 음세포 작용(pinocytosis)에 의하여 ferritin과 hemosiderin과립 내에 있는 철이 세포 내로 들어가는 것

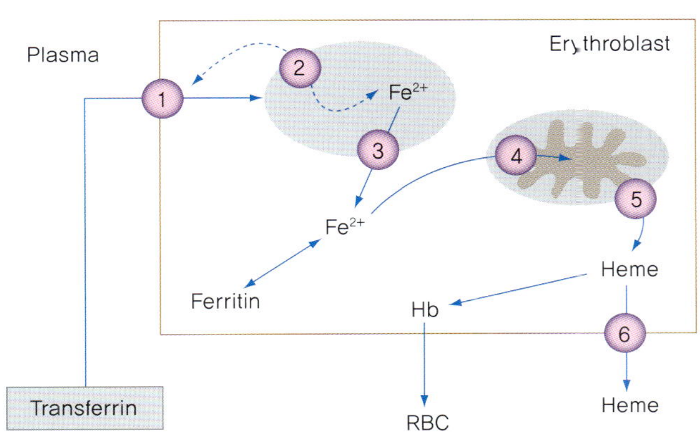

그림 3-42. 적모구(erythroblast)에 의한 철 이용의 주도 경로

이고, 또 하나는 transferrin에 대한 수용체와의 상호작용에 의해서 철이 세포 내로 들어가는 것인데 양적으로는 2번째의 수용체에 의한 반응이 더 중요하다고 할 수 있다(그림 3-42).

3가의 철은 골수 내에서 조혈 과정 중에 2가의 철로 환원되고 최종적으로 mitochondria에서 protophophyrin에 철(Fe^{++})이 들어가서 heme이 된다. 혈색소 1 mg은 3.4 μg의 철을 갖고 있다.

(6) Hepcidin

Hepcidin은 간에서 생성 분비되는 철의 항상성을 조절하는 호르몬이다. Hepcidin의 조절에는 IL-6가 중요한 작용을 하는 것으로 알려져 있다. Hepcidin은 염증에 의해 생산이 촉진되고 철분이 부족할 때 생산이 억제된다. Hepcidin은 장에서의 철분 흡수를 억제하고, 대식세포에서 적혈구 전구세포로의 철분의 전달을 억제시킨다. 즉 만성질환에 의해 IL-6의 농도가 높아지면 hepcidin의 생산이 촉진되고, 이로 인해 장에서의 철분 흡수가 억제되어 골수내의 적혈구 조혈 장애로 빈혈이 발생하게 된다(그림 3-43).

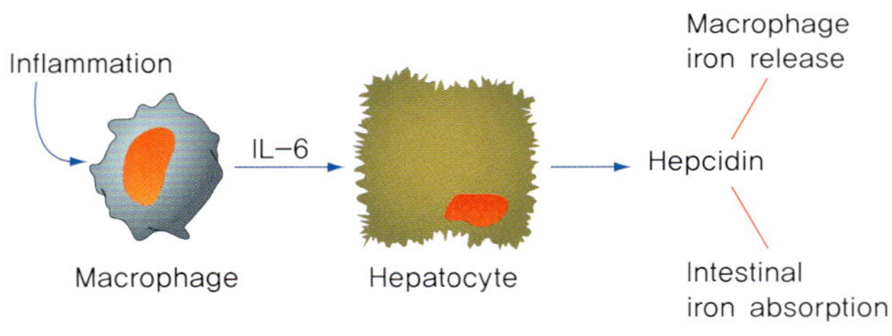

그림 3-43. Hepcidin의 철대사 조절작용

9 적혈구의 형태 변화(Morphological Change of Erythrocyte)

각종 빈혈이나 질병에서는 말초혈액 상에 나타나는 적혈구의 형태가 유의할 만한 변화를 보이는 것을 발견할 수 있다. 이들의 변화된 형태에 각기 이름을 붙이고 그 특성에 대하여 설명하였다(표 3-8).

표 3-8. 적혈구의 형태 이상

Acanthocyte	Cell with irregular, long, asymmetrical projections; sporadically seen with severe liver disease or post-splenectomy; seen with rare disorder of abetalipoproteinemia
Anisocytosis	Variation in size of RBC's
Babesiosis	Similar to ring forms of malaria
Basophilic stippling	Small aggregates of RNA are seen as small blue dots in the RBC; fine stippling may be a feature of reticulocytes; coarse stippling can appear with toxic marrow damage, myelodysplasia, and thalassemias
Elliptocyte	Elongated, elliptical cell; non-specific when occasionally seen; rare disorder of hereditary elliptocytosis
Heinz body	Precipitated Hgb seen as a perimembranous blue dot only after supravital staining; seen with some hemoglobinopathies
Howell-Jolly body	Small, round deeply basophilic nuclear remnant; seen when spleen is absent
Hypochromia	Cells with decreased MCH, typical of iron deficiency
Macrocytosis	Cells with increased MCV, typical of megaloblastic anemias
Malaria	Plasmodium infection seen as 'ring forms', stippling, and gametocytes, depending upon the species
Microcytosis	Cells with decreased MCV, typical of iron deficiency anemia and thalassemias
Pappenheimer body	Multiple, tiny iron containing granular blue dots; seen when spleen is absent and with iron overload
Poikilocytosis	Variation in shape of RBC's
Polychromatophilia	The bluish tint to young RBC's with high RNA content
Reticulocyte	Young RBC's with increased RNA content that can be precipitated by supravital staining for identification and enumeration
Rouleaux	Linear aggregation of RBC's that resembles a stack of coins; seen when surface charge is reduced with increased serum protein, particularly increased fibrinogen or globulin
Sideroblast	Non-nucleated RBC with stainable iron
Spherocyte	Small, round dense cell without central pallor; suggests extravascular (splenic) hemolysis in previously normal persons; with hereditary spherocytosis there is increased osmotic fragility
Schistocyte	Fragmented, irregularly shaped seen with intravascular hemolysis such as microangiopathic hemolytic anemias (DIC, TTP). A variant called a "helmet cell" appears cut in half
Sickle cell	Curved, banana-shaped cell with pointed ends found in sickle cell disease from aggregation of Hgb S
Stomatocyte	Cell with slit-like central pallor; occasional stomatocytes are non-specific or an artefact; many are seen with rare hereditary stomatocytosis
Target cell	Cell with central and peripheral staining with intervening pallor due to increased redundancy of RBC membrane; seen with liver disease, in some thalassemias, and with Hgb C
Tear drop cell	Cell pinched at one end, prominent in myelofibrosis and myelophthisic conditions

1) 크기의 변화(Variation of size)

(1) 정상 적혈구 (Normocyte)

6~8 μm의 직경을 갖는 정상적인 크기의 세포로 discocyte라고도 한다(그림 3-44).

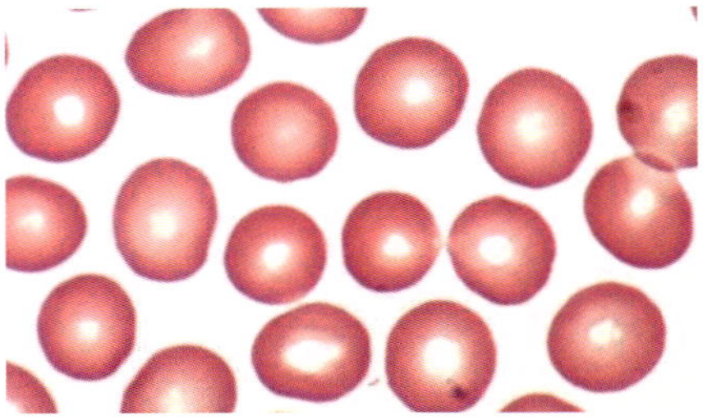

그림 3-44. 정상 적혈구

(2) 거적혈구 (Megalocyte)

직경 9~12 μm의 크기를 갖는 세포로, 통상 엽산이나 비타민 B_{12}결핍에 의한 것이다. 대개 혈색소 농도는 정상이나 세포의 두께가 증가하기 때문에 세포의 염색성이 증가한 것으로 보인다(고색소성; hyperchromic)(그림 3-45).

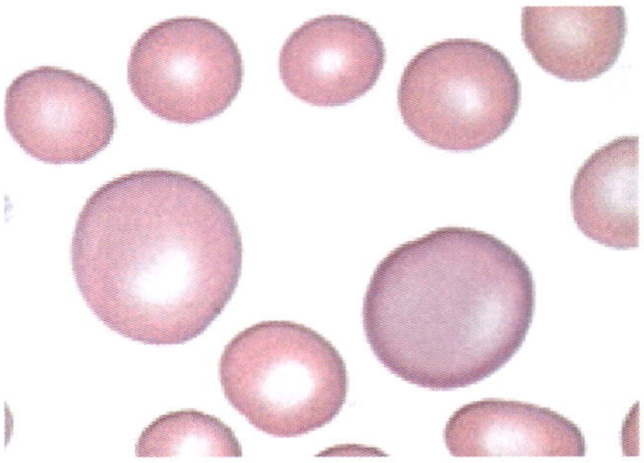

그림 3-45. 거적혈구

(3) 대적혈구 (Macrocyte)

직경 8 μm를 넘는 세포로 비타민 B_{12} 혹은 엽산 결핍에 의해 만들어진다고 보여지며, 대개는 초생체 염색에서 그물 적혈구로 확인되는 유약 적혈구이다(그림 3-46).

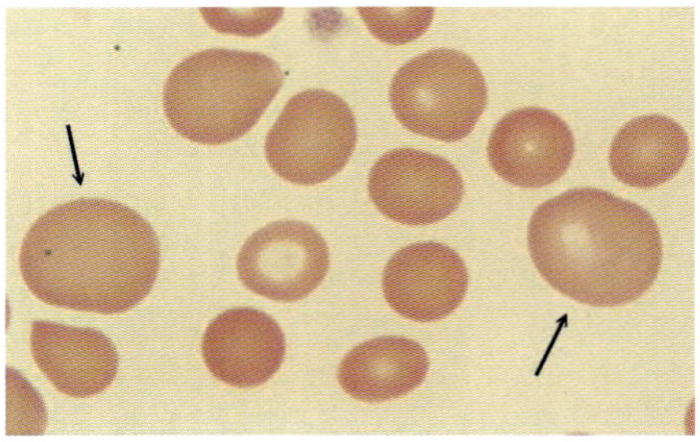

그림 3-46. 대적혈구

(4) 소적혈구 (Microcyte)

직경 6 μm 이하의 크기를 갖는 세포로 대개 철 결핍에 의해 만들어진다. 혈구 중심의 창백부분(central pallor)이 확대되어 있어 저색소성(hypochromic)으로 보이므로 같은 크기의 구상 적혈구(spherocyte)와 구별하기 쉽다(그림 3-47).

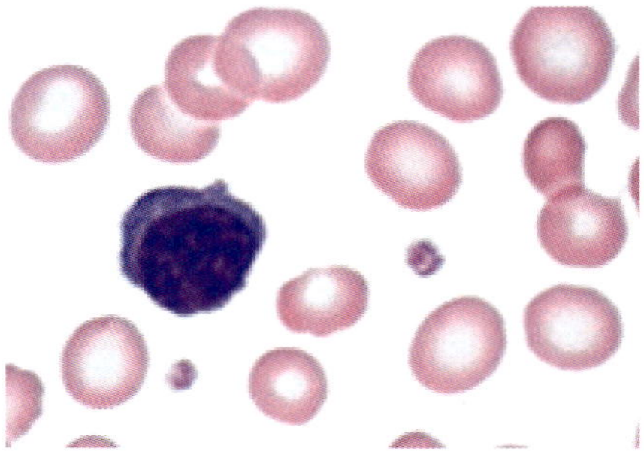

그림 3-47. 소적혈구

(5) 대소부동증 (Anisocytosis)

적혈구의 대소 부동증은 크기가 정상을 벗어난 크고(9 μm 이상), 작은(6 μm 이하) 것이 뒤섞여 나타나는 것을 말한다. 대소 부동증의 정도를 나타내는 방법으로서, 1+는 혈구 크기의 변화가 15~20%의 혈구에서 일어날 때, 2+는 25~50%의 혈구에서, 3+는 50% 이상의 혈구에서 대소부동을 보일 때를 나타낸 것이다. 질적인 평가 방식은 slight, moderate, 그리고 marked이다(그림 3-48).

300~1,000개의 적혈구 직경을 현미경으로 측정하여 크기별로 곡선 그래프를 그릴 수 있는데 이를 Price-Jones곡선이라 한다.

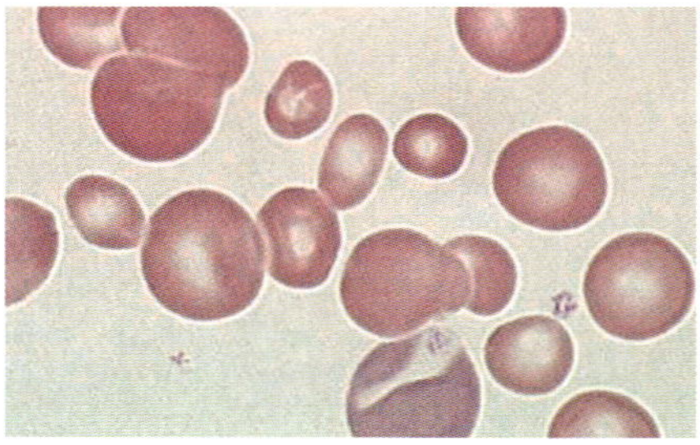

그림 3-48. 대소부동증

2) 염색성의 변화(Change of chromatophilia)

(1) 정상 적혈구(Normochromia)

혈색소 함량이 정상적으로 80~90% 들어 있어 central pallor가 1/3가량 나타나는 pink색으로 염색된 세포이다.

(2) 환상 적혈구(Anulocyte)

보통 소구성으로 혈색소가 충분하지 않기 때문에 central pallor가 확장되어 마치 혈색소가 막처럼 주변부위에만 둘러져 있어 환상으로 보이는 세포이다(그림 3-49).

(3) 고 색소성 적혈구(Hyperchromia)

세포의 두께가 정상보다 두껍기 때문에 개개의 혈색소 함유량은 증가된 것처럼 보이나 실제로는 정상범위 내에 있다. 구상 적혈구 및 거적혈구가 여기에 속한다(그림 3-50).

(4) 저 색소성 적혈구(Hypochromia)

세포 내 혈색소 함량이 감소되어 central pallor가 1/3 이상으로 확장되어 엷게 염색되어 보이는 세포를 말한다. 대개는 소구성이나 대적혈구나 표적적혈구도 저색소성으로 보이는 경우가 있다(그림 3-51).

(5) 다염성 적혈구(Polychromatophilia, Polychromasia)

다염성이란 Wright-Giemsa염색에서 유약 적혈구(초생체 염색 시의 그물 적혈구)가 연분홍 청색 또는 연분홍 회색으로 나타나는 것을 말한다. 정상 말초혈액에서는 500개의 정상 적혈구에 대해 1~2개 정도 발견된다. 이 세포가 더 많은 비율로 발견되면, 이는 적혈구 조혈 기능이 항진되어 골수 중의 보다 유약한 그물 적혈구가 'shift'하여 말초혈액으로 나온다는 것을 의미하는 것이다. 이때의 호염기성 물질은 정적모구가 탈핵된 후의 유약 적혈구에 남아 있는 핵 물질의 잔존물 즉, RNA에 해당된다. 다염성 적혈구는 그물 적혈구와 같은 의미로 사용되며, 급속하게 적혈구가 재생되고 있는 것을 알려주는 지표가 된다(그림 3-52).

(6) 표적 적혈구(비박 적혈구, Target cell, Leptocyte, codocyte)

표적 적혈구는 이상하게 엷은 염색이 되는 적혈구로, 세포의 중심부에 혈색소가 응축되고 그 주위를 밝은 염색대가 둘러싸고 있어 마치 황소의 눈(bull's eye)과 같이 보여지기도 한다. 표적상의 형태를 나타내는 것은 혈구 용적에 비해 세포막의 지질(cholesterol 및 인지질-lecithins)이 많기 때문이라고 생각된다. 표적 적혈구는 대개 용혈성 빈혈에서 나타나며, thalassemia, 혈색소 C, 겸상 적혈구-thalassemia 및 폐쇄성 간 질환 등에서 다수 나타난다. 구상 적혈구와는 대조적으로 저장 식염수에 대해 저항성이 대단히 강하여 이 세포가 유의하게 증가(40% 이상)하면 삼투압 취약성 곡선은 좌방이행을 보인다(그림 3-53).

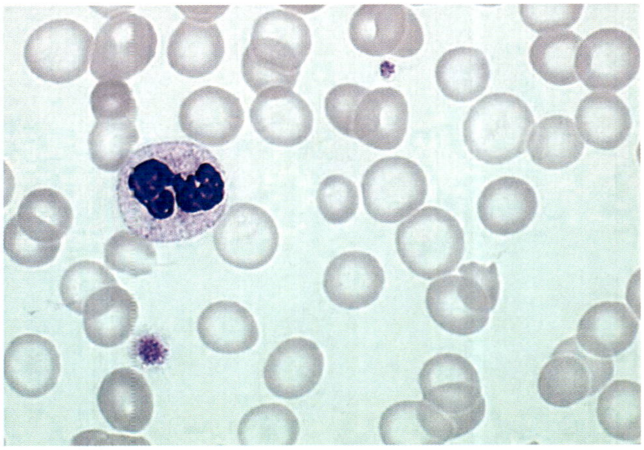

그림 3-49. 환상 적혈구(철결핍성 빈혈)

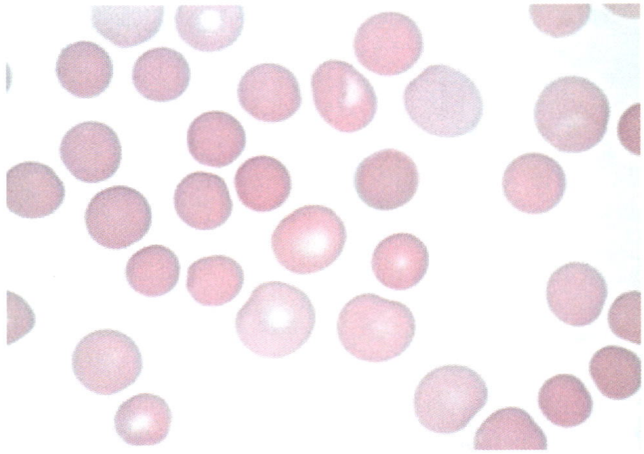

그림 3-50. 고색소성 적혈구

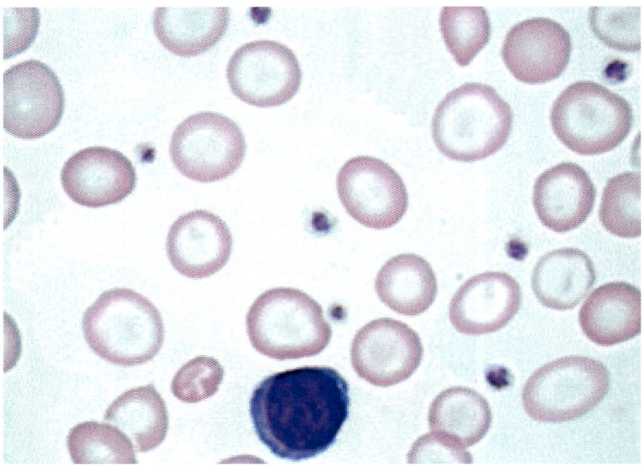

그림 3-51. 저색소성 적혈구

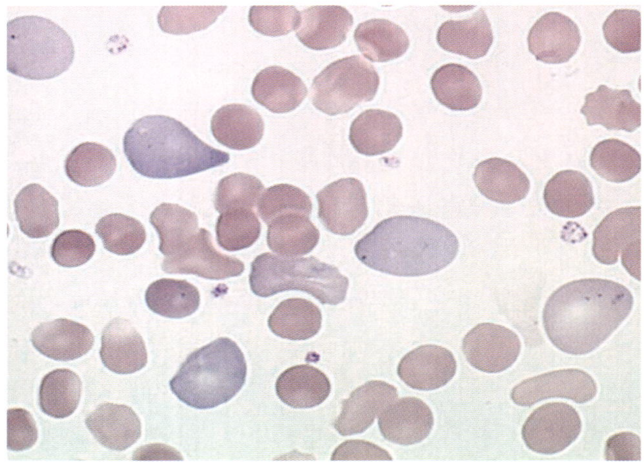

그림 3-52. 다염성 적혈구

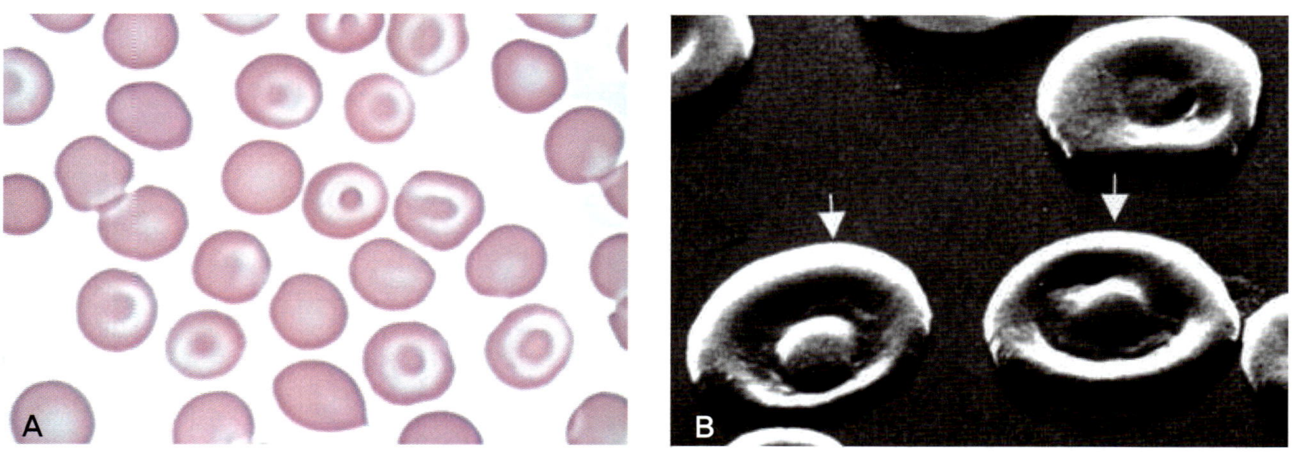

그림 3-53. 광학 현미경 및 주사 전자 현미경으로 본 표적적혈구 A: 광학 현미경 상, B: 주사 전자 현미경 상

3) 형태의 변화(Change of morphology)

(1) 변형 적혈구증(Poikilocytosis)

세포의 형태가 일정하지 않은 세포들 즉, 여러 형태의 세포-burr cell, acanthocyte, pear-and-tear형, triangular형, sickle형 등이 뒤섞여 나타나는 것을 말한다. 적혈구가 파괴되기 바로 전 단계의 세포들로 보이며, 선천성 이상증, 악성 빈혈, 용혈성 빈혈시 주로 볼 수 있다. 이때는 보통, 심함, 또는 1+, 2+, 3+, 4+ 등으로 등급을 매겨 나타내는 것이 좋다(그림 3-54).

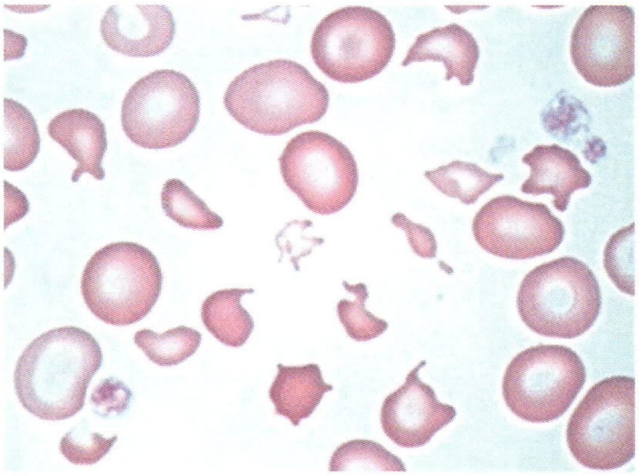

그림 3-54. 변형 적혈구증

(2) 유극 적혈구(Acanthocyte)

불가역성 가시(spur)가 생겨난 구형의 적혈구로, 돌기는 주변에 일정하게 존재하지 않고 불규칙적이며 가늘고 길다. 망막 색소 변성증 및 여러 가지의 대사 결손의 존재를 특징으로 하는 abeta lipoproteinemia나 alcoholic liver disease, postsplenectomy state, malabsorptive states에서 나타난다. 이러한 세포 형태의 특징은 아마도 세포막의 spingomyelin 대 lecithin 비의 진행성 증가에 의한 막의 결손과 관련되어진 것으로 여겨진다(그림 3-55).

(3) 포진상 적혈구(Blister cell)

한 개 또는 여러 개의 공포가 존재하거나 세포 주변부에 대단히 얇은 부분이 있는 적혈구를 말한다. 이 공포가 터지면 세포는 파괴되고 분해된다. 이 세포는 helmet cell, burr cell, triangular cell, keratocyte, 혹은 schistocyte라고도 불린다. 포진상 세포 및 이 세포에서 유래되는 세포들은 부분적으로 폐쇄된 혈관을 적혈구가 통과할 때 손상을 받음으로써 생기는 것이라고 생각된다(그림 3-56).

(4) 극피 적혈구(Echinocyte)

일명 burr cell이라고도 하는데 세포막에 일정하게 거의 같은 크기의 짧고 둔한 돌기가 전 표면에 나 있는 세포를 말한다. 정상 적혈구는 양면이 함몰된 원반상의 형태를 하고 있기 때문에 일정한 가역성 내지 변형능을 가져, 인체의 각종 모세혈관을 순환할 때 견딜 수 있다. 이 변형능에는 세포 용적에 대한 표면적과의 관계, 혈색소의 형, 지질 함유량 같은 세포막의 특성 등 많은 인자가 관여하고 있다. 변형능이 소실되면 강직율이 증가하여 적혈구는 노화되기 전에 파괴되어 버린다. 극피 적혈구의 돌기는 유극 적혈구와는 다르게 가역성이다. Bessis는 정상 적혈구(discocyte)에서 극피 적혈구까지 변화되는 과정을 4단계로 나누어 기술하고 있다. 극피 적혈구는 외인성 인자 - ionophose, 담즙산, 지방산, salicylic산염 등 - 및 ATP결핍 같은 내인성 인자에 의하여 생긴다. 변화하는 4단계는 echinocyte Ⅰ(평탄한 세포), echinocyte Ⅱ(돌기를 가진 평탄한 세포), echinocyte Ⅲ(돌기를 가진 난형의 세포), echinocyte Ⅳ(구상 echinocyte; 돌기를 가진 구상 적혈구)이다. 생체 내(in vivo)에서는 요독증, pyruvate kinase 결핍증, 위암, 위궤양 등에서 나타난다(그림 3-57).

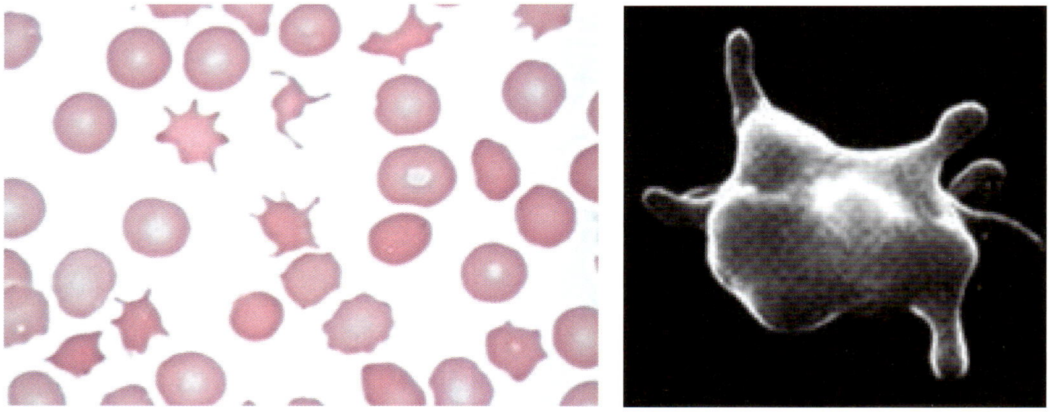

그림 3-55. 광학 현미경과 주사 전자 현미경으로 본 유극 적혈구

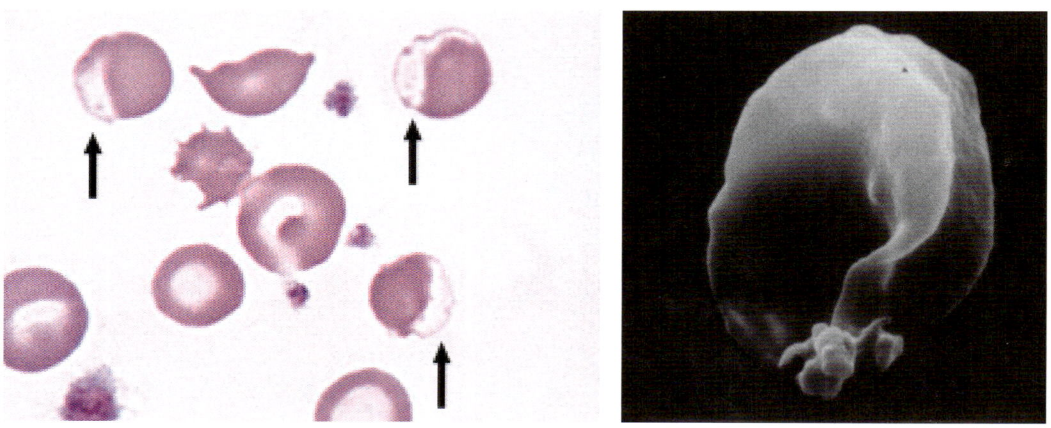

그림 3-56. 광학 현미경과 주사 전자 현미경으로 본 포진상 적혈구

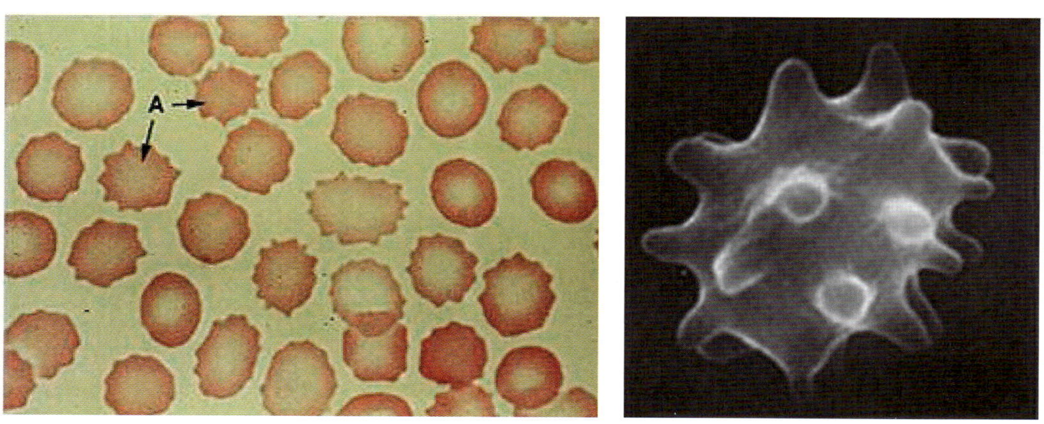

그림 3-57. 극피 적혈구 A: 광학 현미경 상, B: 주사 전자 현미경 상

(5) 난형 적혈구(Ovalocyte; Elliptocyte)

계란과 같은 모양을 ovalocyte라고 하며, 더 길게 늘어나 둥근 각대 같은 모양을 하고 있는 것은 elliptocyte라고 구별하기도 한다. 정상에서도 전체 적혈구의 약 1%는 난원형의 적혈구이다. 악성 빈혈이나 악성 병변에 의한 빈혈에서는 약 15% 이상 증가하며, 선천성 질환의 경우는 25% 이상의 난형 적혈구를 발견할 수 있다.

난형 적혈구는 성숙한 적혈구에서만 일어날 수 있고 유약한 형에서는 형태 변화가 일어나지 않는다. 대다수의 증례에서는 무증상이지만 때로는 용혈성 빈혈을 수반하는 경우도 있다(**그림 3-58**).

(6) Helmet cell

부정형으로 수축된 삼각형의 세포이다. 포진상 적혈구 중의 하나로, 혈관 내 폐쇄 때문에 이곳을 통과하는 적혈구가 마치 실을 팽팽하게 잡아당기는 것처럼 분절되어 작은 세포 단편이 되는데, 이것이 구상 적혈구가 되기도 하고, 또는 남은 것이 비교적 크게 도려 뽑아낸 것 같은 세포가 되기도 하며, helmet형태가 되기도 한다. 이것은 또 다분히 이전에 형성된 포진상 세포의 포진이 파열된 결과에 의한 것이기도 하다(**그림 3-59**).

(7) 농축 적혈구(Pyknocyte)

농축 적혈구는 변형되어 수축한, bull cell에서와 거의 유사한 돌기를 갖고 있는 적혈구이다. 이 세포는 생후 2~3개월 동안은 정상에서도 적은 수로 나타날 수 있다.

유아 농축 적혈구증(infantile pyknocytosis)에서는 이 세포가 약 50%에 달할 정도로 증가하며, 급성의 중증 용혈성 빈혈과도 관계가 있어 G-6-PDase결핍증, 모세혈관 장애성 용혈성 빈혈 및 유전성 lipoprotein결핍증에서도 적은 수의 세포가 나타난다(**그림 3-60**).

(8) 분열 적혈구(Schistocyte)

Schizocyte라고도 하며, 적혈구가 기계적 장애를 받아 분절, 파괴된 세포이다. 이 세포는 작으며, 2~3개의 뾰족한 말단을 갖는 half-disc모양을 보이기도 하는 부정형 파편이기도 하다. 모세관 이상 용혈성 빈혈(TTP, DIC, vasculitis, glomerulonephritis, renal-graft rejection 등), 심한 화상, 혈색소뇨증 등에서 발견할 수 있다(**그림 3-61**).

(9) 겸상 적혈구(Drepanocyte)

Sickle cell이라고도 하며, 주로 혈색소 S를 포함하고 있는 세포이다. 양끝이 길게 침상으로 늘어진 형태부터 holly-leaf과 같은 부정형으로 침상의 돌기를 갖는 형태까지 다양한 모양을 하고 있다. 또한 산소 결핍 상태에서는 여러 가지 형의 혈색소들 – Hb. Bart's형, Hb. C_{Harlem} 형, Hb. $C_{Georgetown}$ 형 및 Hb. $I_{Memphis}$ 형 – 도 겸상 적혈구를 만들 수 있다(**그림 3-62**).

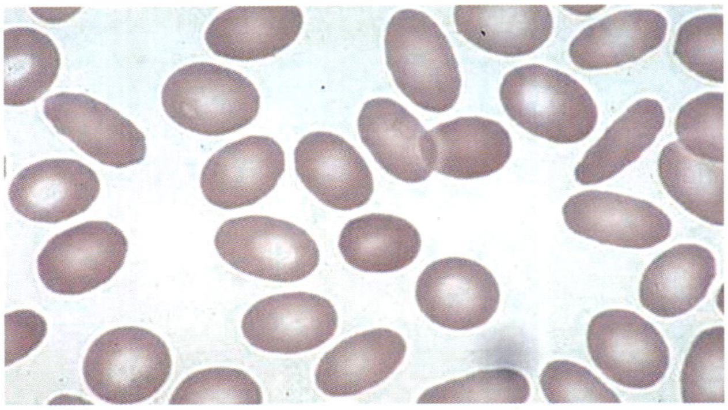
그림 3-58. 난형 적혈구

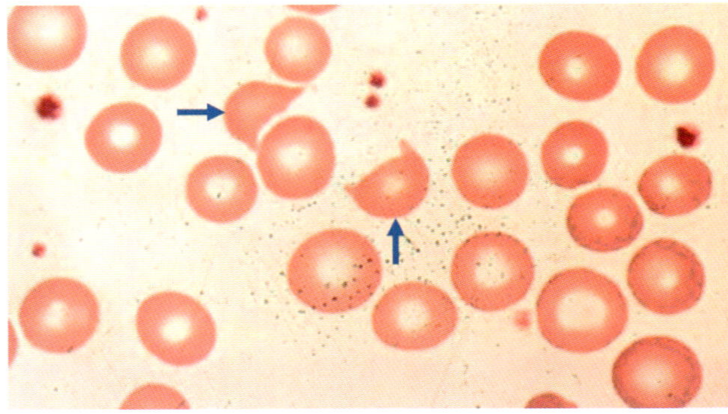
그림 3-59. Helmet형 적혈구

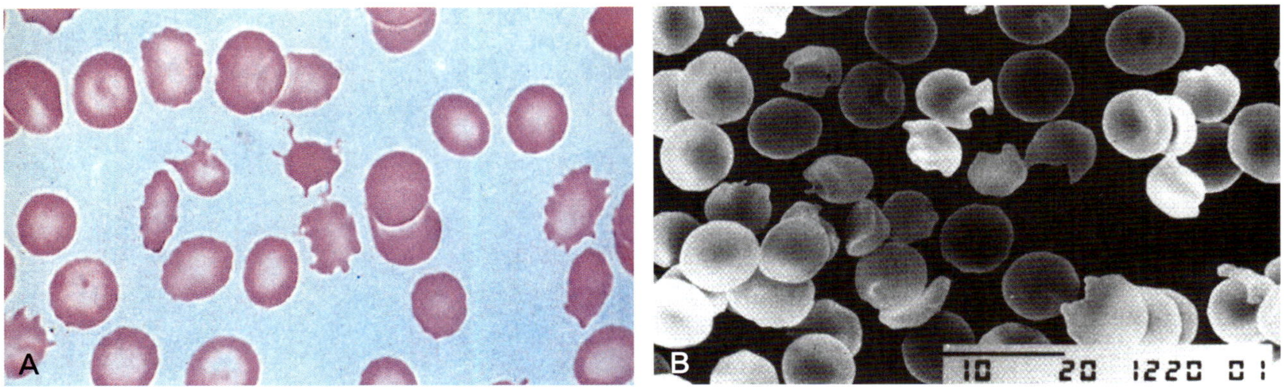

그림 3-60. 농축 적혈구. A: 광학 현미경 상, B: 주사 전자 현미경 상

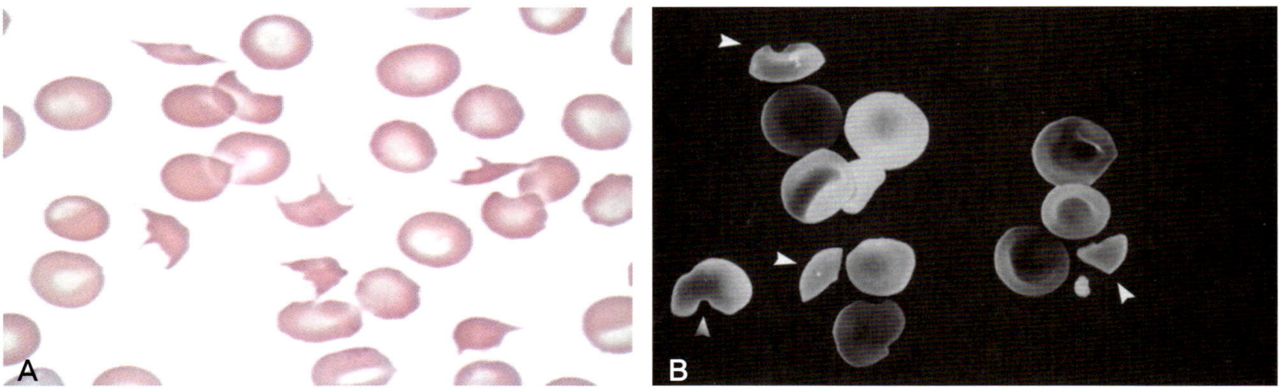

그림 3-61. 분열 적혈구. A: 광학 현미경 상, B: 주사 전자 현미경 상

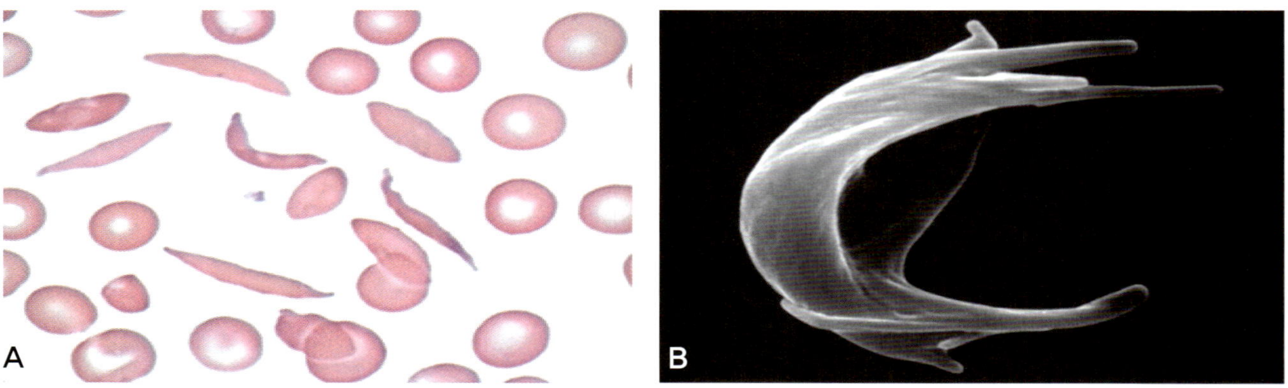

그림 3-62. 겸상 적혈구의 광학 현미경 상과 주사 전자 현미경 상

(10) 구형 적혈구(Spherocyte)

혈색소가 농후하게 포함되어 있어 구형을 이루며, 때로는 4 μm의 직경을 가지는 아주 작은 적혈구이다. 정상 적혈구에 비하여 표면적은 현저하게 감소되어 있어 저장액에서 강한 삼투압 취약성을 보인다.

선천성 구상 적혈구증, 후천성 유전성 용혈성 빈혈, DIC 및 수혈 후 등에서 발견된다. 또 이 혈구는 신생아의 ABO식 부적합 임신부에 의한 용혈성 빈혈이나 수혈반응, 열상에 의한 용혈성 빈혈에서도 발견될 수 있다.

특히 ABO식 부적합 임신부를 진단하는 실마리로 이용되고 있다. 수혈되어진 혈액도 수혈자의 혈액 중에서 소형 구상 적혈구처럼 보일 수 있다(저장 현상). 체외(in vitro)에서 용혈시약을 사용하여 구상 적혈구를 만들 수 있으며, 정상 적혈구가 파괴될 때 생기기도 한다. 극피세포가 되기 쉬운 요소가 강한 경우, 극피세포Ⅲ는 극피세포Ⅳ(구상 극피세포)가 되며 용혈 전의 상태이다(**그림 3-63**).

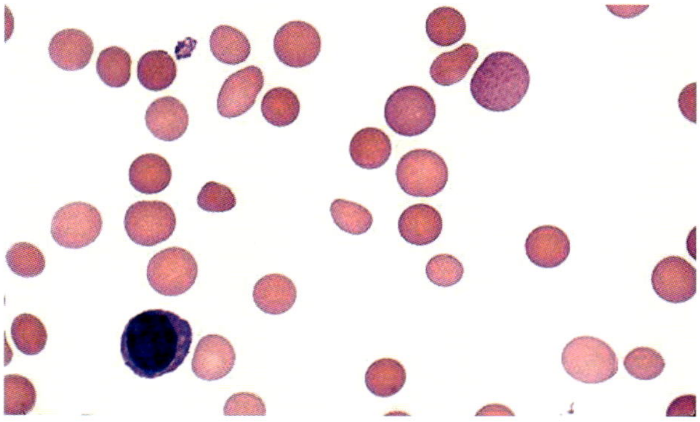

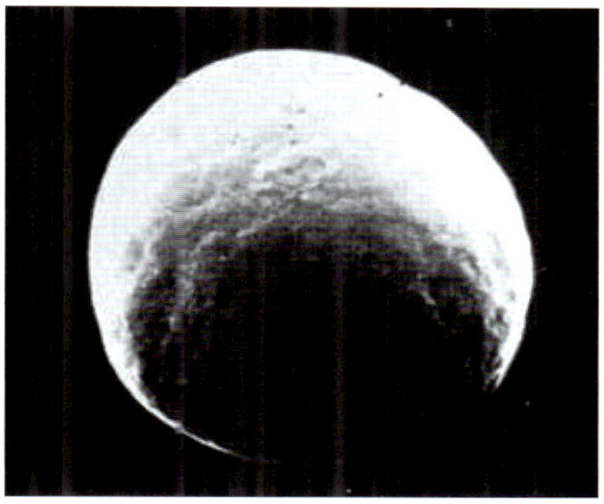

그림 3-63. 구형 적혈구의 광학 현미경 상과 주사 전자 현미경 상

(11) 구순 적혈구(Stomatocyte)

얇은 접시 모양으로부터 작은 보조개를 갖는 구형의 모양까지 다양하게 만들어지는 single concavity를 갖고 있는 bowl모양의 적혈구이다. 그래서 mouth cell, cup cell, mushroom cap, uniconcave disc 또는 microspherocyte라고도 불린다. 선천성 구상 적혈구증, 선천성 구상 적혈구증, 알콜 중독성 간 경변증, 폐쇄성 간 질환, glutathione 환원효소 결핍증, 전염성 단핵구증, 연 중독증, thalassemia(경증성) 및 악성 종양에서 발견되며, 드물게는 세포 내의 Na의 농도가 높고 K 농도가 낮은 Na-K pump 결함증에서도 나타난다(**그림 3-64**).

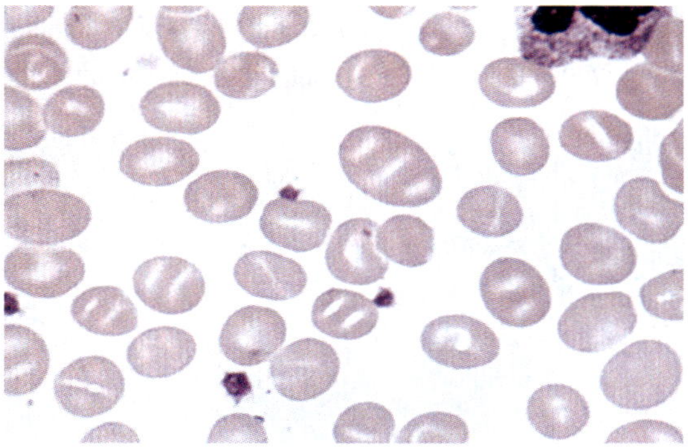

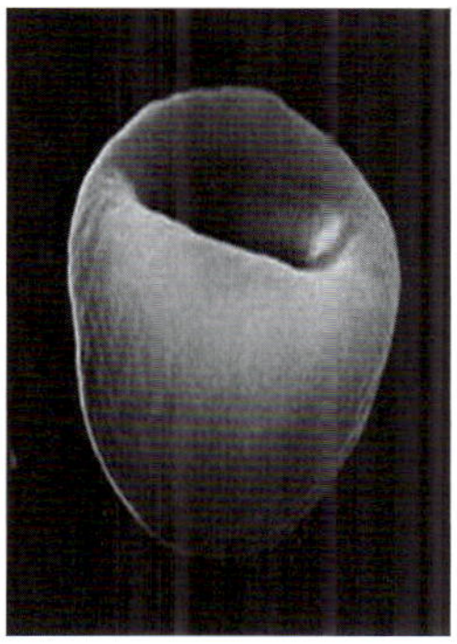

그림 3-64. 구순적혈구의 광학 현미경 상과 주사 전자 현미경 상.

(12) 누적 적혈구(Dacryocyte)

일명 눈물방울세포(tear drop cell)라고도 하며, 하나의 긴 침상의 끝단을 갖고 있는 세포이다. 다발성 골수종에서의 골수 섬유증, 척수로성 빈혈, thalassemia에서 발견된다(그림 3-65).

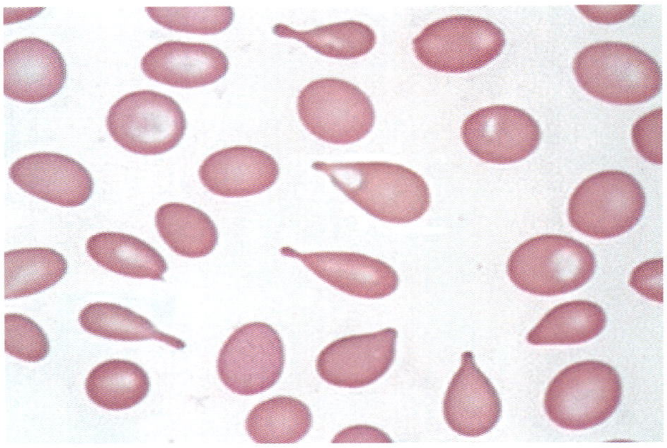

그림 3-65. 누적 적혈구

4) 적혈구 내 봉입체(Inclusion bodies in erythrocyte)

(1) 호염기성 반점(Basophilic stippling)

연 중독이나 중증 빈혈 같은 적혈구 생성의 장해가 있는 질병의 적혈구 내에 청색 혹은 자색으로 염색된 미세하거나 조대한 점상 구조로 된 봉입물이 세포 주변이나 또는 전체에 산재하여 나타나는 것을 말한다. 이 혈구는 초생체 염색에서 나타나는 그물 적혈구의 수와 거의 일치하게 보인다.

이들 반점은 erythropoietin의 증가를 반영하며, ribosome이 응집된 것으로 보여진다(그림 3-66).

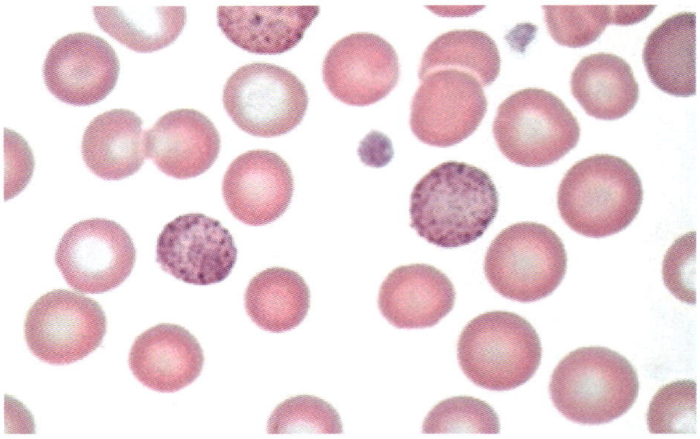

그림 3-66. 호염기성 반점

(2) Cabot 환(Cabot's ring)

다염성 혹은 호염기성 반점을 가진 적혈구에 보여지는 미세한 환상의 8자형 또는 원형으로 나타나는 봉입체로 때때로 Howell-Jolly bodies와 같이 나타난다. 이것은 연(lead)과 같은 중금속 중독이나 악성 빈혈 등에서 볼 수 있다. 이 봉입물은 핵의 잔유물이나 핵막의 잔유물이 아니라(Feulgen 반응이 음성이므로) 변성된 단백질 혹은 적모구의 유사분열시 보여지는 방추사(spindle fiber)의 잔유물에 의한 인공산물로 여겨진다(그림 3-67).

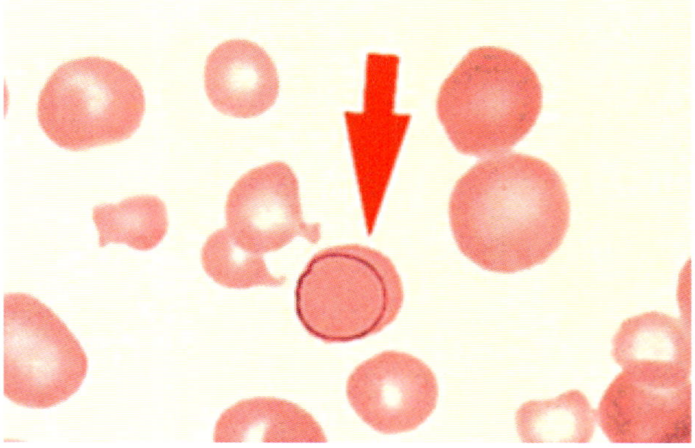

그림 3-67. Cabot 환

(3) Hb C 결정(Hb C crystal)

Hb C증은 Wright-Giemsa염색된 혈액도말 표본에서 몇 개의 적혈구 내에 침상, 각상, 결정체상의 불투명한 적갈색의 Hb C결정이 함유되어 나타난다. Hb S-C증에서는 이 결정들이 여러 가지 형태로 변곡되어져 나타난다(그림 3-68).

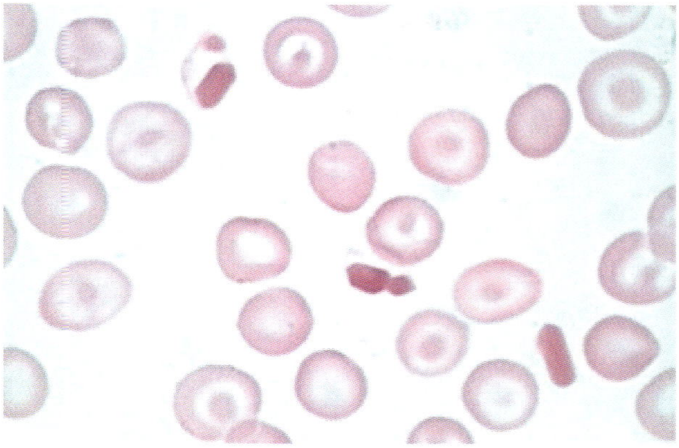

그림 3-68. Hemoglobin C 결정. 표적적혈구도 또한 나타난다.

(4) Hb H 봉입체

Hb H(β4) 봉입체는 도말 표본에서는 관찰이 가능하지 않지만 초생체 염색에서는 관찰이 용이하다. 이것은 Hb H가 불안정 혈색소인 것에 의한 것이며, 또 α-thalassemia 경우처럼 과잉의 β쇄 사슬에 의해 된 것도 있기 때문이다(Heinz 소체 참조).

(5) Hb Zürich 봉입체

Hb. Zürich를 함유한 적혈구는 어떤 종류의 약제나 혹은 감염증에 의해서 대형의 heinz 소체형의 봉입체가 출현하게 된다. 이러한 적혈구의 수명은 단축되어진다.

(6) Heinz 소체

Heinz 소체는 소형이며, 난형의 적혈구 내 봉입물로 변성된 혈색소 혹은 globin이 침전된 것으로 여겨진다.

이것은 Wright-Giemsa 염색으로는 나타나지 않으나 new methylene blue나 brilliant cresyl blue염색 시약이 의한 초생체 염색이나 위상차 현미경을 이용하는 wet조작법을 이용하면 용이하게 관찰할 수 있다. 이 봉입체는 prussian blue염색에서는 보통 음성이며, 대개는 적혈구막에 부착되어 있으나, 적혈구 내에 유리되어 있는 경우도 있다. 이 소체는 비장 적출 후나 G-6-PDase 결핍증, 불안정 혈색소에 의한 혈색소증, 중증형 thalassemia같은 여러 가지 원인에 의한 용혈성 빈혈에서 나타난다. 소아의 골수에서 이 소체가 나타난 경우는 진단적 의의가 높아 homo(동형) 접합체의 β-thalassemia (과잉의 α쇄 봉입체)라고 해도 좋다. 이 소체는 Hb. H 및 Hb. Zürich에서 나타난 봉입체보다는 크며, 불안정하고 침전이 용이하여 석출하기 쉬운 변형된 혈색소의 일종이다. 체외에서는 phenylhydrazine, nitrobenzol, aniline 등의 산화제의 중독에 의해서 만들어지기도 한다(그림 3-69).

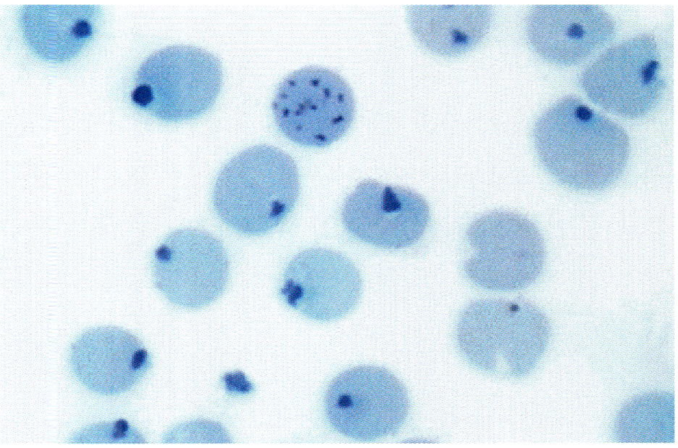

그림 3-69. Heinz 소체(Heinz-Ehrlich body)

(7) Howell-Jolly 소체

적혈구 내에 나타나는 직경 1 μm 정도의 원형이며, 적자색으로 염색되는 소체로 정상의 핵 붕괴의 과정에서 생기는 핵의 잔유물 또는 분열된 염색체로부터 생긴 것이라고 추정되고 있다. 이 소체들은 위상차 현미경으로도 관찰이 용이하며, methylgreen-pyronin 및 Feulgen 반응에서 양성을 보이고 있어 DNA와 RNA가 함유되어 있는 것을 나타내 주고 있다. 이 소체는 악성 빈혈과 같은 핵 성숙 이상증이나 비장 적출 후의 용혈성 빈혈 등에서 나타난다(그림 3-70).

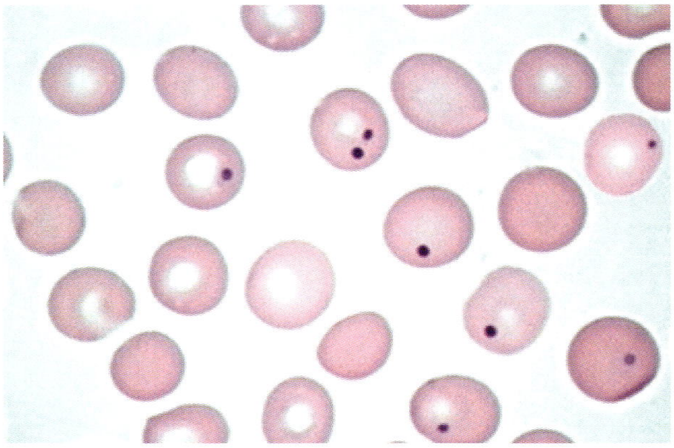

그림 3-70. Howell-Jolly 소체

(8) Pappenheimer 소체

적혈구의 주변부에 하나 혹은 여러 개의 청자색으로 염색되어 나타나는 소체들을 말하며, Howell-Jolly 소체보다는 덜 선명하게 보이나 prussian blue를 사용하는 철 염색에서는 더욱 선명하게 푸른색으로 염색되어 나타난다. 이 소체들은 세포막 주변의 ferritin으로부터 생긴 siderosome으로 혈색소 합성에 이용되지 못한 철의 성분으로 여겨진다. 이러한 소체를 가지고 있는 적혈구를 특히 철 적혈구(siderocyte)라 하며, 골수 중의 정적모구에서 특히 핵 주위로 환상(ring)을 이루며 이 소체들이 나타난 것을 철 적모구(ringed sideroblast)라고 한다. 철 적모구에서는 핵 주위에 있는 mitochodria 내에 ferritin이 존재하고 있는데, 이는 생리적으로 혈색소 합성의 최종 단계에 이상이 생긴 결과인 것이다. 이 소체는 철 적모구성 빈혈이나 악성 빈혈, 알콜 중독증, 비장 적출 후, 때로는 혈색소 병증 때에 발견할 수 있다(그림 3-71, 72).

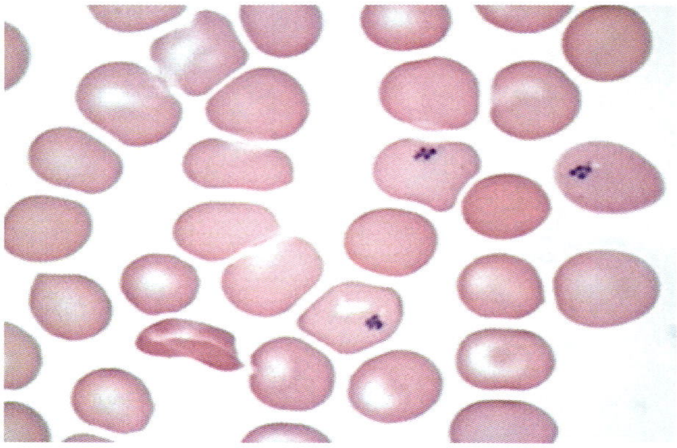

그림 3-71. Pappenheimer 소체

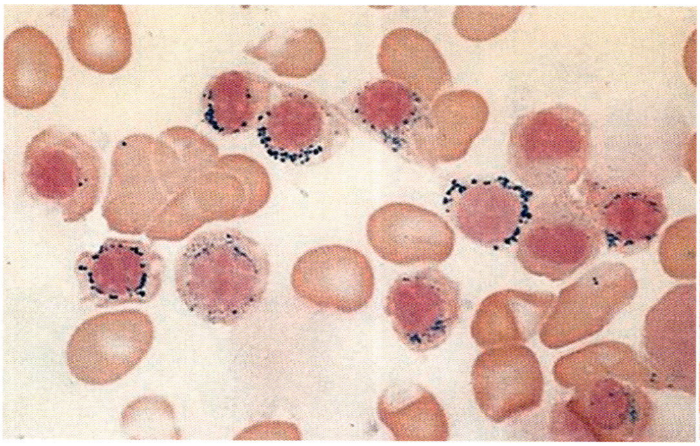

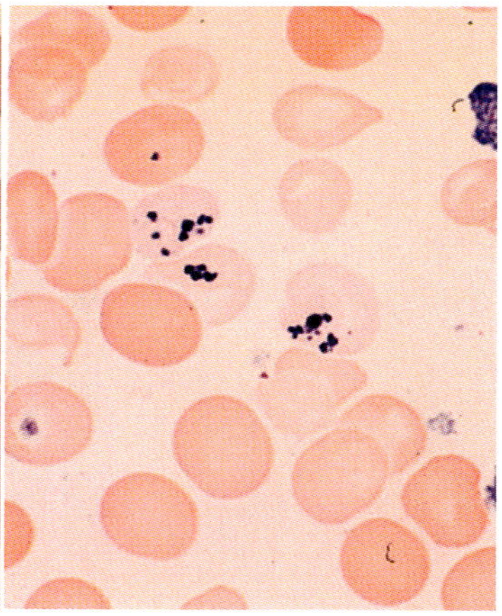

그림 3-72. 철염색 후의 철 적모구와 철 적혈구.

(9) 말라리아 기생충

말라리아가 학질모기(Anopheles spp)의 흡혈에 의해 인체에 감염되면 간 세포 생활사를 거친다음 적혈구에 기생하면서 주기적인 용혈과 함께 발열과 오한을 일으키게 된다. 진단은 혈액도말 표본에서 초기 영양형인 ring form과 아메바상의 영양형을 관찰한다(그림 3-73).

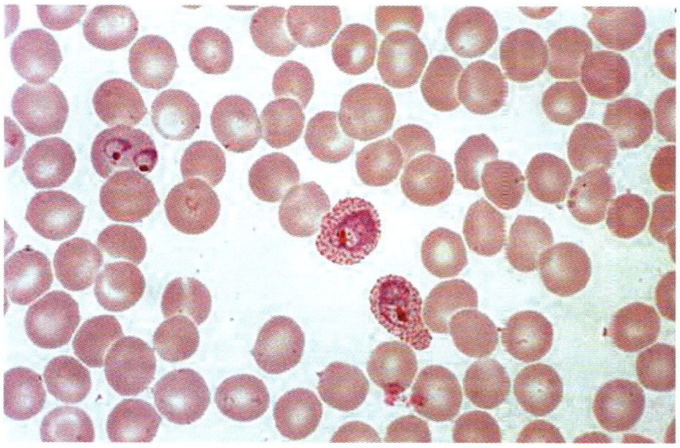

그림 3-73. 삼일열 말라리아(P. vivax)의 ring form과 영양형

(10) Schüffner's 반점과 Mauer's 반점

Schüffner's 반점은 Plasmodium vivax가 적혈구에 기생하여 삼일열 말라리아를 일으키는 환자의 적혈구 내에서 볼 수 있는 분홍색의 과립상 봉입물을 말한다.

Mauer's 반점은 Plasmodium falciparum이 적혈구에 기생하여 열대열 말라리아를 일으키는 환자의 적혈구 내에서 볼 수 있는 것으로 하나 또는 여러 개의 작은 적색 반점이 주변부에 나타나는 것을 말한다(그림 3-74).

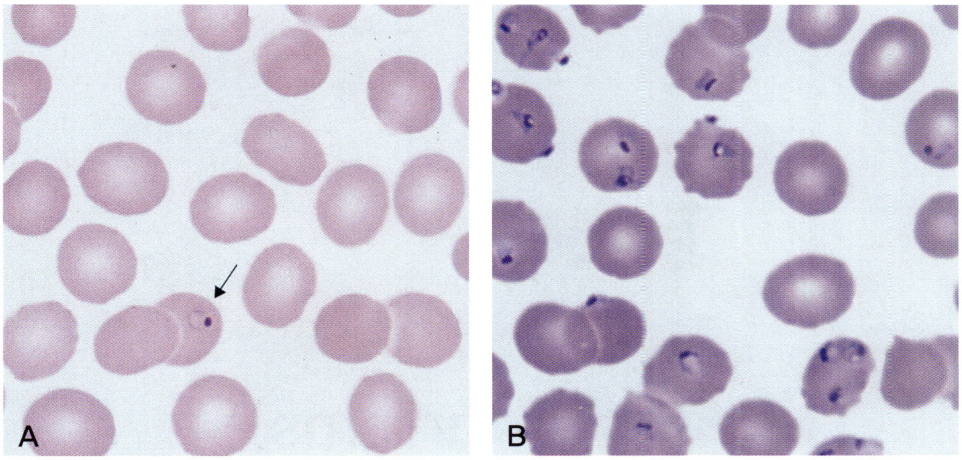

그림 3-74. A: Schüffner's 반점 B: Mauer's 반점

5) 기타

(1) 연전 형성(Rouleaux formation)

적혈구가 차곡차곡 싸여 원통 모양(roll;stacks)으로 배열되는 현상을 말한다. 다발성 골수종(multiple myeloma), macroglobulinemia에서 주로 발견할 수 있으며, 또는 혈액을 slide 위에 놓은 채 빨리 도말하지 않은 결과로 건조되어 생기기도 한다(그림 3-75).

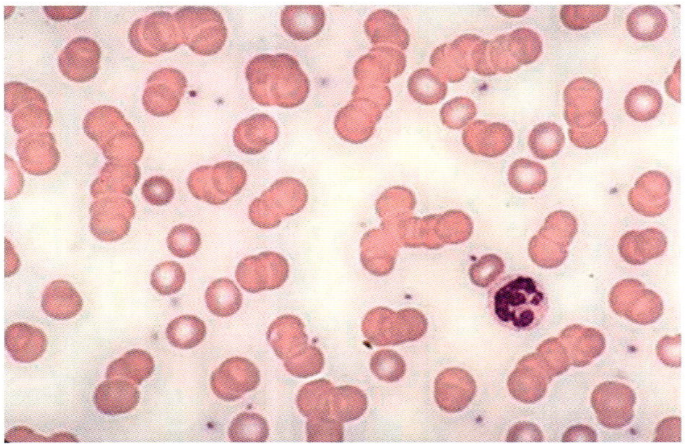

그림 3-75. 적혈구의 연전 형성

(2) 응집 현상(Agglutination)

한냉 응집소(cold autoagglutinin; 일종의 항체)를 가지고 있는 환자에게서 나타나는 적혈구가 응집되는 현상을 말한다. 혈액 도말표본에서 응집 현상을 보이면, 자동혈구계산기를 l이용하여 적혈구의 수나 크기를 측정하는 경우 잘못된 결과가 나올 수 있다(그림 3-76).

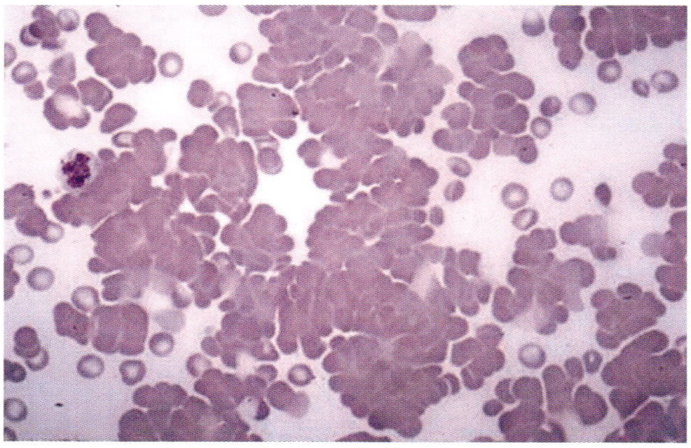

그림 3-76. 적혈구의 응집 현상

백혈구

Leukocyte, White Blood Cell, WBC

학습 목표

1. 과립구계 백혈구의 종류를 설명할 수 있어야 한다.
2. 과립 백혈구의 분화와 성숙 과정을 설명할 수 있어야 한다.
3. 호중구의 생성과 순환, 기능 등에 대해서 설명할 수 있어야 한다.
4. 호염기구의 생성과 순환, 기능 등에 대해서 설명할 수 있어야 한다.
5. 호산구의 생성과 순환, 기능 등에 대해서 설명할 수 있어야 한다.
6. 단핵구계의 분화와 성숙 과정을 설명할 수 있어야 한다.
7. 단핵구계의 생성과 순환, 기능 등에 대해서 설명할 수 있어야 한다.
8. 림프구계의 분화와 성숙 과정을 설명할 수 있어야 한다.
9. 림프구의 생성과 순환에 대해서 설명할 수 있어야 한다.
10. T-림프구와 B-림프구의 특성과 기능을 설명할 수 있어야 한다.
11. 활성화된 림프구에서 분비되는 cytokines에 대해서 설명할 수 있어야 한다.
12. 반응성 림프구(이형 림프구)에 대해서 설명할 수 있어야 한다.
13. 형질세포의 형태학적 특징과 기능에 대해서 설명할 수 있어야 한다.
14. 핵 이상 백혈구의 종류와 형태학적 특성 및 질환에 대해 설명할 수 있어야 한다.
15. 세포질 이상 백혈구의 종류와 형태학적 특성 및 질환에 대해 설명할 수 있어야 한다.
16. LE 세포와 Tart 세포를 구별해서 설명할 수 있어야 한다.
17. Hairy 세포에 대해서 설명할 수 있어야 한다.
18. 그 외 기타 백혈구 이상 세포에 대해서 설명할 수 있어야 한다.

말초혈액 내에서 발견되는 백혈구는 생성과 작용에 따라 다음과 같이 구분한다.

• 과립 백혈구(Granulocytes)	• 비과립 백혈구(Agranulocytes)
호중구(Neutrophil)	단핵구(Monocyte)
호산구(Eosinophil)	림프구(Lymphocyte)
호염기구(Basophil)	

I. 과립 백혈구계의 성숙(Maturation of Granulocytic Series)

1 골수 세포계의 성숙(Maturation of Myelocytic Series)

과립 백혈구는 골수(Bone marrow)에서 만들어지므로 골수세포(myelocyte)라고도 한다.

과립 백혈구의 과립들은 중성, 산성, 염기성 염료에 잘 염색되는 성질을 가진 호중성, 호산성, 호염기성의 특이성 과립(specific granule)들을 말하며, 이 과립들은 골수구(myelocyte)에서부터 만들어지기 시작한다. 골수에서 혈액 간세포에 과립 백혈구가 될 수 있는 생성인자들의 영향을 주면 골수세포-단핵구 집락형성세포(GM-CFC: granulocyte-colony forming cell)가 생성되고, 여기서부터 형태가 구별되는 골수모구(myeloblast)로 분화, 성숙되어진다(그림 4-1).

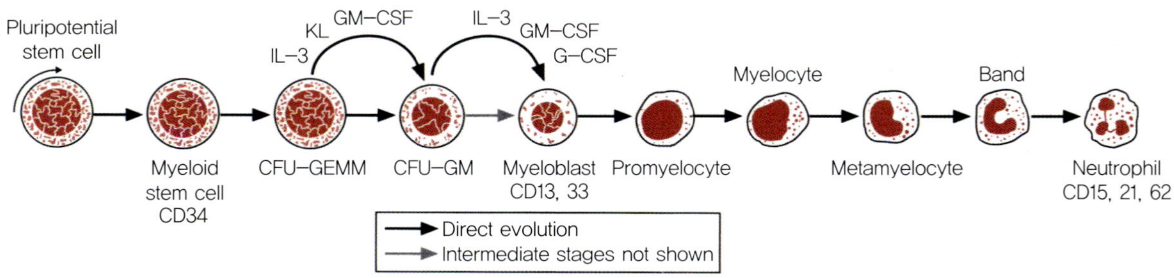

그림 4-1. 과립구의 성숙 과정

1) 골수모구(Myeloblast)

(1) 크기

직경 15~20 μm(혹은 20~25 μm)로, 원형 또는 난원형이다. 백혈병에서는 보통 대형이나 혹은 아주 작은형도 보여진다.

(2) 핵

핵은 대형으로 난원형 또는 원형이며, 한편으로 편재되어져 있기도 하다. 핵은 엷고, 염색질은 미세하게 산포되어 있으며, 적자색으로 염색되어 있다. 농축된 염색질로 둘러 싸인 밝은 청회색의 핵소체가 2~5개 나타나있다.

(3) 세포질

핵에 비해 양이 적어 핵과 세포질의 비(N/C ratio)는 약 7:1이다. 염기성으로 염색되어지고 핵주명정은 명확하지 않다. 세포 주변부는 약간 진하게 염색되며 몇 개의 둥글게 늘어난 돌기가 있기도 하다.

과립은 없으나 성숙되면 비특이성 과립(azurophilic granules: 0.5μm 이하)을 형성하기 시작한다(그림 4-2). 급성 백혈병일 때 Auer 소체가 나타나기도 한다.

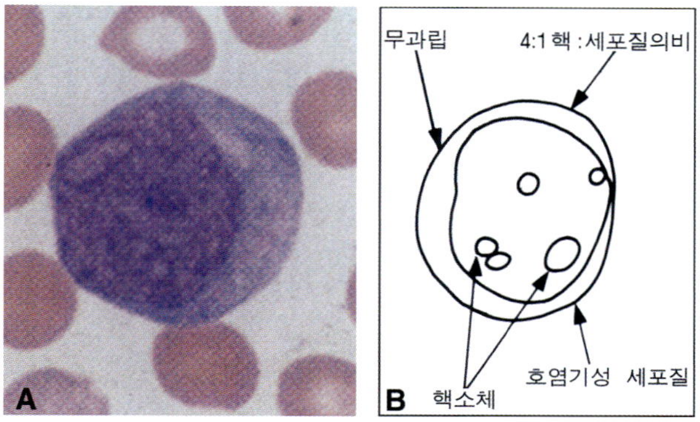

그림 4-2. A. 골수모구 B. 모식도

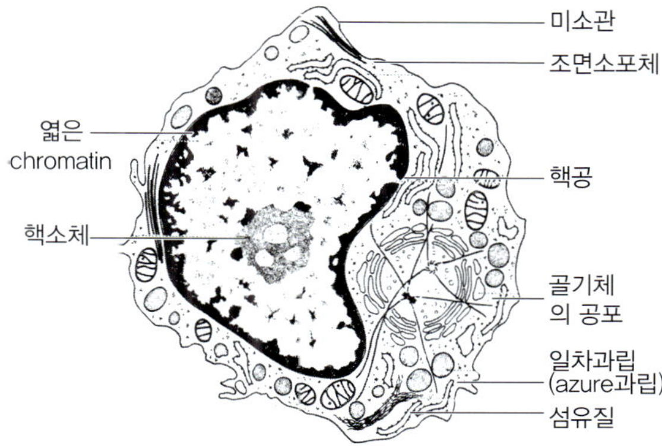

그림 4-3. 골수모구의 투과 전자 현미경 상

(4) 위상차 현미경 상

핵이 밝게 보이고, 2~3개의 어두운 핵소체가 보인다. 세포질에는 Aazure 과립과 mitochondria가 보인다.

(5) 전자 현미경 상

핵 구조는 미세하며, 몇 개의 핵소체에 의해 단절되어져 있다. 세포질에는 낭상의 조면소포체와 현저한 azure 과립, 무수한 polyribosome 및 더형의 중심체가 증명되고 있다(그림 4-3).

(6) 세포 화학적 특성

Peroxidase 반응은 양성이며 PAS 염색은 음성이다.

2) 전골수구(promyelocyte)

(1) 크기

직경 15~21 μm(14~20 μm)로, 원형 또는 난원형이다.

(2) 핵

아직은 대형이나 점차 작아지기 시작한다. 원형 혹은 난원형으로 편재하여 있고, 약간 만입되어 있는 수도 있다. 미세 과립상의 자색의 염색질 속에서는 염색질 농축이 나타나 있으며, 간혹 1~3개의 핵소체가 나타날 경우도 있다.

(3) 세포질

엷은 청색이며, 골수모구에 비해 많은 양이므로 N/C ratio는 4 : 1 혹은 5 : 1 이다. 다수의 azure 과립(0.8μm)이 생성되어 있어 세포질의 호염기성은 골수모구만큼 강하지 않다.

그러나 성숙되면, 중심체의 주변부에서 호중성의 다색의 특이성 과립이 azure 과립을 대신하여 보여진다. 핵의 만입부분에 접하여 과립을 잃어 염색성이 엷어진 핵주명정 즉 Golgi체가 보인다(그림 4-4).

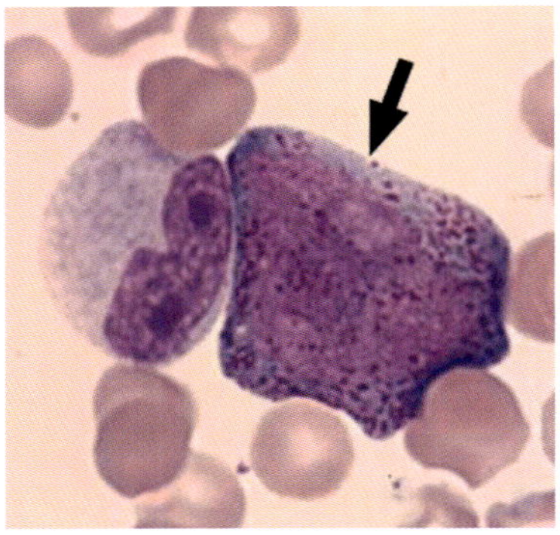

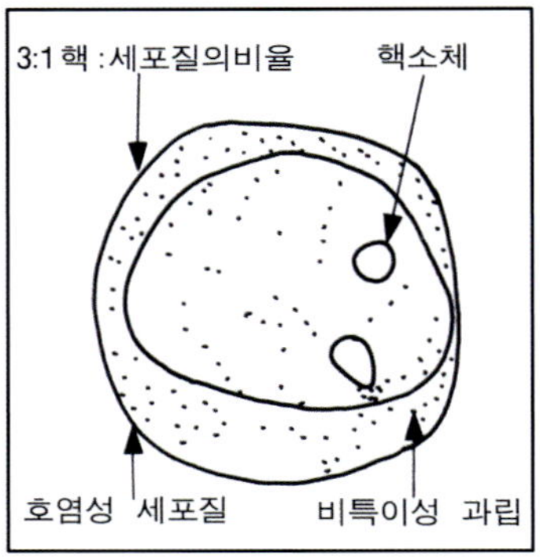

그림 4-4. 호중성 전골수구

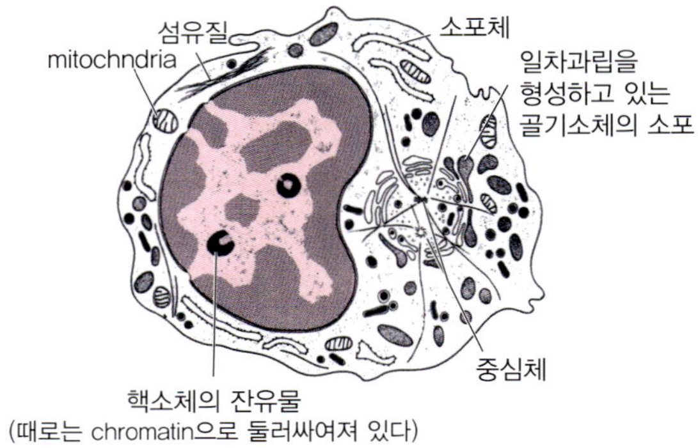

그림 4-5. 호중성 전과립구의 전자 현미경 상

(4) 위상차 현미경 상

중심체의 부분을 제외하고 세포질 전역에 무수한 과립이 존재한다. 중심체의 부분은 과립이 없어 핵이 만입되는 것처럼 보여진다.

(5) 전자 현미경 상

핵의 염색질 구조는 골수모구에 비해 조금 조밀해져 있으나, 핵소체 모양은 인정할 수 있다. 세포질에는 세포의 성숙 정도에 따라 다르나, 소수의 mitochondria, 무수한 polyribosome, 수 개의 조면소포체 및 다수의 1차(azure과립), 2차(특수 과립)과립이 보여지며, Golgi체도 명확하게 나타난다(그림 4-5).

(6) 세포 화학적 특성

소포체 및 azure과립은 peroxidase, naphthyl AS-D chloroacetate esterase, acid phosphatase 및 Sudan black B에 양성이며, 호중성과립은 alkaline phosphatase에 양성이다.

전골수구성 백혈병 세포에서는 뇌조직 인자와 관계가 있고, 대단히 활성이 높은 응고 촉진을 가진 응고인자가 함유되어져 있다.

3) 골수구(Myelocyte)

(1) 크기

직경 12~18 μm(혹은 15~18 μm)로 원형이다.

(2) 핵

농축되어 있고 난원형으로 약간 함몰되어 편재되어 있다. 염색질은 더욱 조밀하여져 있고 핵소체는 발견되지 않는다.

(3) 세포질

핵과 세포질의 비(N/C ratio)는 약 2 : 1 또는 1.5 : 1이며, 처음에는 Golgi region에서만 특이성 과립이 나타나다가 점차 성숙됨에 따라 세포질 전역으로 퍼져 나간다. 그러므로 처음에는 azure 과립이 많다가 후에는 특이성 과립이 더 많아진다. 이때부터 특이성 과립의 특성에 따라 다음과 같이 나뉘어 진다.

① 호중성 골수구(Neutrophilic myelocyte):

세포질은 밝은 pink색인 호산성이며, 호중성의 과립을 가지고 있다. 이 과립은 핵에도 덮있을 수 있고, 보다 어린세포에서는 굵으나 성숙됨에 따라 미세하게 된다. 소수의 azure과립도 볼 수 있다(그림 4-6 A).

② 호산성 골수구(Eosinophilic myelocyte)

특이성 과립이 처음에는 청색을 띠는 오렌지색으로 나타났다가 차츰 성숙되면서 오렌지-적색으로 나타난다. 이 과립은 호중성 과립보다는 약간 크다(그림 4-6 B).

③ 호염기성 골수구(Basophilic myelocyte)

특이성 과립의 수가 적고, 크며 청자색으로 염색되어 나타난다(그림 4-6 C).

(4) 위상차 현미경 상

핵에는 적은 염색질 괴가 있고, 만입되어 편재되어 있다. 세포질에는 굴절성을 나타내는 과립을 풍부하게 가지고 있다.

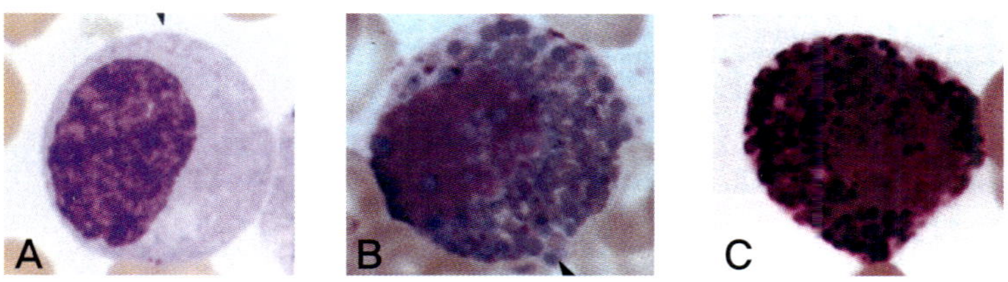

그림 4-6. 골수구(A: 호중성, B: 호산성, C: 호염기성)

(5) 전자 현미경 상

핵 염색질은 전자밀도가 높고, 핵막은 비후되어 있다.

일차 azure 과립은 거의 소실되어 있고, 전자밀도가 높은 2차 특이성 과립의 수가 증가되어 있는 Golgi체가 명료하게 되어 있다(그림 4-7).

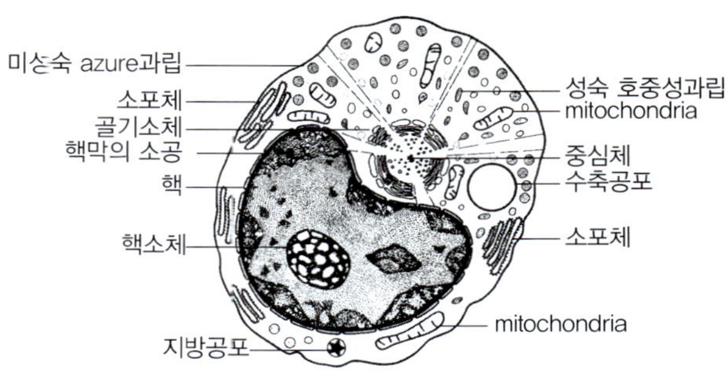

그림 4-7. 호중성 골수구의 전자 현미경 상

(6) 세포 화학적 특성

세포 화학적인 특성은 전골수구와 같다.

4) 후골수구(Metamyelocyte: Juvenile)

과립구계에서는 골수구까지가 유사분열을 할 수가 있다. 후골수구 이후의 단계는 성숙에 의한 것으로 유사분열은 없다.

(1) 크기

직경 10~15 μm(혹은 12~18 μm)로 원형이다.

(2) 핵

핵은 농축되어 있고, 편재되어 있다. 만입된 형태가 마치 신장형이다. 핵막은 두꺼우며, 진하게 염색되어져 보인다. 핵 염색질은 불규칙하게 여기 저기에 두껍거나 엷게 농축되어 있다.

(3) 세포질

세포질은 풍부하며 pink색으로 염색된다. 가지고 있는 특이성 과립의 종류에 따라 호중성 후골수구, 호산성 후골수구, 호염기성 후골수구로 나뉘어진다.

호중성 후골수구의 세포질에는 어느 정도 대소부동인 특수 과립이 포함되어져 있고, 또한편 호산성 및 호염기성의 특수 과립들은 대형으로 크기도 균일하다. N/C ratio는 1:1 이다(그림 4-8).

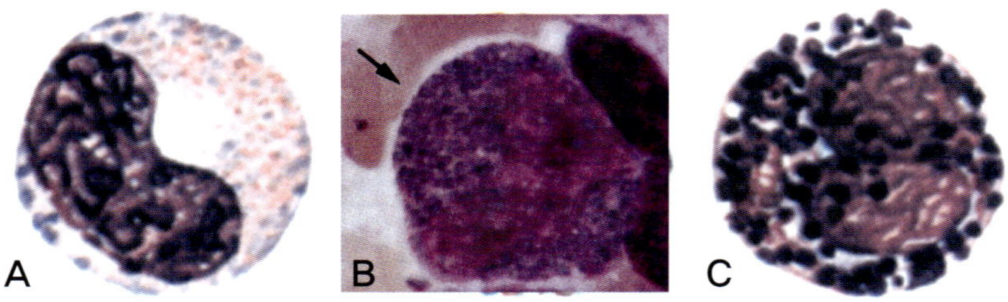

그림 4-8. 후골수구(A: 호중성, B: 호산성, C: 호염기성)

(4) 위상차 현미경 상

핵 염색질이 특히 눈에 띠며 중심체 영역을 제외한 세포질에서는 과립이 충만하여 있다.

(5) 전자 현미경 상

핵에는 염색질 괴가 있으며, 세포질에는 소포체가 없고, ribosome도 거의 소실되어 있다. 그러나 2차 특수 과립 및 glycogen은 포함되어져 있다. Golgi체는 소형이다(그림 4-9).

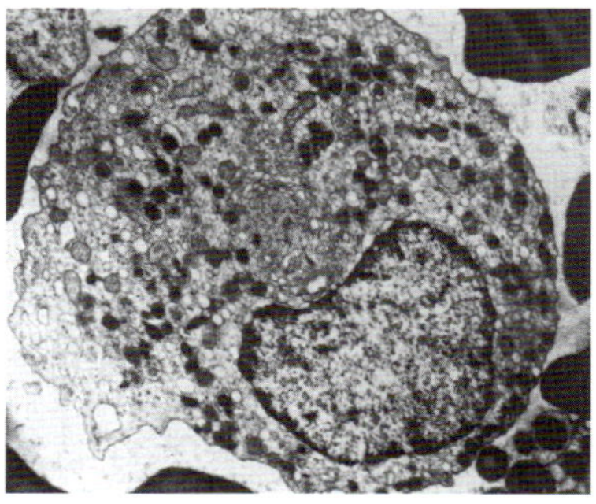

그림 4-9. 호중성 후골수구의 전자 현미경 상

5) 간상 핵구(Band Cell: Stab cell)

이 유약한 간상의 핵을 가진 세포는 정상 말초액 중에서 발견되어지는 가장 어린 혈구이다.

(1) 크기

직경 9~15μm(혹은 10~15μm)이다.

(2) 핵

길게 만곡되어 보통 U자형이다. 때에 따라 꼬여져 있는 것도 있으나 분절되어 있지는 않고, 여러 가지 alphabets(C, E, V, S, W 등)모양으로 1내지 2개소에서 조금 만입되어져 있는 것도 있다. 염색질은 연속되어 있고 조밀하며, parachromatin은 결핍되어 있다. 간상 핵구 중에는 분절 핵구와 구별하기 어려운 핵의 잘룩함을 나타내는 것도 있다. 핵이 가장 잘룩해진 부분의 핵막 사이의 부분에서 아직 핵염색질과 parachromatin이 보여지는 경우는 간상 핵구로 한다.

염색사 즉, 핵사만으로 2개의 핵엽이 이어져있거나, 그 부분의 두께가 1.0 μm 이하의 경우는 분절한 다핵 백혈구이며, 핵이 만곡 내지 포개어져 핵사가 명확하게 관찰되지 않는 경우도 분절 핵구로 분류한다.

(3) 세포질

pink색 내지는 염색성이 거의 없고, 특수 과립들만을 가지고 있다.

N/C ratio는 1:2이다(그림 4-10).

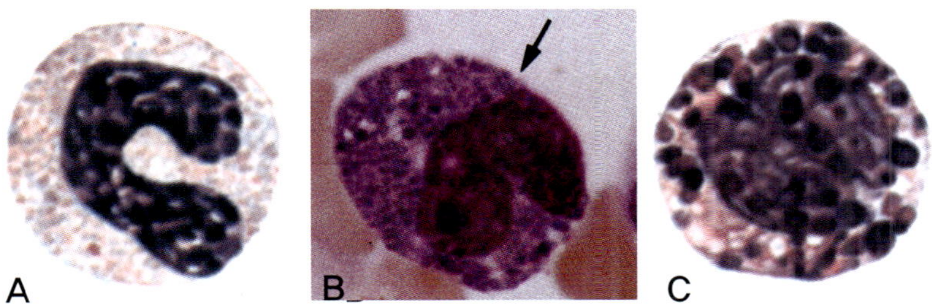

그림 4-10. 간상 핵구(A: 호중성 간상 핵구, B: 호산성 간상 핵구, C: 호염기성 간상 핵구)

(4) 위상차 현미경 상

핵은 염색질 결정을 가진 요철이 있는 간상이다. 세포질에는 다수의 특수 과립이 있으며, 또 밝은 중심체가 특히 눈에 띈다.

(5) 전자 현미경 상

핵은 염색질 괴를 가지고 있고, 핵막의 소공에 해당하는 비연속 부분을 제외하고는 확실하게 나타난다. 세포질은 거의 ribosomes은 없고, 소포체도 소실되어 있다. 세포 중앙에 위치한 Golgi체는 소형으로 2개의 중심체를 포함하고 있다. 과립과 glycogen 입자도 눈에 띈다.

6) 분절 핵구(Segmented neutrophil, 호중구)

(1) 크기

직경 9~15μm(혹은 10~15μm).

(2) 핵

핵은 편재되어 있고, 염색질 괴는 진하게 염색된 것이 두껍고, parachromatin의 양은 아주 적다. 2~5개의 분절(가장 일반적인 형은 3분절)로 나뉘어져 있고 핵사로 이어져 있다. 핵은 보통 Golgi체를 둘러싸고 있으며, 뾰죽한 돌기가 작게 불거진 돌기 및 drum stick 같은 여러 형태의 핵물질 돌출이 나타나고 있다. 골수구 이후 핵의 형태 변화는 그림 4-11과 같다.

골수구 이후 핵의 형태 변화

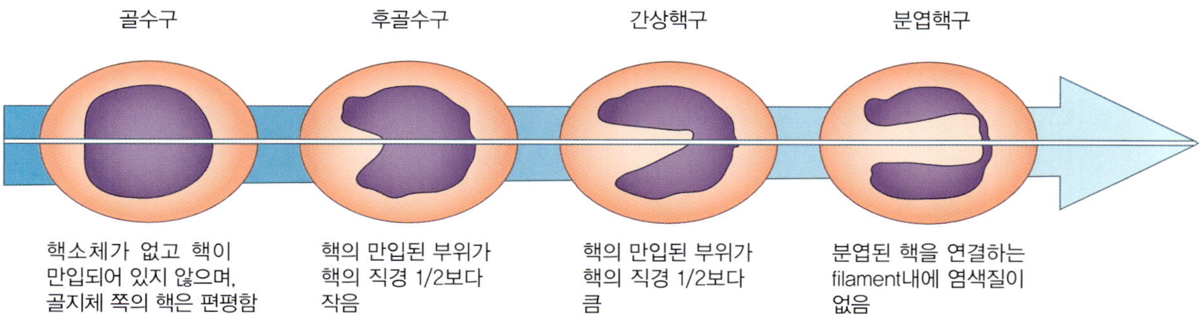

그림 4-11. 골수구 이후 핵의 형태 변화

분절 핵구와 간상 핵구의 비율은 임상적으로 중요하며 백혈구 백분율에 있어서(핵의 좌방이동)그 비율은 보통 10:1이다. 따라서 2분절 과립구와의 형태학적 판단기준을 명확히 설정하여 놓는 것이 매우 중요하다.

세포의 성숙에 따라 분절의 수는 2에서 대개 5까지 증가한다. 6 혹은 그 이상의 과분절을 일으킨 과립구가 5% 이상 나타나면 비타민 B_{12} 또는 엽산의 결핍을 나타낸다.

(3) 세포질

풍부하여 N/C비는 1:2이며, 약한 호산성을 보이거나 아니면 아예 염색성이 결핍되어져 있다. 특수 과립을 가지고 있으며, 호중성 과립은 대단히 미세하고 핵의 위에는 존재하지 않는다(그림 4-12).

(4) 위상차 현미경 상

핵은 밝은 중심체를 둘러싼 듯이 만곡되어 있고, 염색질 결절이 눈에 띈다. 세포질은 아메바성 운동을 하고, 중심체를 제외한 부분에는 과립이 현저하게 눈에 띈다.

(5) 전자 현미경 상

분절한 핵에는 염색질의 커다란 결절이 보이지만, 핵닥의 소공 부분에서는 끊어져 있다. 세포질은 ribosome과 소포체는 아주 소수만이 보이지만, glycogen 입자는 풍부하게 보이는 것이 특수하다. Golgi체는 소형으로 2개의 중심소체가 있다. 드드러진 특징은 과립으로, 특수 과립은 Golgi체로부터 발생하며 3종류로 나뉘어 진다. 1차 과립은 대형의 azure과립이고, 다음으로는 약간 소형인 2차 특수 과립, 또 그 후에 더욱 소형인 3차 과립이 출현한다.

Azure과립의 발생 과정은 peroxidase 염색을 사용하면, 조면 소포체로부터 Golgi체로 이동되는 모양을 과정을 따라 관찰할 수 있다. Alkakine phosphatase염색에서는 특수 과립의 생산을 관찰할 수 있는데 이 염색에서는 특수 과립과 Golgi체가 염색되어지기 때문이다.

호중성 과립은 어떤 것은 결정상의 구조를 가진 것도 있다(그림 4-13).

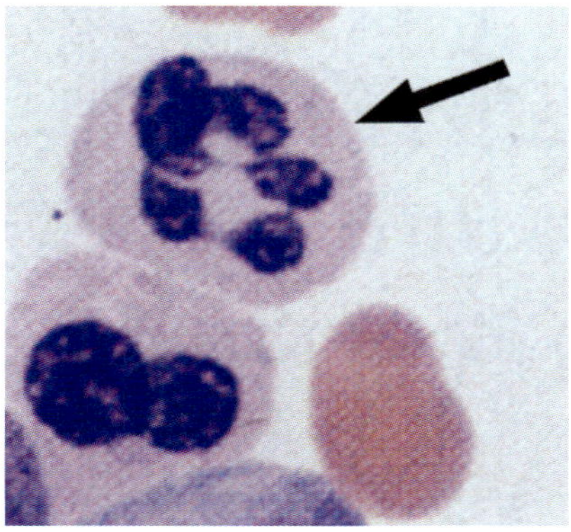

그림 4-12. 분절 핵구(호중성 과립구)

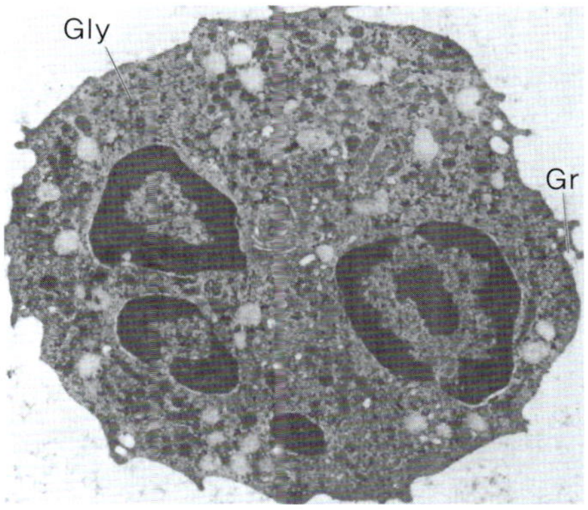

그림 4-13. 분절핵구(호중성 과립구)의 전자 현미경 상

(6) 세포 화학적 특성

과립구에는 다량의 glycogen이 포함되어져 있기 때문이 peroxidase와 P.A.S의 반응은 양성이다. Glycogen의 축적은 골수구의 단계에서부터 시작하여 이후 성숙에 따라 증가한다. 골수성 백혈병에서는 glycogen 함유량이 감소되어 있다. 호중성 alkaline phosphatase(LAP)는 gylcogen 함유량과 비례한다. 특수 과립 또는 2차 과립은 LAP 및 Sudan black B 양성이며 peroxidase는 음성이다. LAP는 lysosome 유래의 효소이며 골수구 단계에서부터 출현하여 성숙함에 따라 그 활성은 증가한다. 감염증에서 증가하는 이 효소의 활성은 아마도 부신 steroid 활성과 관계가 있는 듯하다. 한편, 만성 골수성 백혈병, 발작성 야간 혈색소뇨증 및 다른 많은 혈액 질환에서 LAP는 감소하지만, 이것은 정상 호중구가 아연을 다량 함유하는 것에 비하여 아연 농도가 낮은 것과 관계가 있는 것은 아닐까 생각한다. LAP가 성숙구에서 발견되어지는 효소인 것에 비하여 myeloperoxidase는 미숙한 세프인 골수모구의 lysosome 유래의 효소이다. 만성 골수성 및 골수 단핵구성 백혈병에서 혈청 및 lysozyme이 증가한 것은 과립구가 muramidase를 함유한 것에 의한다.

7) 호산성 과립구 및 그 전구 세포

호산구는 호중구와 같은 과정으로 성숙한다. 호산성 골수모구에서는 세포질에 azure과립밖에 나타나지 않기 때문에 이 세포를 동정하는 일은 쉽지 않다. Wight-Giemsa 염색표본에서 골수구에 나타나는 호산성 특이 과립은 처음에는 청색을 띠고 있으나, 곧 성숙됨에 따라 오렌지색을 띠게 된다. 그리고 이 과립은 호중성 과립보다 크고, 원형 내지 난원형이다.

A. 성숙 호산구(Segmented eosinophil)

(1) 크기

직경 9~15 μm(또는 12~17 μm)로 호중성 분절 핵구보다 약간 크다.

(2) 핵

보통 2분절이나, 드물게는 분절되지 않은 것이나 3분절인 것도 있다. 농축된 염색질을 가지고 있다. 2분절 이상으로 분절된 호산구는 비타민 B_{12}나 엽산 결핍증 및 알레르기 질환을 가진 경우에 볼 수 있다.

(3) 세포질

특수 과립이 조밀하게 분포되어 있기 때문에 세포질의 엷은 청색 부분은 과립이 빠져버린 부분에서만 관찰되어진다. 과립은 균일한 크기로 대형이며, 보통 구형이다. 핵 위에는 덮여 있지 않으며, 현미경의 미동나사를 조절하여 보면 이 과립은 반짝반짝 빛나는 느낌을 받는다. 백혈구 백분율을 하는 경우, 호산성 골수구와 전골수구는 나누어서 산정하지만, 보통은 성숙 호산구에 일괄하여 산정한다(그림 4-14).

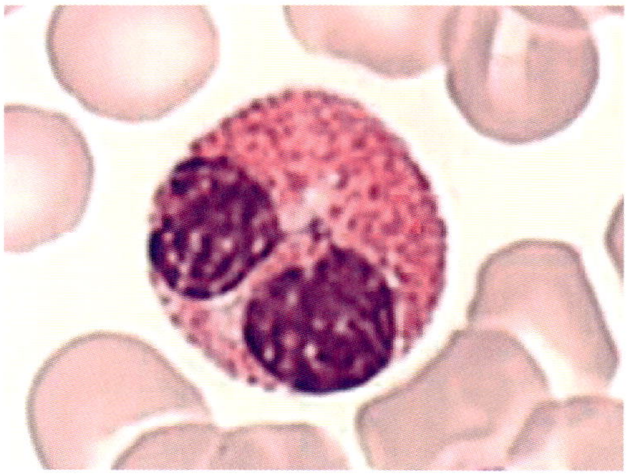

그림 4-14. 호산성 과립구

(4) 위상차 현미경 상

핵은 밝은 중심체를 둘러싼 듯이 만곡하여 있는 대형의 염색질 결절이 보여지고 있다. 세포질의 과립은 복굴절하여 관찰되어진다.

(5) 전자 현미경 상

핵은 호중구의 핵과 유사하며, 세포질 내의 과립 중에는 결정상인 것도 있다. Golgi체, glycogen 및 mitochondria가 눈에 띈다(그림 4-15).

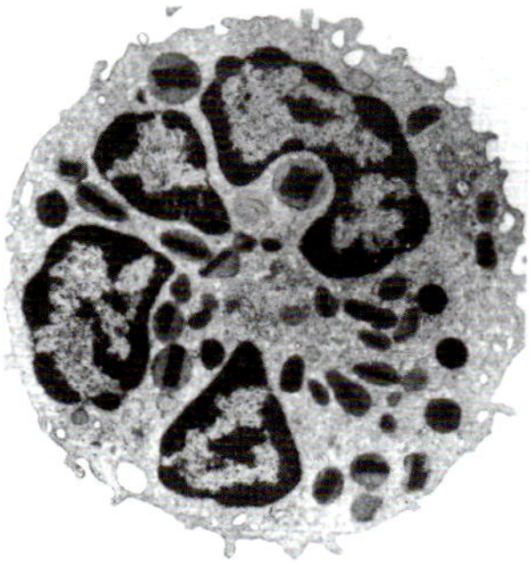

그림 4-15. 호산성 과립구의 전자 현미경 상(×16,500)

(6) 세포 화학적 특성

호산구는 alkaline phosphatase 및 naphthol AS-D chloroacetate esterase에 음성이다. 호산구는 peroxidase를 가지고 있으나 다른 백혈구에서 나타나는 것

과는 다르다. Acid phosphatase는 소과립에 존재하지만, 전자 현미경에서는 이 과립에 결정성 핵(crystalline core)은 포함되어 있지 않다. 활성은 핵막 및 mitochondria의 막에 국소 존재되어 있다.

8) 호염기성 과립구 및 그 전구세포

미숙한 호염기성 과립구는 호중성 과립구와 유사하며 특수 과립이 출현하는 것은 전골수구 말기 단계부터이다.

B. 성숙 호염기구(Segmented basophil)

(1) 크기

크기는 직경 9~15 μm(또는 10~12 μm)로 호산구에 비하여 약간 작다.

(2) 핵

핵은 만입되어 S자형을 보인다. 핵 염색질은 적고, 더욱이 세포질의 과립이 핵 위에까지 덮여 있기 때문에 핵의 형태를 관찰하기가 어렵다.

(3) 세포질

세포질은 엷은 청색으로부터 엷은 pink색을 보여주며 호염기성 과립을 가지고 있다. 이 과립은 자주 핵 위에도 올라가 있으나, 호산구처럼 세포질 전체가 과립으로 덮여져 있지는 않다. 호염기구의 과립은 안자색으로부터 암청색을 나타내며 크기도 다양하고, 또 수용성이다. 그래서 염색과정에서 과립이 용해되어 세포질에는 투명한 공포로 남는 것도 있다(그림 4-16).

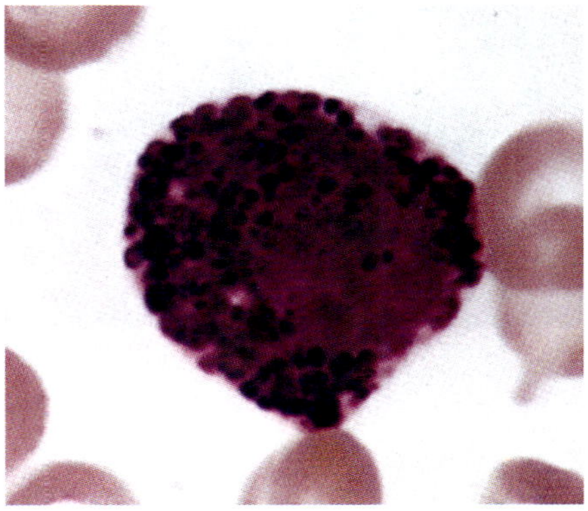

그림 4-16. 호염기성 과립구

(4) 위상차 현미경 상

핵은 불규칙한 얇게 늘어난 염색질을 가지고 있다. 대형이며 또한 복굴절하는 세포질의 과립에 의해 부분적으로 덮여 있다.

(5) 전자 현미경 상

핵은 S상 혹은 Y상의 형태를 나타내는 이외의 특징은 없다. 세포질은 ribosome 및 소포체는 적지만, glycogen과 복잡한 소포계를 가진 Golgi체는 소형으로 있다.

대형이며, 원형, 난원형, 혹은 각형인 과립이 한계막 즉으로 포함되어 존재하며, 과립 물질을 가지고 있다(그림 4-17).

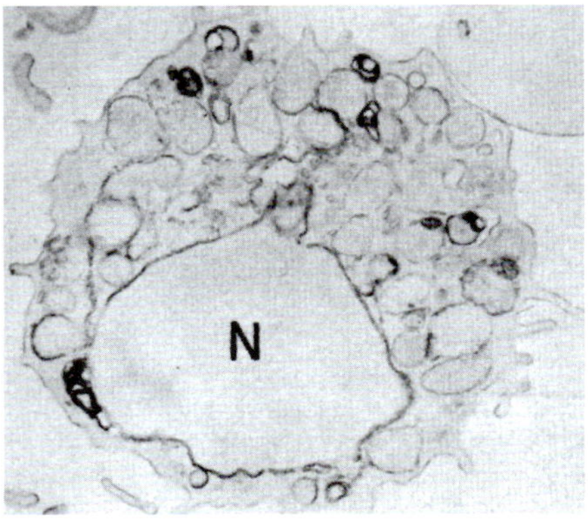

그림 4-17. 호염기성 과립구의 전자 현미경 상 (×12,000)

(6) 세포 화학적 특성

과립은 alkaline 및 acid phosphatase, 비특이성 esterase 및 phospholyrase에 음성이지만, peroxidase는 양성이다. 일부 소형의 특수 과립은 peroxidase는 음성이다. 세포질 내의 특수 과립에는 histamine이 들어 있어 항원-항체반응 시 방출되어진다. 이 현상은 호염기구의 탈과립 시험의 기초가 된다. 이 과립에는 산성 muco 다당체인 heparin도 다량 함유되어 있어 어떤 종류의 산성 색소를 사용하는 낮은 pH에서 염색하면 이염성을 나타내기도 한다. 호염기성구에는 혈소판 활성화 인자(platelet activating factor: PAF)도 가지고 있어 혈소판을 자극하여 serotonin을 방출시킨다. 또 세포질에는 glycogen이나 몇 개의 탈수소 효소 및 diaphorase가 함유되어져 있다(그림 4-18).

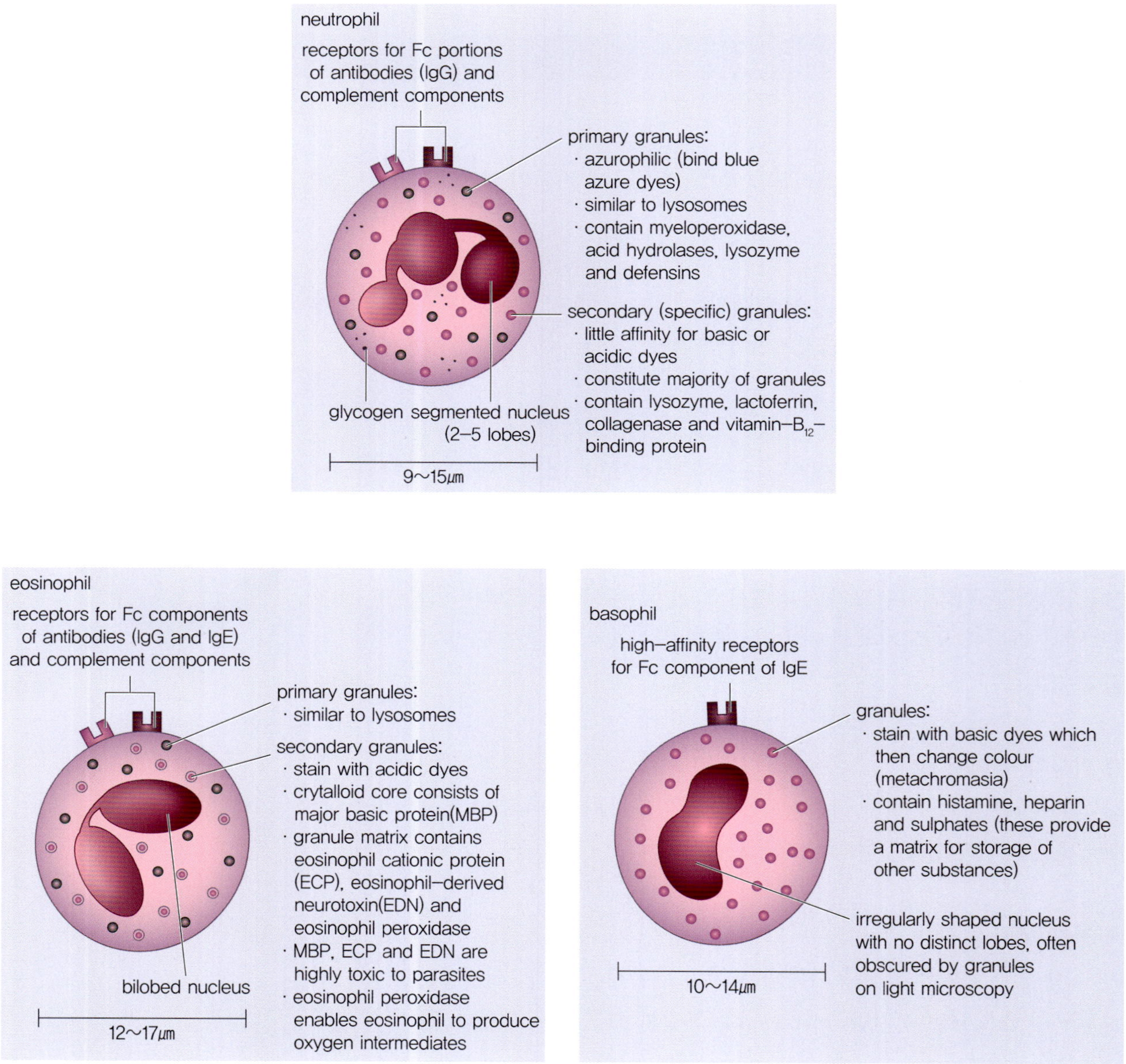

그림 4-18. 과립구들의 과립 특성

2 호중구의 분포 및 역학(Distribution and Kinetics of Neutrophil)

정상 호중구수의 참고범위는 성인의 경우 $1.8 \sim 7.0 \times 10^3/\mu l$이다.

골수에서의 유사분열은 모두 5회 행하여지는데 이 중 3번은 골수구 단계에서 행하여지며, 후골수구 단계부터는 유사분열 없이 성숙되어 진다(그림 4-19).

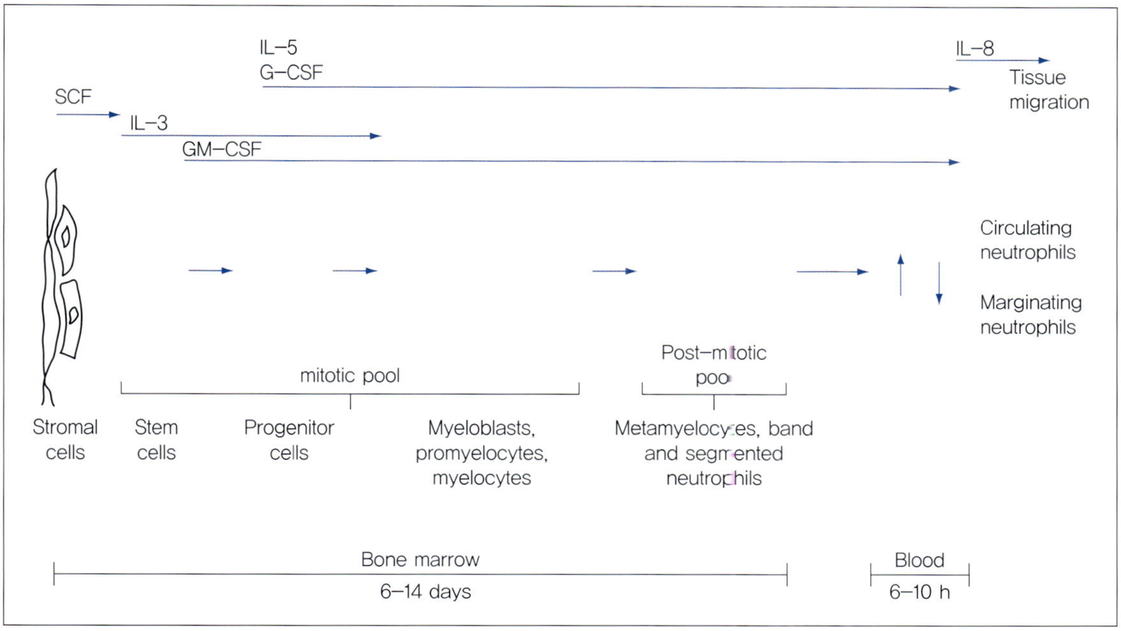

그림 4-19. 호중구의 역학

골수에서 성숙되어 말초혈액으로 나오기까지는 대략 14일 정도 걸리며, 이 중 나중의 8일은 성숙, 저장되는 시기로 이 성숙-저장풀에서 필요 시마다 말초혈액으로 나가게 된다. 일단 말초혈액으로 들어오면 순환 과립구 풀(circulating granulocyte pool: CGP)에서 자유로이 순환하기도 하고(약 50%), 또는 변연 과립구 풀(marginal granulocyte pool: MGP)로 들어가(약 50%) 있기도 하며, 계속적으로 자유로이 왔다 갔다 하면서 대략 6~10시간(T1/2=6.3 hrs)을 보낸다. 과립구 생성조절은 조혈 유도 미세 환경과 체액성 물질인 leukopoietin 등에 의해 조절된다. 말초혈액 내 백혈구 수 계산 시 변연풀에 있는 간상 핵구나 호중구들은 계산되지 않는다. 말초혈액 중에 있던 호중구들 중 변연풀에 있던 세포들은 임의적으로(random manner) 조직 속으로 들어간다(그림 4-20).

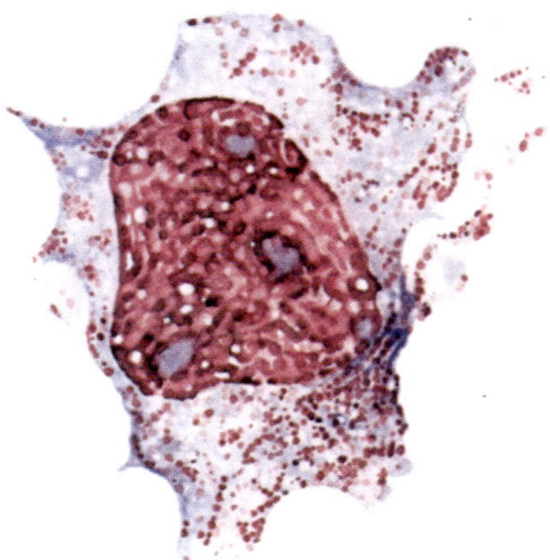

그림 4-20. 조직 호중구

조직에 들어간 호중구는 감염에 대항하여 싸운 뒤 염증성 삼출액(inflammatory exudate)으로 되지 않으면, 2~4일(혹은 4~5일) 내에 장관, 비뇨기계, 폐, 또는 타액선 등을 통하여 체외로 나가거나 또는 망상내피계(R.E. system)에 의해서 파괴된다.

3 호중구의 생리 및 기능(Physiology and Function of the Neutrophil)

호중구는 혐기성 및 호기성 해당 작용의 대사 작용이 아주 활발하며 생체 방어기구에 중요한 역할을 하고 있다. 호중구의 주된 기능은 체내에 이물질이나 감염성 인자가 있을 때 탐식(phagocytosis)과 소화(digestion)작용, 그리고 살균작용으로 그들의 기능을 막거나 억제하는 것이다. 또한 호중구는 그 주위로 여러 가지 물질을 방출하는 분비 기능도 가지고 있다.

일차(비특이성: nonspecific)과립과 이차(특이성: specific)과립들이 Golgi체에서 형성되어 방출된다. 성숙한 호중구에서의 일차 과립과 이차 과립의 비는 2~3:1이다. 일차 과립은 막으로 둘러싸인 lysosomes이며, acid phosphatase, peroxidase, esterase, sulfated mucosubstance, β-gluculonidase, β-galactosidase, arylsulfatase, lysozyme, 그리고 다른 기본 단백질을 포함하고 있다. 일차 과립 내 peroxidese는 활성화된 호중구가 산화물인 H_2O_2와 염소이온(Cl^-)으로부터 hypochlorite(HOCl)를 생성하여 탐식한 세균을 죽이는데 큰 역할을 한다.

이차 과립은 aminopeptidase, collagenase, muramidase, lactoferrin, lysozyme, plasminogen activator 그리고 많은 수의 기본 단백질을 포함하고 있다. 호중구는 혈관의 변연풀(marginal pool)로부터 위족(psudopode)을 내어 zig-zag로 움직여 혈관 기저막의 내피세포 사이를 통과한 뒤 조직과 체강 속으로 이동한다. 이것을 변연 추양 이동(margination and locomotion)이라 한다.

이때 조직에 감염, 염증 및 외부 침입물이 있을 경우, 호중구는 이들이 내는 화학적 성분(cytotaxigens 또는 cytotaxins)에 의해 zig-zag로 이동하던 것이 일직선(straight line pathway)으로 재빨리 수분내에 이동하여 간다. 이 이동은 세포 내 소기관인 microtubules에 의한다. 이것을 화학 주성(chemotaxis)이라 하며, 호중구는 운동 주화능(chemotaxis)이 있어서 화학 주성의 농도가 높은 곳으로 이동하여 간다.

Cytotaxigens은 보체 성분, 혈청, 또는 혈장과 같은 물질과 상호 작용할 때 화학 주성인자(chemotactic factor)를 발생한다. Cytotaxigens의 예로는 특정 bacteria, 항원-항체복합물, 호중구로부터의 lysosomes 등이 있다. Cytotaxins은 호중구가 스스로 직접 작용할 수 있도록 하는 물질이다. 호중구들은 이물질이나 손상된 세포들을 구별할 수 있어야 하는데 이것은 탐식 작용의 기능에 아주 중요한 점이다.

호중구막은 opsonin, 주화인자(chemotactic factor) 성장인자(growth factor) 등에 대한 수용체와 관련되어 신호 전달에 관여하는 G 단백(α, β, γ의 heterotrimers로 불활성 시에는 guanosin phosphate와 결합), Na^+, K^+, Ca^{2+} 등 이온 교환에 관여하는 효소들과 인지질로 되어 있다.

Opsonins(특이 항체, 보체 등)은 탐식 작용을 높이고 화학 주성을 증가시킨다. 이것은 이물질에 작용하는 것이며 호중구에는 작용하지 않는다. 그러나 호중구는 세포 표면에 IgG의 Fc부분과 보체 C3b에 대한 수용체를 가지고 있으므로 이물질이 opsonins으로 도포되어 있으면 쉽게 탐식할 수 있다. 이것을 옵소닌 작용(opsonization)이라 한다.

호중구가 이 옵소닌화된 이물질과 만나면 호중구는 위족을 내듯이 세포막이 안으로 들어가서 이 이물질을 감싸 탐식성 소포(phagocytic vacuole: phagosome)를 만든다. 이 소포 안에서 탐식작용이 일어나는 동안 많은 대사성 변화가 성기는데 즉 pH가 감소되고 탄수화물의 대사가 증가하며 또 산소의 소모 및 과산화 수소의 형성이 증가된다. 그러면 호중구의 특수 과립은 이 phogosome이 막과 융합하여 그 내용물을 phagosome 속으로 방출한다. 이어서 비특이적 과립이 그 내용물을 phagosome속으로 방출한다. 일차 과립으로부터의 myeloperoxidase가 hydrogen peroxide와 결합하여 된 것과, 세포 내 할로겐 화합물이 호중구가 bacteria, viruses, fungi를 죽이는 데 효과적이다. 세균이 죽어버린 이 phagosome을 이차적 lysosome(secondary lysosome: phagolysosome)이라고 한다.

그 다음 세포는 소화된 잔유물을 세포밖으로 내보낸다. 이것을 exocytosis 또는 탈과립현상(degranulation)이라 한다(**그림 4-21**).

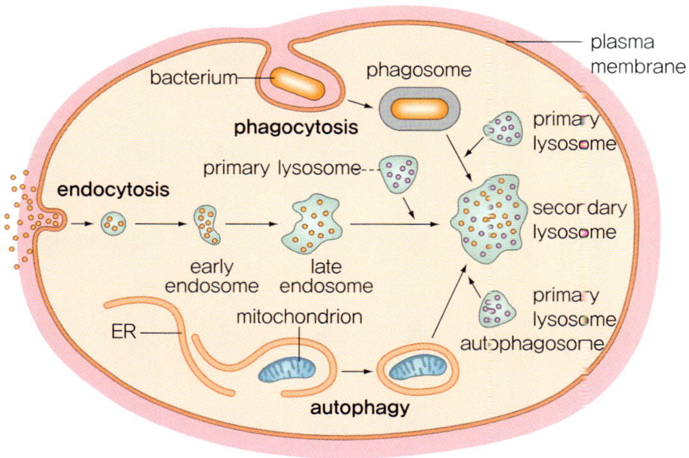

그림 4-21. 호중구에 의한 탐식의 모식도

또한 호중구는 주위의 액을 흡수하여 자신의 세포질의 일부로 만드는 세포 흡수(pinocytosis) 작용도 가지고 있다. 탐식 작용과 세포 흡수작용의 결합을 endocytosis라 한다.

염증성의 진행이 있을 때, 호중구는 계속적으로 그 감염 부위로 이동되어 탐식 작용을 하여, 죽어버리면 이번에 대식구(macrophages)에 의해 탐식되어진다. 호중구는 일반적으로 감염 부위에 맨 처음 도달하는 탐식 세포이고 다음이 단구(monocyte)이다. 이 두 세포들은 이물질이 모두 탐식되어질 때까지 계속 그 부위로 이동한다. 그리고 호중구는 prekallikrein을 Kallikrein으로 변환시키는 물질을 분비하여 혈액 응고계를 활성화시키고 발열 반응을 유발하는 pyrogen을 가지고 있어 발열 반응에도 관여한다.

1) 호중구 증가증(Neutrophilia)

백혈구 수는 생리적으로 변동이 심하여 정상인에서도 오전과 오후의 차이를 보일 수 있다.

(1) 격심한 운동이나 어떤 약물의 투여로 인하여 변연풀에 있는 호중구의 수는 감소된다.

이 세포들은 순환풀로 가서 백혈구 수를 증가시키며, 백혈구 백분율에서의 호중구율을 증가시키는 것으로 나타난다.

(2) 급성 염증이나 급성 감염, 약물, 독소, 조직 괴사, 종양 등의 경우 호중구가 증가된다.

2) 호중구 감소증(Neutropenia)

(1) 어떤 약물은 변연풀로 들어가는 호중구의 수를 증가시켜, 순환풀의 호중구율을 저하시키는 결과를 초래한다.

(2) 심한 감염증일 때는 조직으로 유출되는 호중구 수가 골수 저장풀로부터 유입되는 수보다 많아진다.

(3) 골수에서의 생산이 감소되면 말초혈액에서 유효하게 이용되는 호중구의 감소가 야기된다.

(4) 백혈구의 손실이 증가되면(거비증에서 발생하는 것처럼) 비장 부골(spleen sequesters; 혈액이나 은신처로부터 제거됨)에서 세포가 파괴되어 또한 호중구 감소증이 생긴다.

(5) 항암 화학 요법, 항생제 등의 약물, 방사능, 독소, Fanconi 빈혈, 교원-혈관질환, 류마티스 관절염, 거대적혈모세포성 빈혈, 골수형성 이상증후군, 골수이식, 심한감염 등 호중구가 감소된다.

4 호산구의 역학 및 기능(Kinetics and Function of Eosinophil)

호중구보다는 잘 알려져 있지 않으나 아마도 거의 비슷할 것으로 보고 있다. 골수에서 성숙되어 말초혈액으로 나오기까지는 대략 9일 정도 걸리며, 이 중 나중 2.5일은 성숙, 저장되는 시기이다. 일단 말초혈액으로 들어오면 약 8시간의 교체시간 동안 순환풀에 있다가 변연풀로 들어가면 다시는 순환풀로 나오지 못하고 모두 조직으로 들어가게 된다(**그림 4-22**).

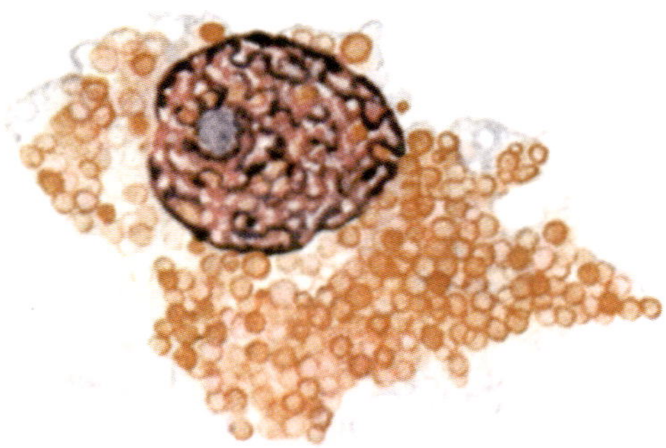

그림 4-22. 조직 호산구

그러므로 순환되는 호산구 수는 전체의 약 1% 미만이며, 조직에 있는 호산구 수는 혈액 내에 있는 총 수보다 100배 정도 많다. 조직으로 들어온 호산구는 주로 피부, 폐, 장관 등의 외부에 대한 외피적 경계 부위에 존재하며, 약 8~12일을 보낸다.

① 운동 주화능, 탐식능, 약한 살균능
② 항원-항체복합물을 탐식함으로써 allergy 반응억제
③ histamin에 의한 조직 손상 방지
④ 기생충의 상해 등 allergy 반응에 관계

호산구의 생성 촉진 물질(eosinophilopoietin)은 T-림프구에서 분비되는 것으로 생각되고 있다.

호산구의 기능은 확실치는 않으나, 부신피질호르몬(adrenal cortical hormone)이 증가될 때 혈액을 벗어나며, 면역학적 자극에 대응하여 증식하고 이 증식 반응은 최소한 어떤 항원을 가진 T-림프구에 의해 간접적으로 일어난다. 표면에 IgE와 histamine에 대한 수용체를 발현하고 있고 주화성인자에 의해 자극된다.

또 호산구도 호중구와 같이 이물질이나 항원-항체복합물을 탐식하나 살균 능력은 훨씬 떨어지므로 주 작용이라 보기는 어렵다. 이것은 호산구의 조절 반응이 비만세포(mast cell)와 호염기구의 탈과립 현상이 있을 때 발생하는 것으로 알 수 있다. 호산구를 끌어 다니는 화학 주성인자 중 ECF-A(Eosinophil chemotactic factor of anaphylaxia; 과민증의 호산구 화학 주성인자)는 호염기구와 비만세포에 존재하며, 또한 호산구도 비만세포나 호염기구에 의해 방출되어진 histamine, slow-reacting substance of anaphylaxis, 그리고 platelet activating factor와 같은 불활성인자들의 물질을 포함하고 있다.

Beeson(1977)에 따르면, 장내 기생충(helminthic)에 대한 방어력을 제공하는 외에 주요 기능이 내분비 물질에 대한 반응(즉 비만세포로부터 생산된 것, 림프구로부터 산출된 것, 혈액 응고인자들, 보체, 호르몬 그리고 kinins)인 것 같다고 하였다. 다시 말해서 과민성 반응과 비면역성 염증 반응을 완화시키는 기능을 가지고 있어 기생충 감염증, 과민성 상태, 알레르기 비염과 기관지 천식과 같은 알레르기 질환, 피부 질환, 만성 골수성 백혈병, 호지킨 림프종, 호산구 증가증후군 등에서 호산구는 증가한다.

5 호염기구의 역학 및 기능(Kinetics and Function of Basophil)

과립구 가운데 가장 적은 수를 차지하며, 말초혈액 백혈구의 0.5%~1%에 해당한다.

In vitro에서 발달의 증거를 찾기가 어렵기 때문에 MG-CFC 또는 Eo-CFC에 포함시켜 생각한다. 백혈구 중 수가 가장 적기 때문에 역학성은 발견하기 어렵고 또 정보도 드물다. 그러나 생산과정은 호중구나 호산구와 비슷한 것으로 여긴다. 골수에서의 성숙시간은 아마도

호중구보다는 짧은 것으로 보이며 혈액 내에서의 시간은 비슷한 것으로 보인다. 조직 내에서의 운명은 잘 알려져 있지 않다. 혈액 중 순환되는 호염기구의 수는 신생아에서 높고 나이가 들면 감소한다. 부신 피질 자극호르몬과 과민성 반응에서 감소하며, 만성 골수성 백혈병 진성 적혈구증가증, 점액 부종 및 만성 골수증식성 증후군에서는 증가한다.

호산구와 같이 부신 피질 호르몬의 영향을 받는 것 같다. 호염기성 과립들은 histamine, heparin, peroxidase 등을 포함하고 있으며, 호산구를 끌어들이는 주화인자를 방출한다.

호염기구는 histamine을 합성하고 저장하며, 호산구의 anaphylaxis의 주화성 인자이다. 이것은 SRSA(slow-reacting substance of anaphylaxis)를 합성하고 방출하며, 아마도 자극이 가해지는 동안 PAF(platelet activating factors)도 합성하고 방출하나 저장하지는 않는다. 호염기구는 alkaline 및 acid phosphatase와 같은 가수 분해효소(hydrolytic enzymes)는 적지만 유의할 만큼의 양은 된다. Glycogen은 과립 외부에 풍부하게 있다.

호염기구는 세포막의 수용체에 결합된 IgE에 특이 항원이 결합하면 아나필락시스형 탈과립이 발생하여 세포내 저장되어 있던 histamine 등이 유지되어 즉시형 과민증이 나타나며, 알레르기상태의 병인에 한 역할을 담당하는 것으로 여겨진다. 또한 약간 과민성 반응을 지연시키는 '피부의(cutaneous) 호염기구 과민성'을 포함하고 있어 탈과립 반응과는 다른 형태를 보여주는 contact allergies와 같은 기능도 있다.

조직이나 골수에서 보여지는 호염기성 세포는 전에는 비만세포(mast cell)라는 이름으로 불리었고 혈액 내의 호염기구와는 다른 세포로 생각하였었다(**그림 4-23**). 그러나 비록 한 외구조(ultrastructure)적으로 약간의 차이는 있으나 비만세포는 호염기구에 결핍되어 있는 단백 분해효소와 serotonin의 존재를 제외한 세포 화학적 특성이 비슷하고, 조직 내에서 유사한 운동 기능을 나타내므로 같은 종류의 세포로 보고 있다. 호염기구와 비만세포는 알레르기성 천식(allergic asthma)과 같은 과민성 반응에 즉시 나타나며, Immmunoglobulin E는 이 두 세포의 막에 즉시 결합된다. 특수 항원이 막에 결합된 IgE와 반응하면 탈과립되어 직접적인 과민성의 조정자(histamine, SRS-A, PAF, heparin, ECF-A)를 방출하게 된다. 그 후 이 조정자들을 중화(방해)하는 경향이 있는 물질을 가지고 있는 호산구의 축적이 유도된다. 비만세포는 골수에 소수 존재하며 말초혈액 내에서는 발견되지 않는 세포로, 호염기구와는 달리 매우 오랜 수명을 갖고 있으며 염증 반응이나 재생 과정에서는 국소 조직에서 분열 증식한다.

비만세포의 크기는 직경 5~25 μm로 윤곽은 부정형 혹은 가늘고 길게 늘어난 형태이다. 핵은 보통 난형 또는 원형이며, 거의 완전히 과립으로 덮여져 있다. 세포질은 담청색으로 염색되어진 균일한 소형의 과립이 무수히 그리고도 밀집되어져 있기 때문에 거의 관찰할 수 없다. 또 이 과립은 수용성이며, toluidine blue로 염색하면 이염성을 나타낸다.

위상차 현미경으로 관찰하면, 핵은 엷고, 과립은 어두운 균일한 크기이나 과립 중심은 밝다. 또 전자 현미경으로 관찰하면 핵의 윤곽은 조금 부정형이고, 세포질안의 소포체 및 mitochodria는 결핍되어 있으나 여러 종류의 크기와 형을 갖는 다수의 과립에 의해 세포질은 메워져 있다. 이 과립은 한계막으로 둘러싸여져 있다.

비만세포의 세포 화학적 성질은 histamine, heparin 및 serotonine을 가지고 있다(**그림 4-24**).

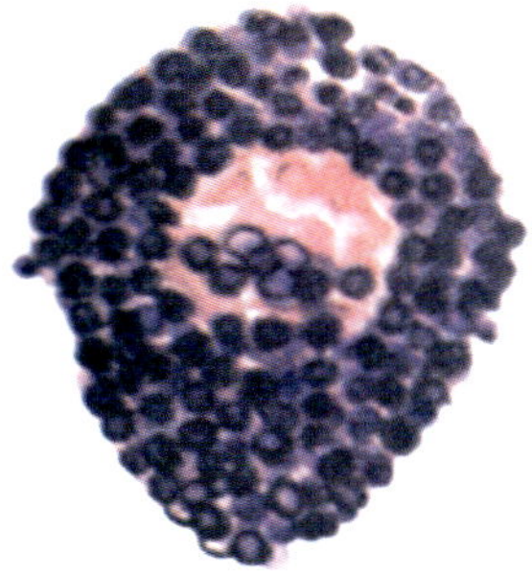

그림 4-23. 조직 호염기구

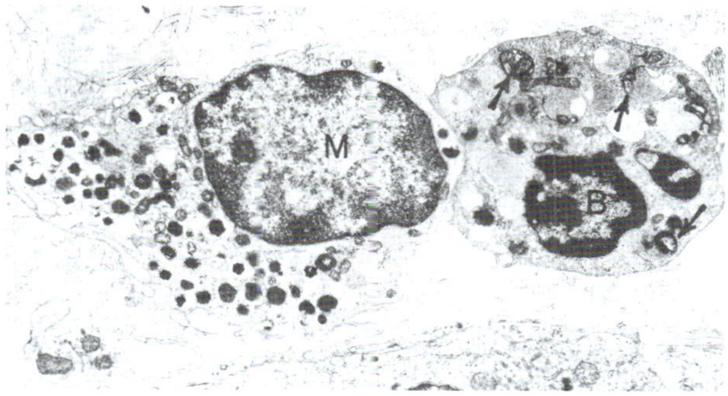

그림 4-24. 비만세포(M)와 호염기구(B)의 전자 현미경 상

II. 비과립 백혈구 계의 성숙(Maturation of Agranulocytic Series)

비과립구계에는 골수에서 만들어지는 단구계와 주로 림프절데서 만들어지는 림프구계가 있다.

비과립구의 과립은 비특이성(azurophilic)의 성질을 가지고 있다.

1 단핵구계의 성숙(Maturation of Monocytic Series)

1) 단핵모구 또는 골수모구(Monoblast or Myeloblast)

형태학적 또는 조직학적인 기준에서는 단핵모구와 골스모구를 구별할 수 없기 때문에 단핵모구라고 한 이 판정 기준은 부적당한 것이나, 혹자는 골수모구는 골수계(myeloid) 및 단핵구계(monocytic)의 세포가 될 수 있는 것으로 간주하고 있다. 급성 골수 단핵구성 백혈병에 관한 세포 유전학적, 세포 화학적, 그리고 조직 배양에 의한 연구의 결과는 후자의 생각을 보다 지지하는 것이다. 단핵모구는 급성 골수 단핵그성 백혈병 및 급성 단핵구성 백혈병일 때 나타나는 모구이다(그림 4-25).

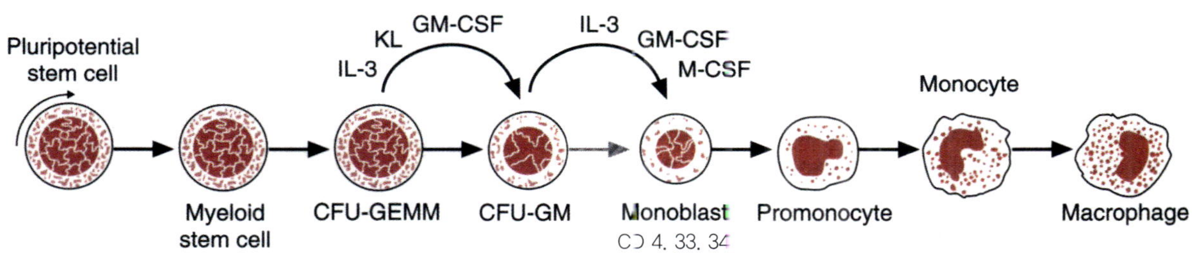

그림 4-25. 단핵구의 성숙 과정

(1) 크기

직경은 14~18 μm(15~20 μm)이다.

(2) 핵

핵은 원형 내지 난원형으로, 때로는 절흔이나 만입된 것을 볼 수 있다. 염색질 형태는 골수모구와 비슷한(Naegeli형) 즉 소형이며, 규칙적인 엷은 pink색 내지 청색의 parachromatin을 수반한 미세한 청색에서 자색의 점상 구조를 보인다.

또 한편 세망세포와 같은 Schilling형 즉 불규칙적인 parachromatin괴를 수반하여 사상 및 과립상의 부정형 망상 구조를 나타내는 염색질 형태를 보이는 것도 있다. 핵소체는 엷고, 청색으로 대형이며 원형이다.

(3) 세포질

세포질은 비교적 폭이 넓고, 약간의 azure과립을 가지고 있으며, 담청색 내지 회색으로 염색되어져 있다. 세포 주변으로 위족을 내거나 만입되든가 하는 등 부정형을 나타낸다. 핵이 만입된 부분의 세포질은 세포 주변에 비하여 밝다. 핵을 둘러싸고 있는 세포질에서 급성 백혈병을 시사하는 auer 소체 및 PAS 양성의 결정체 모양의 구조물이 나타날 수도 있다(**그림 4-26**).

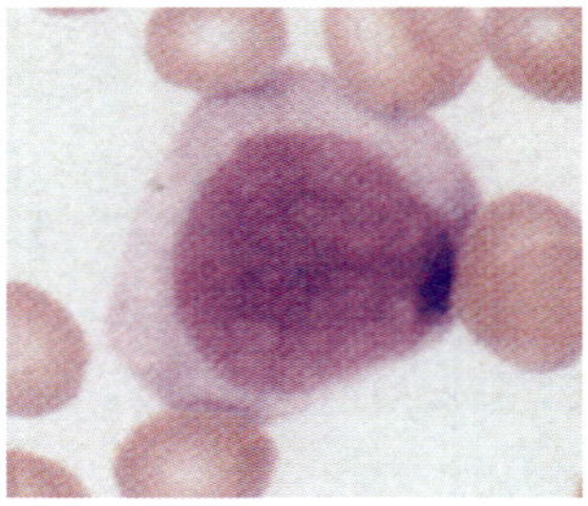

그림 4-26. 단핵모구

(4) 위상차 현미경 상 및 전자 현미경 상

골수모구와 단핵모구를 감별하는 것은 불가능하다.

2) 전단핵구(Promonocyte)

단핵구계 세포 중에서 동정이 가능한 최초의 유약한 세포이며, 유사분열을 할 수가 있다. 전단핵구로부터 생성된 성숙 단핵구는 macrophage로 성숙이 가능한 유일한 세포이다.

(1) 크기

직경 15~20 μm(15~25 μm)로 골수모구 보다 약간 크다.

(2) 핵

대형으로 난원형 또는 원형이고, 복잡하게 잠입하여 움푹들어가 만입된 것이 눈에 띈다. 염색질은 약간 조금 대형의 결절상을 갖는 구조를 나타낸다.

(3) 세포질

엷은 회청색을 보이며, azure과립을 가지고 있다. N/C ratio는 약 7:1이다(**그림 4-27**).

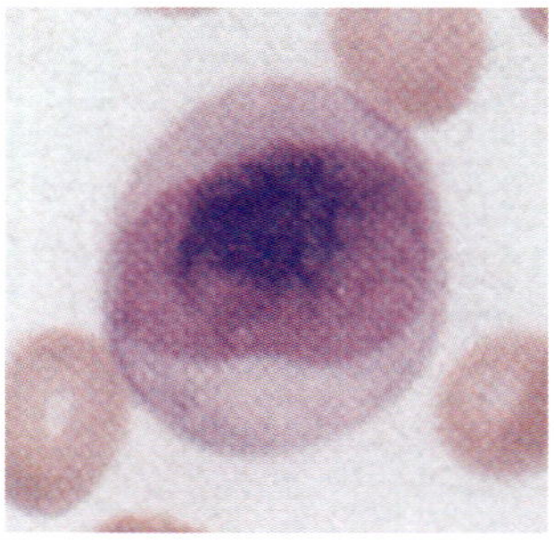

그림 4-27. 전단구

(4) 위상차 현미경 상

핵 염색질은 엷고, 세포질에는 azure과립이 포함되어 있다.

(5) 전자 현미경 상

핵에는 약간(2~5개)의 핵소체가 있고, 세포질은 ribosome을 풍부히 가지고 있으나 조면소포체는 극히 적고, Golgi체 주변에는 소형의 azure과립이 발견된다.

3) 단핵구(Monocyte)

(1) 크기

직경은 14~20 μm부터 30~40 μm이다.

(2) 핵

핵은 편재되어 있거나 중앙에 위치하며, 대개 신장형이나, 자주 분엽(2 또는 그 이상)을 이루고 있기도 하다. 말초혈액에서는 접혀 겹쳐져 마치 뇌 주름모양으로 복잡하게 함몰되어 있다. 염색질망은 미세하며 엷고 조밀하며, 결합부에서는 선상의 염색질이 소형의 두툼한 부분을 형성한다. 핵소체는 보이지 않고, 전체적인 인상으로 엷은 감을 주는 핵은 대단히 변화가 많은 형태를 나타낸다.

(3) 세포질

세포질은 풍부하며, 불투명한 청회색으로 불균일하게 염색되어 있다. 미세한 azure과립이나 탐식물 혹은 공포가 나타날 수 있다. 이 모양은 자주 젖빛유리 모양으로 표현되기도 한다(**그림 4-28, 29**).

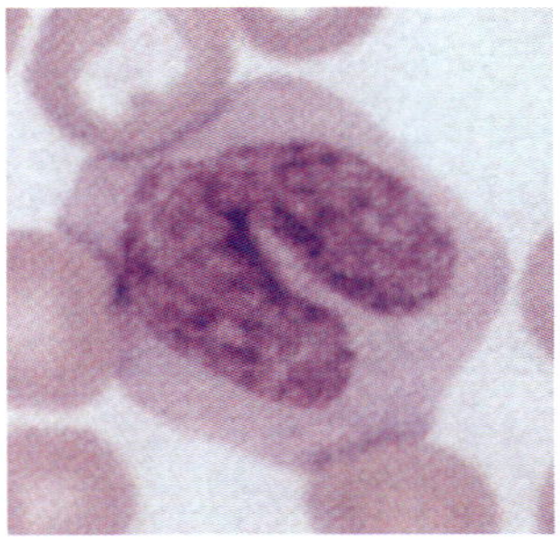

그림 4-28. 단구

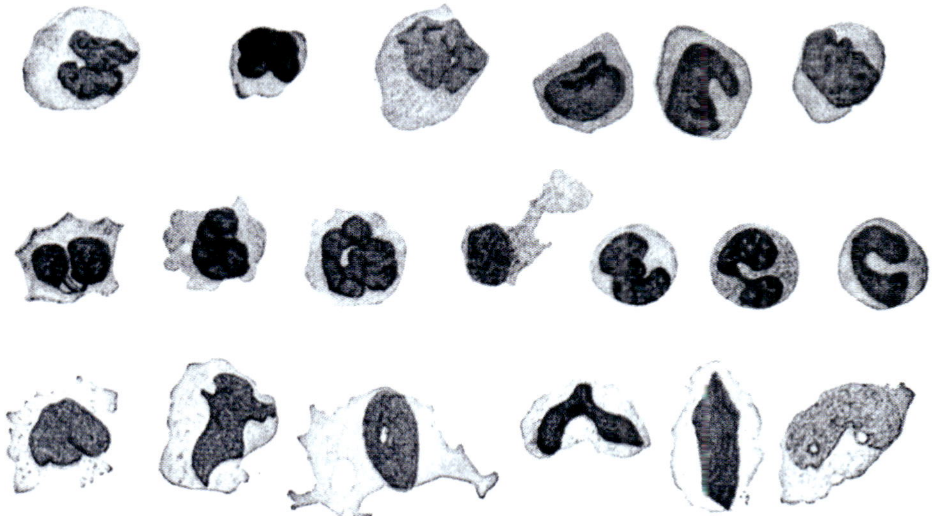

그림 4-29. 단구의 핵 변형 상

(4) 위상차 현미경 상

신장 모양의 핵은 엷은 염색질 때문에 엷게 보이지만, 세포질에는 미세한 azure과립, 공포 및 중심체를 일부 둘러싼 듯이 mitochondria가 나타나고 있다. 세포막은 주름모양으로 보여진다.

(5) 전자 현미경 상

만곡한 핵에 1내지 2개의 핵소체가 보여지고, 주변쪽으로 염색질이 풍부하다. 세포질에는 조면 소포체, 소형의 azure과립, mitochondria, 다수의 microfibrils, microtubule이 나타나고 있다(그림 4–30).

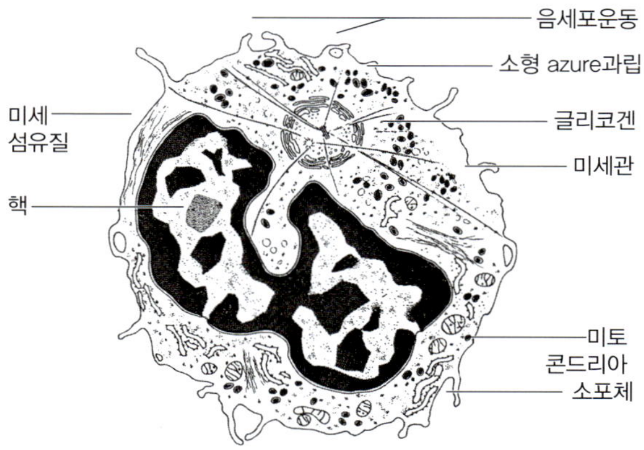

그림 4–30. 단구의 투과전자 현미경 상

(6) 세포 화학적 특성

골수구 및 전골수구와 같이 단핵구도 비특이적 esterases는 양성이나, 단핵구의 esterase 활성은 불화나트륨(sodium fluoride: NaF)에서는 저해를 받는다.

4) 조직구 또는 대식구(Histiocyte or Macrophage)

단핵구의 가장 성숙한 단계의 세포로써 조직 및 골수에서 발견되며, 단핵구와 함께 단핵구성 탐식세포계(MPS)를 구성한다.

(1) 크기

직경 30~40 μm 내지 그 이상의 크기를 갖는다.

(2) 핵

핵은 난원형이며 염색 질망은 규칙적인 망상구조를 보이며 1~2개의 핵소체를 가지고 있다.

(3) 세포질

풍부하며, 가장자리는 불규칙적이고 충분히 넓어져 있다. 담회색의 세포질은 pink색 내지 청색이 가미되어져 반점 모양을 보이며, 탐식한 물질이나 파편 및 azure과립을 가지고 있다(그림 4-31, 32).

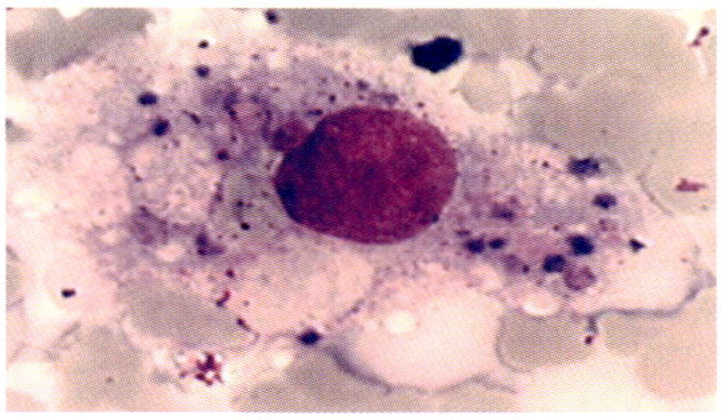

그림 4-31. 조직구

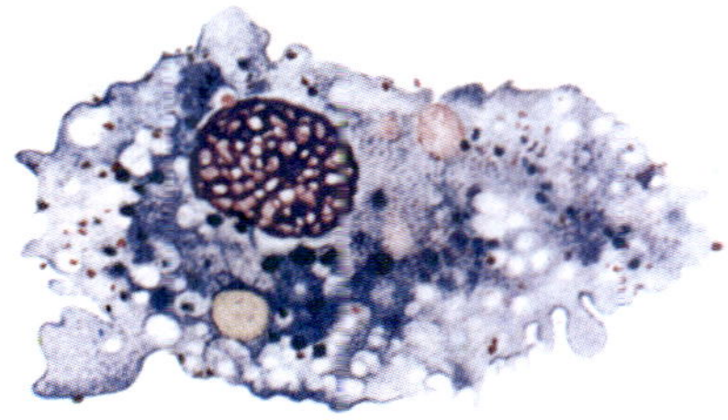

그림 4-32. 적혈구를 탐식한 골수 조직구

(4) 위상차 현미경 상

이 세포는 활발한 탐식 작용을 나타내는 투명하고 특징적인 파상의 세포질에 의해 불완전하게 둘러싸여져 있다. 세포 소기관으로써는 대형의 mitochindria, Golgi체 및 주변의 azure과립이 있다.

(5) 전자 현미경 상

대단히 활발한 대사를 하고 있는 세포로 관찰되어지고, 대형의 Golgi체로부터 무수한 일차 lysosome이 생산되어져 탐식 공포와 융합되어 이차 lysosome이 된다. 조면 및 활면 소포체는 중등도로 발견된다. Microfilaments나 microtuble도 발견된다.

(6) 세포 화학적 특징

이 세포는 lysozymes(muramidase), acid phosphatase, peroxidase, myeloperoxidase, esterase 및 가수 분해효소와 같은 분해효소들이 고농도로 함유되어져 있다. 단핵구는 α-naphthyl buthyrate esterase 양성인데 이 성질이 Technicon Hemalog D에서 세포 동정에 이용되고 있다.

2 단핵구의 역학 및 기능(Kinetics and Function of Monocyte)

전단핵구가 형성된 후 2회의 유사분열이, 말초혈액으로 나오기 전 골수에서 50~60시간의 기간 동안에 일어난다. 이때 단핵구의 생산은 GM-CSF에 의해 조절된다. 순환 단핵구풀(circulating monocyte pool; CMP)과 변연 단핵구풀(marginal monocyte pool: MMP)에 다 분포하며, 그 비율은 1:3.5 정도이다. 순환풀에서의 반감기는 8.4시간 정도이며, 이 기간은 거비증(splenomegaly)이나 급성 감염 시 짧아지고, 단핵구 증가증일 때 길어진다. 단핵구가 변연풀을 벗어나 조직으로 들어가면 수개월 혹은 그 이상을 살아간다. 단핵구는 골수에서 만들어져 혈액에 의해 운반되어 조직 속으로 이주하는데, 이곳에서 조직구(histiocyte) 또는 대식구(macrophage)로 변형되어 생애의 대부분을 보내게 된다(표 4–1).

표 4–1. 단핵 탐식 세포계의 조직별 명칭

Cells	Localization	Other names
Stem cell(committed)	Bone marrow	
Monoblast	Bone marrow	
Promonocyte	Bone marrow	
Monocyte	Bone marrow and peripheral blood	
Macrophage	Tissues :	
	Connective tissue	Histiocyte
	Liver	Kupffer cell
	Lung	Alveolar mcrophage
	Lymphnodes	Free and fixed macrophage
	Bone marrow	Macrophage
	Serous cavities	Pleura and peritoneal mocrophage
	Bone tissue	Osteoclast
	nervous system	Microglial cell

단핵구는 탐식능이 있고, 세균 및 암세포의 성장을 억제하거나 죽이며, 분비기능이 있다(표 4–2).

표 4–2. 단핵 탐식세포계의 기능 요약(Summary of MPS functions)

① 탐식 작용(Phagocytosis)
② 세균의 성장 억제 또는 죽임
③ 암세포의 성장 억제 또는 세포 용해(Cytolysis): "surveillance cell"
④ 분비 기능
  Transport proteins
    Transferrin
    Transcobalamin
  Nonspeciffic Inflammatory Agents
    Lysozyme
    Endogenous pyrogens(interleukin-1)
  Tissue Activators
    Coagulation factors V, VII, IX, and X and tissue thromboplastin
    Plasminogen activator
    Complement(1 to 5)
    Properdin
  Specific/Humoral Agents
    Colony stimulating factors for CFU-GEM,
    T and B cells, epithelial cells
    Erythropoietin
  Storage
    Iron
    Vitamin B_{12}
  Self-/Non-Self-Recognition/Defense Agents
    Interferon
    조직 괴사 인자와 같은 종양 억제 인자
⑤ 혈관생성 자극 및 상처 치유
⑥ Antigen presentation

혈액 단핵구나 조직 대식구는 단핵 탐식계(mononuclear phagocytic system)를 구성하여 세망내피계(reticuloendothelial system)를 이룬다. 단핵 탐식 세포계는 micobacteria, fungi, bacteria, protozoa, virus, 죽은 세포 및 장애를 받은 세포, 적혈구, 세포 파편, hemosiderin 및 금속 등을 포함하여 모든 microorganisms에 대항하는 방어에 중요한 역할을 한다.

이 세포들은 운동성이 있어 활성화된 림프구로부터의 보충적인 요인이나 구성물인 주화성 인자에 대응하며, 또한 활성화된 림프구로부터 나온 MIF(migration inhibition factor)에 의해 움직이지 못하게 되기도 한다. 이것은 탐식 과정에 관계된 것이며, 그 과정은 만약 particles이 대식구를 위한 보체나 IgG에 의해 피복되어져 있다면, 세포는 막의 수용체(membrane receptors)를 가져 강화된다. 탐식 과정 후에 섭취된 microorganisms을 죽인다.

즉, 탐식 세포로써의 기능은 이 세포의 면역 활성과 관계가 있다는 것이며, 이 면역 기능은 다음 2가지 이상으로 이루어진다.

① 면역 유도기 즉 항원 정보를 림프구로 전달하는 시기

② 세포성 면역이 발현되는 시기 즉 지연형 과민성 반응을 나타내는 시기이다(그림 4-33).

단핵구 증가증은 만성 염증인 결핵, 아급성 심내막염, 류마티스관절염, AML의 M5, 호지킨림프종 등에 나타난다.

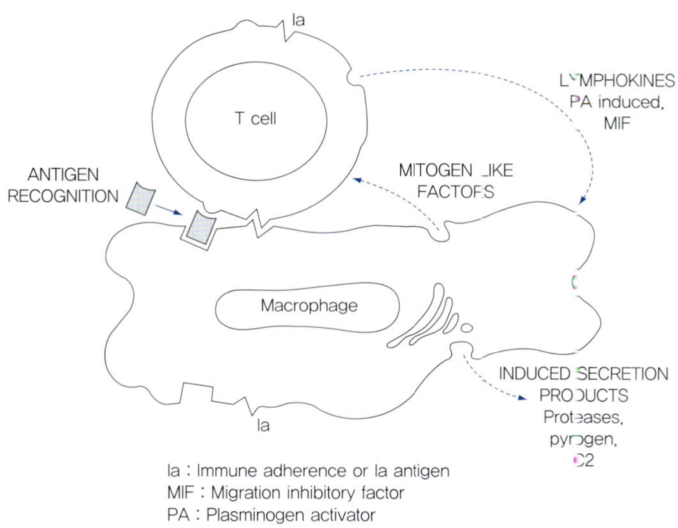

그림 4-33. 단핵 탐식세포계의 상호 작용

3 림프구계의 성숙(Maturation of Lymphocytic Series)

성숙 림프구의 어떤 것은 '모구화 반응'을 일으키며, 그 자신이 전구세포로 되는 사실이 있기 때문에, 림프구의 전구세포 내지 간세포로서의 림프구에 관한 고찰은 대단히 복잡하다. 골수는 이 전구세포의 생산장소이고, 여기서부터 어떤 것은 bursa equivalent 기관으로, 또 어떤 것은 흉선으로 나뉘어 들어간다(**그림 4-34**).

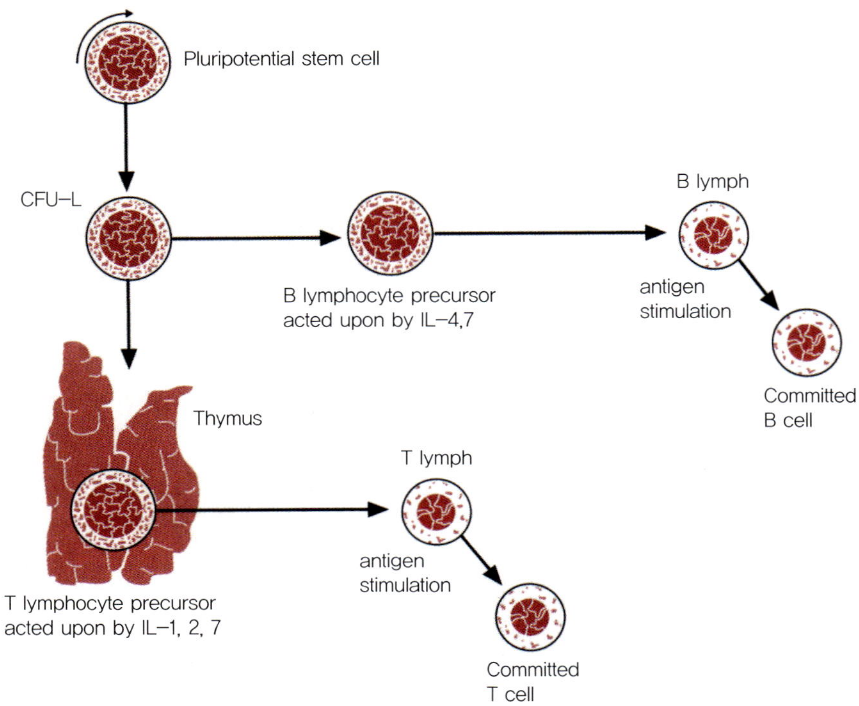

그림 4-34. 림프구의 분화과정

1) 림프모구(Lymphoblast)

(1) 크기

10~18 μm(15~20 μm)의 직경을 갖는다.

(2) 핵

중앙에 위치하며, 원형 또는 난원형이다. 담홍색의 염색질은 섬세한 점묘상의 양상을 보인다. 핵막은 명료하고, 윤곽이 분명한 1~2개의 pink색 핵소체가 있다.

(3) 세포질

과립은 없고 하늘색으로 염색되어 있다. 세포의 주변은 암청색으로, 핵 주위는 밝은 고리 모양의 띠를 볼 수 있다(**그림 4-35**).

(4) 위상차 현미경 상

핵은 엷고 1개의 대형의 눈에 띄는 핵소체가 보여진다. 세포질도 엷고 중심체를 둘러싼 듯이 Gall 소체와 mitochondria가 배열된 것이 눈에 띈다.

Gall 소체는 Wright-Giemsa 염색표본에서는 작은 공포로 나타나기 때문에 못보고 놓치기가 쉬우나, 위상차 현미경을 사용하면 어둔 선상의 원으로 둘러 싸여진 소형의 엷은 공포로 보여진다. Gall 소체는 전 림프구의 20~40%에서 볼 수 있다.

(5) 전자 현미경 상

핵은 신장형이며 말초부에서 약간 엷은 염색질은 핵막의 소공 부위에서 단열되어 있다. 커다란 핵소체는 불완전하게 염색질로 둘러져 있다. 세포 소기관으로는 전자 밀도가 높은 Gall 소체, mitochondria, microfilalments, 약간의 azure 과립, 및 중심체와 Golgi체가 보여진다(그림 4-36).

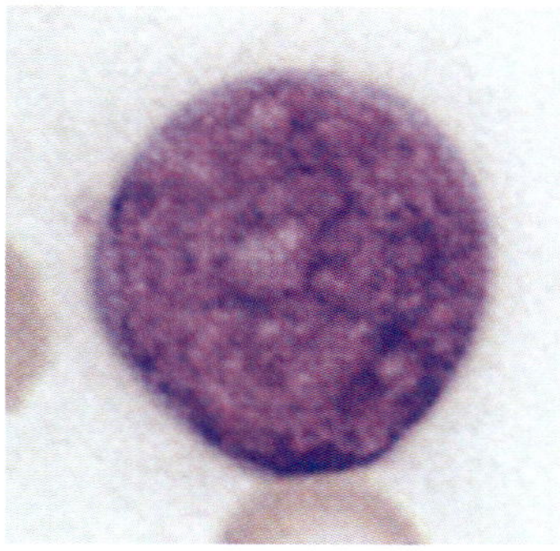

그림 4-35. 림프모구

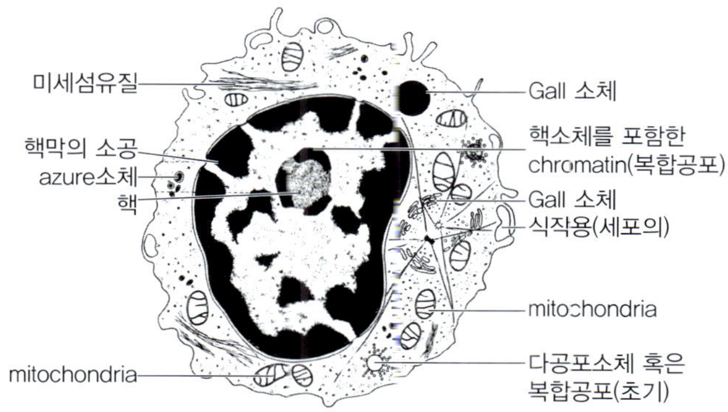

그림 4-36. 림프모구의 투과전자 현미경 상

2) 전림프구(Prolymphocyte)

(1) 크기

직경은 15~18 μm이다.

(2) 핵

난원형이나 약간 만입되어 있고, 핵소체는 희미하게 나타날 수가 있다. 핵 염색질은 조금 농축되어 모자이크상을 보인다. 농축도가 강한 염색질과 밝게 염색된 엷은 청색의 parachromatin과는 명확하게 구별할 수 없다.

(3) 세포질

주변부에 호염기성으로 염색된 균질한 세포질을 조금 볼 수 있고, azure 과립과 공포도 아주 조금 볼 수 있다(그림 4-37).

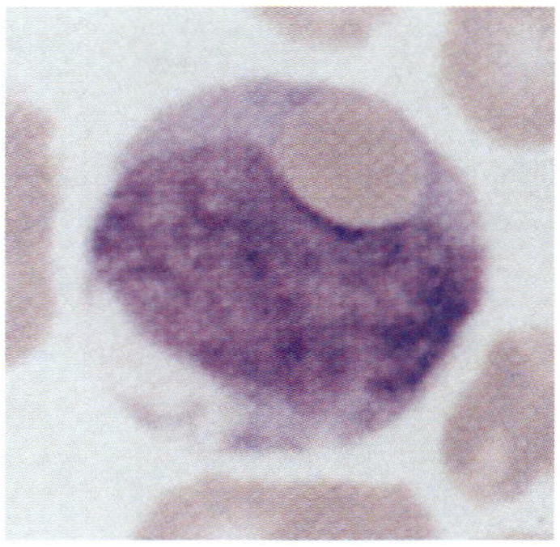

그림 4-37. 전림프구

3) 림프구(Lymphocyte)

다핵 백혈구보다 큰 림프구는 대림프구, 이보다 작은 것은 소림프구(거의 같은 것은 중림프구)라고 나눈다. 형태학적인 차이는 주로 세포질의 양에 의하지만, 기능적으로는 소림프구의 대부분은 T-림프구이고, 대형 림프구의 대부분은 B-림프구이다.

A. 소림프구(Small Lymphocyte)

(1) 크기

직경은 8~10 μm(혹은 6~9 μm)이다.

(2) 핵

핵은 원형, 난원형 또는 신장형이며, 세포 직경의 9/10를 차지한다. 염색질은 농축 결절을 만들며, 소량의 푸른 기가 도는 parachromation은 명확하게 구별되지 않는다. 핵소체는 확실하게 보이지 않지만 도말표본 작성 시 압력을 어떻게 주는가에 따라 핵소체가 보일 수도 있다.

(3) 세포질

세포질은 호염기성으로 핵을 둘러 싸고 있는 세포질의 폭은 좁고 때에 따라 푸른 색의 얇은 선모양으로 보여질 수 있다. 림프구는 부서지기 쉽기 때문에 도말표본 작성 때 압력에 의하여 세포질이 늘어나져 난원형의 핵의 한쪽 끝을 넘어 끝이 가는 돌기형을 나타내는 수가 있는데 핵의 긴폭은 세포의 긴 폭과 일치하나, 이같은 형태는 다른 세포에서는 나타나지 않는다(그림 4-38).

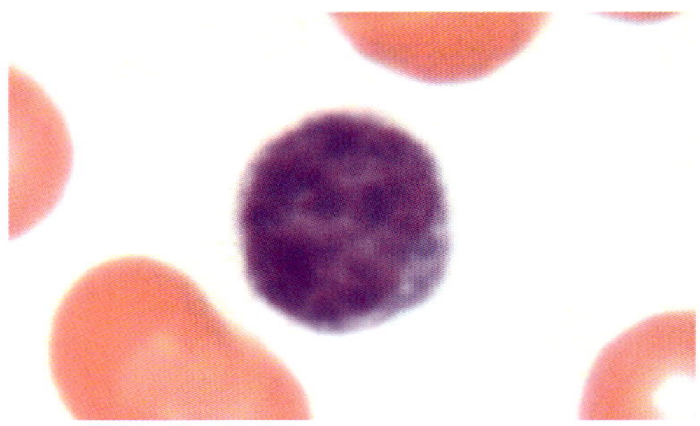

그림 4-38. 소림프구

(4) 위상차 현미경 상

대형의 농축된 핵은 신장형을 가지며, 불규칙적으로 응집된 핵 염색질을 포함하고 있다. 청회색의 세포질에서는 중심체를 둘러싸듯이 소형의 mitochondria가 배열되어 있다. 1~2개의 Gall 소체가 나타나 있으며, 이 세포는 활발히 움직이고 있다.

(5) 전자 현미경 상

핵에는 1~2개의 핵소체를 볼 수 있고, 농축된 염색질이 핵막공 부분을 제외한 핵막을 따라 존재한다. 세포질 중에는 중심체 1개를 포함한 작은 Golgi체와 소수의 mitochondria, monoribosome, 소수의 섬유소다발 및 Gall 소체가 1개 나타나고 있다(그림 4-39).

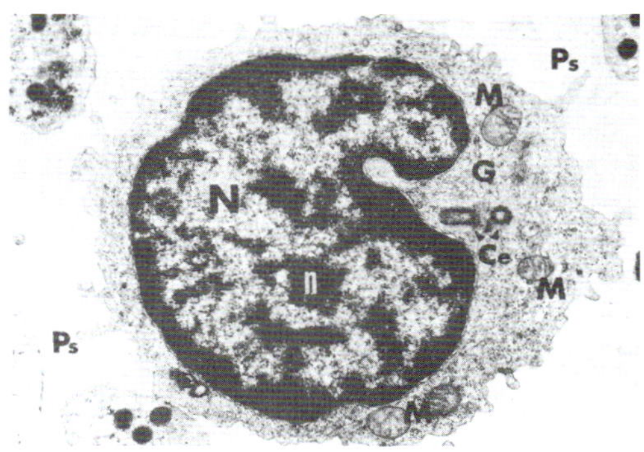

그림 4-39. 림프구의 전자 현미경 상(×15,000)
M : mitochondria, G : Golgi체, Ce : 중심체, Ps : 위족, N : 핵

B. 대림프구(Large Lymphocyte)

(1) 크기

직경은 12~16 μm(혹은 17~30 μm)이다.

(2) 핵

핵은 농축한 난원형 내지 약간 울퉁불퉁하게 만입된 것이 중앙에 혹은 편재되어 있다. 핵 염색질은 소형보다 덜 농축되어 융합되고 있어 소형의 parachromatin과는 명확히 구별하기 어렵다. 도말표본을 만들 때의 압력에 의하여 핵소체는 보이기도 보이지 않기도 한다.

(3) 세포질

세포질은 풍부하고 회색내지 담청색을 나타내지만 염색성이 균일하지 않아 때로는 줄무늬 모양으로 염색되어지기도 한다. 30~60%의 세포에서 azure과립을 포함하고 있으나, 백혈병세포에서는 이들 과립은 없다. 과립에 더하여 1~2개의 공포(Gall 소체)가 보여진다. 세포의 윤곽은 주위세포 때문에 만입되어 부정형이 되지간, 자주 눌려 들어간 부분은 암청색의 얇은 줄무늬가 더욱 눈에 띄는 수가 있다(**그림 4-40**).

(4) 위상차 현미경 상

핵은 엷고, 1~2개의 핵소체가 보여지기도 한다. 밝은 회색의 세포질에는 중심체를 둘러싼 어둔 색조의 mitochondria나 azure 과립이 관찰되어 진다. Gall 소체는 밝은 중심부를 가진 어두운 륜상으로 보여진다.

(5) 전자 현미경 상

핵 염색질은 소 림프구의 염색질에 비하여 소형으로 진다. 1개의 핵소체가 보일 수가 있다. 풍부한 세포질에는 많은 ribosome, mitochondria, 더욱 더 대형인 Golgi체가 포함되어 있다(**그림 4-41**).

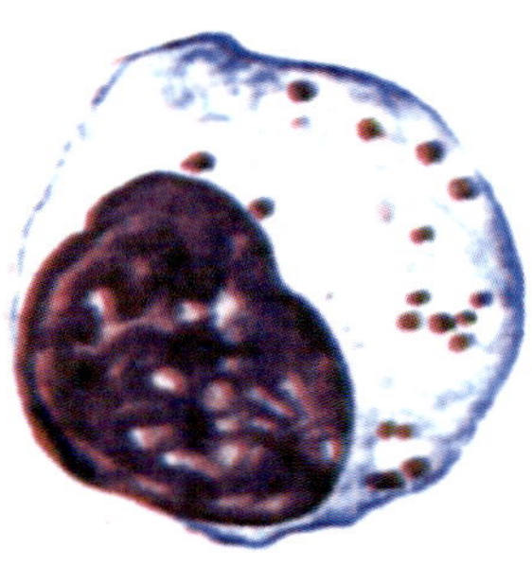

그림 4-40. 대림프구

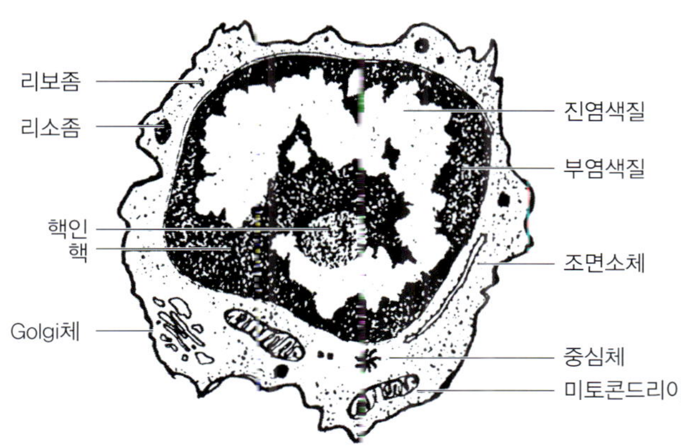

그림 4-41. 대림프구의 전자 현미경 상(×12,000)

4 림프구의 생리(Physiology of Lymphocyte)

림프구는 면역계의 주체적인 세포로, 순환 항체의 생산과 세포성 면역 등의 기능을 가지고 있다.

성숙한 림프구는 거의 소포체가 없고, 단지 작은 Golgi체와 약간의 mitochondria, 그리고 군집을 이루지 않은 ribosomes만이 있을 뿐이다. 특수 염색을 하면, 림프구는 chloroacetate esterase, alkaline phosphatase, peroxidase는 음성으로, acid phosphatase는 양성으로 반응을 나타낸다. 림프구는 능동적으로 움직일 수 있으며, 이동하는 동안에는 마치 손거울의 손잡이 모양으로, 핵은 세포의 유도부 끝에 있고 뒤로 세포질 꼬리를 단 것처럼 보여진다. 어떤 림프구(특히 T-림프구)는 눈에 잘 띄지 않는 작고 무딘 위족(pseudopods)을 나타내는데 이는 다른 림프구나 대식구에 부착하기 위한 수단으로 사용되어진다고 생각된다. 림프구의 핵에는 대개 핵소체가 있으나 핵의 농후성 때문에 광학 현미경 하에서는 일반적으로 보이지 않는다.

5 림프구계의 발생 및 분화(Ontogeny and Distribution of Lymphocyte)

전체 림프구의 약 2% 정도가 말초혈액에 순환하며, 그 대부분은 T-림프구이며, 수개월에서 수년까지 생존한다. B-림프구는 10~20% 정도이며, 대부분 수 시간에서 수일간 생존한다. 성인의 림프구계는 1차 림프구 조혈기관인 Bursa equivalents(골수)와 흉선(Thymus) 및 2차 또는 말초 림프기관인 림프절, 비장, 소화기계와 연관된 림프 조직(Peyer's patches 라고도 불리우는 장의 림프소절과 편도선) 그리고 혈액으로 구성되어 있다(그림 4-42).

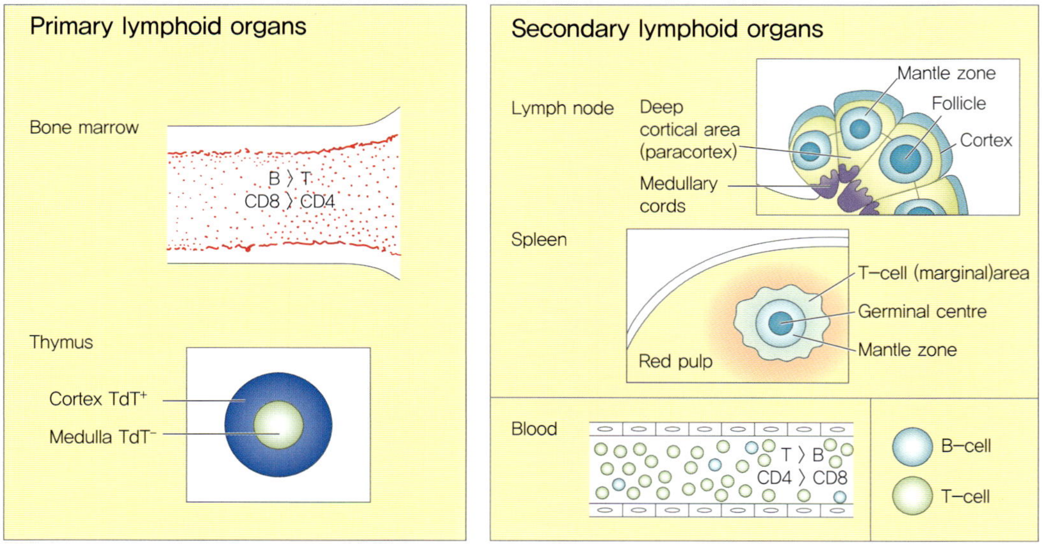

그림 4-42. 림프구 조혈기관

림프 조직은 신체 조직 대부분에서 조밀한 연결망을 가지고 있는 림프관으로 구성되어 있다. 가장 작은 관들이 서로 모여 조금 큰 관을 만들고, 이 림프관들이 모두 모여 2개의 주 림프관(main trunks)을 만든다. 즉 하나는 하반신과 왼쪽 상반신에 분포하고 있는 림프관이 모여서 흉관(thoracic trunk)이 되어 경부 정맥내로 들어가고, 또 하나는 오른쪽 상반신에 분포되어 있는 림프관이 모여 우림프관(right lymphatic trunk)을 이루며 이것도 역시 정맥에 연결되어 있다. 림프절은 림프관을 따라 곳곳에 위치하며, 림프액이 지나갈 때 하나의 여과기로서 작용한다.

골수는 체내의 가장 큰 림프구 조혈 장기이다. 림프구 보충의 근원지는 골수의 간세포 구역이다. 골수와 흉선에서의 림프구 생성은 항원의 자극과 림프계의 다른 부위에서 생긴 결과에 의존한다. 이 두 기관은 항원에 의해 자극을 받았을 때 면역적 기능의 소임을 할 수 있는 림프구를 말초적 즉, 2차 림프계로 공급하는 일을 한다. 골수에서 생성된 림프구의 운명은 매우 다양하다. 이 세포들의 어떤 것은 림프구 간세포로 작용하고, 또 어떤 것은 말초 림프계로 이동된다. 그러나 대부분의 골수 림프구들은 임의적으로 골수에서 죽고, 또 일부는 림프구의 다음 세대를 위한 초석이 되기도 한다.

흉선에서는 죽거나 흉선의 다른 부위로 나가서 딴곳에서 죽기도 한다.

림프구의 대부분은 4년가량의 수명을 가지는 장수 세포이나, 어떤 세포(T-세포)는 20년 정도로 오래 살기도 하며, 또 어떤 세포들(B-세포)은 3~4일 정도밖에 살지 못하는 것도 있다.

말초혈액 내에 존재하는 림프구는 하나의 림프 조직으로부터 다른 조직이나 또는 염증이 있는 곳으로 수송되어진다. 림프구의 순환에는 두 가지의 기본방식이 있는데, 그 하나는 미성숙 림프구가 골수구로부터 흉선으로 이동하여 이곳에서부터 다시 말초적 2차 림프기관으로 이동하고 이동한 림프구는 혈액과 림프관을 통해 순환하다가 다시 돌아온다. 또 하나는 성숙의 재순환으로, 분화된 림프구들이 계속적으로 림프계의 한 곳으로부터 다른 곳으로 이동하는 것이다. 이와 같이 미성숙 림프구는 골수에서 흉선으로 꾸준히 이동하여 성숙되고 활성화되어진다. 그 후 이 세포들은 말초적 림프계 내의 흉선 의존 구역으로 이동하여 장수하는 T-세포가 되는 것이다.

비록 B-세포와 T-세포 둘 다 재순환 능력을 갖고 있어 혈액, 골수, 말초 림프절 사이를 왔다 갔다 하지만, T-림프구 재순환풀(recirculating lymphocyte pool: rCLP)이 대부분을 차지하고 있다.

1) T-림프구

T-림프구들은 자신만의 재순환 pattern을 가지고 있어 어떤 것은 림프절로만, 또 어떤 것은 소화기관으로만 재순환된다고 생각된다. 그래서 각 아집단으로 나눌 수 있다. 또 한편 항원성 자극은 단명하고 순환하지 않는 림프구들을 장수하고 순환하는 림프구들로 전환시키므로, 면역반응이 일어나는 동안 림프절을 통과하는 혈액 중의 비율을 4배 정도 증가시킨다. 그래서 항원 노출의 양이 신체의 전체 림프구 총 수에 영향을 주는 주요 인자로 볼 수 있다. 또한, 림프구는 모구로 변형할 수 있고 유사분열을 할 수 있으므로 필요할 때마다 스

스로 간세포 구역으로 이동할 수 있다(**그림 4-43**).

골수에서 조혈모세포로부터 CD7 표현의 미성숙 T-림프구 단계까지 분화된 후 흉선으로 이동해 흉선의 피막하 지질(subcapsular cortex)에서 성숙 T-림프구로 분화를 마치고 이차 림프기관으로 이동한다.

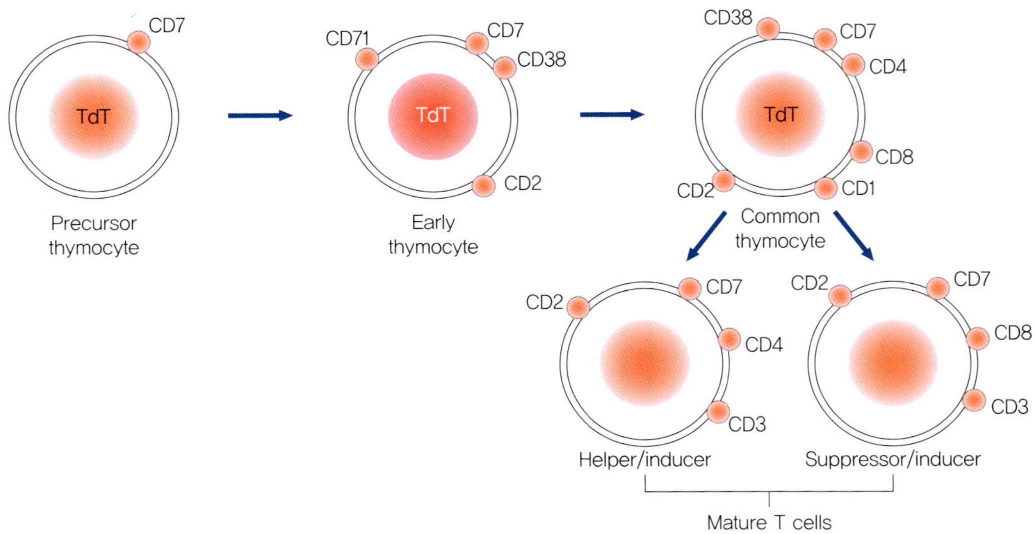

그림 4-43. T-림프구의 성숙

2) B-림프구

B-림프구는 일찍이 조류의 파브리시우스낭(Bursa of Fabricius)이라 불리우는 기관에서 발견되었기 때문에 그렇게 불리게 되었다. 인체에 있어서는 Fabricius 낭과 같은 기관이 현재 골수로 알려져 있다. B-림프구는 항체 생성에 최초로 반응하는 세포이며, 일반적으로 수명이 짧고 말초혈액에는 10~20% 정도 존재한다. 이 세포는 골수에서 성숙되며, memory B lymphocytic antigen(MBLA)이라 불리는 특이성 B-세포 항원을 얻는다. 더욱 성숙이 되는 동안 B-림프구의 표면에는 면역 globulin을 구성하고 있는 light chain이 나타난다. 이것은 면역 globulins(초기의 TM)의 완전한 발달을 뒤따르게 하며, Fc 수용체(면역 globulins의 Fc 부분과 결합하는 수용체) 또한 세포 표면에서 보체를 위한 수용체와 함께 발달하게 된다. B-림프구가 골수를 떠나게 되면, 면역 globulin과 Fc, 보체의 수용체는 더욱 발달이 증가하게 된다. 최후로 B-림프구는 형질세포(plasma cell)로 분화되어 특수 항체를 분비한다. 이 중의 어떤 것은 세포 막에서 발견되며, 항원에 대한 수용체로 작용한다. 이것을 표재성 면역 globulins(surface-bound immunoglobulin: SIg)이라 부르며, 주로 IgM, IgD, IgG, IgA이다. 어떤 B-림프구는 또한 Epstein-barr virus(EBV)를 위한 수용체도 가지고 있는 것을 볼 수 있다(**그림 4-44**).

또한 이 표재성 항원 외에도 림프구들은 표면에 염색체성 기원의 항원성 물질을 수 없이 가지고 있다. 이 항원들은 처음 조직 적합성 검사에 의하여 측정되어져서 HLA-A, HLA-B, HLA-C, HLA-D 및 HLA-DR로 불리워졌다. 그 후에 HLA- DR은 B-림프구에 가장 강하게 존재하며, T-림프구에는 존재하기는 하나 그 정도는 약하다는 것이 알려졌다(**그림 4-45**).

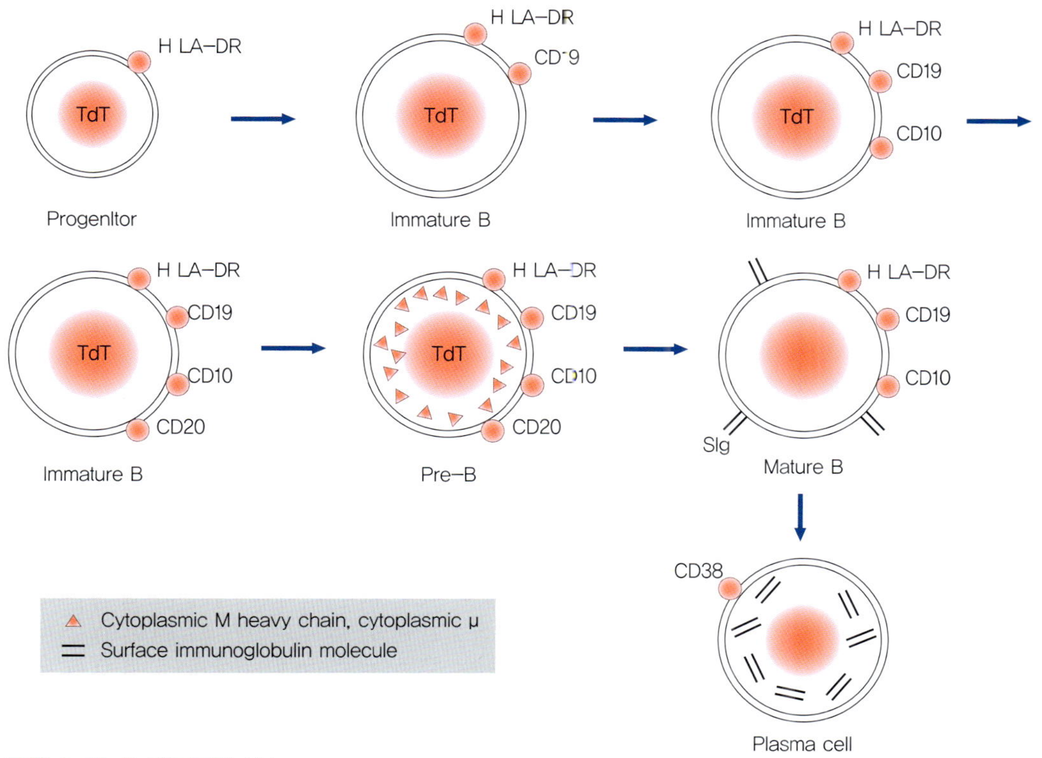

그림 4-44. B-림프구의 성숙

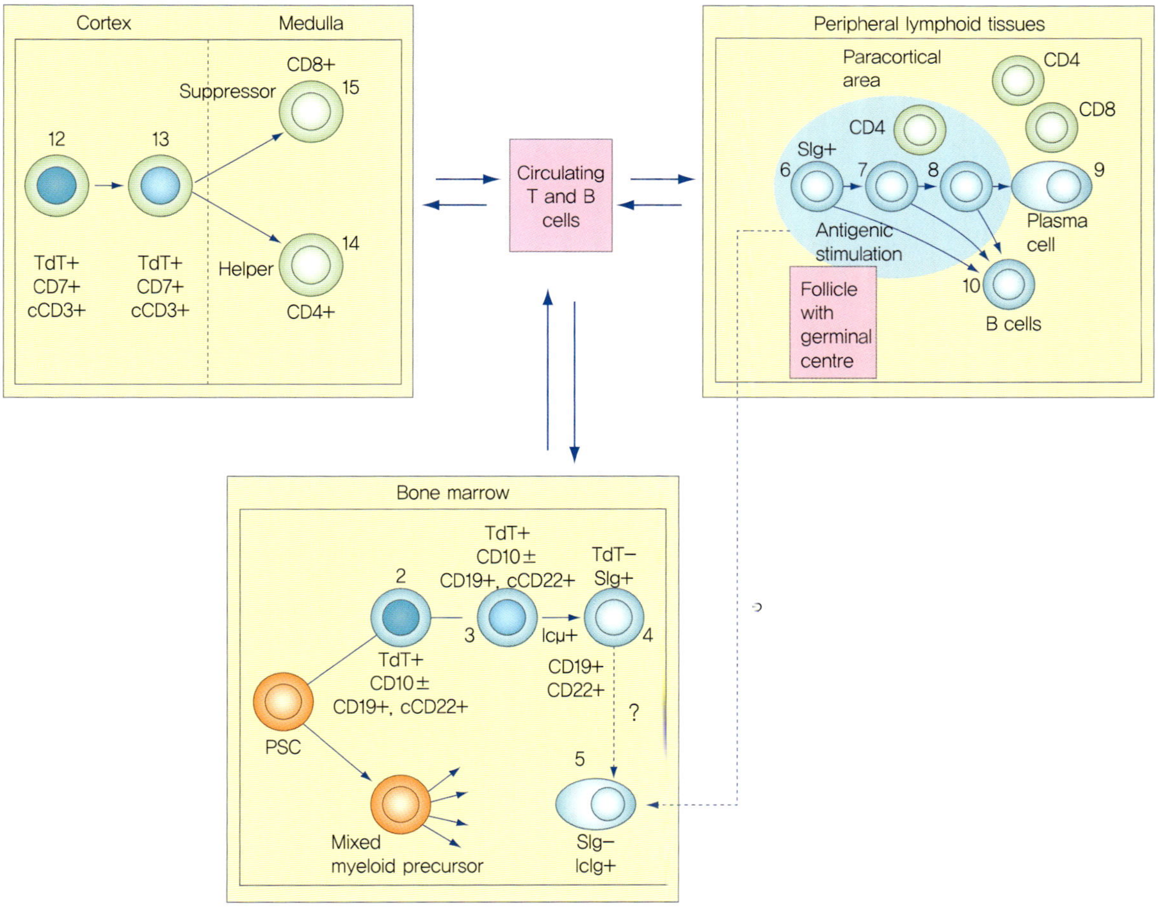

그림 4-45. 림프구의 생산, 분화 및 성숙

6 림프구 아집단의 기능(Function of Lymphocyte Subpopulations)

림프구의 아집단에는 B-림프구, T-림프구, Null-림프구, K(Killer)-림프구의 4종이 있다. 정상인 말초혈액에서 T-림프구는 60~70%, B-림프구는 10~20%, 자연 살해 세포는 10~15% 정도를 차지한다. B-림프구는 항체 생성을 위한 최초의 반응을 하며, 짧은 기간 동안 흉선에 존재하는 T-림프구는 T-림프구로서의 특성(즉 주로 세포성 면역 반응의 기능)을 가지기 전에 이 기관의 호르몬에 의하여 먼저 작용되어진다. 성숙된 T-림프구(CD3 항원+)는 조력(helper) T-림프구(CD4+)와 세포독성(cytotoxic) T-림프구 (CD8+)로 분류된다. Null-림프구는 B와 T-림프구의 특성을 어느 쪽도 가지지 않은 세포로, 림프구의 다른 종으로 표현하거나 또는 B나 T-림프구로 성장하여가는 과도기에 있는 세포로 나타내기도 한다. K-림프구는 이 세포막의 표면에 수용체를 갖고 있어, 특이적 항체들이 표적세포 항원과 결합하여 항원-항체 복합체를 만들고, 또 표적물에 세포 독성의 영향도 준다(**표 4-3**).

표 4-3. T, B-림프구의 기능

	T cells	B-cells
Origin	Thymus	Bone marrow
Distribution	Parafollicular areas of cortex in nodes, periarteriolar in spleen	Germinal centres of lymph nodes, spleen, gut, respiratory tract; also subcapsular and medullary cords of lymph nodes
Blood	80% of lymphocytes; CD4>CD8	20% of lymphocytes
Membrane receptors	For phytohaemagglutin, for T-cell growth factors, for antigens	For Fc portion of IgG, immune complexes and C3, for B-cell growth factors, for antigens
Bone marrow	CD8>CD4	
Function	Cell-mediated immunity, e.g against intracellular organisms including bacteria, viruses, protozoa and fungi; also against transplanted organs	Humoral immunity, e.g. against bacteria
Surface markers	CD1 CD2 CD3 CD4, or 8 CD5 CD6 CD7 MHC class I and II	CD19 CD20 CD22 CD9 (pre B-cells) CD10 LG receptors for Fc, C3 MHC class I and II
Genes rearranged	TCR α, β, γ, δ	IgH, Igκ, Igλ
Growth and differentiation factors	IL-1, IL-2, IL-3, IL-6, IL-7, IL-9	TNF, IL-1, IL_4, IL_6, IL-7, IL-10, also IL-2, γIFN

C, complement; H, heavy; IFN, interferon; Ig, immunoglobulin; IL, interleukin; κ, kappa; λ, lambda; MHC, major histocompatibility complex; TCR, T-cell receptor; TNF, tumour necrosis factor

B림프구(CD19와 CD20+)는 골수에서 기원하고 분화하며 형질세포로 변형됨으로써 면역 반응에 작용하며, 병적인 상태에서의 단백질을 포함하여 모든 종류의 항체 단백질이라고 규정한 면역 globulins을 활발히 생산한다. 모든 면역 globulins은 황화물(disulfide) 결합으로 연결된 4개의 ploypeptide chains의 기본 구조로 되어 있다. 4개의 chains 중 2개는 light chains이고, 다른 2개는 heavy chains이라고 분류한다. 면역 globulins에는 IgG, IgA, IgD, IgM 그리고 IgE의 5종으로 되어 있다. 이 종들은 다시 항원성 특성에 따라 더 세분되어진다. 대개는 단 한 종의 면역 globulin만이 림프구나 형질세포의 영양계 level에 의하여 생산된다. 이 과정은 대식구(macrophage)의 항원 탐식 작용에 의하여 일어난다. 항원이 RNA와 결합되어 항원-RNA 복합물을 만들면, 이것은 대식구로부터 림프구나 형질세포로 이동된다. 이 항원 복합물을 받아들인 림프구는 면역학적으로 활동성을 갖게 되어 그 항원에 대한 특이적 면역 globulins을 활발히 만들게 된다. 이와 동시에 그 부위에는 기억세포(memory cells)가 남아 있게 되는데, 이 세포들은 훗날 같은 항원이 들어왔을 때 반응할 수 있는 능력을 보유하고 있다. 또한 림프구의 면역 반응의 효력을 제한하는 물질도 나타나고 있다. 면역 globulins의 농도는 이것을 생산하는 림프구의 수와 정비례한다. 각 조의 면역 globulin의 반감기는 IgA는 6일, IgM은 5일, IgG는 23일, IgD와 IgE는 2~3일이다(표 4-4).

표 4-4. 면역 glubulin의 조성 및 특성

	Ig G	Ig A	Ig M	Ig D	Ig E
종쇄(heavy)	2γ	2α	2μ	2δ	2ε
경쇄(light)	2K or 2λ	2K or 2λ	2K or 2λ	2K or 2λ	2K or 2λ
분자구조	γ_2K_2 or $\gamma_2\lambda_2$	α_2K_2 or $\alpha_2\gamma_2$	μ_2K_2 or $\mu_2\lambda_2$	$\delta 2K_2$ or $\delta_2\lambda$	ε_2K_2 or $\varepsilon_2\lambda_2$
표시	κ IgG or λ IgG	κ IgA or λ IgA	IgM or λ IgM	κ IgD or λ IgD	κ IgE or λ IgE
분자량	150,000	17,000(혈청) 390,000(분비액)	990,000	180,000	196,000
침강정수	7S	7S, 11S(분비액)	19 S	7S	8S
혈청총면적 globulin 중 백분율	80	19	10	〈0.2	0.002
혈장중농도(mg/dl), 성인평균치(성, 연령, 인종에 따라 다름)	1,200	210	140	3	0.03
반감기(B)	23	6(5.8)	6(5.1)	2.3	2.3
태반투과성	+	-	-	-	-
기능	virus 및 gram 양성균성독소에 대한 항체, 완난자기 항체	모든 체분비액에서 증명, 항세균, 항 virus 항체 "secretory piece"와 결합	gram 양성 균독소, I항원, ABO 항원에 대한 항체, 이호성항체, 한냉응집소, 및 용혈소	?	비만세포 및 호염기성구체 친화성 있어 leakin 항체 활성
본체결합성	IgG4-, IgG1+, IgG+, IgG2±	-	4+	-	+
전기영동상의 이동도	γ	slow β	$\beta-\gamma$	$\beta-\gamma$	slow β

+ : 양성, - : 음성

자연 살해 세포는 세포질에 큰 과립을 갖는 림프구로서 골수에서 기원하며, CD6, CD56항원을 발현한다. 기능적으로 비특이적 세포 독성작용을 가지는 작용세포(effector cell)이다.

T-림프구는 세포막 표면에 면역 globulins 수용체가 아주 적거나 없지만, 이 세포들은 항원성 자극을 인지할 수 있고 또 반응할 수도 있다. 이 세포들의 주 임무에는 세포성 면역에 관련된 반응이나 세포 의존성 면역과 이식된 조직을 거부하며, 과민성 반응을 지연시키는 일이 포함되어 있다. T-림프구가 활성화되면, 세포성 면역 반응에 역할을 하는 lymphokines이라 불리는 물질을 생산한다. 일반적인 lymphokines의 종류에는 다음과 같은 것들이 있다.

① 림프성 독소(lymphotoxin: LT)는 항원의 자극을 받은 림프구에 의하여 생산되어진다. 이 림프성 독소는 표적 세포를 파괴시킬 수 있으므로 이 물질 세포들이 파괴되는 곳에서 세포성 면역 반응에 중요한 역할을 한다. Cortisone같은 약물은 림프성 독소의 방출을 억제할 수 있다.

② 전이인자(Transfer factor; TF)는 비항원성이며, uncommitted 림프구가 특이성 항원에만 반응하도록 자극하는 특수 항원이다.

③ 유주 억제인자(Migration inhibitory factor, MIF)는 대식세포의 이동을 억제하는 많은 항원 중의 어느 하나가 자극한 결과로 생산된다.

④ 림프구 변형인자(Lymphocyte tranforming factor, LTF)는 림프구를 림프모구로 변형시키는 인자이다.

⑤ Interferon은 다양한 단백질 집단으로, 어떤 것은 바이러스에 감염되기 쉬운 세포에 작용하여 바이러스에 대한 저항성을 줄 수 있다. T-림프구는 interferon의 주 원천이 된다.

이외 다른 lymphokines은 T와 B-림프구와 대식구 사이의 상호 작용을 조절하는데, 성장억제 lymphokines, 자극제 또는 배자발생성 lymphokines, 그리고 주화성, 세포독소, 성숙 그리고 피부 반응성 lymphokines으로 말하여진다.

또한 T-림프구는 helper cells(림프구에 의한 항체 생산을 도움)로, suppressor cells(림프구에 의한 항체 생산을 억제)로, 기억세포로, 그리고 effector cells(과민증과 이식에 대한 숙주의 반응을 지연시키는 작용)로 작용한다.

세포성 면역에서 T-림프구와 대식세포는 탁월한 기능을 나타낸다.

세포성 면역은 항체의 이전에 의해서가 아니라 감작된 림프구를 이전시킴으로써 한 사람에게서 다른 사람에게로 옮길 수가 있다. 일반적인 법칙에 따라 이 세포성 면역의 세포들도 증식에 의하여 모구성 세포들이 다음 단계의 세포로 전환된다. 그리고 나서 항원 물질과 서로 상호작용을 하는 다양한 물질(lymphokines)들을 생산한다. 세포성 면역에는 여러가지 형이 있다.

① 과민성 지연반응은 박테리아, 바이러스, 기생충 및 항원의 접촉 등에 의하여 이루어진다. 이 림프구는 이들 세포의 표면에 있는 수용체를 통해서, 또는 대식구로부터의 정보의 전이에 의해서 감작되어진다. 그리고 나서 이 세포들은 증식되고, 여러 가지 수용성 물질(lymphokines)들을 방출한다.

② HLA계를 포함한 이식 반응은 이 HLA 항원에 대항하여 직접적으로 항체 반응을 보인다. 예를 들어 피부 이식의 경우, 만약 감작된 림프구의 증식이 억제될 수 있다거나 또는 이 림프구가 피부 이식 조직에 접근할 수 없다면 이식된 피부 조직은 살아남을 수 있을 것이다.

③ 자가 면역 질환(Autoimmune diesease)에서의 림프구는 suppressor T-림프구 활성도가 감소되어 질 것이다.

④ 항 종양성 면역(Antitumor immunity)은 이 종양서포들이 정상 세포들과는 항원적으로 다르기 때문에 나타난다고 본다.

7 형질세포(Plasmocyte, Plasma Cell)

형질세포란 이름은 1875년 처음으로 Waldeyer에 의하여 혈관 주위성 결합 조직을 설명할 때 사용되어졌다. 1900년에 Wright는 골수종세포(myeloma cell)와 형질세포는 형태적으로 유사하다고 하였고, 1937년에 Bing과 Plum은 형질세포가 항체 생성에 관여한다고 하였다. B-림프구와의 구별점은 20년이 지날 때까지도 밝혀지지 않았었다.

형질세포는 B림프구가 항원자극에 의해 분화된 것으로 정상인의 말초혈액에는 존재하지 않는다.

1) 형질세포의 구조

(1) 크기

직경 8~20 μm(14~20 μm)로 타원형 또는 원형이다.

(2) 핵

소형의 난원형으로 편재되어 있다. 핵의 주변부 및 중앙부에 농축된 염색질이 대형의 울퉁불퉁한 결절을 형성하여 소위 차륜모양의 형태(cartwheel pattern)을 나타낸다. 이 형태는 조직 절편에서 가장 잘 관찰되어진다. Parachromatin은 엷은 pink색이며, 핵소체는 관찰되지 않는다. 골수에서는 약간의 형질세포가 정상적으로도 2~3개의 핵을 가지는 수도 있다. 골지체에 해당하는 비교적 큰 핵 주위의 테(halo)가 관찰되며, CD138, CD38과 CD43, CD85를 발현한다.

(3) 세포질

암청색이며, 난원형으로 약간은 미세한 섬유상으로 보여진다. 이는 ribonuclear protein에 의한 것이며 양이온 염료에 친화력이 있다. 편재한 핵 쪽의 세포질과 반대쪽의 암청색을 나타내는 세포 주변의 사이에는 밝은 부분(중심체)이 있으며 공포가 관찰되기도 한다(**그림 4-46, 47**). 세포질 내에 과립은 보이지 않으나 단백질의 분비를 의미하는 분비소체

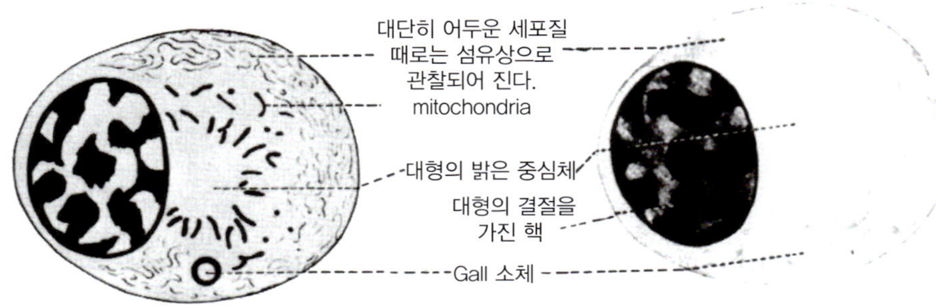

그림 4-46. 형질세포 및 모식도

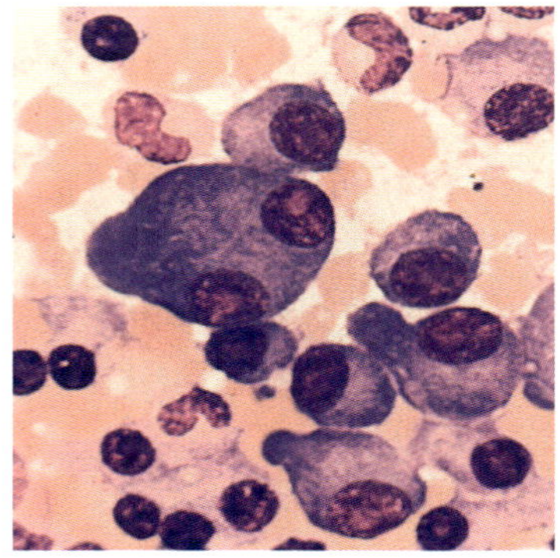

그림 4-47. 다발성 골수종에서 보이는 전형적인 형질세포들

를 가질 수 있는데 이를 Russell 소체라고 부른다. 이 소체의 크기는 가지각색으로, 보통은 무색이나, pink색, 적색 또는 청색일 수도 있으며, 특히 고글로부린혈증에서 현저하게 나타난다(그림 4-48). 세포질 소구체로 가득 채워져 있는 경우는 포도세포(grape cell)내지는 mott 세포라고 불리운다(그림 4-49). Russell 소체는 γ-globulin이 소포체에 가득 들어찬 것이며, 당단백이 포함되어져 있기 때문에 PAS양성으로 나타난다. 단백은 또 세포질 내에 결정으로 나타날 수도 있다. 또한 형질세포는 특별히 methyl green pyronine에 선택적으로 잘 염색되어지는 것을 보이는데 이 염색을 하면 핵은 methyl green에 의해 청록색으로 염색되고 세포질은 pyronine에 의해 적색으로 염색되어진다. 이 염색에 의해서 나타난 세포를 pyroninophilic plasma cell 또는 화염세포(flame cell)라 한다(그림 4-50).

그리고 Wright 염색 시 핵의 heterochromatin이 방사상으로 되어있고, Golgi체가 풍부하며 basophilic한 세포질을 가지고 있는 세포를 Marschalko type 형질세포라 부르기도 한다.

병적인 상태에서는 매우 다양한 세포조직성 특성을 보여준다. 세포 크기, PAS 양성 반응, 봉입물의 존재 등과 같은 변형된 특성들이 다양하게 나타난다. Hemochromatosis, hemosiderosis에서는 hemosiderin을 봉입체로 가지며, peroxidase 음성, nonspecific esterase 음성을 나타낸다. 이 밖에도 crystalline, rod-shaped body들이 적색으로 염색되어 세포질에 나타나기도 하며, Russell bodies라는 globulies들이 grape 상, berry 상, 또는 morula 상으로 나타나기도 한다(그림 4-51).

(4) 위상차 현미경 상

어두운 세포질에 의하여 커다란 핵 염색질은 은폐되어지기도 한다. 세포질에서는 mitochondria로 둘러싸인 중심체가 눈에 띈다.

(5) 전자 현미경 상

핵 염색질 괴가 현저하고, 핵막은 핵의 소공부에서 단열되어 있다. 세포질에는 대형의 Golgi체가 있고, 측면에는 조면소포체가 세포전체를 채우며 세포막과 평행하게 배열되어 있다. 대형의 긴 mitochondria가 Golgi체를 둘러싼 듯이 나타난다(그림 4-52).

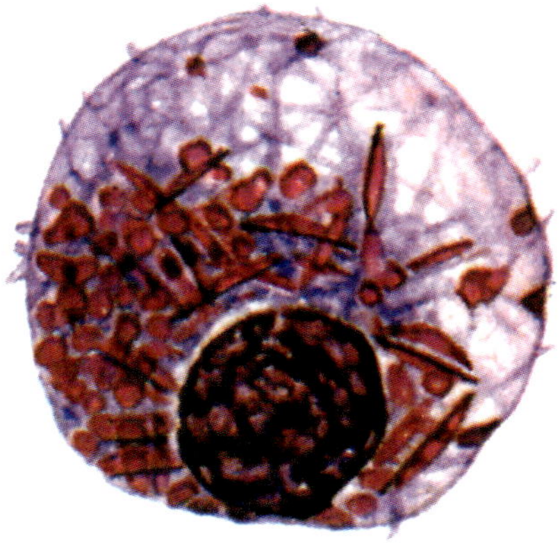

그림 4-48. Russell body를 가진 형질세포

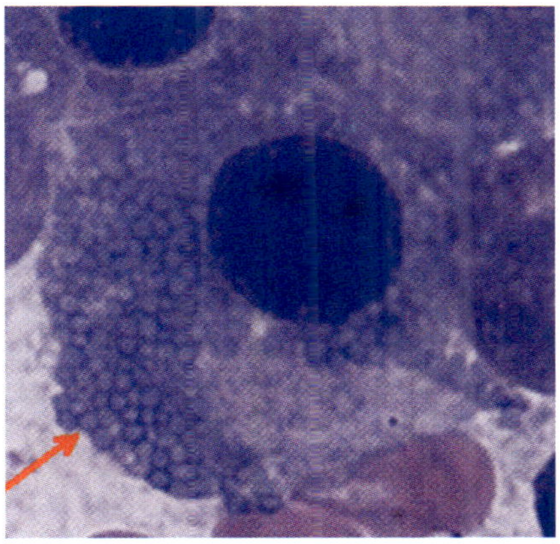

그림 4-49. 포도상 세포

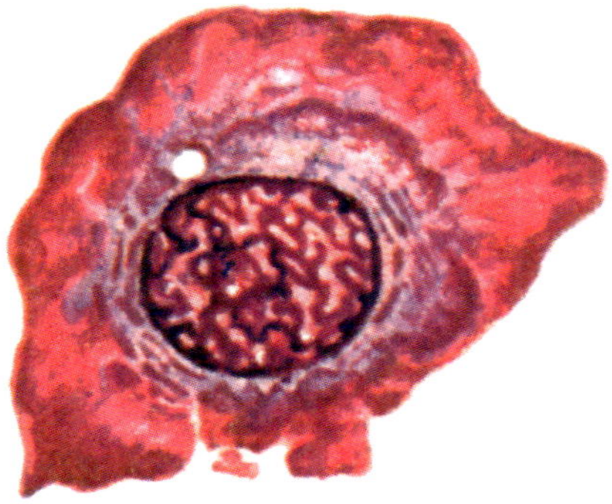

그림 4-50. 화염세포

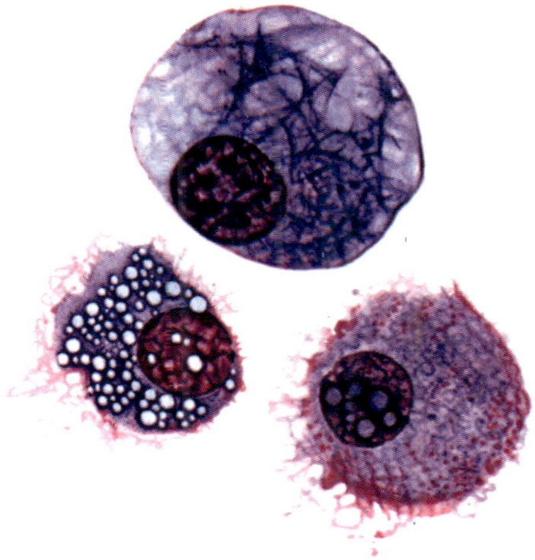

그림 4-51. 형질세포의 이형들

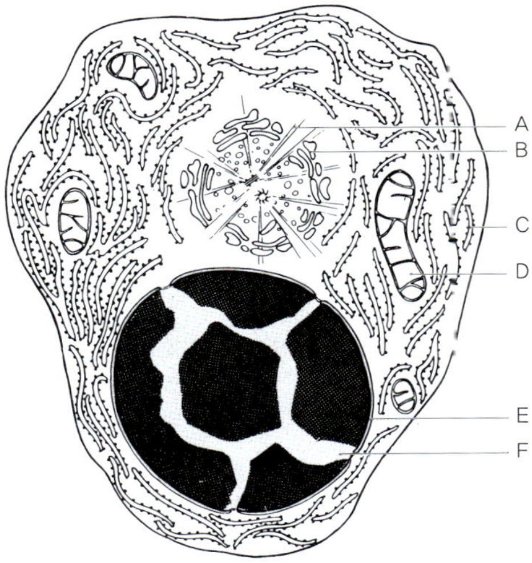

그림 4-52. 형질세포의 투과 전자 현미경 상

A: 미세도관, B: 골기소체, C: 소포체, D: mitochondria, E: 핵, F: 핵막의 소공

2) 형질세포의 분포 및 기능(Distribution and function of plasma cell)

형질세포는 정상적으로는 혈액 내에서 발견되지 않는 세포이다. 주로 골수나 림프절(medullary cords와 germinal center), 비장(white pulp, periarterial sheet)에서 보여지며, 결합 조직(소장의 lamina propria)에서도 발견된다. 골수에서는 유핵세포 중 4%(혹자는 0.4~3.9%; 평균 1.3%) 정도 있다고 하며, 골수내의 형질세포는 망상세포(reticular cells)로 둘러싸여 있고 면역학적 특성을 나타낸다고 한다. 10% 이상으로 증가되는 경우는 다발성 골수증, 만성 육아종성 감염, 전이성 암종, 세포 독성 약물의 투여 등에서 볼 수 있다. 간혹 동맥성 모세관에서도 보여지기도 하므로 말초혈액으로 검사할 때 나타나는 수도 있다. 아주 드물게 흉관(thoracic duct)이나 림프액 속에도 있다. 항원의 자극을 주면 혈액이나 림프액 속에서 증가된다.

B-림프구와 형질세포에서 생산되는 면역 globulin은 glycoproteins으로 항체 활성(antibody activity)을 가지고 있어 항원과 결합할 수 있다. 일인당 대개 100만개 이상의 amino acid로 Ig을 합성할 수 있다.

8 백혈구의 이상 형태(Abnomal Morphology of Leukocyte)

1) 핵 이상

(1) Pelger-Hüet 이상(펠거-휴에트 이상)

모든 백혈구의 핵 염색질이 현저하게 농축되어 있고, 호중구의 핵 분절이 감소되어 있기 때문에 대부분의 다핵 백혈구는 2분절 내지는 등근안경모양을 보이는 상염색체 우성질환이다(그림 4-53). 호중구의 어떤 것은 엉성한 염색질 결절을 가진 완전한 원형의 핵이 나타나기도 한다.

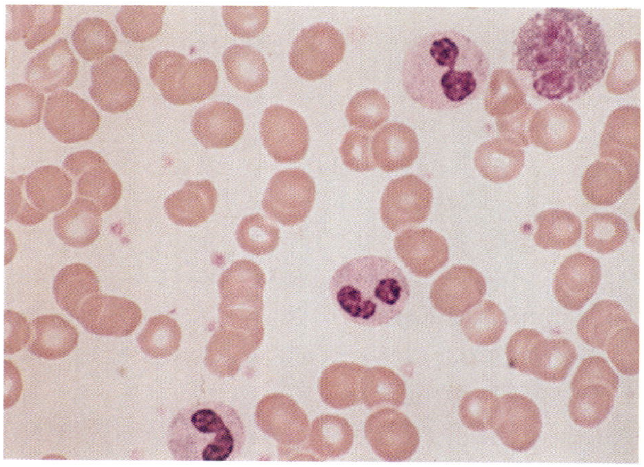

그림 4-53. Pelger-HÜet 이상

후천성 이상에서는 만성 골수성 백혈병, 급성 백혈병, 골수 화생, 무과립구증, 전염성 단핵구증, 골수 독성이 있는 화학요법 후, Fanconi 빈혈 등의 혈액 질환에서 Pelger-Hüet 이상이 관찰될 수 있다. 이들의 질환은 가족 조사나 원 질환자를 밝히는 것으로 선천성 이상과 구별할 수 있다.

(2) Drum stick(**북채돌기, Barr bodies**)

여성에서는 약 1~8% 정도, 호중성 분절 핵구의 주 분절의 하나에 아주 작은 분절이 연결되어 있어 마치 북채(drum stick)와 같은 모양의 핵 부속물이 발견되어진다. 직경은 1~2 μm인 이 구조물은 호산구 및 호염기구에서도 볼 수 있지만, 이들의 세포에서는 과립에 의하여 불분명하다.

다핵 백혈구의 핵으로부터 돌출한 불규칙적인 부속물이 곤봉이나 라켓모양의 소체로서 때로 남성에게서도 관찰될 수 있는데 이것들을 barr body라고 하며 전형적인 drum stick과는 구별하지 않으면 안 된다.

말초혈액 도말표본에서 성별 판정을 할 수 있는 지침으로 백혈구 500개당 drum stick을 가진 세포의 수를 %로 나타내는데, 성인 여성의 경우는 다핵 백혈구 500개당 최저 7개가 나타나면 성염색체 양성으로 본다. 조산의 여아에서는 다핵 백혈구 500개당 100개에 달하는 drum stick을 볼 수 있지만, 정상 분만의 여아에서는 평균 13개이다. 출생 후에는 성인과 같은 비율이 될 때가지 급속히 감소한다.

남성에서는 다핵 백혈구 500개당 0~1개 정도에 불과하므로 이런 경우는 성염색체는 음성이라고 보고한다.

X 염색체의 수 및 구조와 drum stick의 수 및 구조와의 관계는 X 염색체의 수 및 구조와 Barr 소체와의 관계만큼 양호하지는 않다. XXX 증후군에서는 이상하게 긴 drum stick이나 축소된 drum stick의 출현 빈도가 증가한다(**그림 4-54**).

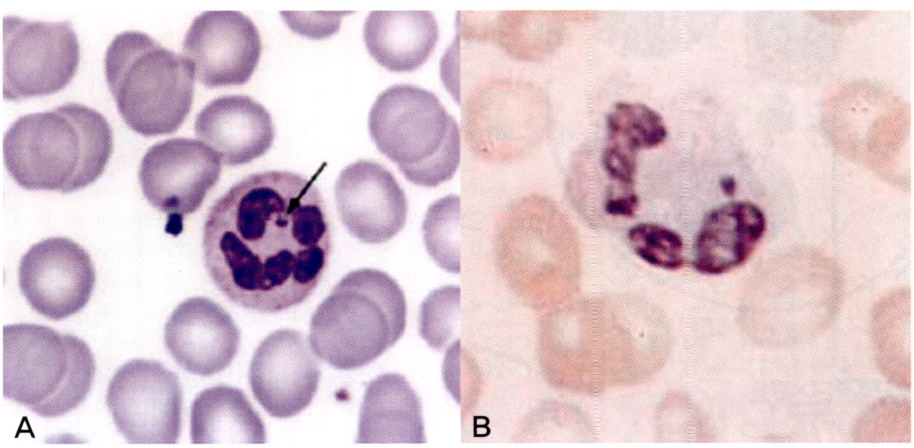

그림 4-54. Drum Stick. A: 여자, B: 남자의 pseudodrum stick(Barr bodies)

(3) 핵 농축 세포

핵이 소형화하고 동시에 농축한 각 분절을 연결하는 핵사가 소실된, 염색질이 농축된 몇 개인가의 소형 구상의 핵이 나타나는 세포이다. 이 현상은 감염증이나 노화한 세포로 알려져 있다(그림 4-55).

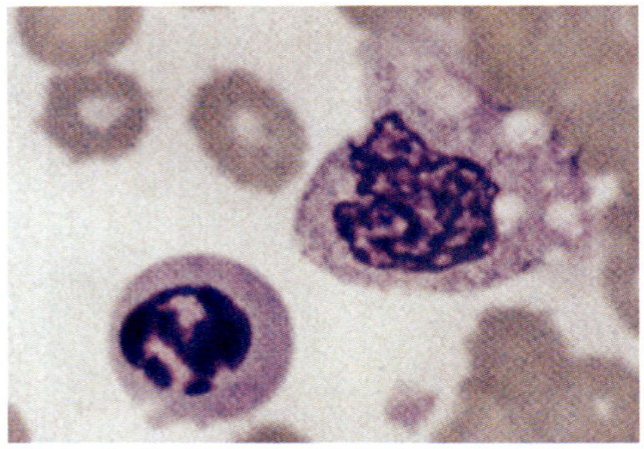
그림 4-55. 핵 농축 세포

(4) 쌍정 형성(2배체 핵을 가진 4배체) 호중구

쌍정 형성을 보이는 호중성 분절 핵구는 정상백혈구의 2배의 크기이며 원형이다. 이것에 대하여 악성 빈혈의 과분절 백혈구는 난원형이다. 쌍정 형성에 의한 분명한 과분절이 보여지는 세포는 1개의 세포내에 2개의 핵이 존재하는 것이 더 잘 생길 수 있으며 악성 빈혈이나 골수 증식 상태에 있을 때 볼 수 있다(그림 4-56).

(5) 핵의 과분엽(Hypersegmentation)

악성 빈혈에서는 핵이 다수(6~10개)로 분절하고, 대형의 붉은색을 띠는 과립을 가진 대형의 세포가 자주 나타난다. 이와 같은 세포는 선천적 이상으로 보여지는 외에 만성 빈혈이나 Down 증후군에서도 볼 수 있다. 악성 빈혈에서는 세포의 윤곽이 원형보다는 오히려 난원형을 나타낸다. 핵의 과분절은 호산구 및 호염기구에서도 찾아볼 수 있다(그림 4-57).

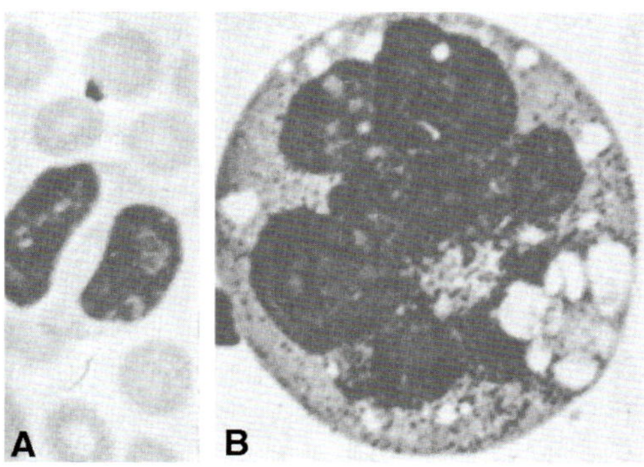

그림 4-56. 쌍정 형성 호중구. A : polyploid neutrophil, B : polyploid(16A) promyelocyte Ⅲ(×1,200)

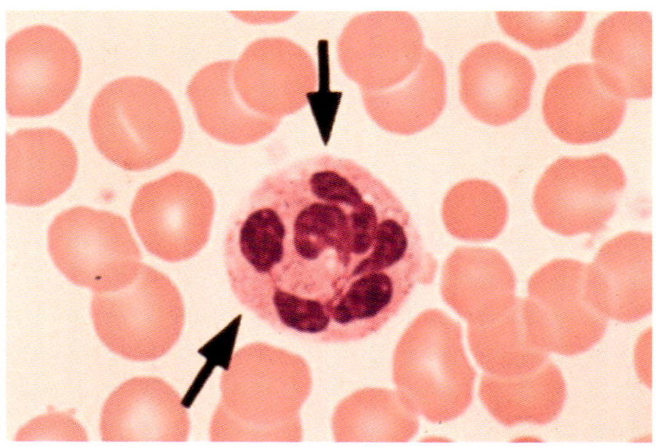
그림 4-57. 악성 빈혈에서 나타나는 과분엽 다핵 백혈구

(6) Down 증후군에서 보여지는 과립구 이상증

Down 증후군(21 trisomy)은 심장, 경부 조직 및 신경계의 일련의 이상을 특징으로 하는 증후군이다. 혈액학적 소견에서는 태아 혈색소량의 증가나, 형태학적으로 호중구의 염색질 응집괴, 핵의 과분절 그리고 갈고리모양의 부속물(hooklike appendage)이 나타나는 등의 소견을 보이고 있다. 이들의 변화는 악성 종양과 관련된 변화(malignancy-associated change: MAC)와 비슷하다(그림 4-58).

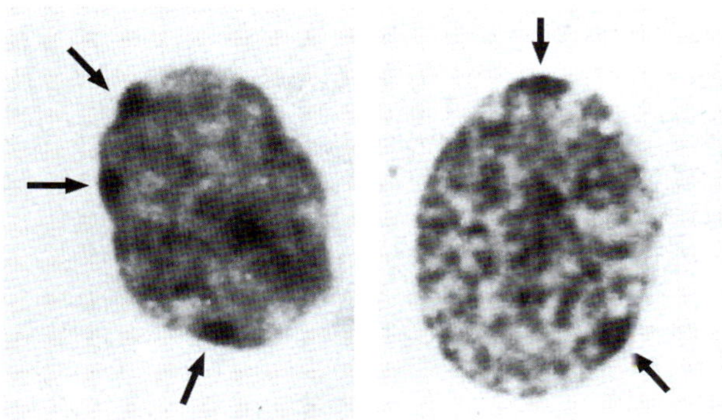

그림 4-58. 21번째 염색체(X)가 3개 있을 때 Barr 소체 Down 증후군)

(7) 림프구의 핵 분열 상 및 2핵의 림프구

일반적으로 말초혈액 도말표본에서는 거의 림프구의 핵 분열 상이나 2핵의 세포는 찾아볼 수 없다. 그러나 바이러스 감염증, 예를 들면, 전염성 단핵구증에서는 2%에 달하는 2핵의 림프구나 핵 분열한 림프구를 볼 수 있다. 2핵의 세포가 5% 이상 증가하면, 림프구성 백혈병 내지는 백혈 육종증(림프육종의 백혈구화)을 시사하는 것으로 본다(그림 4-59, 표 4-5).

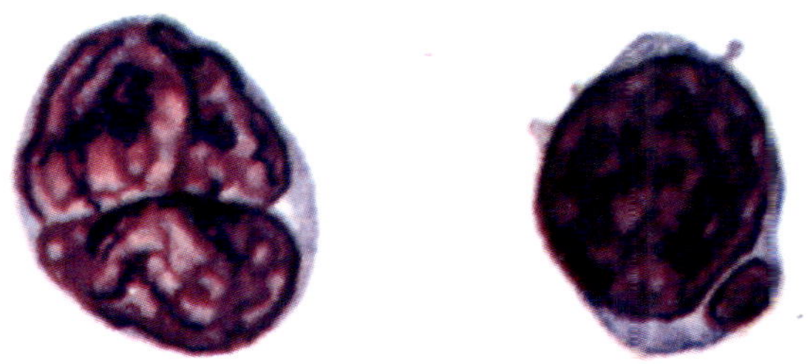

그림 4-59. 림프구의 핵 분열 상.

표 4-5. 과립구 이상 형태

Nucleus	Cytoplasm
Pseudo Pelger-Huët anomaly	Toxic granulation
Megaloblastic hypersegmentation	Döhle bodies
Nuclear distortions(projections/ring forms)	Degranulation
Pyknotic or necrobiotic forms	Vacuolization
Twinning deformity	Pseudopodia
Pelger-Huët anomaly	Chédiak-Higashi syndrome
Hereditary hypersegmentation	May-Hegglin anomaly
	Alder-Relly granulation

2) 세포질 이상

(1) 독성 과립(Toxic granule)

중증 감염증, 약물 중독, 화학 물질에 의한 중독 및 심한 화상이나 악성 종양 상태에 있을 때, 호중구의 세포질에 대형의 검게 염색된 과립(중독 과립)이 나타난다. 이 중독 과립은 Alder 이상이나 Chediak-Higashi 증후군에서 나타나는 이상 과립이나 미숙한 염색 기술에 의한 인공 산물과는 구별하여야 한다. 후자는 환자의 도말표본과 동시에 정상 대조 표본을 염색하든가, 동일 표본에서도 다른 세포를 검색하는 것에 의해서 인공 산물의 가능성을 제거할 수 있다.

독성 과립은 정상 호중성 과립보다 크고, 과립-세포 해리(granular-cellular dissociation), 즉 대형의 미숙 과립을 가진 성숙 세포의 일종이라고 생각해도 좋다. 한편, 어떤 종류의 특수 과립은(전자 현미경적 증명에 의하면), 2차성의 lysosomes 혹은 면역 복합체를 포함(autophagosome)한다고 생각하고 있다.

Autophagosome은 식세포의 공포가 융합된 lysosome으로 그 속에 효소를 방출한 것이다(그림 4-60).

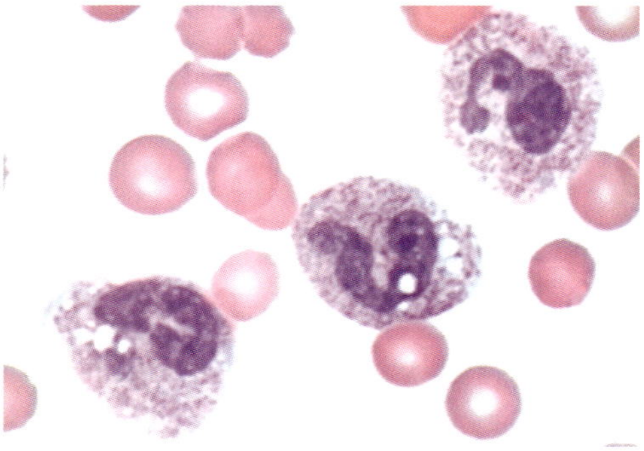

그림 4-60. Toxic granulation(독성 과립)

(2) Döhle(Amato) 소체

Döhle 소체는 불규칙적이며, 청색으로 염색되는 호중구의 세포질 내 봉입물로, 크기는 구균의 크기부터 직경 2 μm의 것까지 다양하다. 이 소체는 ribosome이나 조면 세포질 세망(rER)의 잔유물들로서 성홍열의 특징적인 소견으로 알려졌으나, 중증 감염, 화상, 독성물질 노출 등에서 관찰될 수 있으며, 감염증이 쾌유되면 사라진다. 또 이 소체는 화학 요법 후, 중증 열상에서도 보이며, May-Hegglin 이상 중에는 평생 그 존재가 보여진다. 전자 현미경으로 검색하면, 이 소체는 낭포상의 소포체인 것이 분명하다. May-Hegglin 이상에서 출현하는 것은 Wright-Giemsa 염색표본에서는 Döhle 소체와 비슷하지만, 전자 현미경적으로는 봉상 구조물을 갖는 과립으로 나타나 보통의 Döhle 소체와 다른 것에 주목해야 할 것이다(그림 4-61).

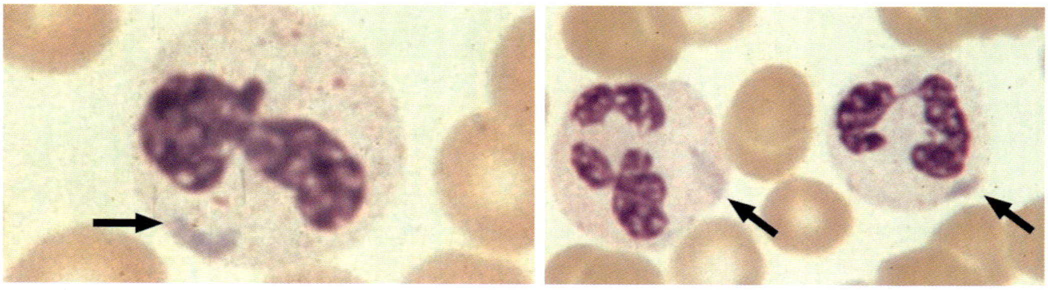

그림 4-61. Döhle(Amato) 소체

(3) Auer 소체(아우어 소체)

정상의 혈액 세포에서는 발견되지 않으나 급성 백혈병의 골수고구나 단핵모구에서는 특징적으로 나타나는 수가 있다. 가늘고 긴 막대모양의 구조를 한 적색의 봉입물을 말한다(그림 4-62).

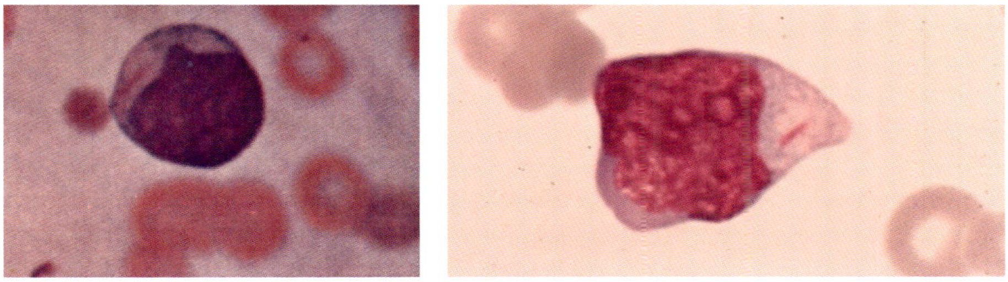

그림 4-62. Auer 소체

전자 현미경으로는 이 소체가 어떠한 내부 구조도 전혀 가지지 않은 것으로, 또는 이중의 막으로 둘러싸여 평행하게 결정상으로 되어 있는 것으로 보인다.

어떤 전자 현미경 사진에서는 이 소체가 mitochondria성 유래라고 보여지는 점이 있는가 하면, 조직 화학적 검사로부터는 lysosome성 유래라고 생각되게 하는 점이 있다. Auer 소체는 peroxidase, naphthol AS-D chloroacetate esterase 및 acid phosphatase에서 양성을 보이며, Sudan black B 양성의 막으로 둘러싸여져 있다(그림 4-63).

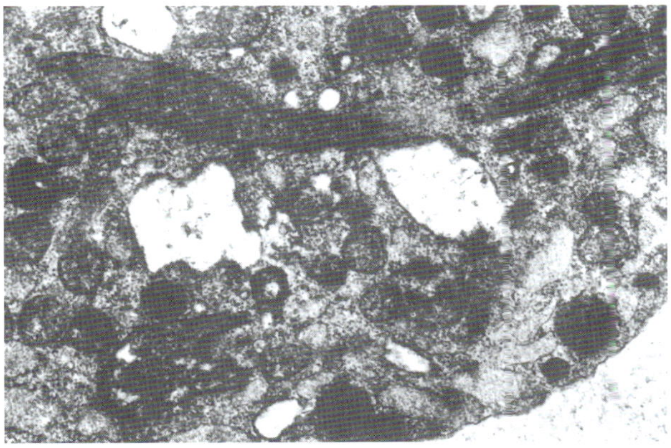

그림 4-63. 전골수구 세포질 내의 auer 소체
auer 소체는 전자 밀도가 높은 물질로 채워져 있고, 소체 내에는 세관이 보여진다.

(4) Alder-Reilly 과립 이상

다핵 백혈구의 세포질에 크고 검은 azure 과립이 나타나는 희귀한 유전성 이상이다. 이 과립은 핵 위에까지 뒤덮여 있으며, 이 과립 이상은 단핵구, 림프구 및 골수종의 유약 세포에서도 볼 수 있다. 호산성 및 호염기성 과립도 이상한 어두운 석조를 보인다. Alder 이상은 점액 다당류(mucopolysaccharide)를 분해하는 효소의 결핍으로 유전성 muco 다당체 축적증(예를 들면 gargoylism: Hurler-Hunter 증후군)의 환자 백혈구에서 볼 수 있는데, 이 과립에는 산성 다당체, glycogen이 포함되어져 있어 Reilly 소체와 아주 비슷하다. 그래서 Alder소체와 Reilly소체를 합쳐 Alder-Reilly 소체라 한다. 이들의 이상 과립은 감염증에서 볼 수 있는 중독 과립보다 대형이다(그림 4-64).

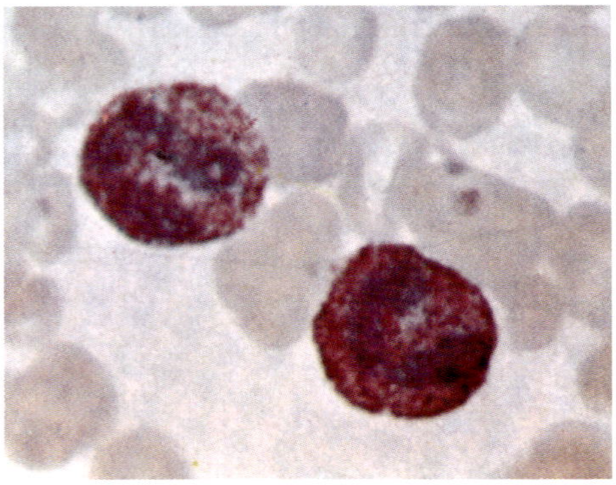

그림 4-64. Alder-Reilly 기형

(5) Chediak-Higashi 증후군

이 증후군에서는 호중구 내에 대형의 봉입체가 나타나나, 그 크기 및 색조는 가지각색(청색부터 적색까지)이며, 어느 정도 Döhle 소체와 비슷하다. 이 거대한 과립은 정상인 과립이 변성된 것으로 생각된다. 세포 화학적으로는 이 과립은 일차 azure과립(lysosomes)과 비슷하며, Sudan black B, peroxidase 및 acid phosphatase 양성이다. 과립의 성숙 장애로 과립과 소포(lysosome, melanosome, platelet dense granule)들이 융합되어 형성된 비정상적인 거대한 과립들을 과립구, 단핵구, 림프구에서 관찰할 수 있다. 호중구의 운동성, 주화성 및 살균능이 저하되며, 흔히 호중구 감소증을 동반하며 반복 감염 증상을 보인다. 이 백혈구 이상은 눈 · 피부 백색증, 이상 피부 색소 침착증 및 반복 감염 등을 주 증상으로 하는 상염색체 열성 유전을 하는 증후군의 부분 현상으로 나타나며, 최종적으로는 빈혈, 호중구 감소증, 혈소판 감소증을 불러 일으켜 죽게 된다.

급성 골수성 단핵구성 백혈병에서도 이 Chediak- Higashi 이상과 비슷한 이상이 나타날 수 있다는 것이 최근 보고되고 있다. Chediak-Higashi 증후군은 적지 않은 가족성의 백혈구 유주능 장애 예의 대표적인 것이지만 대형의 lysosome 유래 과립과 세균 살균능 장애와의 인과 관계를 설명하는 것은 아직도 확실하지는 않다(그림 4-65).

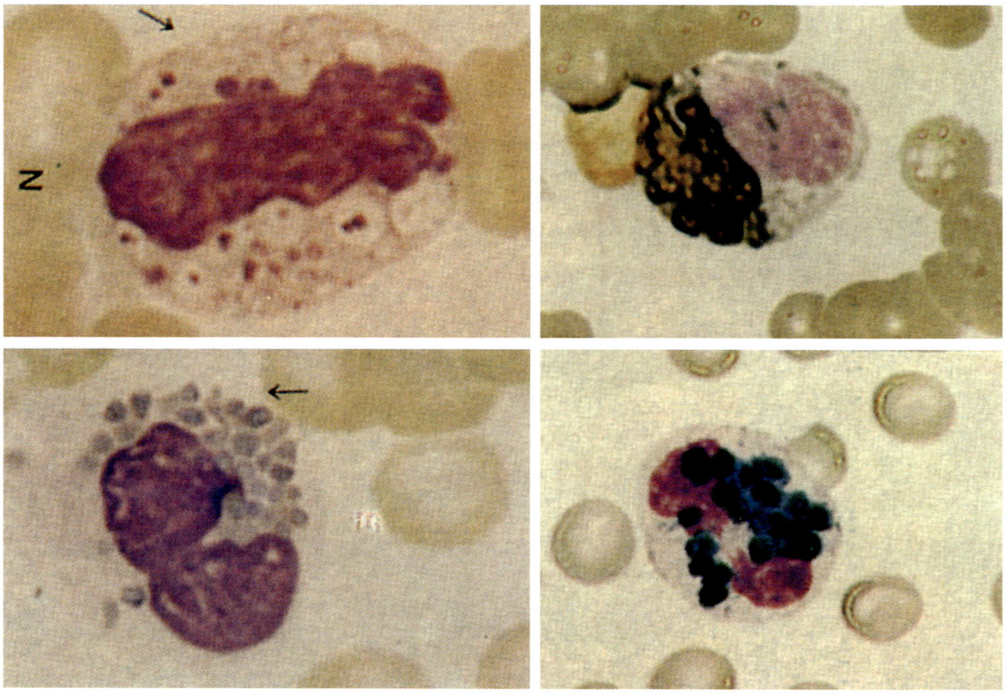

그림 4-65. Chediak-Higashi 기형

(6) May−Hegglin 이상

May-Hegglin 이상은 호중구 내 푸른 봉입체, 거대 혈소판과 혈소판 감소증을 특징으로 하는 상염색체성 우성 유전 질환이다. MYH9(myosin heavy chain 9)유전자의 변이와 관련되어 있다.

이 봉입체는 Döhle 소체와 비슷하나 더 크고 특징적인 창백한 푸른색의 봉입체를 특징으로 보이며, 이는 RNA와 ribosome의 구조적 변화에 의한다. 이 봉입체는 2~5 μm의 불규칙한 크기로 단핵구와 드물게는 림프구에서도 발견할 수 있다. 그러나 감염과의 관계는 없다.

이 봉입체는 이상하게 거대한 혈소판 및 혈소판 감소증을 동반한다. 이 이상은 50%의 증례에서 혈소판 이상을 동반하는 출혈 경향을 나타내는 이외는 특이한 임상적으로 중요한 소견을 볼 수 없다.

전자 현미경적으로는 May-Hegglin 봉입체와 Döhle 소체는 서로 다르다(그림 4−66).

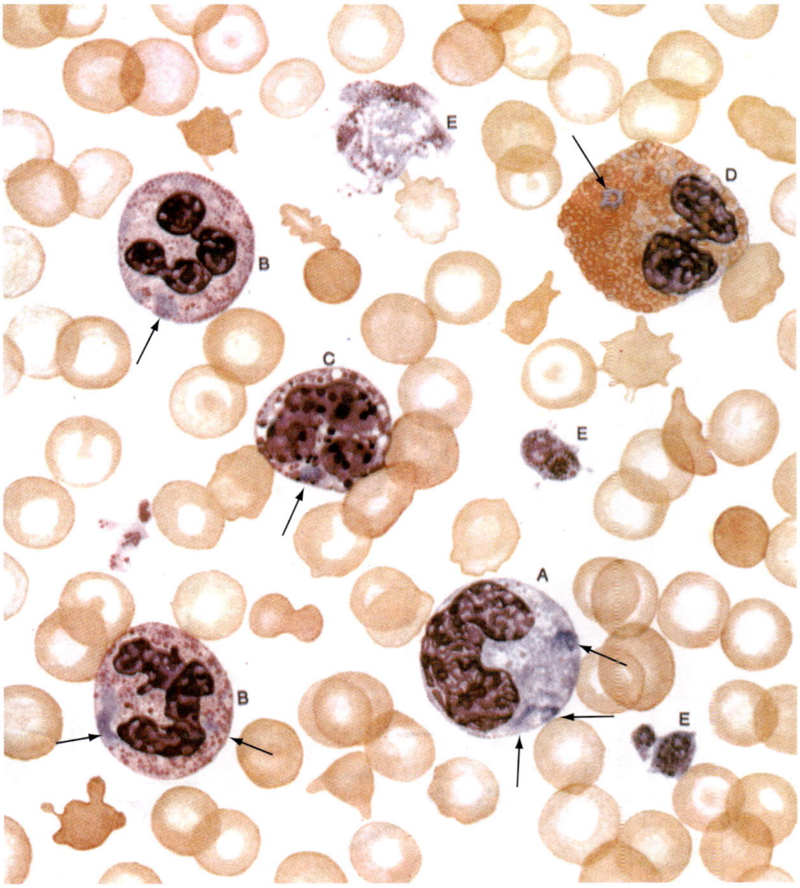

A: 단핵구
B: 호중구
C: 호염기구
D: 호산구
E: 비정상 혈소판

그림 4−66. May−Hegglin 이상 시 관찰되는 세포들 (→ 다양한 형태의 청색 Döhle 소체)

(7) **공포** (Vacuolation)

공포는 패혈증에서 자주 나타나며, 중독과립을 동반하고, 면역 복합체 질환에서 발견할 수 있기 때문에 이들 공포는 지방 변성 혹은 autophagosomes에 의한 것으로 여겨진다(그림 4-67). Jordans은 진행성 근위축증(dystrophy)의 형제 2명에게서 과립구에 지방을 가진 공포가 있는 것을 기재하여, Jordans 이상이라고도 한다.

이와 같은 변화가 어린선(fish-skin disease)을 합병한 2명의 자매에게서도 발견되었다.

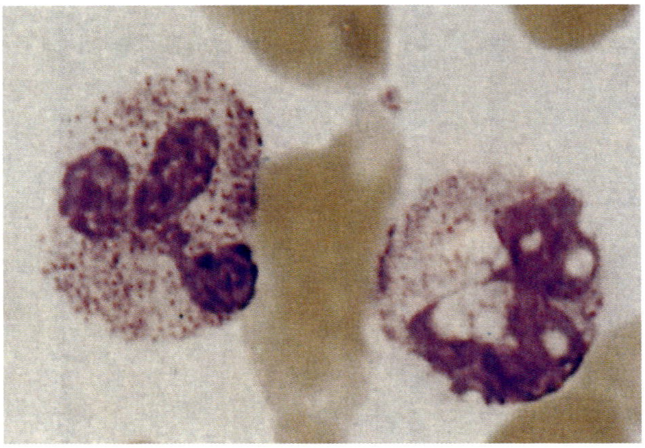

그림 4-67. 공포화 세포

3) 기타

(1) Basket cell **또는 압좌세포** (Smudge cell)

눌려 찌부러져서 세포로서 동정할 수 없고, 변성한 세포의 핵만이 있거나, 세포질만 바스켓모양으로 늘어난 형태이다. 그러나 백혈구의 백분율에 있어서는 이들의 점유율도 계산하지 않으면 안된다. 압좌세포가 백혈구 100개당 5% 이하라면 임상적으로 의의가 없으나, 5%를 초과하면 혈액 도말 기술이 치졸한 것을 시사하므로 되풀이하여 다시 표본을 만들 필요가 있다. 예외로서, 만성 림프성 백혈병에서는 혈액 도말 표본 작성 기술이 양호해도 세포가 파열되기 쉽거나 또는 변성되어 있어 깨지기 쉽기 때문에 압좌세포가 되기 쉽다(그림 4-68).

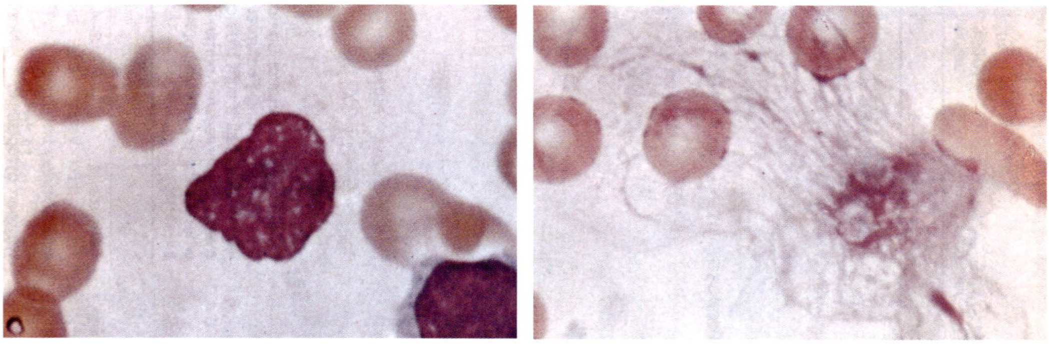

그림 4-68. Basket 세포와 smudge 세포

(2) L.E.세포

전신성 홍반성 난창증(systemic lupus erythematosus: SLE)에서 흔히 볼 수 있는 세포로 환자 체내에 있는 L.E. 인자의 작용으로 손상받은 핵을 붕괴, 변형시켜 균일한 큰 덩어리(L.E. body)가 된 것을 호중구가 탐식하여, 호중구 세포질 내에 이 L.E. body(hematoxylin body)가 원래의 핵을 한쪽으로 밀어내고 전체를 차지하고 있는 세포이다. 이 세포는 단핵구가 핵물질을 탐식하여 세포질 내에 갖고 있는 Tart 세포와는 구별하여야 한다.

Tart 세포는 정상적인 단핵구의 핵 탐식 작용으로 핵 염색질 양상이 남아있다.

이 L.E. 세포는 또한 만성 관절 rheumatism, 약물성 간염, 만성 활동성 간염, 강피증, 피부근염, Sjögren 증후군, 및 만성 원반상 erythematosus 등 일 때에도 발견할 수 있다(그림 4-69).

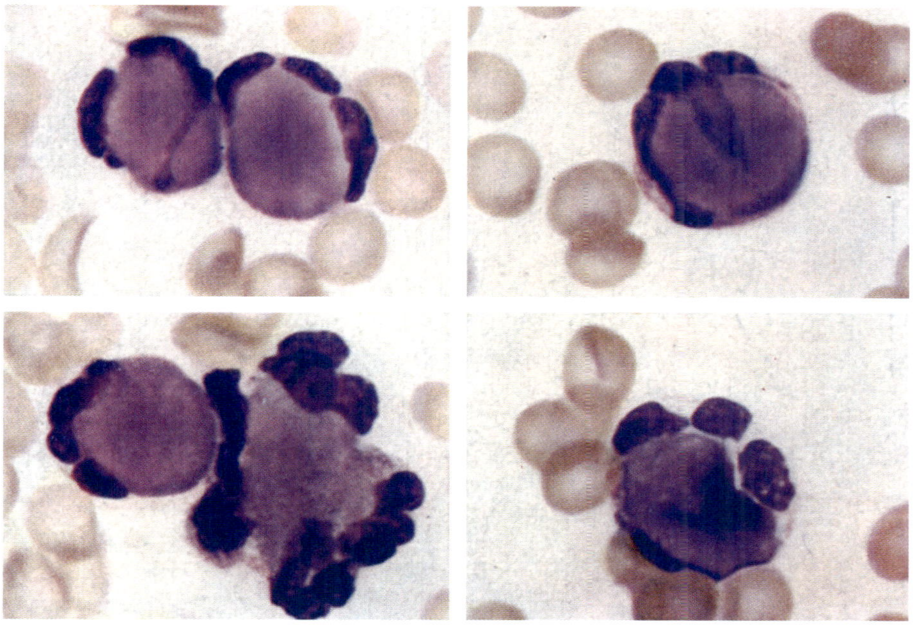

그림 4-69. LE 세포

(3) Hairy 세포(털세포)

이상 단핵 세포로 세포질이 섬모 모양으로 마치 머리카락처럼 뻗어 있기 때문에 hairy 세포라 한다. 이 세포는 원형 또는 난원형의 15~30 μm의 큰 직경을 갖는 핵을 가지고 있으나, 때로는 불규칙하여 주름이 잡혀 있거나 분엽된 하나의 형태로 브여지기도 한다. 이것은 대부분 림프구와 비슷한 아주 조밀하게 뭉쳐진 염색질 pattern을 보이나, 어떤 것은 망상세포와 비슷한 망상 염색질을 가지기도 한다.

핵인은 대개 작거나 아니면 없다. 세포질은 풍부하여 아주 엷은 청색이나 회청색이다. 많은 세포에서 미세하거나 또는 굵은 azure 과립이 세포질 전역에 산재해 있다. 이 세포의 근원은 잘 알려져 있지 않으나 최근 조직 화학적 연구와 세포 기능면에서 림프구성인 것으로 보고 있다. 이 세포는 탐식 기능이 결핍되어 있고, 표재성 면역 globulin과 B-림프구의 특성을 가지고 있어 κ와 λ형 light chain의 IgG합성을 할 수 있으나 nylon 모양 림프구에 점착은 하지 못한다. 특수 세포 화학적 반응으로는 tartrate resistant acid phosphatase 양성이다(그림 4-70).

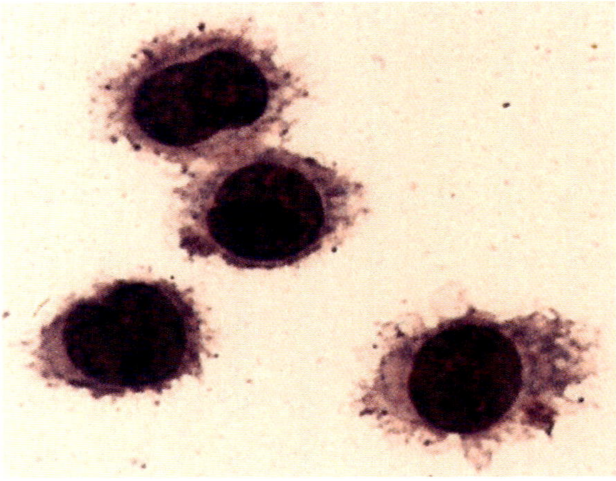

그림 4-70. Hairy 세포

(4) Sézary 세포(세자리세포)

말초혈액에서 이 세포가 발견되는 것은 mycosis fungoides, 악성 림프종같은 백혈병 상태에서이다. 이 세포는 직경 15~25 μm의 비교적 큰 세포로 림프구와 같은 밝은 청색의 세포질을 가지고 있다. 핵은 원형 또는 난원형으로 보통 주름이 잡혀 있거나 갈라져 있어 단핵구성으로 보이나 핵 염색질은 림프구 모양으로 조밀하게 뭉쳐져 있다. 핵인은 Wright-Giemsa 염색된 말초혈액 도말 표본에서는 대개 보이지 않는다. 이 세포들은 PAS 양성인 세포질성 공포를 가지고 있고, PHA(phytohemagglutinin)와 체외에서 반응하며 RNA의 촉진과 DNA 합성 초기 그리고 감수분열에 영향을 받는다(그림 4-71).

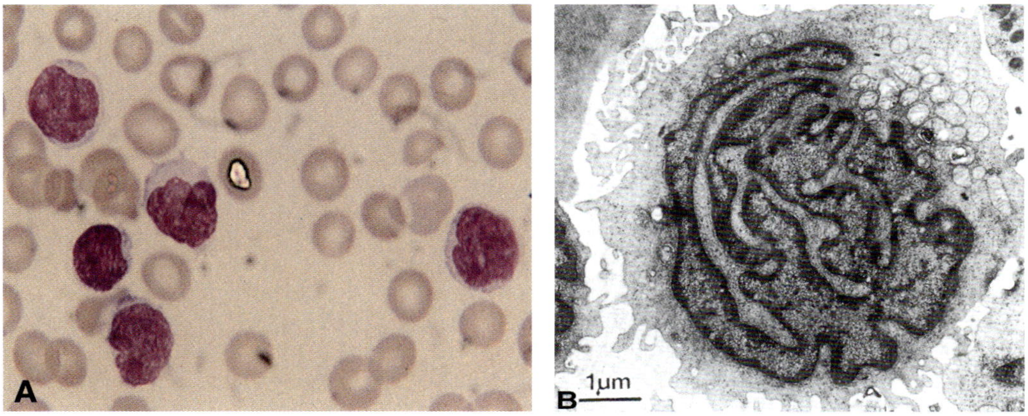

그림 4-71. sézary 세포. A: PB, B: 전자 현미경 상

Sézary 세포의 세포막성 특징은 T-림프구와 같으나 대부분 다른 림프종과 CLL에서의 세포들은 B-림프구의 특성을 가진다. 이러한 이상 염색체 구조 때문에 거의 확실하게 신생성이라 말할 수 있다.

(5) 반응성 림프구(Reactive lymphocyte)

이들의 세포는 가지가지 명칭으로 불리어지며, 대단히 많은 병적 상태에서 관찰되어진다. 이 세포는 혈액성 면역에 관여하고 또 과거에는 면역학적 저장고로 알려져 있어 면역세포(immunocyte)라고도 불리어지고 있다. 형태학적인 입장에서는 모구성 림프구(blastoid lymphocyte), 형질세포성 림프구(plasmocytoid lymphocyte) 및 림프구성 형질세포(lymphocytoid plasma cell), Türk 세포(Türk cell), 또는 강호염기성 림프구(hyperbasophilic lymphocyte)로 불리어졌다. 이들의 세포는 또한 Downey 세포라든가 형태 변화를 한 림프구, 자극을 받았던 림프구, 혹은 이형 림프구(atypical lymphocyte) 등으로도 불리어진다.

RNA를 적색으로 염색하는 색소인 pyronine에서 세포질이 강하게 적색으로 염색되어지므로 pyronine 호성 세포(pyroninophilic cell)라고도 불리며, 또 바이러스성 질환에서 출현하므로 virocyte라고도 불리어진다. 반응성 림프구는 전염성 단핵구증, 바이러스성 간염, 바이러스성 폐염, 대상포진, 단순 herpes, 거세포 봉입체병 및 알레르기성 자가면역성 반응일 때에 관찰되어진다. 정상적인 면역 기구가 활동하고 있는 형태학적인 증거로서, 정상인의 백혈구 백분율 산정에서 10%에 달하는 이형 림프구가 관찰되는 수가 있다. 말초혈액 도말표본에서 때로는 세포의 핵 분열이 관찰될 수가 있는데 이것은 통상 반응성 림프구에 속한 세포에서이다. 이형 림프구는 형태학적으로 자극을 받지 않는 성숙 림프구로부터 면역모구(immunoblast) 및 형질세포까지의 모든 이형상을 가지고 있으므로 이형 림프구에 관한 형태학적인 기재는 매우 복잡하다. 반응성 림프구는 다분히 DNA 및 RNA의 활성이 증가한, 자극받은 B-림프구일 것이다. 활성화되어진 핵은 보다 대형으로 되고, 염색질괴는 보다 소형으로 농축되는 경향도 적지 않다. 한편 증가한 세포질의 RNA는 세포질의 호염기성을 증강시키며, 때로는 공포를 형성하고, 포말상이 되기도 한다. 확실히 확인할 수 있는 핵소체가 보여지는 것이 면역모구의 특징이지만, 이 세포는 더욱 더 형태 변화를 하여 형질세포(plasmocyte) 혹은 기억세포(memory cell)라고도 불리어진다. 소형의 감작되어진 세포에서 변화한다(표 4–6).

표 4–6. 반응성 림프구의 원인

β-Streptococcus
Cytomegalovirus
Drugs
Epstein-Barr virus(Infectious mononucleosis)
Syphilis
Toxoplasmosis
Vaccination
Viral hepatitis

반응성 림프구의 형태를 한마디로 요약하기는 비록 어렵지만 공통적인 사항들을 추려보면 다음과 같다.

① 크기

직경은 16~30 μm이다.

② 핵

보통 만입된 난원형이나 신장형으로 편재되어 있지만 때로는 원형이기도 하다. 핵의 모양은 각각의 세포에 있어 상당히 다르게 되어 있다. 핵막은 두껍고 염색질 pattern은 조밀하고 거칠어 림프구 모양이지만, 때로는 모구의 핵과 비슷한, 보다 밝고 섬세한 경우도 있다. 1~3개의 핵소체가 나타날 수가 있으나 모양은 부정형이다.

③ 세포질

보통 양과 호염기성이 증가하며, 때로는 담청색을 보여 주변부만 륜같이 염색되어진 것도 있다. Azure 과립 및 공포는 가지고 있는 것도 있고 가지고 있지 않은 것도 있다. 자주 핵주명정이 나타나고, 세포 모양은 주위의 세포에 눌려 부정형으로 만입되어 있는 것도 있다(**그림 4-72**).

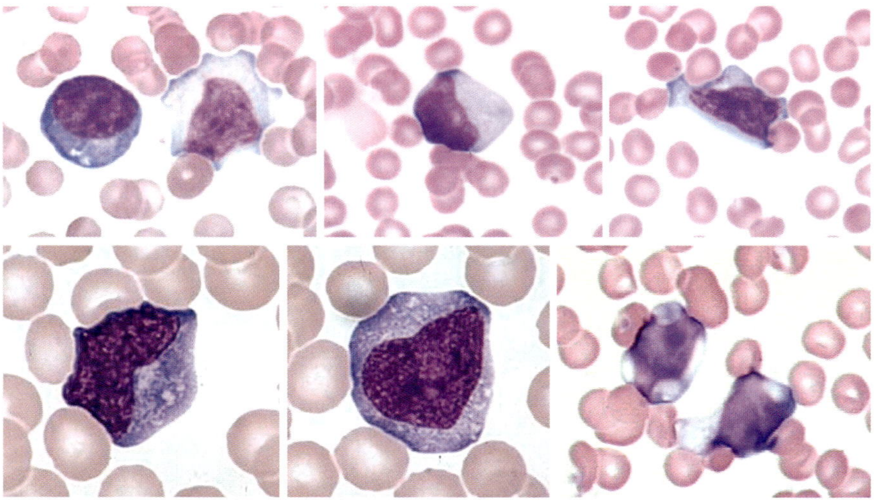

그림 4-72. 전염성 단핵구증의 혈액도말 표본에서 나타난 반응성 림프구들

④ 위상차 현미경 상

림프구가 모구화하는 것에 따라서 핵은 매우 크게 되고, 보다 엷게 염색되며, 또 몇 개인가의 핵소체가 출현하기도 한다. 세포질은 양이 증가하며 동시에 복굴절을 나타내게 되며, 또 커다란 돌기를 낸 것 같이 된다. 세포 소기관은 수가 많아지고 보다 눈에 띄게 된다.

⑤ 전자 현미경 상

핵은 대형이며, 아주 적은 염색질 물질을 포함하고 있다. 핵소체도 대형이며 부정형이다. 세포질 내의 소기관도 대형화하며, mitochondria는 비대하고 특징적인 crest의 발달을 볼 수 있다. Golgi체와 ployribosome도 수가 많아지고, 소포체가 나타나며, azure과립도 대형화한다.

⑥ 세포 화학적 특성

전술한 것처럼 새롭게 핵과 세포질의 RNA가 합성되어지기 때문에 pyronine호성을 보이는 것처럼 된다.

정상의 소형 림프구에서는 아주 적은 RNA가 포함되어져 있을 뿐이다.

(6) Rieder 세포(리이더 세포)

Rieder 세포는 림프구와 비슷하지만, 핵이 쭉 찢어져 만입되어 분엽한, 야구 글러브 모양을 하고 있는 것을 말한다. 이들 세포는 만성 림프구성 백혈병에서 찾아볼 수 있다. 가성 분엽한 기이한 골수 모구성 백혈병세포도 자주 rieder 세포로 불리어진다. Bessis 등은 Rieder 세포는 특이적인 세포가 아니라 자주 표본 제작 시 인공 산물로서 나타날 수 있는 것일 뿐이라고도 한다(그림 4-73).

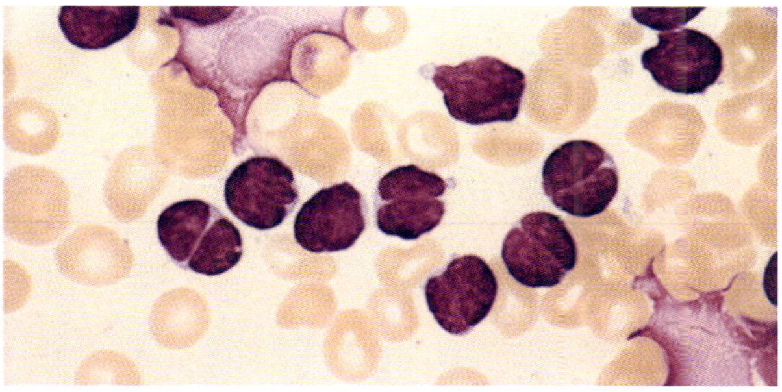

그림 4-73. Rieder 세포와 압좌세포(smudge cell)응성 림프구들

(7) 공포화한 림프구(Vacuolation of lymphocyte)

공포를 갖고 있는 림프구는 Niemann-Pick 병, 흑내장성 가족성 백치, Tay-Sachs병, Hurler증후군 및 II형 glycogen 축적증에서 찾아볼 수 있다(그림 4-74).

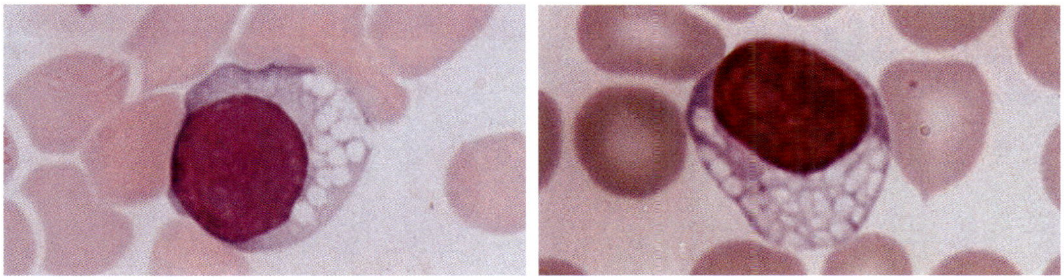

그림 4-74. 공포화한 림프구

거핵세포계 및 혈소판
Megakaryocytic Series and Platelet

학습 목표

1. 거핵구계의 성숙 과정에 따른 형태의 특징을 설명할 수 있어야 한다.
   1) 거핵모구 2) 전거핵구 3) 거핵구 4) 혈소판
2. 혈소판의 미세 구조를 설명할 수 있어야 한다.
3. 혈소판의 각 기능을 설명할 수 있어야 한다.
   1) 혈소판의 점착 2) 혈소판의 응집
   3) 혈소판의 방출 4) 모세관 투과 억제 작용기전
4. 혈소판의 수명을 설명할 수 있어야 한다.
5. 고밀도 과립(dense granule)과 alpha 과립에 저장된 물질을 설명할 수 있어야 한다.
6. 혈소판 기능 저해제 종류를 설명할 수 있어야 한다.
7. 혈소판 인지질 대사를 설명할 수 있어야 한다.
8. 비정상적인 혈소판을 설명할 수 있어야 한다.
9. 혈소판 위성 현상을 설명할 수 있어야 한다.
10. 혈소판 인자의 종류를 열거할 수 있어야 한다.
11. 혈소판 인자의 생리적 작용에 대해 설명할 수 있어야 한다.

혈소판은 골수 중의 거핵구로부터 분리된 세포질의 단편들이다. 이 세포계에서 동정이 가능한 가장 유약한 세포는 거핵모구로, 전체 유핵세포 중 1% 이내의 수로 존재한다.

백혈구나 적혈구와 유사하게 대식세포, 섬유아세포, T-림프구, 자극된 내피세포에 의해 만들어진 집락자극인자(CFCs)에 의해 다잠능성 간세포로부터 거핵구가 형성되며, 거핵구 수가 감소됨에 따라 거핵구 집락 자극인자(CSF-Meg)가 증가된다. 주로 간에서 분비되는 thrombopoietin(적게는 신장이나 비장에서도 분비)은 혈소판의 요구에 반응하여, 거핵구 전구세포를 자극해 성숙시켜 혈소판 방출을 야기한다. 비장은 혈소판 형성을 조절하는 기관 중의 하나로 혈소판의 30% 정도가 체류한다. Thrombcpoietin은 혈소판의 손실에 대해 골수에서 거핵아구의 성숙을 촉진시키며, 결국 thrombopoietin의 증가는 거핵구의 성숙을 촉진시킨다(**그림 5-1**).

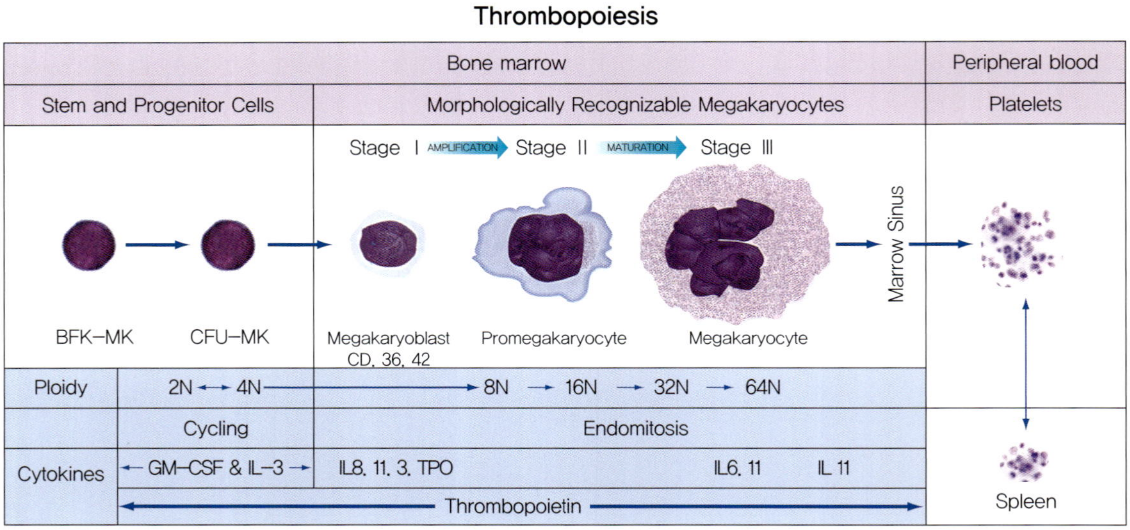

그림 5-1. 혈소판의 성숙

1 거핵세포계의 성숙(Maturation of Megakaryocytic Series)

1) 거핵모구(Megakaryoblast, MK1)

(1) 크기

직경 10~30 μm 이다.

(2) 핵

N/C ratio가 높으며, 핵은 단핵으로 대형, 난원형 내지 만입되어 있다. 염색질망은 조밀하며, 핵막은 섬세하다. 다분엽의 핵은 배수체(ploidy)기를 보여준다. 여러 개의 핵소체가 담청색으로 존재하나 관찰하기는 어렵다. parachromatin은 pink색이다.

(3) 세포질

핵을 둘러 싸고 있는 세포질은 적고, 청색의 얼룩이 있는 부정형의 원형이다. 세포질의 주변부에는 돌기가 있어 위족과 비슷한 구조를 보인다. 핵 주위의 세포질은 세포 주변부에 비하여 밝게 염색되어 있다(그림 5-2).

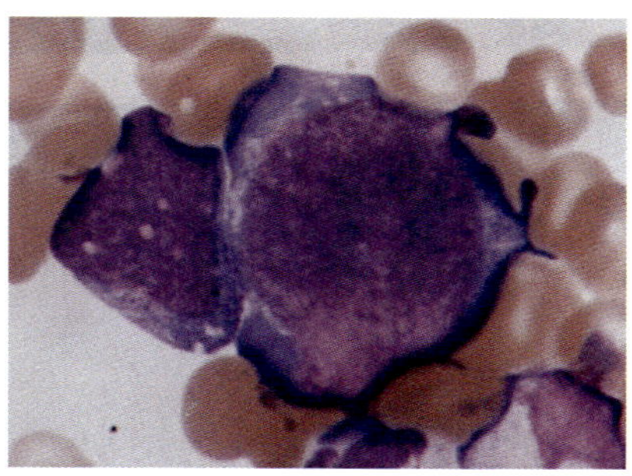

그림 5-2. 거핵모구

(4) 위상차 현미경 상

핵을 둘러싼 적은 세포질에는 다수의 대형 mitochondria가 있고, Golgi 체가 눈에 띈다.

(5) 전자 현미경 상

핵의 염색질 상은 미세하다. 세포질에는 다수의 Golgi 체가 눈에 띄며, 주변부에는 미숙한 과립이나 약간의 소포체, ribosomes, glycogens 및 다수의 mitochondria가 보여진다. 전자 현미경에서는 혈소판 분리막계(platelet demarcation membrane system: DMS 혹은 PDS)가 관찰 가능하며, 분리막에 의해 점차 세포질이 세분화되어져, 그것이 결국 혈소판이 된다. DMS는 세포막 부근에서 형성되어져, 핵 및 Golgi체 쪽을 향하여 발달하고 있다.

2) 전거핵구(Promegakaryocyte, 호염기성 거핵구, MK2)

(1) 크기

직경 20~80 μm(20~50 μm)인 이 세포는 거핵모구보다 크며, 성숙함에 따라 거핵구의 크기와 비슷하여진다.

(2) 핵

핵은 대형, 만입한 다분엽체이다. 핵 염색질 상은 조밀하게 되어 있고 엷은 사상으로 몇 개의 결절이 나타나 보일 수 있다. 핵소체의 수는 감소하고, 모두와 비교하여 관찰하기는 곤란하다. 핵막은 엷고 섬세하다.

(3) 세포질

세포질은 호염기성이 강한 것이 특징이다. 성숙에 따라 수가 증가한 azure 과립이 Golgi 체로부터 세포질 내로 방사상으로 가득 덮여 있고, 푸른기가 남아 있는 세포질은 적어진다. 3가지 종류의 과립(고밀도, 알파, 리소솜 과립)이 Golgi체에서 형성된다(그림 5-3).

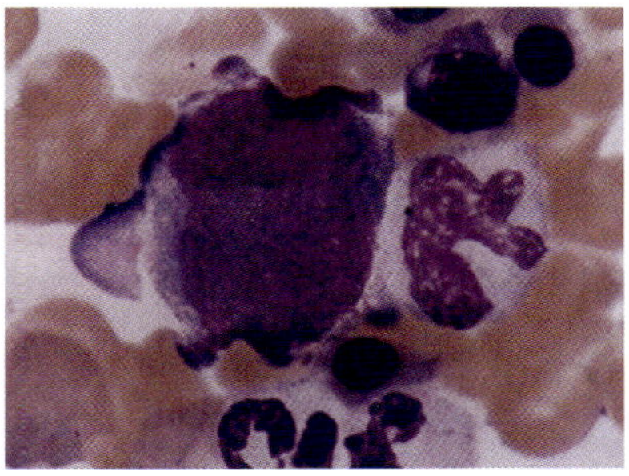

그림 5-3. 전거핵구

(4) 위상차 현미경 상

세포는 대형으로, 대형의 핵을 가지고 있으며, 핵소체는 발견될 수도 있다. 세포질의 양은 적어지고, 명암은 핵 주변부에서 보다 자주 어둡게 관찰되어진다.

(5) 전자 현미경 상

핵은 분엽되어 있지만 염색질 구조는 미세하다. 핵소체가 눈에 띌 수 있다. 세포질은 둥글게 돌출되어 있고, polyribosomes, 조면 소포체 및 과립이 가득차 있으며, Golgi 체가 눈에 띈다. 혈소판 분리막계는 회선상으로 뒤얽혀 세포 전치에 퍼져 있다. 원통 세관 모양의 구조물 중에 소형의 더욱 세분화되어진 세포질이 보여진다.

3) 거핵구(Megakaryocyte, MK3, 과립상 거핵구, MK4)

골수 천자에서 보여지는 거핵구계의 대부분은 거핵구이다. 성숙의 마지막 단계인 성숙 거핵구는 골수의 굴모양 천공(sinusoid fenestration)을 통해 세포질 단편을 방출한다. 모든 혈소판이 혈류로 다 방출되고 나서 남은 핵은 골수의 대식세포에 의해 탐식 분해된다.

(1) 크기

직경 30~150 μm(30~100 μm)로, 골수 중에서 보여지는 혈구 중 가장 큰 세포이다. 비장이나 폐에서도 약간 볼 수 있다.

(2) 핵

핵은 대단히 대형으로 발달하며, 다분엽으로 만입되어 있거나 때로는 다핵이다. 핵은 사슬모양 내지는 둥글게 배열되어 있고, 부분적으로 겹쳐져 있는 것도 있다. 핵 염색질은 울퉁불퉁한 결절을 형성하며, 핵소체는 보이지 않는다.

(3) 세포질

다염성의 세포질이 풍부하며, 색상은 연한 청자색으로 둥근 모양이다. 평탄한 위족 모양의 돌기를 나타내며, azure 과립이 응집된 주위를 투명 부분이 둘러싸고 있다. 이 투명한 세포질의 부분을 따라서, 소위 혈소판 구획 형성상이 발견되어지기 때문에 과립질은 혈소판의 중심 부분에 위치하게 된다. 혈소판은 세포질의 위족모양의 돌기로부터 혹은 세포질이 분해되는 기전에 의하여 분리, 방출되어진다. 한 개의 거핵구에서 생성된 혈소판 수는 평균적으로 1,500~4,000개 정도 되는 것으로 알려지고 있다. 가끔 골수 밖으로 나가 말초혈액에서도 보이기는 하나 드물고, 만성 골수성 백혈병이나 골수 증식성 질환인 경우 말초혈액에서 아주 작은 형태의 거핵구가 보이기도 한다(micromegakaryocyte)(그림 5-4).

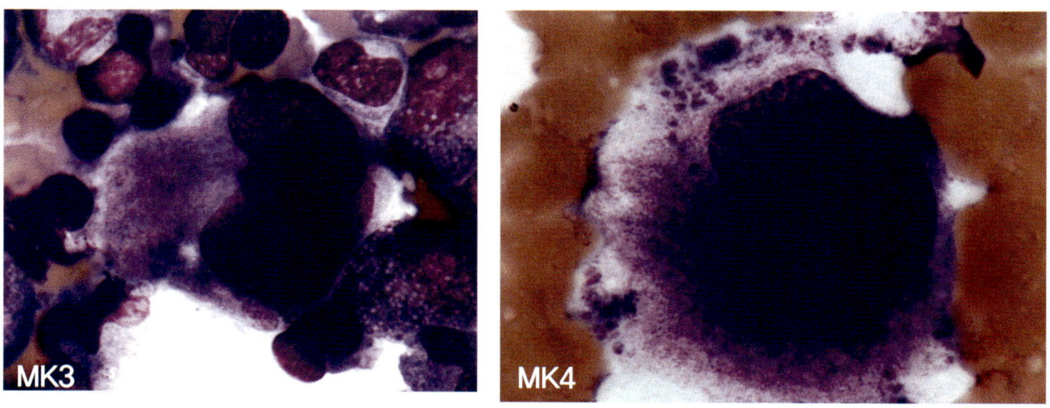

그림 5-4. 거핵구

(4) 전자 현미경 상

핵은 순서에 의해 농축되어 만입하고, 핵의 대부분을 차지하는 막모양의 염색질에는 다수의 소공이 보여진다. 세포질 중의 대형 mitochondria와 polyribosomes은 소실되어 있고, 혈소판 분리막계와 과립이 보다 많이 존재하고 있다. 거핵구의 약 30%는 불활성으로 혈소판을 생산하지 못한다(그림 5-5).

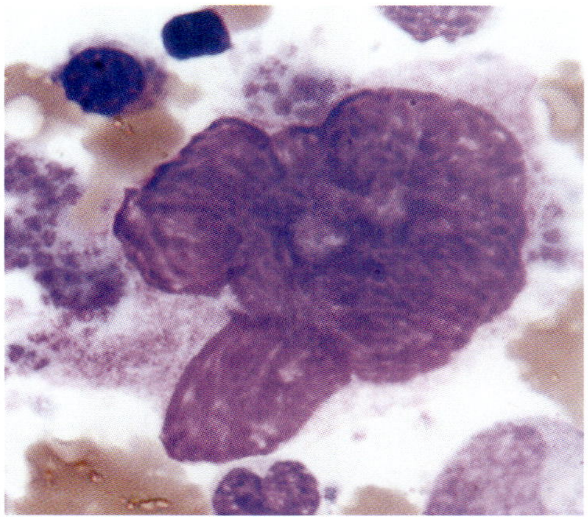

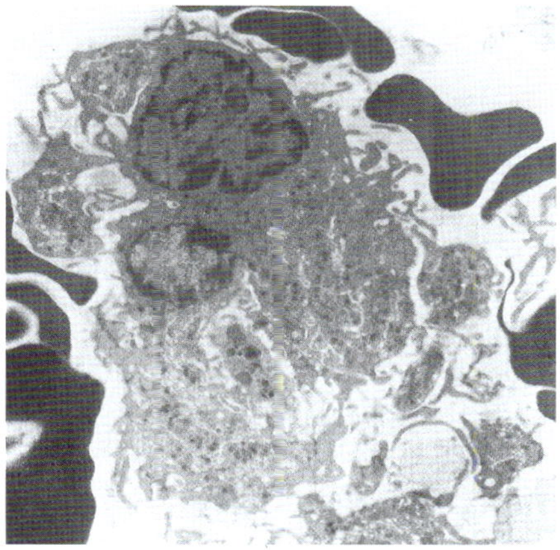

그림 5-5. 거핵구에서의 혈소판 분리 염색상 및 전자 현미경 상(×6,720).

(5) 세포 화학적 특징

거핵구 및 전구세포는 PAS(glycogens), chloroesterase 및 acid phosphatase 양성이다.

4) 혈소판(Platelet, thrombocyte)

(1) 크기

직경 2~4 μm(1~4 μm)이며 유약한 혈소판은 2~3배의 크기를 갖기도 한다.

(2) 핵

존재하지 않는다

(3) 세포질

세포질은 Wright-Giemsa 염색표본에서 혈소판은 미세한 과립상 구조를 가진 소형으로, 밝은 azure색의 원형 내지는 길게 늘어난 세포로 관찰되어진다(그림 5-6). 개개의 혈소판은 세포의 중심에 azure과립이 집합한 과립 부분(chromomere: granulomere)과 이것을 둘러싸고 있는 밝은 청색의 투명 부분(hyalomere)으로 되어 있다. 혈소판은 유리표면에 점착하고 응집하는 경향이 있기 때문에 분리한 혈소판을 연구하기 위해서는 heparin이나 EDTA를 사용하는 것이 좋으나 EDTA는 호중구 주변에 혈소판을 불러 모아 구상체로 하는 경향(위성현상)이 있다.

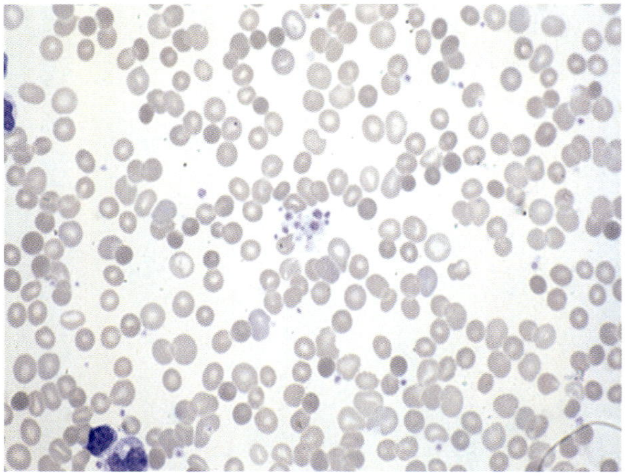

그림 5-6. 혈소판

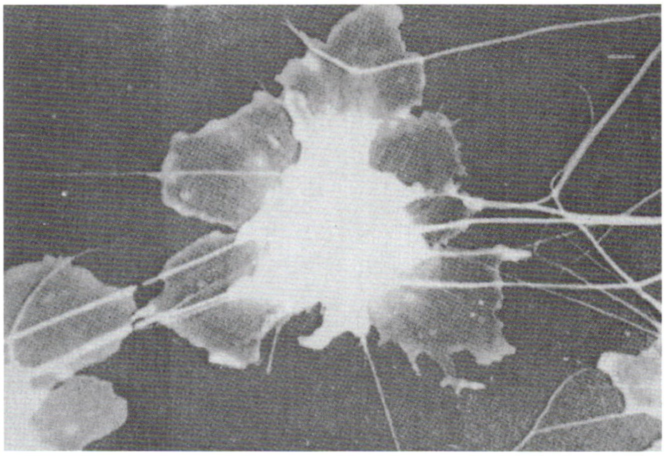

그림 5-7. 점성 변성을 나타내고 있는 혈액 응고 줄기의 혈소판의 위상차 현미경 상

(4) 위상차 현미경 상

혈액을 순환하고 있는 혈소판은 중심부에 과립을 가진 원형 내지는 난원형의 구조를 가진다. 유리면에 점착하면, 가늘고 긴 원형질의 돌기가 나타나고 이어 넓게 퍼진 형(spread form) 내지는 대형의 투명한 세포가 된다(그림 5-7). 이 세포의 중앙에는 과립이 포함되어 지고 엷은 막으로 둘러져 있다(혈소판의 점성 변성; viscous metamorphosis).

(5) 전자 현미경 상

전자 현미경으로 본 혈소판의 형태는 광학 현미경이나 위상차 현미경으로 관찰한 형태에 비하여 매우 복잡하다(그림 5-8, 9).

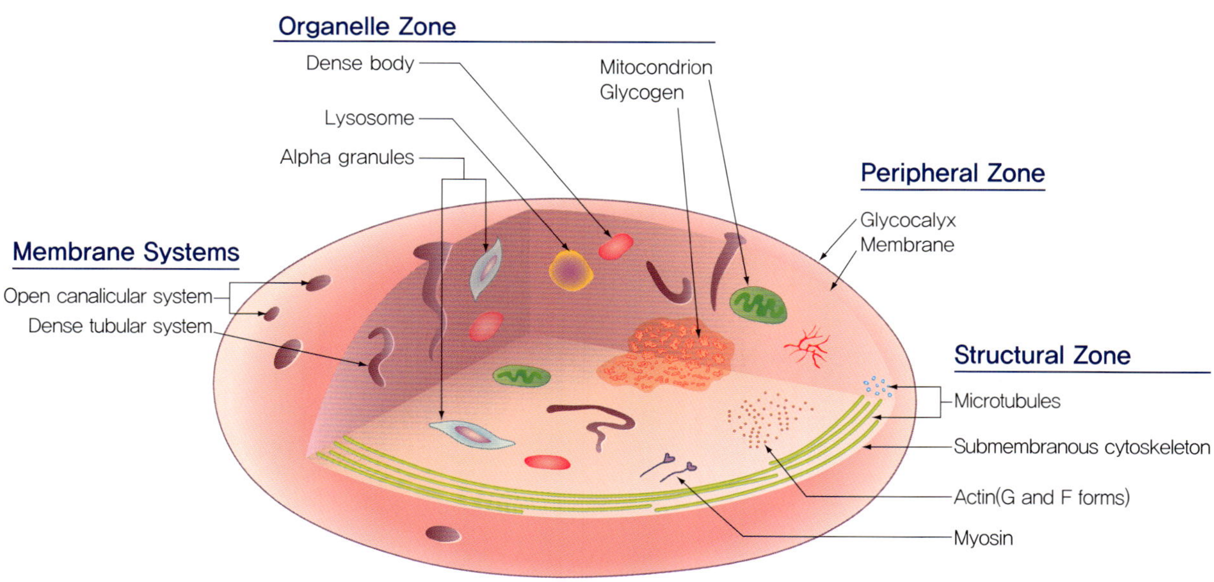

그림 5-8. 혈소판의 투과 전자 현미경 상의 모식도

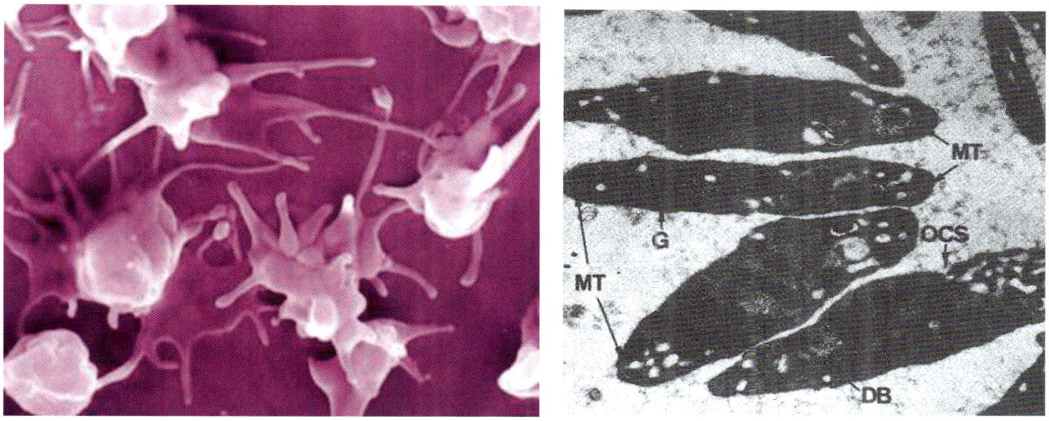

그림 5-9. 혈소판의 전자 현미경 상

① 변연부(Peripheral zone)

이 부분에는 혈소판막, 당질층(glycocalyx), 액틴과 미오신(thrombasthenin), 원섬유(fibril), 미세소관 등 풍부한 세포 골격이 포함된다. 혈소판막은 다른 세포막과 유사한 구조로 양극성의 인지질 이중층 구조에 단백질이 붙어있는 3층 구조 형식을 취하고 있다. Sialic acid(neuraminic acid)는 막표면에 존재해 음전하를 띠게 하며, 내재성 단백질은 혈소판 활성화에 필수적인 수용체, 펌프, 효소, 보조인자들로서 작용한다. Glycocalyx는 막표면 밖으로 나온 곁사슬의 외피로 내재성 당단백질과 연결되어 있다. 많은 혈장 단백들이 정전학적 하전이나 수용체에 약하게 부착되어 들어와 내흡수로 확장된다. Glycocalyx 외피층은 10~30 nm이다. 혈소판 ABO와 HLA항원은 glycocalyx영역에 있는 thrombin, von Willebrand인자, epinephrine, ADP 그리고 PAF의 막수용체로 표현된다. Fibril은 막 표면 아래를 덮고 있으며, 혈소판 세포골격과 붙어 있어, 혈소판이 활성화될 때 미오신에 의한 수축이 일어나며, 둥근 가장자리에서 가시처럼 돌출되는 변화를 야기하여 점착, 응집하게 한다.

② 기질(Matrix, structural zone)

혈소판의 내부에는 혈소판의 원반상 외형과 수축 기능을 가지고 있는 섬유계 및 미세소관이 불규칙하게 얽혀있고, sol-gel 상태로 되어있다. 혈소판이 활성화되거나 수축될 때 명조소관계(open canalicular system, OCS)가 표면으로 과립물질을 보내는데, 이때 OCS의 여러 개의 구멍들은 표면과 내부의 물질을 연결하도록 되어 있다. 혈소판에는 혈장 응고인자가 흡착되어 있다. 특히 α 과립에 혈장 응고인자 I과 V가 많이 흡착되어 있다. 최근의 증거로 거핵구는 혈장인자들을 합성하지 못하고 제시하고 있으나 오히려 혈소판은 발달한 거핵구에서 endocytosis에 의하거나 혈액을 순환하는 중에 얻는다. 혈소판이 활성화될 때 응고인자들의 대부분은 이미 유용한 상태가 되어있다. 또한 암조 소관계(densetubular system)를 포함하는데, 이것은 거핵구로부터의 활면 소포체의 잔존체로, 내부의 칼슘이온을 격리시키는 첫 장소이다. 이 칼슘은 활성화 동안 방출된 dense bodies내에 포장되어 있는 칼슘과는 혼동해서는 안 된다. 그러나 칼슘 의존 과정을 추진하도록 하는 칼슘이온의 source로서 생각할 수는 있다. cAMP(cyclie adenosine monophosphate) 생산에 반응하는 adenylate cyclase는 G단백질과 표면 수용체를 연결시킨다. 칼슘이 풍부한 dense bodies와 유사한 효능을 가진 과립들이 소기관대에서도 보여진다.

③ 세포 내 소기관대(organelle zone)

혈소판 내부에는 미토콘드리아, 리소솜, 고밀도 과립(dense body), 알파 과립 등이 있어 대사과정, 저장, 생성물의 방출에 관여하고 있다. 소수이며 원형으로 소형인 미토콘드리아는 해당과 시트르산(크렙스)회로를 거친 ATP에너지의 산화적 인산화가 일어나는 장소이다. 휴지기 상태의 혈소판은 글리코겐이 최대한으로 저장되어 있다가 활성화된 후 이 글리코겐이 분해되면서 혈소판 모양이 변화될 때 필요한 ATP를 제공한다. 과립은 거핵구에서 만들어지며 이 안에 존재하는 특수한 구성 성분들이 방출되어 지혈 과정에 관여한다(표 5–1).

표 5–1. 혈소판의 저장과립내 분비물질들

과립	기능
Alpha	
β-Thromboglobulin	Heparin 기능 억제: 혈관 수복
PF4	Heparin 기능 억제: 혈관 수복(민무늬근 세포 성장)
Fibrinogen, Factors V & VIII	Fibrin 형성
Von Willebrand factor	혈소판 점착
Plasminogen	Plasmin 형성
Plasminogen activator inhibitor	섬유소용해 억제
α 1-antiplasmin	Plasmin 억제
HMWK	내인계 응고 인자 활성
Fibronectin	혈소판 기능 증진
Dense(δ-granule)	
ADP/ATP	혈소판 길항 작용
Calcium	혈소판 활성 조절
Serotonin	혈관 수축
Lysosomes	
Proteolytic, hydrolytic enzymes	혈관벽 matrix와 debris 등을 소화

고밀도과립은 혈소판이 내피하 조직이나 트롬빈에 점착한 후에 방출되는데, 정상 혈소판은 10개 이상의 고밀도과립을 가지고 있고, 형태 변화나 세포 내 칼슘이동에 관여한다. 또한 혈소판은 100개 이상의 알파 과립을 가지는데, 그 다음으로 방출된다. 칼슘의 이동이 thromboxane A_2의 생성에 필수적인 cyclooxygenase의 활성화에 관여하며, 강력한 혈관 수축제로도 작용한다. 반대로 건강한 내피세포들은 prostaglandin I_2를 만들어내어 혈소판의 활성을 방해한다. 그리고 α 과립은 혈소판 유래 성장인자(PDGF)를 방출해 내피세포, 평활근, 섬유아세포들의 증식을 돕는다.

Thrombospondin은 α 과립으로부터 방출되는 큰 당단백질로 혈소판 수용체와 결합해 혈소판의 점착 작용과 응집 작용에 관여한다. α 과립이 방출될 때 표면 표식자(surface marker)가 나타나는데, 이는 GMP-140으로 활성화된 혈소판에서만 발견되며, α 과립막의 일부분이라고 생각된다. 이 표식자는 혈소판이 휴지기상태인지 활성화된 상태인지를 구별하는 데 도움을 준다. 혈소판 4인자(PF4)와 beta-thromboglobulin(BTG)도 역시 α 과립으로부터 방출되는데, 비만세포와 호염기구로부터 나오는 헤파린을 억제하는 역할을 한다. 이 두 가지 물질은 트롬빈이 헤파린에의해 중화되는 것을 억제하고 다른 혈병본체효소들을 억제한다. α 과립에서 방출되는 다른 억제자로는 plasminogen activator inhibitor-1(PAI-1)으로 외상을 입은 내피세포로부터 나오는 tissue plasminogen activator(tPA)를 중화시킨다. 이때 중화시키지 못하면 tPA가 혈액을 응고시키기도 전에 섬유소 용해계가 활성화된다.

(6) 세포 화학적 특성

혈소판의 표면(surface coat)의 주된 성분은 산성muco 다당류이다. Sol-gel 부분 자체의 세포 화학적 존재는 불명이지만, 이 부분에 포함되어져 있는 세포내 소기관에는 각종의 화학 물질들(ferritin, acid phosphatase, thrombosthenin: 혈소판 수축성 단백의 일종, fibrinogen, ATP 등)이 포함되어져 있는 것이 분명해지고 있다. 이들 물질 등의 어떤 것은 혈소판 표면에 흡착되어 있든가 기질 중에 포함되어져 있다.

2 거핵구 및 혈소판의 역학(Kinetics of Megakaryocyte and Platelet)

인체의 경우, 거핵구가 골수에서 성숙되는 시간은 대략 5일 정도이다. 골수강(marrow sinuses)에서부터 혈소판이 방출되어지는 시간은 아주 짧아 수 시간이다.

미성숙 거핵구의 핵은 세포 분열의 준비단계에서 염색질 분체가 다시 복제되어 동일한 염색체가 2개씩 나열되는 상태로 되는 내재 복제(endoreplication) 즉, 내분열(endomitosis)에 의하여 성숙된다. 이 내분열은 염색체성 물질인 DNA 합성으로부터 이루어진다. 세포질의 분열이 이루어지기 전에, 핵만이 내분열에 의하여 2N→4N→8N→16N→32N→64N까지 분열하여 배수체(polyploidy)가 되는데 보통 전체 거핵구 중 2/3는 16N이고 나머지 1/6씩은 8N, 32N이다. 이 polyploidy는 최소 직경이 50 μm의 크기이며 서로 연결되어 구부러진 상태로 되어 중복되어 있으므로 이 polyploidy의 수와 핵의 분엽의 수는 일치하지 않

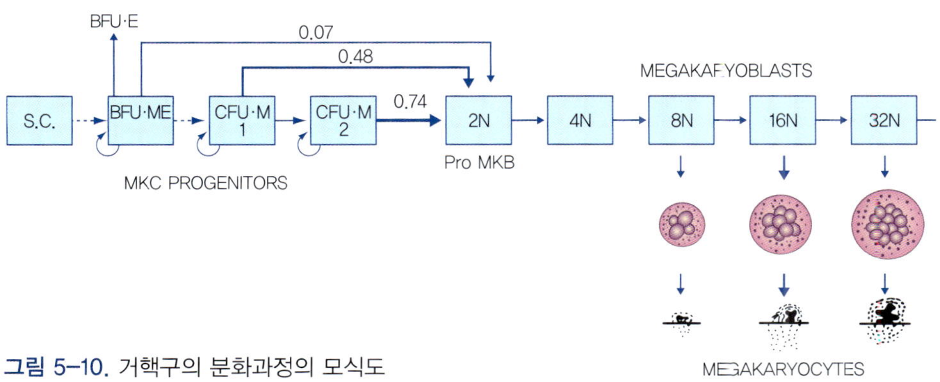

그림 5-10. 거핵구의 분화과정의 모식도

는다(**그림 5-10**).

거핵구로 성숙하면 세포질에는 완전히 성숙한 red-pink색의 과립이 가득차게 되고 이 과립들이 작은 응집상으로 되어 윤곽이 뚜렷한 혈소판 덩어리가 가장자리로부터 파생되어진다. 거핵구의 세포막이 융해되면서 세포질성 fragments로서 떨어져 나오게 되는데 골수에서 거핵구는 sinus wall에 인접하여 성숙되므로 거핵구로부터 떨어져 나온 혈소판은 바로

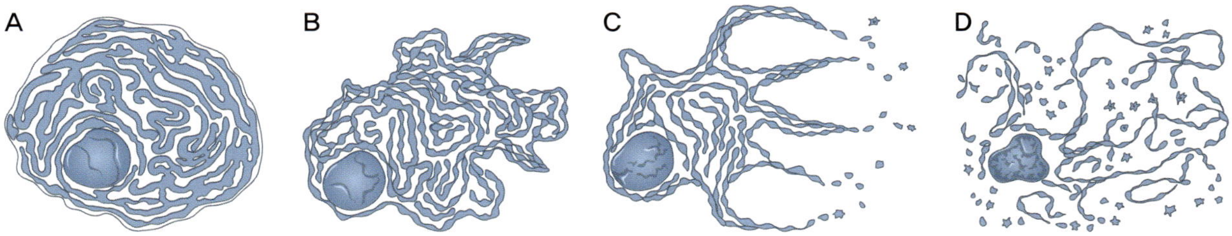

그림 5-11. 혈소판의 형성 및 혈소판 유리의 각 상

lumens 속으로 방출될 수 있다(**그림 5-11**).

혈소판은 단백질 60%, 지질 15%, 탄수화물 5%, 60여 종의 효소, 각종 전해질(Mg, K, Ca 등) 및 serotonin(5-hydroxytryptamine) 등을 함유하고 있어 대사 작용이 활발하며, 1차적인 지혈과 모세혈관 항상성의 기능을 가지고 있다.

거핵구의 핵은 대식세포가 탐식한다. 새로이 방출된 혈소판은 더 커보이고, 더 대사 작용이 활발하며, 그래서 더 지혈의 기능이 뛰어나다. 혈소판이 안정된 상태에서 순환되는 수는 평균 250×10^9/L($150 \sim 370 \times 10^9$/L)으로, 이는 전체 혈소판 수 중의 2/3에 해당하는 수이다. 나머지 1/3은 비장에서 24~36시간 체류한다. 그러므로 비장이 없는 사람은 100% 순환되어 순환 혈소판 수가 증가되므로 thrombocytosis와 같은 질병상태가 초래되며, 반면에 비장이 커진 사람은 80~90%가 비장에 있게 되어 순환 혈소판 수는 감소되므로 thrombocytopenia와 같은 질병 상태를 초래하게 된다.

순환 혈액내에서의 혈소판의 수명은 8~11일(또는 7~10일)이다. 약간의 혈소판들은 아마도 안전한 혈관의 유지와 작은 혈관 상해에서 마개(plug)를 만드는 데 사용되며, 다른 혈소판들은 수명이 다하였을 때 간, 비장, 혹은 다른조직에 있는 단핵 탐식계에 의하여 탐식되어 제거된다.

3 혈소판의 활성화 과정(Activation of Platelet)

정상적인 상태에서 혈관 내를 순환하고 있는 혈소판은 다른 혈소판이나 다른 세포와 반응하지 않는다. 그러나 혈관에 상처가 나서 collagen이 노출되면 혈소판 활성이 시작되며 비활성형의 디스크 모양에서 활성형인 구형으로 형태가 변형되고 점착, 응집, 혈관 내 과립들을 분비하여 지혈 마개를 형성하는 1차 지혈과정이 시작된다(**그림 5-12, 13**).

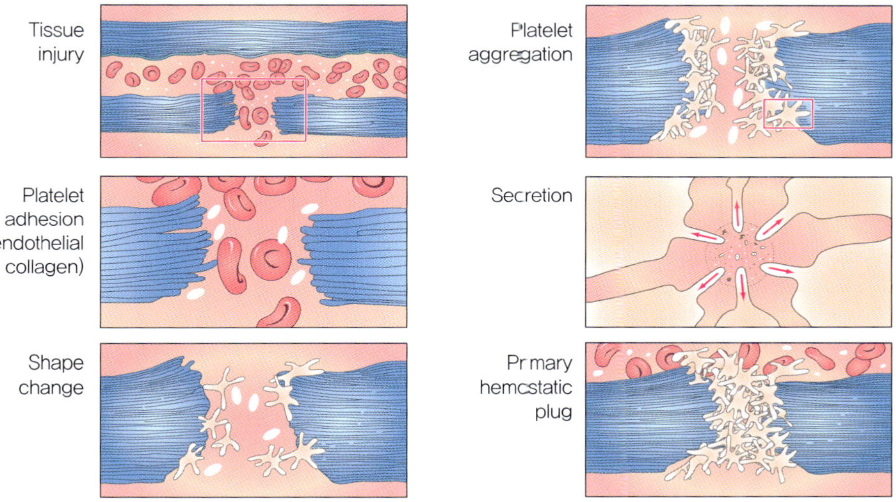

그림 5-12. 혈소판의 활성화

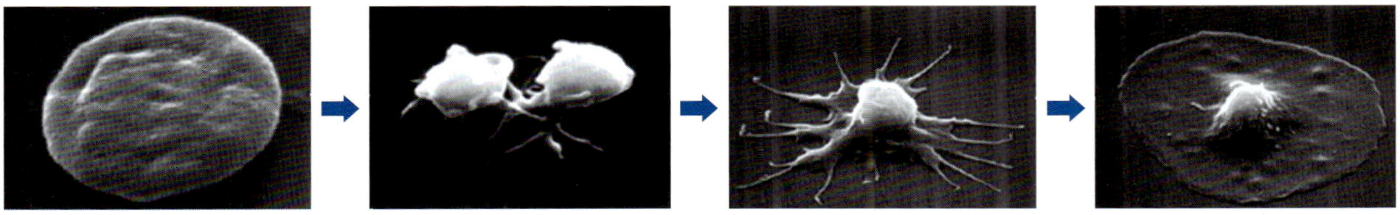

그림 5-13. 혈소판 활성화로 인한 형태 변화

혈소판 활성을 야기시키는 물질을 길항제(agonist)라 하며 대표적인 길항제로는 collagen, ADP, thrombin, epinephrine, thromboxane A_2, arachidonic acid 등이 있다. 이들은 혈소판 표면의 특별한 수용체와 결합해서 작용하는데 여기에는 혈소판 인지질막에 있는 guanine nucleotide-binding(G) protein이 관여하고 이 G 단백이 인지질 분해효소 C를 활성화시켜 가수분해한다. 이로 인해 calcium이 유출되면서 세포질내 calcium 농도가 높아지면 protein kinase C를 활성화시켜 혈소판의 분비 작용을 시작한다.

혈소판이 collagen에 결합하면 G단백질과 혈소판 내의 효소들이 활성화되며 이 과정에서 phospholipase C와 Phospholipase A_2가 생성된다. Phospholipase A_2는 모든 혈소판 활성 조절 물질인 arachidonic acid를 가수 분해해서 thromboxane A_2(TXA2)를 합성하는데 여기에 cyclooxygenase 효소가 관여한다. TXA2는 혈소판 과립들의 분비를 촉진시키는데 따라서 TXA2의 합성이 안 되면 과립들이 분비되지 못하게 되며 혈소판 기능에 손상을 받게된다. 대표적인 혈소판 기능 억제제인 아스피린은 cyclooxygenase의 작용을 방해하여 TXA2의 합성을 막는 역할을 한다. TXA2는 또한 혈관 수축에도 관여하며 thromboxane B_2(TXB2)로 된다(**그림 5-14**).

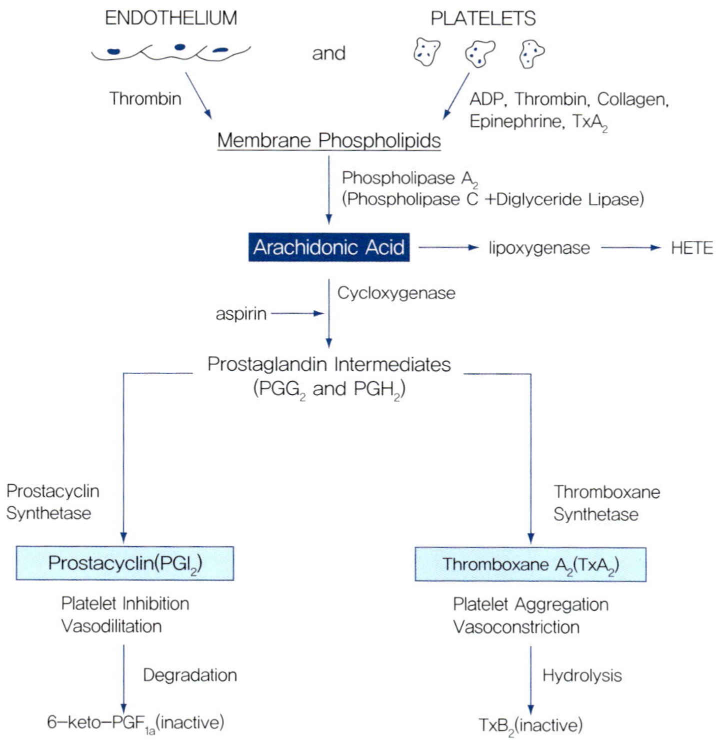

그림 5-14. Arachidonic acid의 대사과정

4 혈소판의 기능(Function of Platelet)

주요 기능은 완전한 혈관을 유지시키며, 상해된 혈관으로부터 혈액의 유출을 막기 위한 지혈 마개를 만드는 일과 혈액 응고인자들의 응고 과정을 촉진하는 일이다. 상호 간의 연관된 일련의 반응계를 통하여 이 기능은 발휘되어진다.

1) 모세관 투과억제 작용(Effetiveness)

혈관 내피세포 간의 접합부는 완벽하게 접합되어 있다고 할 수 없으며, 그 사이를 혈소판이 막고 있어 평상시에는 혈관 기능을 유지시킨다.

2) 혈소판 점착능(Adhesion)

상해된 혈관 내피세포 밑에 있는 collagen fiber에 점착하는데, 이때 혈소판이 한 층 형성된 후 혈액 vWF가 조직과 상처 근처의 활성화된 혈소판과의 점착을 도와준다. 혈소판 표면은 muco다당류를 함유한 단백질인 GP(glycoprotein) Ib와 GP IIb-IIIa 복합체가 trilamella 구조로 되어 있다. 이 구조가 교원섬유의 microfibirils과 결합되어 있는 von Willebrand's factor(factor VIII-antigen)에 점착(adhesiveness)하게 된다. 혈류 속도가 낮은 정맥에서는 혈소판 수용체 GP VI와 GP Ia/IIa를 통해 내피밑층의 아교질에 직접 결합한다. 동맥에서는 혈액내의 vWF가 아교질에 먼저 결합하고 GP Ib/IX 수용체를 통해서 혈소판이 vWF에 결합해서 점착이 된다. 혈소판이 내피하 조직에 처음으로 점착하는데는 glycoprotein Ib(GP Ib) 수용체와 vWF에 좌우된다(**그림 5-15**).

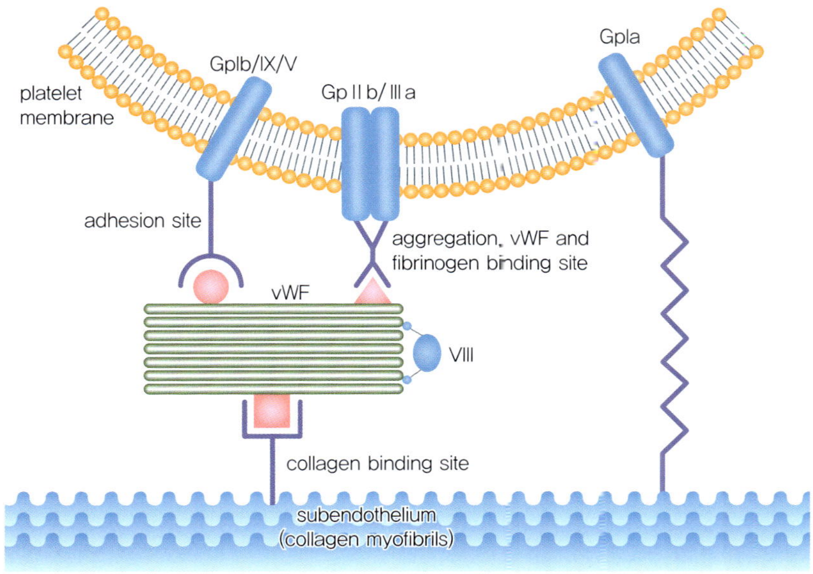

그림 5-15. 혈소판과 혈관의 점착

3) 분비능(Release)

혈소판이 점착하면 수초내에 그 형태가 변형되면서 위족을 뻗게 되고 혈소판막에 있던 ADP, 혈소판 막에서 방출된 arachidonic acid의 대사 산물인 thromboxane A_2와 thrombin이 유리되고, 혈소판내 과립(dense body)으로부터는 serotonin과 인지질로 된 혈소판 제3인자, α 과립과 혈소판 막에서는 혈소판 제4인자가, 손상된 조직이나 적혈구로부터는 ADP 등이 유리된다. thromboxane A_2와 ADP는 혈소판끼리 서로 엉겨붙는 혈소판 응집(aggregation)을 촉진시키고, serotonin은 혈관벽을 수축시켜 혈액의 유출 통로를 좁혀 지혈을 용이하게 한다.

4) 응집능(Aggregation)

혈소판막의 GP Ib/IX가 vWF에 결합하여 점착이 되면 혈소판의 입체 구조에 변화가 일어나면서 혈소판막의 GP IIb/IIIa 복합체가 활성화되어 섬유소원과 결합하게 된다. 즉 섬유소원은 혈소판과 혈소판이 응집하는데 아교와 같은 역할을 한다(**그림 5-16**). 과립에서 분비된 ADP와 thromboxane A_2는 혈소판 응집을 촉진시킨다.

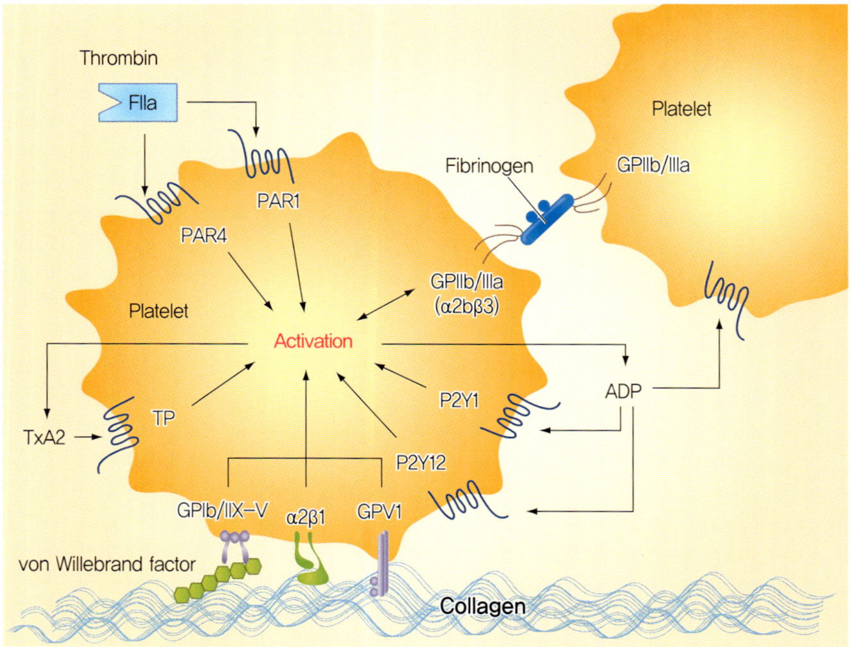

그림 5-16. 혈소판과 혈소판의 응집

5) 혈액 응고 촉진 작용(Activation of Coagalation)

혈소판 방출 반응에 따라 혈소판 표면에 응고를 활성화하는 인지질(혈소판 제3인자)이 노출되면 이것은 응고인자의 상호작용을 촉진시켜 fibrin망의 형성을 유도하고, 혈소판 혈전을 안정화시킨다. 그 외 여러 혈소판인자(표 5-2)들이 관여하여 혈액 응고를 촉진시키고 있으며 그 기능은 다음과 같다.

표 5-2. 혈소판 수용체와 작용

Name	Function
Glycoprotein Ia and IIa	Adherence of platelets to charged
Glycoprotein Ib-IX	Adherence to collagen or platelet bound vWF
Glycoprotein IIIb-IIIa	Aggregation of platelets in the presence of fibrinogen, fibrin, fibronectin, and vWF
Glycoprotein V	Platelet activation
PAF receptor	Activation, shape change, and secretion
Factor V receptor	Attachment of factor V to platelet phospholipid
ADP receptor	Increases calcium levels by inhibiting adenylate cyclase
Epinephrine receptor	Platelet activation
Thrombospondin receptor	Aggregation of platelets
Thromboxane A_2 and prostacyclin I_2 receptors	Calcium release from DTS and subsequent release of dense, alpha, and lysosomal granules

Abbreviations: vWF: von Willebrand's frctor, PAF: platelet activating factor, ADP: adenosine diphosphate, DTS: dense tubular system

① 혈소판 제1인자: 조직 thromboplastin과 함께 prothrombin의 활성화를 촉진
② 혈소판 제2인자: 섬유소원을 섬유소로 만드는 단백질 분해효소의 활성화 촉진
③ 혈소판 제3인자(phospholipid): 응고인자 IXa와 VIII 사이에서 Xa의 활성화를 촉진, Xa인자와 V인자 사이에서 prothrombinase 형성을 촉진
④ 혈소판 제4인자(antiheparin): heparin의 항응고 활성화 억제, 혈소판의 α과립에 주로 저장

현재까지 혈소판 인자는 1~10까지 발견되어 있다. 또 극히 최근에는 면역학적인 개념으로 혈소판 막과 내표면에 있는 receptors들로 표현하기도 한다(표 5-2).

6) 혈병 수축 작용(Clot retraction)

형성된 혈소판 응괴는 칼슘, ATP에 의한 액틴, 미오신 수축에 의해 혈청이 압출된다. 이때 혈소판은 더욱 더 단단히 응집되며, 혈병 수축은 fibrinogen, fibrin, fibrinoectin에 있는 fibrinogen 수용체 존재 여부에 좌우되며, 이 수용체가 없는 경우, 혈병 수축은 일어나지 않는다. 이런 상태를 혈소판 무력증(thrombasthenia)이라고 한다.

7) Plasmin 활성화 억제(Antifibrinolysis)

Plasmin에 의해 이루어지는 fibrinolysis를 억제한다. 즉 plasmin의 활성을 억제한다.
죽상 경화증 환자에서 증가한다.

8) Serotonin에 의한 혈관 수축 작용(Vessel constriction)

Serotonin은 강력한 혈관 수축제로서 고밀도 과립에서 분비되는데, 이때 같이 분비되는 ATP와 같이 반응을 한다.

5 거핵구 및 혈소판의 이상(Abnormality of Megakaryocyte and Platelet)

1) 이상 거핵구(Abnormal megakaryocyte)

비타민 B_{12} 및 엽산 결핍에서는 거핵구 수의 감소(저형성)가 보여지고 핵은 과분엽(과분절)을 나타내며 다핵이 된다. 한편, 세포질은 미숙하기 때문에 염기성이 남아 있고 혈소판 생산능이 없다. 특발성 혈소판 감소성 자반병(특발 저혈소판 자색반병, idiopathic thrombocytopenic purpura, ITP)에서는 1차성이든 2차성이든, 거핵구의 수는 증가(과형성)하나 혈소판 형성능은 저하되어 있다. 2차성의 ITP에서는 erythematosus이든 약물 반응이든 원인 여하를 불문하고 비장 기능 항진증을 동반한다. 혈소판 산생의 감소, 거핵구 세포질의 공포화, 과립 형성이 적은 것(hypogranularity) 및 핵의 과분엽과는 분명한 관계가 있다. ITP에서는 거핵구 자체는 세포질에서도 핵에도 결함이 없는 것이 확인되고 있다. 핵의

과분엽과 세포질의 과립 형성 저하는 Wiskott-Aldrich증후군에서 보여지는 수가 있으나 확인된 것은 아니다. 혈전성 혈소판 감소성 자반병, Wiskott-Aldrich 증후군 및 거핵구성 백혈병에서도 말초혈액에서의 혈소판 감소에 연관된 거핵구의 과형성이 있는 것이 보고되고 있다. 비정형적인 단핵 내지는 2핵의 거핵구는 신염 및 난청을 동반하는 유전성 대혈소판 이상증(hereditary macrothrombocytopathia associated with nephritis and deafness), 만성 과립구성 백혈병, 급성 거핵구성 백혈병, 급성 골수성 백혈병, 적백혈병, 골수 단구성 백혈병 및 전백혈병 등 많은 질환에서 관찰되어진다. 비정형적인 거핵구는 방사선 조사 및 엽산 길항제 치료, 열사병 및 May-Hegglin 이상 등의 대단히 많은 비백혈병 상태에서도 출현한다는 것이 보고되고 있다(그림 5-17, 18, 19, 20, 21, 22).

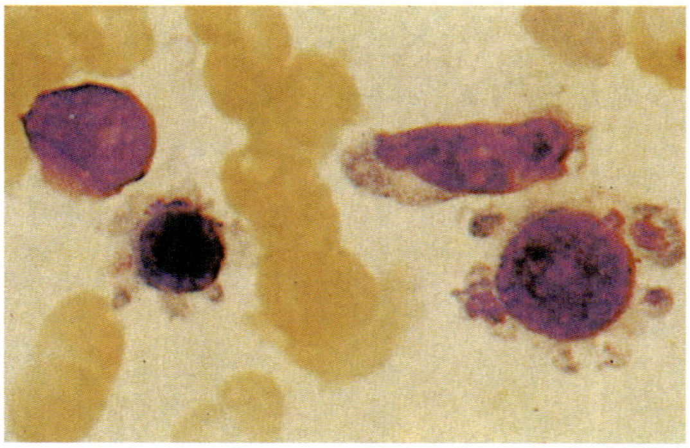

그림 5-17. 소형 골수 거핵구(16N 배수체)

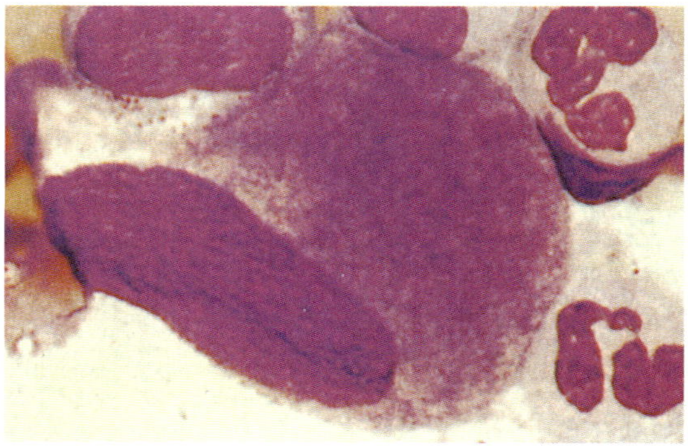

그림 5-18. 단핵의 성숙 골수 거핵구

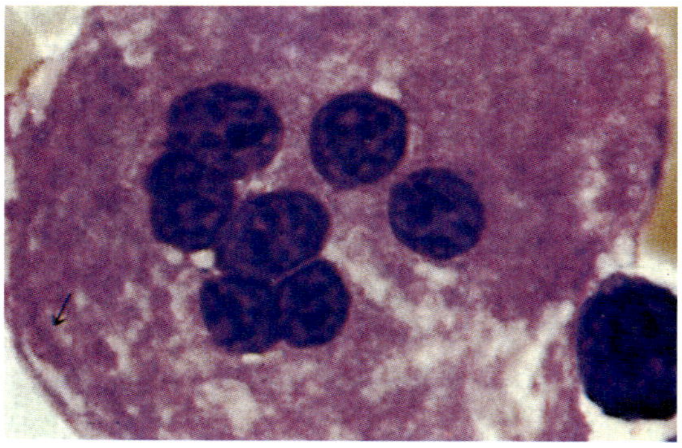

그림 5-19. 분엽사가 보이지 않는 다핵 골수 거핵구

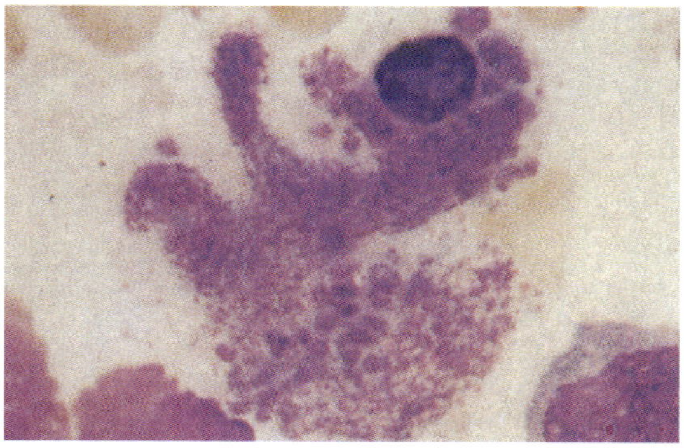

그림 5-20. 이상 혈소판의 생성

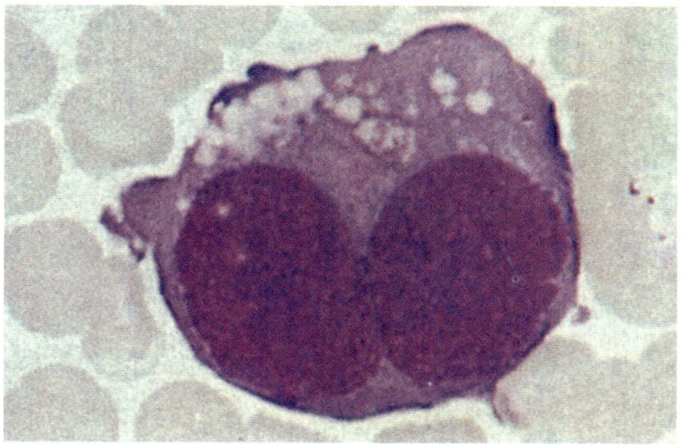

그림 5-21. 혈소판 형성 장애

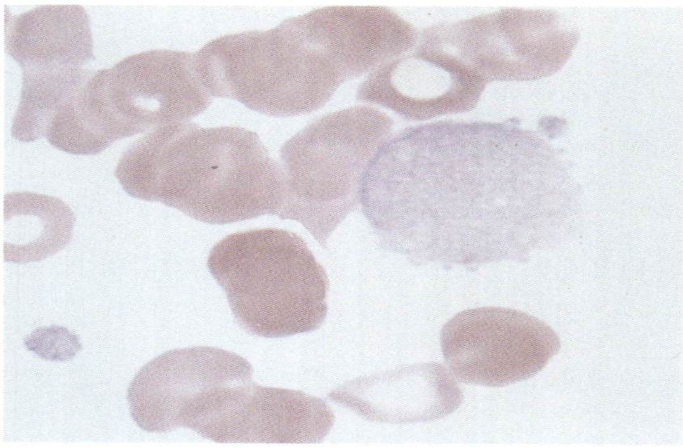

그림 5-22. 거핵구 파편

2) 거핵구의 말초혈액 출현

거핵구 내지 거핵구의 단편은 말초혈액 중에 출현하고 있으나, 통상 이것을 발견하기 위해서는 buffy coat로 표본을 작성할 필요가 있다. 만성 골수성 백혈병, 백적모구성 빈혈, 수외 조혈, 진성 다혈구증, 골수 섬유증 및 급성 거핵구성 백혈병 등에서는 말초혈액 중의 거핵구 수가 증가되는 것을 볼 수 있다.

3) 혈소판 이상

혈소판의 형태는 생리적으로 꽤 불균일하다. 유약 혈소판은 일반적으로 대형이며, 노화한 혈소판은 소형이다. 비정상 혈소판의 형태학적 특징은 5 μm 이상으로 크기가 증가하고 세포질의 호염기성이 증가하며, 가끔 과립들의 응집 현상이나 과립의 수가 감소하거나 나타나지 않을 수도 있고, 위족 형성이 정상보다 크거나 각이진 뿔모양의 진기한 형태가 보이기도 한다. 말초혈액 중의 대형 혈소판 수 증가(macrothrombocytosis)에는 다음 2개의 인자가 관여하고 있다.

(1) 혈소판의 과잉 이용 내지는 과잉 파괴 후 유약 혈소판이 방출되는 경우로 이때 생기는 질병에는 특발성 혈소판 감소성 자반병(ITP), 파종성 혈관내 응고(DIC), 출혈 후의 혈소판 증가증 및 May-Hegglin 이상증이 있다. 또한 대형 혈소판은 자주 기생충 봉입체가 있을 때 인정되어지기도 하여 말라리아에 걸렸을 때 발견할 수 있으며 von Willebrand 병, 및 Bernard-Soulier 증후군에서도 볼 수 있다(그림 5-23, 24).

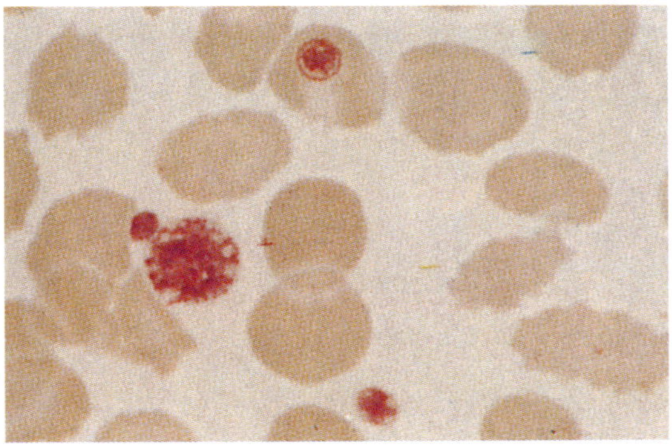

그림 5-23. 대형 혈소판

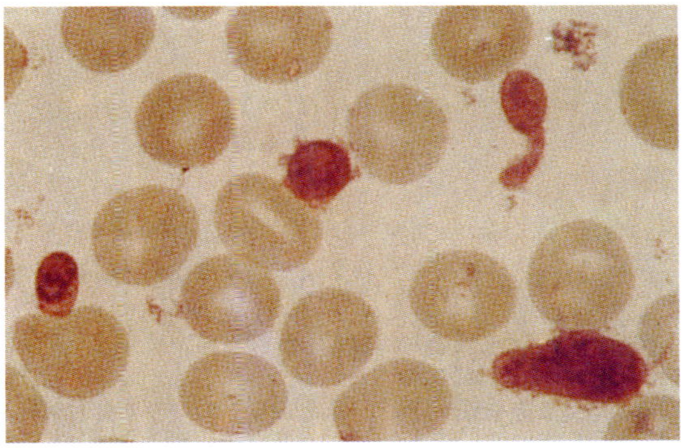

그림 5-24. Bernard-Soulier 증후군에서의 거대 혈소판

(2) 거핵구 내의 혈소판 분리막 이상에 의한 혈소판 산생 부전(dysthrombocytopoiesis) 때문에 대형 혈소판이 증가하는 경우로 이때 생기는 질병에는 만성 골수성 백혈병 및 다른 골수 증식성 질환, 약제 불응성 빈혈, 골수 섬유증, 유전성 대혈소판 이상증 및 급성 골수성 백혈병의 전 백혈병 등이 있다.

소형의 혈소판은 아스피린 치료 후, Wiskott-Aldrich 증후군에서 볼 수 있다. 전자 현미경적으로 인정되는 혈소판 이상증에는 이외에 Glanzmann의 혈소판 무력증, Hermansky-

Pudlak 증후군 및 Gray platelet 증후군이 있다. Gray platelet 증후군에서는 거의 완전히 과립을 잃고 있기 때문에 Wright-Giemsa 염색표본에서는 혈소판이 회색으로 보여진다(그림 5-25).

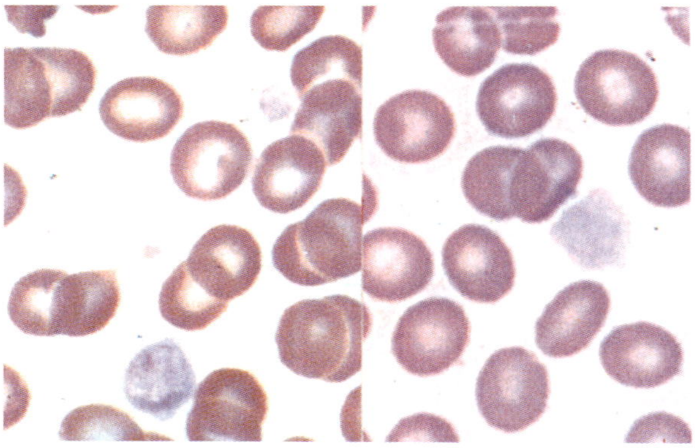

그림 5-25. Gray 혈소판 증후군에서의 혈소판

4) 혈소판의 위성 현상(Satellition of platelet)

말초혈액 중의 호중구에 혈소판이 이상하게 부착되어 있는 것이 몇 개 보고되어져 있다. 다핵 백혈구를 둘러싸고 부착한 혈소판의 위성 현상은 EDTA를 가한 혈액에서만 관찰되어지고 있는데 그 인과 관계는 확실하지는 않다. 사실 위성 현상의 원인은 불투명하다. 그러나, 위성 현상은 일과성 혈소판 감소증의 원인이 되는 경우가 있다는 것에는 주의할 필요가 있다(그림 5-26).

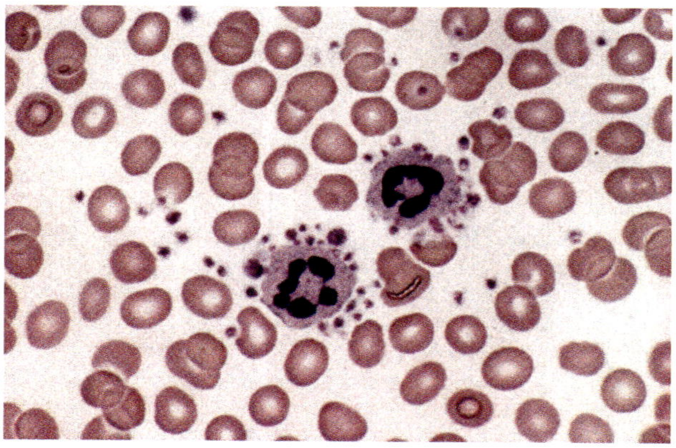

그림 5-26. 혈소판의 위성현상

지혈과 응고
Hemostasis and Coagulation

학습 목표

1. 지혈 기전을 설명할 수 있어야 한다.
2. 지혈에 영향을 미치는 인자 4가지를 열거할 수 있어야 한다.
3. 응고 기전을 설명할 수 있어야 한다.
   1) 내인계 2) 외인계 3) 공통계
4. 내인계에 관련된 응고인자를 열거할 수 있어야 한다.
5. 외인계에 관련된 응고인자를 열거할 수 있어야 한다.
6. 공통 경로의 응고기전과 관련된 응고인자를 열거할 수 있어야 한다.
7. 각 응고인자들의 특성을 설명할 수 있어야 한다.
8. 비타민 K 의존 응고인자의 종류를 나열할 수 있어야 한다.
9. 혈액응고 저해 물질의 종류와 그 작용을 설명할 수 있어야 한다.
10. 섬유소 용해계에 대해 설명할 수 있어야 한다.

1 지혈(Hemostasis)

혈관벽이 파손되면 몸 속을 순환하고 있던 유동성의 혈액이 혈관 밖으로 나오는데 이것을 출혈(bleeding)이라고 하며, 계속적인 출혈을 방지할 목적으로 지혈이라는 고도화되고 복합적인 생리기전이 일어난다. 동맥이나 큰 혈관의 파손 때는 혈관 내 높은 혈압으로 인위적인 지혈이 요구되고 있으나 모세혈관 같은 곳에서는 자연히 지혈이 된다.

지혈에 영향을 미치는 요소로는

① 손상된 혈관 부위를 수축시켜 혈류량을 감소시켜 주는 혈관의 수축성

② 혈소판들이 파손된 혈관 국소에 점착, 응집하여 마개(plug)를 형성하는 혈소판의 기능

③ 혈액 응고인자들의 정상 기능으로 불용성인 섬유소를 형성, 섬수소망을 안정화 시켜주는 응괴의 안정성

④ 혈관의 복구 후 섬유소를 용해시키는 섬유소 용해인자의 활성화 등이 있다.

표 6-1. 지혈에 관여하는 요소

- 혈관
- 혈소판
- 단백질
  - 섬유소 형성 단백질
  - 섬유소 분해 단백질
  - 억제제들(inhibitors)

그러나 병적인 경우에는 이 같은 체계적인 기구가 원활히 진행하지 못하므로 출혈성 질환을 일으키게 된다(**표 6-1**, **그림 6-1**).

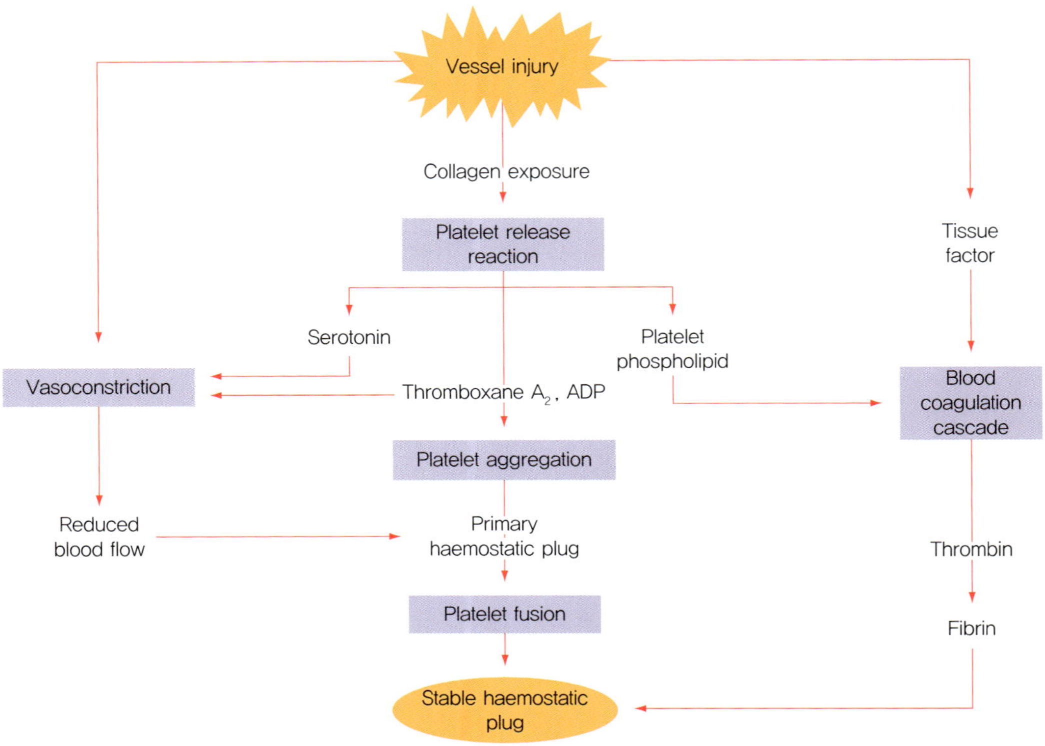

그림 6-1. 지혈 과정

1) 지혈 기전(Mechanism of hemostasis)

혈관에 구멍이 나거나 절단되면 혈관 내피세포(endothelium)가 손상을 입게 되어 혈관 내피세포 밑층인 collagen에 혈액이 접촉하면서 지혈 기전이 일어난다. 혈액 내에 있던 혈소판이 가장 먼저 기능을 나타내는데 혈소판은 손상된 부위가 막힐 때까지 응집을 계속하여 일차적으로 백색 혈전(white thrombus)을 형성한다(일차 지혈).

다음으로 지혈이 완전하게 이루어지기 위해서는 응고 기전의 활성화로 섬유소의 형성이 뒤따른다. 혈소판의 응집으로 혈액의 흐름이 감소되든지 막히게 되면, 혈액응고 내 · 외인계인자가 활성화되는데 이때 혈소판 제3인자가 관여하여 내인계기전에 의해 섬유소원을 가용성의 섬유소 단량체(fibrin monomer)로 만든다.

또 파괴된 조직으로부터 유리된 조직 thromboplastin에 의하여 응고인자 Ⅶ이 활성화되는 외인계기전에 의해서도 섬유소 단량체가 만들어진다. 이는 곧 중합체를 이루면서 출혈 중에 있던, 혹은 있었던 적혈구, 백혈구, 혈소판이 엉키면서 적색 혈전(red thrombus)이 형성되어 지혈이 완성된다(이차 지혈). 이때까지의 소요 시간은 혈관의 손상 부위에 따라 다르겠으나 대략 1~4분 사이에 이루어지고, 그런 후에는 혈관의 수복(repair)과정이 일어난다.

응집된 응괴가 혈소판 수축 단백질인 serotonin에 의하여 퇴축(retraction) 되어지고, 한편 섬유모세포(fibroblast)가 증식되는 조직화 과정(organization)을 거쳐 손상당한 혈관의 내피는 회복되고 완전히 재생된다. 이때 혈액 응괴(fibrin; clot)는 혈장 내에 있던 plasminogen이 활성화된 형인 plasmin으로 인해 용해되는 섬유소 용해 과정을 거쳐 제거된다(**그림 6-2**).

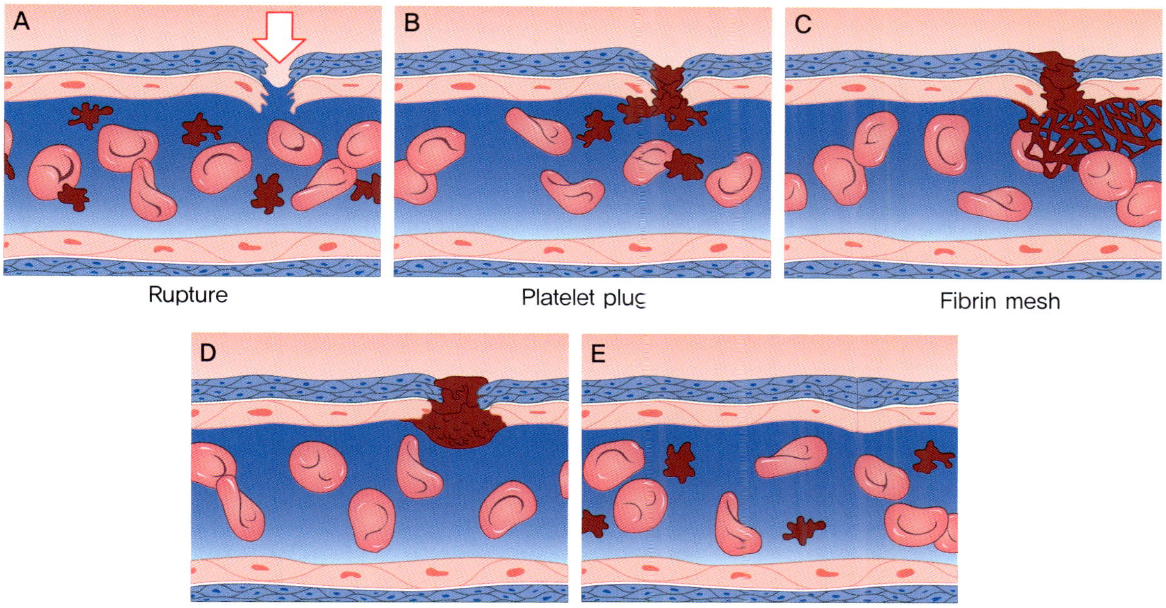

그림 6-2. 지혈 기전

2) 혈관의 역할

혈관은 지혈 과정에서 매우 중요한 성분이며, 혈액을 운반하기 위한 도관으로 영양분을 몸 구석구석까지 순환하게 하여준다.

정상 혈관벽은 내막(tunica intima), 중막(tunica media), 외막(tunica adventitia)의 3개의 층으로 이루어져 있다.

내막(endothelium)은 콜라겐과 탄력성이 있는 막으로 혈전성이 없는 내피세포로 구성되어 있으며 정상적인 상황 아래서는 응고의 활동을 가지지 않으므로 혈액이 통과하는 데 매끄러운 표면을 유지하고 있다.

중막(tunica media)은 최적정의 정수력학적 압력(삼투압)하에서 혈액을 운반하게끔 충분한 힘을 제공한다. 동맥은 정맥보다 더 두꺼운 중막을 가지고 있다. 중막에서 외막으로 갈수록 콜라겐과 섬유아세포들로 구성되어 있다(**그림 6-3**).

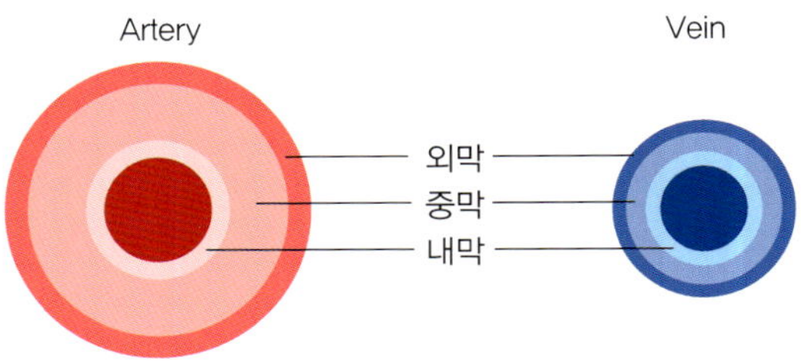

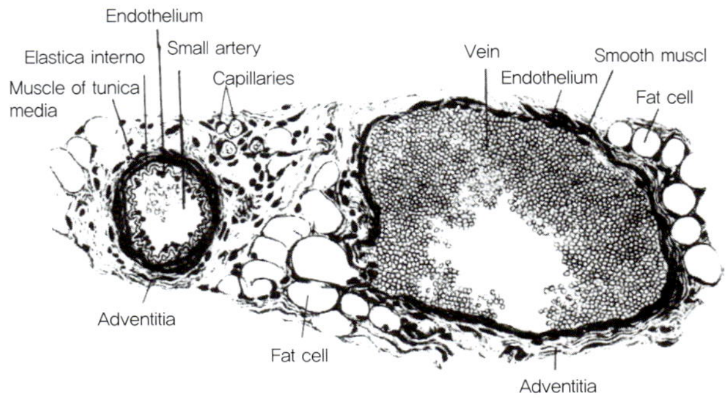

그림 6-3. 혈관 횡단모와 모식도

다양한 상황 하에서 혈관은 혈액의 흐름률을 변화하게 할 만큼 수축하거나 확장한다. 그리고 혈관의 조성물이 어떤 상황에서는 응고를 시작하게 하거나 섬유소 용해인자를 활성화시킨다.

또한 혈관은 혈소판의 수와 기능에도 관계가 있어 정상인 경우 자반이 보이지 않으나, 기능이 비정상적일 경우 내피하 세포로의 적혈구 손실을 야기하며 심한 경우 혈관 복구도 잘 안 된다.

세동맥이나 세정맥으로부터 아주 적은 양의 적혈구가 빠져나온 것을 점상 출혈(petechia)이라 하며, 정맥으로부터 연조직으로 더 많은 혈액이 손실되는 것을 반상 출혈(ecchymosis)이라 하고, 이때 부어오르는 것을 동반할 때 혈종(hematoma)이라 하고 동맥으로부터의 출혈을 hemorrhage라 한다(그림 6-4).

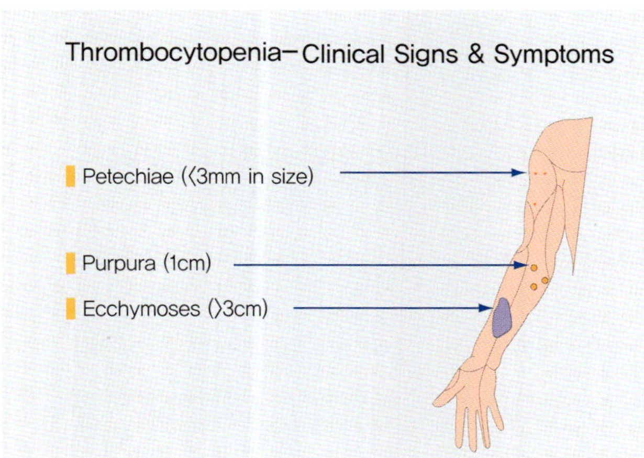

그림 6-4. 출혈의 종류

지혈에 관한 혈관의 역할은 다음과 같다(표 6-2).

표 6-2. 혈관의 역할

구조	특성
동맥의 민무늬근(smooth muscle)	혈관수축
콜라겐 (subendothelial)	VWF와 혈소판의 결합
내피세포(endothelial cell)	VWF 분비
상처난 섬유아세포, 민무늬근	조직 인자 분비

(1) 맥관 수축(Vasoconstriction)

혈관이 손상되면, 순간적으로 자율신경계의 반사작용으로 수축되며, 한편으로는 혈관벽의 평활근섬유의 부분적 자극에 의하여 수축되는데, 평활근은 혈소판의 활동에 의해 epinephrine, serotonin, 그리고 throm-boxane A_2를 방출한다.

또한, 섬유소원의 β-chain의 amino-말단 끝에 있는 작은 peptide인 fibrinopeptide B 역시 혈관 수축의 역할을 하며, 혈관벽 위로 흘러나오게 된 혈액의 압력도 혈관의 붕괴나 출혈의 중지에 어느 정도 역할을 한다.

(2) 피내막 결합 조직에의 혈소판 점착
(Platelet adherence to subendothelial connective tissue)

혈관이 손상을 받으면 혈소판은 피내막의 밑에 위치한 collagen에 노출되어진다. Collagen 분자의 lysine의 amino groups과의 상호작용에 의해 혈소판은 피내막 결합 조직에 점착된다.

(3) 혈관 구성분에 의한 순환 응혈 촉진제의 활성화
(Activation of circulating procoagulants by blood vessel components)

혈관 구성성분은 내인계 또는 외인계를 통해서 순환 응혈 촉진제를 활성화시킨다. Collagen에서 발견되는 glutamic acid와 aspartic acids의 free carboxyl groups과, collagen의 triple helical 구조는 Hageman factor의 활성화에 아주 중요하다는 것을 보여준다. 조직인자 항원은 동맥 내막 중 내피세포 원형질막에서 풍부하게 발견되어지고, 중막에서는 아주 조금 그리고 외막에서는 거의 발견되지 않는다. 조직 인자는 혈액 응고인자 VII과 Ca^{2+}의 존재하에서 반응한다. 이 복합물은 다른 응혈 촉진제와 서로 작용하여 thrombin으로 활성화되고, 차례로 혈소판과 섬유소원에 서로 작용하여 응괴를 형성하게 된다. 내피세포는 VII인자 항원과 von Willebrand 인자의 분자들을 합성하고 분비한다. 이 인자들은 혈장 내에서 자유로이 순환되며 혈소판과 잘 결합한다. von Willebrand 인자는 혈소판 표면에 결합되면, 혈소판이 노출된 내막조직에 점착되도록 도와줌으로써 혈소판이 정상적으로 기능하도록 한다. 순환 von Willebrand 인자는 antihemophilic 인자와 복합체를 이루거나 내인계성 응고 촉진 활성화를 갖는 분자로 전환된다.

(4) 섬유소 용해인자와 혈관성 인자의 상호작용 (Interaction of vascular factors with fibrinolysins)

Plasminogen 활성제는 혈관벽에 풍부하게 존재하고 있다. 섬유소 용해 활성은 동맥 내막에는 조금 있고 외막에 풍부하다고 말하는 사람이 있는가 하면, 내피세포에는 유의할 만큼의 plasminogen 활성제가 포함되어 있고, 내피세포로부터 유도되어진 것이 외막에 고농도로 포함되어져 있다고 하는 사람도 있다. 혈관벽에 있는 섬유소 용해인자는 thrombin의 제거와 치유 후 혈관 강의 복구를 가능하게 한다.

(5) 혈액 흐름에 영향을 주는 혈관인자(Vascular factors influencing fluidity of blood)

최근 돼지나 토끼의 동맥으로부터 얻은 과립체(microsome)에서 불안정한 원리이기는 하나 prostaglandin endoperoxides가 prostaglandin I_2(PGI2)로 전환되어지는 것을 보여주고 있다. 이것은 혈관을 이완시키고 혈소판의 응집을 방해한다. 이렇게 혈관벽에 의해서 생성된 PGI_2는 혈액의 흐름을 유지하도록 작용한다. 또, prostaglandin endoperoxides-prostaglandin G_2(PGG_2)와 prostaglandin H_2(PGH_2)는 혈소판에서 non-prosta-glandin 복합물인 thromboxane A_2(TXA2)로 전환될 수 있는데 이것은 혈소판 응집을 활성화한다. 그러므로 혈소판에 의해 생성된 TXA2의 양과 혈관에 의해 생성된 PGI2의 양 사이의 균형은 정상 지혈 과정 유지에 매우 중요하게 생각된다(그림 6-3 참조).

(6) 혈관 보전에 영향을 주는 인자(Factors influencing vascular integrity)

정상적인 혈관의 보전은 여러 가지의 알려진 인자에 달려있다. 혈소판 감소증은 모세관 취약성을 증가시키는 결과를 가져온다. 그러므로, 혈소판은 정상 혈관 기능의 유지에 어떤 역할을 한다는 것을 보여준다. 부신 피질 스테로이드(adrenocortical steroids)요법도 혈소판 감소성 환자의 모세혈관 취약성을 가끔 감소시킨다. 그 외에 ascorbic acid는 혈관 결합 조직의 정상적인 생성과 유지에 필요한 것이다.

(7) 혈관 내에서의 항응고 작용

① 혈관 내피세포 표면에 glycocalyx와 glycosaminoglycan 등이 있어 항트롬빈 III를 활성화시킨다.

② 혈관 내피세포에는 prostacyclin이 형성되어 혈소판 응집을 억제한다.

③ Thrombomodulin을 생산: thrombin과 결합해 C단백을 활성화시켜 응고인자 Va와 VIII을 억제한다.

④ Plasminogen activator를 생산한다.

⑤ 간 및 망상내피계에 의한 활성 응고인자를 제거한다.

3) 혈소판의 역할(Function of platelet)

(5장 참조)

(1) **모세관 투과 억제 작용**(Effetiveness)

(2) **점착 작용**(Adhesion)

노출된 혈관벽 내피 밑의 구성 성분(collagen)에 점착하는 일(이 과정에서 혈소판은 정상의 원판상으로부터 구상으로 변화하고 위족을 형성한다).

(3) **응집 작용**(Aggregation)

혈소판이 활성화되고, 점착 작용이 일어난 후 혈소판에 저장되어 있던 각종 물질들의 방출이 일어나면서 방출된 ADP가 수용체와 결합하고 thromboxane A_2에 의해 혈소판끼리 엉켜 붙어 결국 더 이상의 혈액 손실이 없을 정도로 충분한 혈소판 응괴를 형성한다.

(4) **방출 반응**(Release)

특수한 세포 내 저장 소기관에 저장되어 있던 각종 물질이 방출되어진다. 주 저장 과립으로서는 고밀도 과립(ADP, ATP, serotonin, Ca^{2+}, catecholamine 등의 저장 장소)과 α 과립(각종 lysosome성 효소와 그 밖의 물질의 저장 장소)의 드 종류가 있다.

(5) **혈액 응고 촉진 작용**(Activation of Coagulation)

(6) **혈병 수축 작용**(Clot retraction)

(7) **섬유소 용해 단백질인 plasmin의 활성화 억제**(antifibrinolysis factor): Plasmin에 의해 이루어지는 fibrinolysis를 억제한다.

(8) **serotonin에 의한 혈관 수축 작용**: Serotonin은 강력한 혈관수축제로서고밀도 과립에서 분비되는데, 이 때 같이 분비되는 ATP와 같이 반응을 한다.

(9) **섬유아세포 성장 촉진 작용**(Platelet derived growth factor): 섬유아세포의 성장을 촉진한다

4) 혈액 응고인자의 활성화

(다음 2항에서 자세히 설명)

5) 섬유소 용해과정

(다음 3항에서 자세히 설명)

2 응고(Coagulation)

혈액 응고가 효소 반응 과정이라고 처음으로 인식된 것은 1964년 MacFarlan과 Davie, Ratnoff가 거의 동시에 각각 "Cascade" 혹은 "Water fall"설을 제창한 때부터이다. 혈액 응고는 지금까지 알려진 12종의 혈액 응고인자들이 서로 밀접한 연관 관계를 가진 일련의 효소 반응이라고 생각된다(**표 6-3, 4**). 응고인자들은 불활성형의 효소 전구물질(zymogen)의 형태로 순환되고 있어 처음에는 기질로 작용하고 다음에 효소의 활동을 갖는 활성형 효소로 전환된다.

표 6-3. 혈액 응고인자의 국제명과 그 동의어

Roman Numeral	Synonyms
I	Fibrinogen
II	Prothrombin
III	Tissue factor, Tissue thromboplastin
IV	Calcium ions
V	Proaccelerin, labile factor
VII	Proconvertin, stable factor
VIII	Antihemophilic factor(AHF), Antihemophilic globulin(AHG), Antihemophilic factor A
IX	Plasma thromboplastin component(PTC), Antihemophilic factor B, Christmas factor
X	Stuart factor, Prower factor
XI	Plasma thromboplastin antecedent(PTA)
XII	Hageman factor
XIII	Fibrin stabilizing factor
Prekallikrein	Fletcher factor
High molecular weight kininogen	Fitzgerald factor, Williams factor, Flaujeac factor

이들 대부분의 응고인자는 효소로서의 성상이 증명되어져 있다. 응고계의 기능은 일련의 각 반응 단계에서 소량의 효소가 다량의 기질을 활성화시키는 복잡하고 능동적인 과정을 만드는 것으로, 일종의 생물학적 증폭계로 보아도 좋을 듯한 사실로 나타나고 있다. **그림 6-5**에서와 같이 Cascade설은 오늘날에도 널리 인정되고 있다. 혼잡성을 피하기 위하여 1969년 혈액 응고인자 국제 명명위원회에서 통일하여 로마숫자를 쓰기로 한 것 이외에도 약간의 응고인자가 더 존재한다는 것이 최근 확인되고 있다.

응고 과정은 3단계로 나누며, 그중 1단계는 다시 내인계, 외인계로 나눈다. 내인계에서는 제XII인자의 접촉 활성화를 필두로 하여 Fletcher 인자, William 인자, 제XI인자, 제IX인자, 제VIII인자, 인지질(혈소판 제3인자)이 반응하여 plasma thromboplastin을 형성하며, 외인계는 조직 인자에 의한 제VII인자의 활성화로 tissue thromboplastin을 형성한다. 이 양계는 모두 제X인자, 제V인자, 혈소판 제3인자, prothrombin을 포함하는 공통 경로로 합류되어 응고의 2단계인 thrombin을 형성하고 이 thrombin은 섬유소원을 섬유소로 전환시켜 섬유소망을 안정하게 하는 3단계를 거쳐 응고를 완성시킨다(**그림 6-6**).

표 6-4. 혈액 응고인자의 성상

인자	염색체	생화학 (분자량)	합성부위	농도 (mg/dL)	생물학적 반감기(시간)	활성형	보존 혈장	$BaSO_4$ 흡착혈장	Vt. K 요구도	손실에 의한 출혈경향
I	4	당단백 (340,000)	간	180~400	77~108	substrate	존재	유	무	유
II	11	당단백 (69,000)	간	10	68~70	precursor to thrombin	존재	결여	유	유
III	1	지단백 (45,000)	모든 장기 (뇌, 폐, 태반)	0	?	cofactor surface for factor VII	•	•	무	•
IV	무기물	(40)	•	9~11	n/a	mineral cofactor	•	•	무	•
V	1	당단백 (286,000)	간	0.5~1.5	12~36	cofactor	감소	유	무	유
VII	13	당단백 (53,000)	간	1~2	4~6	serine protease	존재	결여	유	유
VIII-c	X	당단백 (260,000)	세망내피계	1~2	9~15	cofactor	감소	유	무	유
VIII/vWF	12	(1~2백만)	?	7	10	cofactor for platelet	•	•	•	•
IX	X	당단백 (57,100)	간	0.3~0.4	48~72	serine protease	존재	결여	유	유
X	13	당단백 (59,000)	간	0.6~0.8	48~52	serine protease	존재	결여	유	유
XI	4	β_2 globulin (160,000)	간	0.2~0.7	48~84	serine protease	존재	감소	무	유
XII	5	α, β globulin (84,000)	?	3~4	48~52	serine protease	존재	감소	무	무
XIII	6	α_2 globulin (300,000)	간	2.5	72~120	transe-glutaminase	존재	유	무	유
Fletcher	4	당단백 (100,000)	?	3.5~5	35	serine protease	존재	?	무	•
Fitzgerald	3	당단백 (120,000)	간	7~9	156	cofactor & substrate	존재	?	무	•

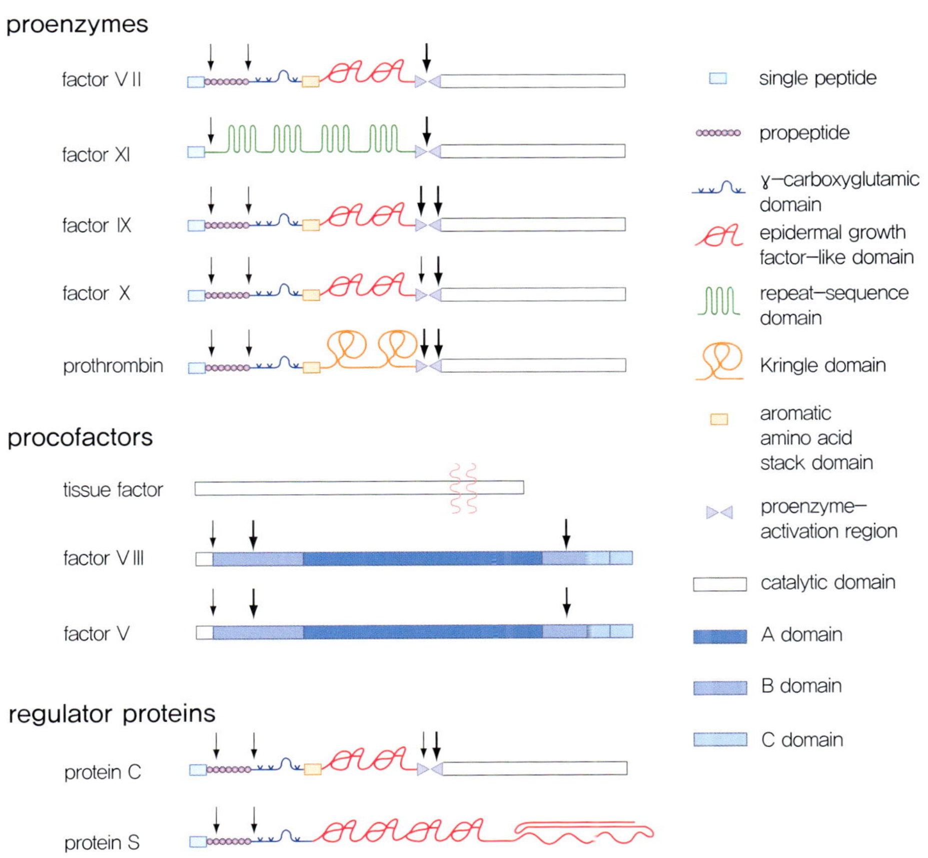

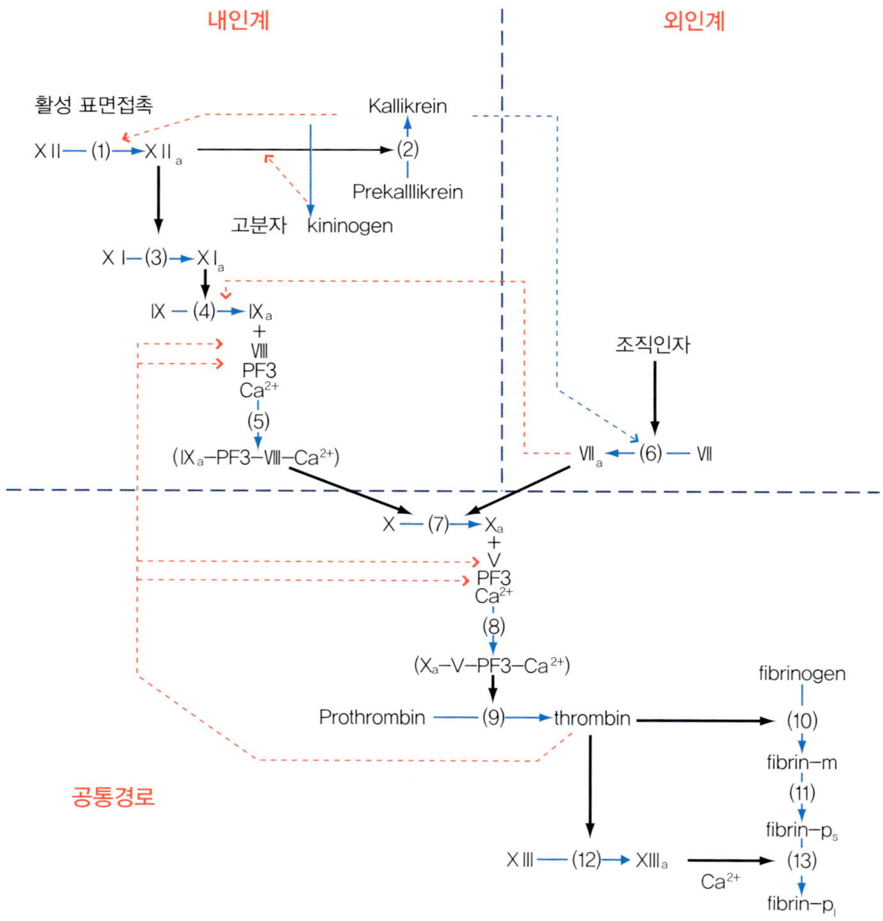

그림 6–5. 응고기구의 waterfall(cascade) 가설의 모식도

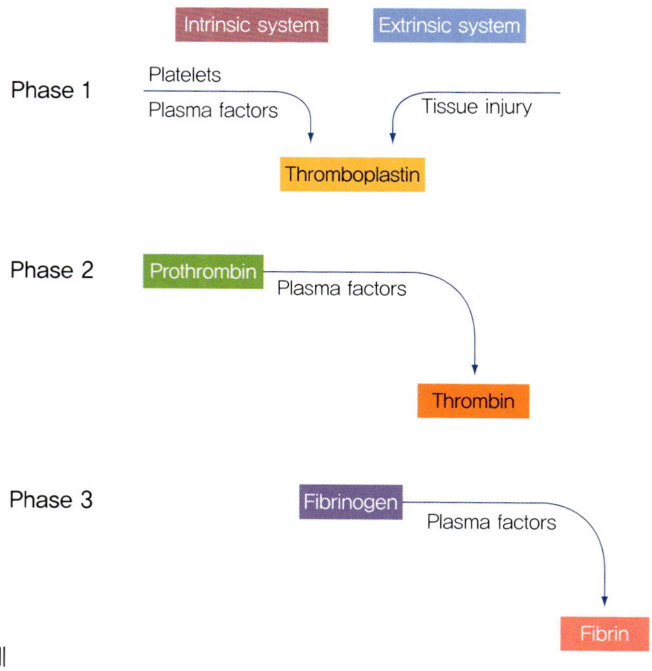

그림 6–6. 응고의 3단계

1) 응고 인자의 특성(Character of coagulation factors)

(1) Factor I (Fibrinogen)

섬유소원은 주로 혈장 단백 중의 하나로(정상 농도는 180~400 mg/dL), 분자량이 약 340,000 Dalton인 구상의 당단백이며, 보통 성인의 경우 1.7~5.0 g/day의 비율로 간세포에서 합성되어진다. 급성 염증성 질환 시, 조직 손상 후 또는 antitoxin 주입 후(급성 반응) 등에서는 섬유소원 합성이 10~20배 증가한다. 정상적인 응고가 일어나려면 50~100 mg/dL 이상이어야 하며, 인체 내에서의 생물학적 반감기는 77~108 시간으로 추정되고 있다. 56℃의 열에서 침전되고, 황산바륨($BaSO_4$)에는 흡수되지 않으나 $Al(OH)_3$나 $Mg(OH)_2$에는 다소 흡수되고, 식염수에 용해된다.

Thrombin의 촉매 작용에 의해 섬유소원에서 섬유소로의 전화는 끊임없이 일어나고 있는데 이것은 섬유소원의 이화 작용으로서는 극히 부분적인 현상이다. 연속적으로 일어나고 있는 혈관내 응고에 의한 섬유소원의 분해 이외에, endocytosis와 같은 기전도 정상의 상태에서 순환혈 중으로부터 섬유소원 제거 작용을 담당하고 있는 것으로 생각된다. 4번 염색체의 지배를 받는다(그림 6-7).

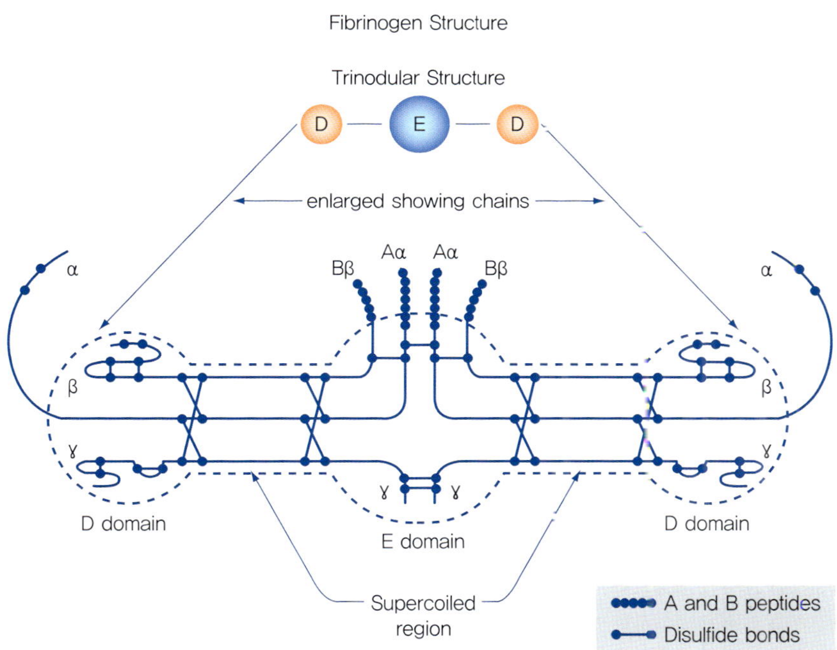

그림 6-7. 섬유소원 모식도

(2) Factor II (Prothrombin)

단일 polypeptides 사슬로 이루어진 분자량 68,000~72,000 Dalton인 혈장 당단백으로 thrombin의 전구물질이다. 혈장 중의 정상 농도는 10~20 mg/dL로 활성 제X인자(Xa)에 의해 thrombin으로 전환되는데 이 반응에서는 적어도 3가지의 polypeptide 중간산물이 단계적으로 만들어지고, 또 제V인자, 인지질, Ca^{2+}의 존재하에서 반응은 더욱 항진된다.

정상의 혈액 응고 과정에서 prothrombin은 실제로 완전히 소모되기 때문에 혈청 중에는 거의 검출되지 않는다. 수산염 혈장을 실온에 두면 서서히 활성화되며, 황산바륨에 의해 쉽게 제거되고, 구연산 나트륨액에서 용출될 수도 있다. 간 실질세포 내에서 정상 시 약 2.5 mg/kg/day의 비율로 합성되어지는데 이때는 비타민 K가 반드시 필요하다. 비타민 K가 없으면 기능적으로 결손된 prothrombin이 합성되는데 이것은 prothrombin이 인지질이나 Ca^{2+}과 결합할 때 극히 중요한 역할을 하는 γ-carboxyglutamic 산 잔기를 가지는 trypsin 작용 peptide를 잃어버려 칼슘과 결합하지 못해 인지질막에 결합할 능력이 없어지므로 혈액응고 작용을 하지 못하게 하기 때문이다(**그림 6–8**).

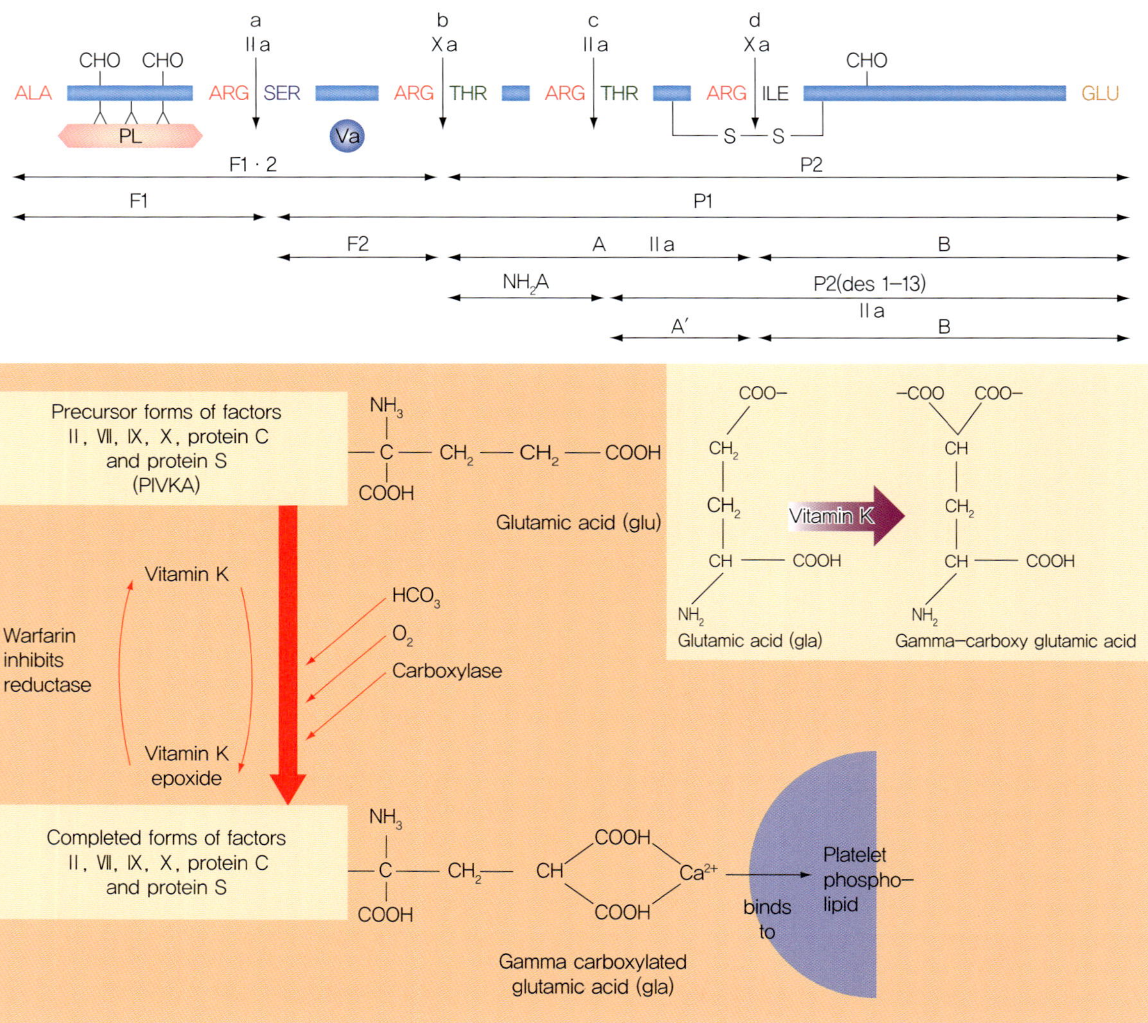

그림 6–8. 프로트롬빈계 인자들의 활성화 과정

생물학적 반감기는 68~70시간으로 열에 비교적 안정하고, 52% 황산암모늄에 침전되며, $BaSO_4$이나 $Al(OH)_3$에 흡수된다. 비타민 K 흡수기관인 위장관이나 간 질환에서는 저 prothrombin 혈증이 나타난다. 11번 염색체의 지배를 받는다.

(3) Factor III (Tissue thromboplastin)

지단백으로 거의 모든 장기 조직으로부터 유출될 수 있는데 특히 뇌, 폐, 태반 등에서 풍부하게 검출된다. Endopeptidase와 Exopeptidase 활성을 가지고 있으며, 조직 인자의 정확한 분자 구조는 완전히 알려지지는 않았고 그 유래 조직에 의해 달라진다고 보고 있다. 대개 열에 안정하다. 혈장 thromboplastin이 형성되는 데는 3~4분 정도 소요되나, factor III 인자가 외인계 혈액 응고에서 제VIIa인자와 결합하여 제X인자를 제Xa인자로 전환시켜 최종 섬유소를 형성시키는 데는 수 초면 가능하다.

(4) Factor IV (Calcium ion)

혈중에는 9~11 mg/dL 정도 함유되어 있으며 이 중 약 50% 정도가 이온화되어 있다. 그리고 이온화된 칼슘 중에 아주 적은 양만이 응고 과정에 관여하지만 그 반응 기전이 아직은 완전히 밝혀진 것은 아니다.

이 칼슘이온은 응고인자 IX, X, VII, II의 활성화와 fibrin polymer의 안정화 등에 관여하고 있다.

(5) Factor V (Proaccelerin, Labile factor)

당단백으로 분자량이 270,000~300,000 Dalton이상인 수용성의 globulin이다. 제V인자는 전혈 응고인자 중 가장 불안전한 인자이며, 수산염 혈장에서는 23℃에서 2시간 안에 그 활성의 50%가 소실되고, 56℃에서는 3분이면 파괴된다. 혈장 중의 정상 농도는 0.5~1.5 mg/dL 정도이다.

간에서 합성되어지며, 생물학적 반감기는 12~36시간(평균치 20시간)으로 추정된다. 극히 불안정하고 또 순환 과정에서 소실되기 쉽기 때문에 상세한 물리적 성상은 아직까지도 분명하지 않다.

인지질의 존재하에서 제Xa인자에 의한 prothrombin으로부터 thrombin의 전화를 촉진하는 보조 인자의 하나이다. 이 복합 반응에 있어 분자 변화의 기전은 분명하지 않지만, 인지질의 미포(micelle) 표면에서 제Xa인자의 prothrombin 활성화를 노다 촉진시킨다.

Thrombin은 제V인자 활성을 일과성으로 항진시키므로 이 반응의 결과 제V인자 활성은 보다 급속하게 없어진다. Trypsin이나 fibrinolysin(plasmin)에 의해서도 쉽게 불활성화 또는 파괴된다. 33% 황산암모늄에 침전되며 $Al(OH)_3$나 $BaSO_4$에는 흡수되지 않는다. 항응고제가 수산염인 경우 쉽게 파괴되므로 응고인자 검사 측정 시에는 사용하지 않는다. 1번 염색체의 지배를 받는다.

(6) Factor VII (Proconvertin, Stable factor)

분자량 60,000~63,000 Dalton의 당단백으로 간에서 합성되는데 이때는 비타민 K가 반드시 필요하다. 이 인자는 응고 과정 중에서 파괴되지 않고 드 소모도지도 않으므르 혈청 중에도 불변으로 혈청 단백의 0.07% 정도 된다.

열에 비교적 안정하며, 저온에서는 상당 기간 활성을 유지한다. 이 인자는 외인계 혈액 응고 과정에서 칼슘이온의 존재하에 조직 인자(조직 lipo 단백)와의 복합체에 의해 활성화되어지는 전구효소이다.

이전에는 제VII인자와 조직 인자의 복합체가 제X인자의 활성화에 필요하다고 생각되었지만, 만약 제VII인자가 사전에 조직 인자의 작용을 받았다면 제VII인자에 의한 제X인자의 활성화에 있어서 제VII인자와 조직 인자의 결합은 반드시 필요한 것은 아니다. 제VII인자는 제XIIa인자, 제IXa인자, plasmin에 의해서도 활성화되는 것이 최근 증명되고 있다. 그러나 이 반응의 생리학적 의의에 대해서는 아직 확립되지는 않았다.

생물학적 반감기는 아주 짧아 4~6시간의 범위로 추정되며, 40~50% 황산암모늄에 침전되고 $Al(OH)_3$와 $BaSO_4$에 흡수된다. 13번 염색체의 지배를 받는다.

(7) Factor VIII (Antihemophilic factor, **항혈우병** globulin)

혈소판 보조 인자 I 라고도 하는 이 인자는 몇 개의 다른 작용을 가진 당단백 복합체이다. 이 복합체의 정확한 분자 구조에 대해서는 아직 해명을 해야 할 부분이 있지만, 현재로는 고전적 혈우병 A의 결손을 보정하는 활성은 분자량 100,000~200,000 Dalton의 부분(VIII_{AHF})이 관여하고 있다고 생각되고 있다. 생리학적 상태에서 VIII_{AHF}는 분자량 1,200,000 Dalton 이상의 단백과 결합하고 있으나, 시험관내에서 고 염농도하에서 해리시킬 수 있다.

VIII_{AHF}(혈우병 A에서 결핍 또는 결손)의 생산은 X-염색체 유전인자에 지배되어지고 있다고 여겨지며, 면역학적 측정법으로 정량할 수 있다. VIII_{AGN}(운반단백: von Willebrand 병에서 결여 혹은 감소)은 상염색체 유전 인자에 지배되고 있다고 간주되고 있다.

또한 정상 혈소판의 이물 표면의 점착에 필요한 von Willebrand 인자(VIII_{vWF})로 불리우는 활성도 가지고 있다. 이것은 현재 가설의 단계에 있고, 일반적으로 받아들여지기 위해서는 미해결의 문제를 해결할 필요 가 있다.

VIII_{AHF}는 인지질과 Ca^{2+}의 존재 하에서 제IXa인자에 의한 제X인자의 제Xa인자로의 전환에 있어서 보조 인자로 기능을 발휘한다. VIII_{AHF}는 구연산염 혹은 수산염 혈장 중 23℃에서는 불안정하며, 응고 과정 중 소모되므로 혈청 중에는 없다.

VIII_{AHF}는 thrombin의 작용을 받으면 활성이 극히 항진되지만 그 후에는 활성을 잃는다. 또, plasmin이나 그 밖의 단백 분해효소에 의해서도 파괴되어진다. 제VIII인자 복합체는 아마도 간이나 폐, 심장 및 내피세포 내에서 합성되어지며, 그 생물학적 반감기는 9~15시간이라고 추정되고 있다. $Al(OH)_3$나 $BaSO_4$에는 흡수되지 않는다(그림 6-9).

(8) Factor IX (Plasma thromboplastin component: PTC)

Christmas factor라고도 불리는 이 인자는 혈장 중에 10 μm/ml 이하의 농도로 존재하는 단일 polypeptide 사슬로 된 분자량 72,000 Dalton의 당단백이다. 이 인자는 Ca^{2+}의 존재하에 제XIa의 작용을 받아 활성형 효소로 전화하는 전구효소이다. 혈우병 B(Christmas 병)에서는 결핍 혹은 결손 되어있다. 제XI인자 활성은 23℃ 및 37℃의 구연산염 또는 수산염 혈장 중에서도 안정하고, 혈청 중에서도 증가하며, $BaSO_4$나 $Al(OH)_3$에 쉽게 흡착되어진다.

제IX인자는 간의 실질세포에서 합성되는데 이때는 비타민 K가 필수적이다. 제IX인자 전

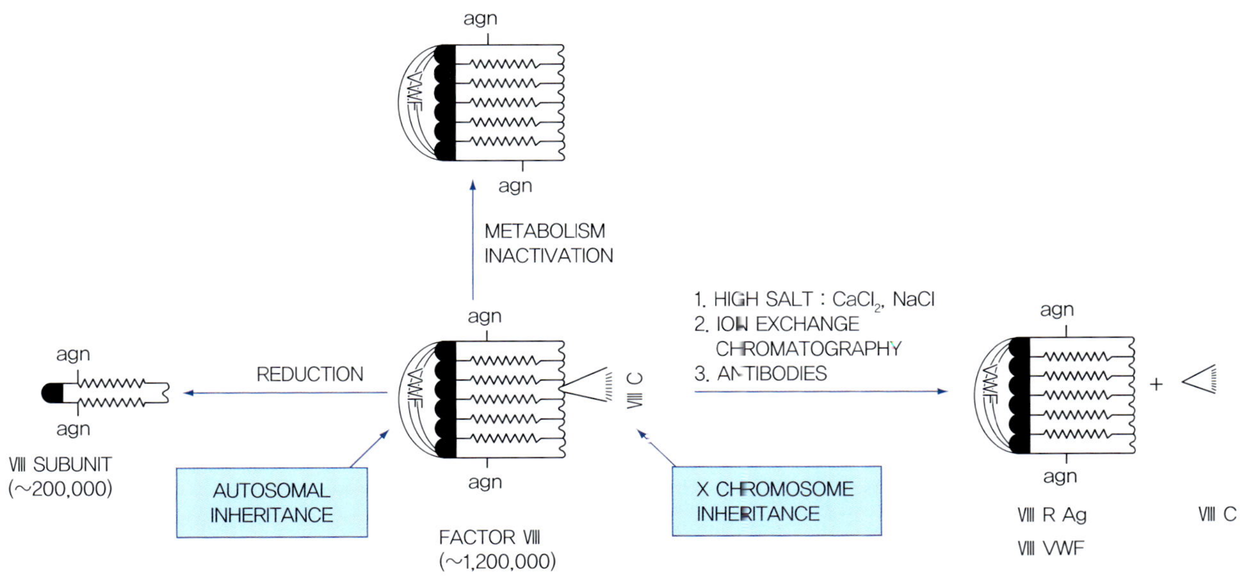

그림 6-9. 제VIII인자의 구조

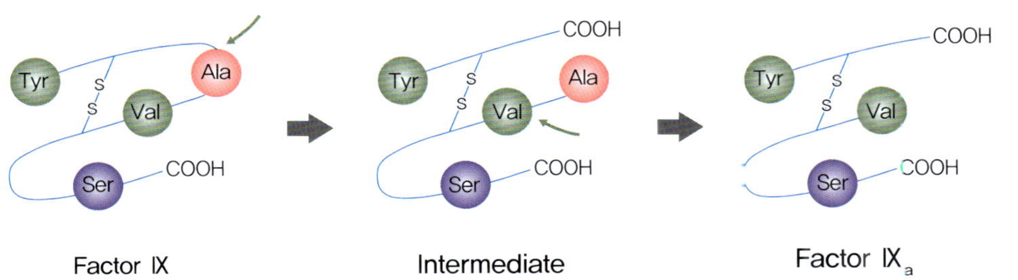

그림 6-10. 제IX인자의 구조 및 활성화

신 pool의 거의 60%는 혈관 외에 존재하는 것이 확인되어진 점으로도 생물학적 반감기의 추정(20~30시간이라고 생각되나)은 곤란하다. X 염색체에 지배를 받는다(**그림 6-10**).

(9) Factor X (Stuart factor)

Prower인자라고도 하는 이 인자는 2개의 polypeptides 사슬로 된 분자량 55,000 Dalton 정도의 당단백이다(혈장 중 농도는 12 μg/mL). 이 인자는 제IXa인자(내인계) 및 제VIIa인자(외인계)의 작용을 받아 제Xa인자로 전화하는 전구효소이다. 제X인자는 또 trypsin과 같은 단백 분해효소 혹은 Russell 사독(stypven) 유래의 protease에 의해서도 활성화된다.

서로 다른 효소에 의한 제X인자의 활성화라도 분자 구조의 변화는 서로 비슷한 것으로 보고 있다. 일반적으로 제X인자는 보존해도 안정하지만, 동결 상태에서도 활성화는 진행한다.

$BaSO_4$ 또는 $Al(OH)_3$에 용이하게 흡착하며, 혈청 중에도 존재한다. 제X인자는 간에서 합성되는데 그 합성에는 반드시 비타민 K가 필수적이다. 생물학적 반감기는 32~48시간으로 추정되고 있다. 13번 염색체의 지배를 받는다(**그림 6-11**).

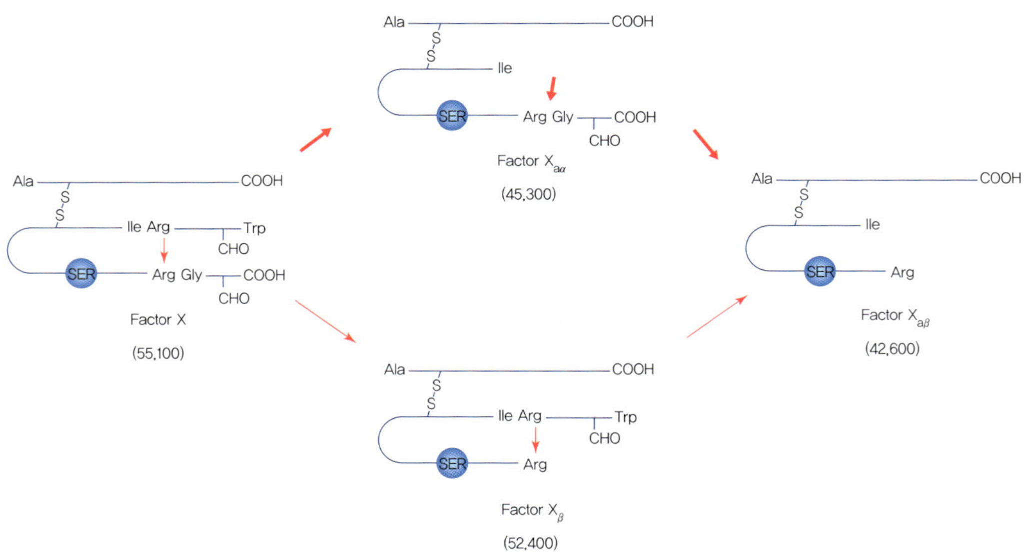

그림 6-11. 제X인자의 구조와 활성화

(10) Factor XI (Plasma thromboplastin anticedent: PTA)

항혈우병인자 C라고도 하며, 2개의 polypeptide 사슬로 된 분자량 164,000 Dalton의 당단백으로 β_2-globulin 분획에서 영동된다. 이 인자는 제XIIa인자에 의한 한정 단백 분해 작용을 받아 활성화하는 전구효소이다.

혈장 중에서 제XI인자는 안정하지만 일단 활성화되어지면 여러 종류의 혈장 내 저지 물질에 의하여 급속하게 불활성화되어진다.

합성 장소는 확실하게 밝혀지지는 않았지만 간에서 합성되어진다고 하는 보고도 있다. $Al(OH)_3$나 $BaSO_4$에는 다소 흡착되며, 아주 극히 적은 양이 응고 과정에서 소모되므로 혈청 중에도 존재한다. 혈장내 농도는 0.5 mg/dL 정도이다. 4번 염색체의 지배를 받는다.

(11) Factor XII (Hageman factor)

접촉 인자라고도 하며, 2개의 polypeptide 사슬로 된 분자량 80,000 Dalton정도의 당단백으로 α, β-globulin 분획 중에 나타난다. 혈장 중 농도는 27~40 μg/mL이다. 제XII인자가 활성화 물질 표면(유리, celite, kaolin, collagen 등)에 결합하면, 분자 구조가 크게 변화하여 활성화 한다(표 6-5).

표 6-5. 표면접촉 활성화 인자들

체내에 존재하는 활성인자들	체외의 다른 활성인자들	
Collagen	Glass	Carboxymethyl cellulose
Fatty acid	Celite	Cellulose sulphate
Skin	Kaolin	Carrageenin
Uric acid	Ellagic acid	Calcium pyrophosphate
Homocystine	Barium carbonate	Spider webs
	Asbestos	

제XII인자의 이 표면 접촉에 의한 활성화에는 보조 인자 즉, 그분자(HMW) kininogen이 필요하다. 제XIIa인자에 의해서 prekallikrein이 활성화되어 만들어진 kallikrein은 제XII인자의 활성화를 더더욱 촉진시킨다(positive feedback).

제XII인자는 활성화물질에 접촉되지 않은 상태나 23℃ 혹은 동결 혈장 중에서 안정하며, 일단 활성화하면 제XII인자의 분자는 분해되고, 또, 혈장 저지물질(C1-esterase inhibitor, antithrombin III 등)에 의해 저지를 받는다.

제XII인자의 생합성 부위는 불명확하나, 생물학적 반감기는 55~60시간으로 추정하고 있다. 6번 염색체의 지배를 받는다.

(12) Factor XIII(섬유소 안정화인자: FSF: fibrinase)

Laki-Lorand 인자라고 하는 이 인자는 α_2-globulin의 2개의 polypeptide 사슬로 된 분자량 320,000 Dalton의 당단백이다. 이 인자는 전구효소로 thrombin에 의해 활성화될 때, transglutaminase 활성을 가지며, Ca^{2+} 존재 하에서 아미노기 전이 반응에 의해 중합한 섬유소의 사슬 및 일부 α 사슬이 교차 결합을 일으킨다. 23℃ 혈장 중에서는 제XIII인자는 비교적 불안정하여 혈청에는 현저히 감소되어 있다. 생합성 부위는 명확하지는 않으나 주로 간에서 합성된다고 보며, 생물학적 반감기는 약 4.5일로부터 7일이다.

(13) Fletcher 인자(Prekallikrein)

분자량 85,000~108,000 Dalton인 γ-globulin성 당단백으로 1965년에 처음 소개되었다. 활성화 제XII인자에 의해 활성형(kallikrein)으로 전환되는데 이것은 다시금 새로이 직접 제XII인자를 활성화시킨다(Positive feed back). 혈중 농도는 대략 5 mg/dL 정도이다.

(14) Williams 인자(High molecular weight kininogen: HMWK)

Flaujeac 인자, Fitzgerald 인자, Washington 인자라고도 불리는 인자로 간에서 합성되는 것으로 보이는 분자량 110,000~200,000 Dalton인 단일 사슬(α-globulin)의 당단백으로 혈장 중에 존재하는데 꽤 이종성이다. 이 인자는 1975년에 유전성 응고 장애가 있는 환자로부터 처음 발견되었으며 혈중 농도는 대략 7~9 mg/dL이다.

생물학적 반감기는 140시간으로 추정되고 있다. 이 인자는 제XII인자가 완전히 접촉 활성을 발휘하는데, 또 제XII인자에 대한 prekallikrein의 활성화에 있어서 필요한 보조인자로 보여진다.

(15) von Willebrand 인자(vWF)

이 인자는 제VIII인자 복합체(VIII_{AGN})의 고분자 subunit와 연관되어 활성되며, VIII_{AGN} subunit의 특수한 다중 구조가 필요하다. 노출한 내피하 혈관 구조물이나 그 밖의 다른 물질 표면에 혈소판이 정상적으로 부착할 때 필요한 인자이며, 혈액 응고 기구 자체에 포함되는 것은 아니다. vWF는 von Willebrand 병이나 그 유사 질환 환자의 혈장 중에는 결여되어 있다.

또한 응고인자들은 그들의 생화학적 기능에 따라서 fibrinogen group, prothrombin group, contact group의 세 군으로 나눌 수가 있다(**표 6-6**).

표 6-6. 혈액응고인자의 특성상 분류

Factors	Characteristics of Group
FIBRINOGEN GROUP	
Factor I	Found in absorbed plasma
Factor V	absent in serum
Factor VIII	produced in the liver
Factor XIII	
PROTHROMBIN GROUP	
Factor II	Absent in absorbed serum
Factor VII	present in serum except II
Factor IX	produced in the liver
Factor X	serine proteases except
Protein C	protein S
Protein S	vitamin K dependent
CONTACT GROUP	
Factor XII	Found in absorbed plasma
Factor XI	found in serum
Fletcher factor	contact factors
Fitzgerald factor	produced in liver

① Fibrinogen groups

제I, V, VIII, XIII인자를 포함하고, 이들은 혈장에 있으며 이들의 합성에는 비타민 K가 필요 없다. 염증성 질환이나 임신 중에는 이들 factor가 증가되며 섬유소가 형성되는 동안 소모되기 때문에 소모성 group으로도 불리운다. $BaSO_4$에는 흡착되지 않고, 보존 혈장 내에서 제V, VIII인자는 그 양이 감소된다.

② Prothrombin groups

제II, VII, IX, X인자가 포함되며, 이 인자들은 간에서 합성되고 비타민 K가 요구된다(비타민 K를 저하시키는 coumarin 같은 약제는 인자를 감소시킨다).

이 인자들을 비타민 K 의존성 응고인자군이라 부르며, 항응고단백인 protein C, S도 이 군에 속한다. 각각의 단백은 아미노산 말단에 여러 개의 glutamic acid 잔기를 갖고 있고, 이들은 비타민 K 의존성 기전에 의해 γ-carboxylation된다. 이로 인해 새로운 아미노산인 γ-carboxyglutamic acid가 생성되고 이것이 응고인자를 인지질에 결합시키는 데에 중요하다. 이 결합은 여러 인자의 조정에 결정적이어서 비타민 K 결핍 시 생성된 γ-carboxylation이 안 된 단백질(PIVKAs)들은 작용을 못한다. 전효소 또는 효소원인 비타민 K 의존성 응고인자들이 작용하기 위해선 활성화 펩티드가 절단되어야 하며, 이런 활성화 펩티드의 측정은 응고반응의 활성도 평가를 위한 유용한 검사이다(**그림 6-8** 참조).

제VII, IX, X인자는 혈장, 혈청 모두에 존재하며, 보존 혈장 중에서도 함량의 변화가 없다. 이들 인자는 $BaSO_4$에 흡착된다.

③ Contact groups

제XI, XII인자, prekallikrein, high molecular weight kininogen들이 포함되며, 이들 인자들은 응고계의 최초 활성화에 관여하고 있고, 활성화를 위해 음전하 표면에 접촉되는 것이 필요하다.

합성 과정에서 비타민 K를 필요로 하지 않으며, 비교적 안정성이 있다.

2) 응고 과정(Mechanism of coagulation)

(1) 내인계 경로(Intrinsic pathway)

① 접촉상(Contact phase)

내인계 경로를 가지는 혈액 응고의 시초가 되는 최초의 과정은 제XII인자가 활성화를 일으키는 물질 또는 이물 표면(contact surface)에 결합하는 것이다. 이물 표면의 예로는 collagen, 혈관 손상의 결과 순환 혈액에 노출되어진 혈관벽의 구성 성분, endotoxin과 같은 다른 순환성의 활성화 물질, 또는 지방산 등이 있다. 이 같은 이물표면에 결합하면 제XII인자는 분자구조의 변화를 가져와 효소로서의 활성 부위가 노출되어진다(반응 1)고 생각되고 있다. 즉 이물 표면에 접촉함으로 제XIIa가 되어 Prekallikrein(fletcher 인자)을 Kallikrein으로 전화시킨다(반응 2). 이때는 보조인자인 William 인자(HMWK)가 필요하다. 또 Kallikrein, HMWK은 positive feedback으로서 직접 제XII인자를 활성화시킨다. 제XIIa 인자는 제XI인자를 활성화시킨다.

제XIIa 인자는 제XI인자를 활성형 효소 XIa로 전환시킨다(접촉산물, 반응 3). 이때도 보조인자로서 HMWK가 필요하다. 이상과 같이 제XII인자의 활성화는 내인계 혈액 응고를 시작하는 최초의 반응일 뿐만 아니라 적어도 다른 3가지의 중요한 생물학적 효소계를 활성화시키는 중요한 역할을 담당하고 있는 것으로 생각된다(그림 6-12) 즉,

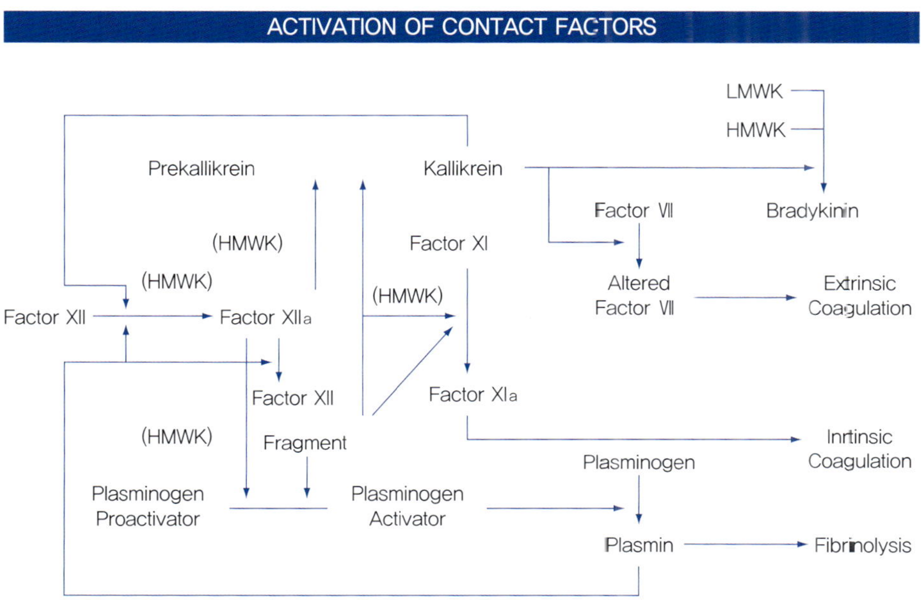

그림 6-12. 내인계 경로(접촉상)

i) Plasminogen-plasmin 계의 활성화에서 이것은 단백 분해 작용을 가지며 혈관 내 섬유소 침착을 제거하여 그 결과 지혈 제어 기구로서 중요한 역할을 한다.

ii) Kallikrein-bradykinin 계의 활성화는 염증과정에 있어서 귀중한 역할을 한다.

iii) 보체계의 활성화는 액성 및 세포성의 면역학적 방어 기구에 필요하다.

② 제X인자 활성화 복합체(활성화 IX인자 복합체)의 형성

접촉상에서의 생성물인 제XIa인자는 그 천연 기질인 제IX인자에 작용하여 제IXa인자를 만들어낸다(반응 4). 이때는 Ca^{2+}이 필요하다. 내인계의 최후의 반응 5로서는 비효소학적으로 제IXa, PF3(활성화된 혈소판 중의 인지질), 제VIIIa인자, Ca^{2+}이 서로 반응하여 합하여져 강력한 활성화 복합체(활성화 IX인자 복합체: blood convertin: plasma thromboplastin)를 형성하여 제X인자를 활성화시킨다.

인지질의 존재하에서 제IX인자 단독으로도 제X인자를 활성화시킬 수가 있는데 이때 제VIII인자가 첨가되면 그 반응은 1,000배 정도 촉진되어진다(그림 6-13).

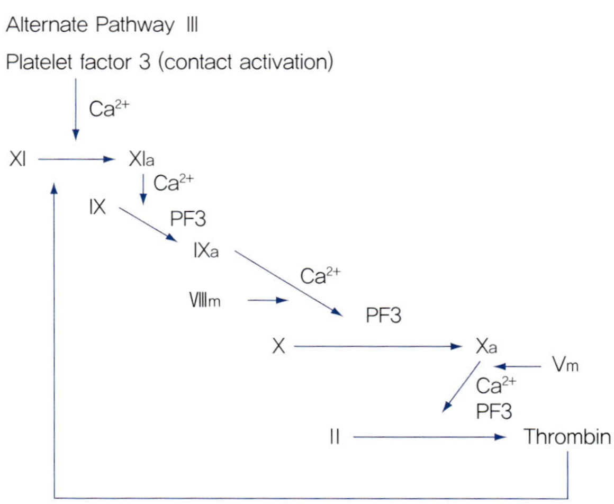

그림 6-13. 내인계 경로(X인자 활성화)

(2) 외인계 경로(Extrinsic Pathway)

혈액 응고의 외인계 경로는 단일 반응(반응 6)으로 되며, 전구효소인 제VII인자가 전신의 어느 조직에라도 포함되어 있는 lipo 단백인 조직 인자에 의해 활성화되어지는 것으로, 혈관 혹은 조직 손상 부위에서 순환 혈액이 접촉되는 것으로 이 반응은 촉진되어진다. 이 활성화 과정에서 조직 인자는 제VII인자와 강하게 결합되어 복합체(활성화 VII인자 복합체: tissue thromboplastin)를 만들든가, 또는 제VIIa인자는 조직 인자와 떨어져 제X인자를 활성화시킨다고 생각되고 있다.

최근 제VIIa인자에 의해 Prekallikrein이 활성화되어져 생긴 Kallikrein은 다시 제VII인자를 제VIIa인자로 전화시킨다고 생각할 수 있는 결과를 얻을 수 있었는데, 이는 내인계와 외인계를 연결하는 반응으로 보여진다(그림 6-14).

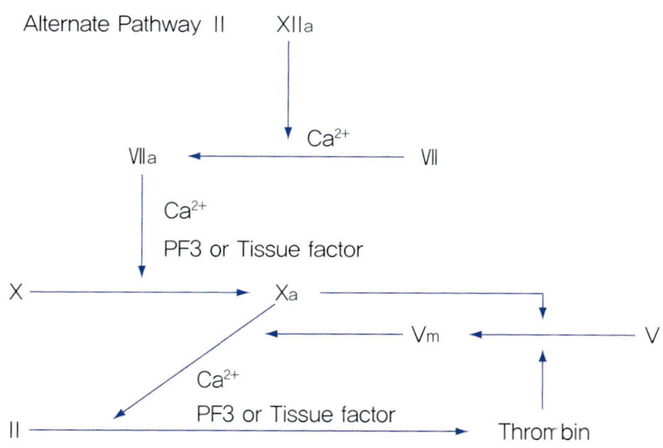

그림 6-14. 외인계 경로

(3) 공통 경로

① Prothrombin 전화 복합체(활성화 X인자 복합체)의 형성

공통 경로의 최초의 반응은 Ca^{2+}의 존재 하에서 제X인자를 제Xa인자로 전화하는 반응(반응 7)인데, 이때 내인계의 반응 5에서 형성된 제X인자 활성화 복합체 또는 외인계의 반응 6에서 형성된 제VIIa인자가 관여한다.

제Xa인자는 강력한 serine prothease로서(반응 8) 제V인자, 혈소판 유래의 응고 전구물질인 인지질, Ca^{2+}과 가역적인 복합체(prothrombin 전화 복합체: prothrombinase)를 형성하여 prothrombin을 강하게 활성화시킨다(**그림 6-15**).

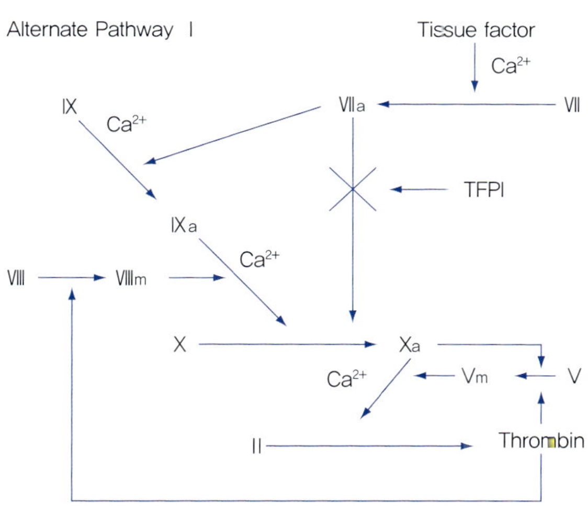

그림 6-15. 공통경로(X인자 활성화 복합체 형성과정)

② Prothrombin의 활성화

반응 8에서 형성되어진 prothrombin 전화 복합체는 기질로서의 prothrombin에 작용한다(반응 9). 이 반응에는 prothrombin이 lipo 단백 복합체와 결합하든가, 제Xa인자 복합체와 결합함으로써 효소로서 작용(제 V인자가 존재하면 현저한 촉진이 보여진다)하여 활성화 복합체로부터 반응 중에 thrombin이 유리되어진다.

Prothrombin으로부터 thombin으로의 활성화 과정에서는 적어도 3개의 단백 분해 중간 대사 산물의 산생을 동반하는 여러 가지 반응 단계가 보여진다(그림 6-16).

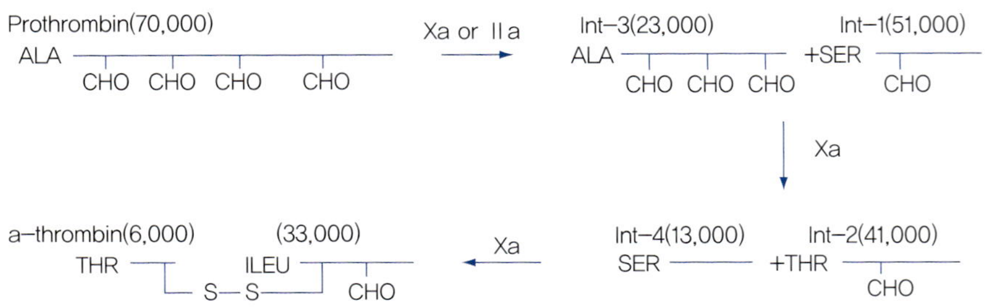

그림 6-16. Prothrombin 활성화의 도식

Thrombin은 활성 serine 잔기 부위를 가진 분자량 32,000 Dalton의 1개의 heavy chain과 분자량 572의 1개의 light chain으로된 serine protease이다. 미량의 thrombin이 prothrombin 전화 복합체의 생성을 현저하게 항진시킨다는 것은 전부터 알려진 사실이다. 더하여 제V인자, 제VIII인자와 함께 미량의 thrombin에 참가하면 그 활성이 현저하게 항진하는 것도 알고 있다. 더더욱 thrombin은 혈소판 제3인자 이용을 동반한 혈소판 방출 작용에 대단히 강력한 유발 작용을 가지고 있으며, 전술한 것과 같이 내인계의 반응 5 및 공통경로의 반응 8, 9에 있어서 중요한 증폭기 혹은 자기 촉매 작용을 발휘하는 것으로 보고 있다.

③ 섬유소 형성과 중화 작용

Prothrombin의 활성화에 뒤따라 활성화 효소인 thrombin은 섬유소원을 섬유소 단량체로 전화한다(반응 10).

섬유소원은 Aα 사슬, Bβ 사슬, $\gamma\gamma$ 사슬의 3쌍이 펩티드결합으로 연결된 구조로 가운데 부분이 E domain, 양옆에 각각 2개의 D domain으로 이루어져 있다(그림 6-7 참조).

Thrombin에 의해 섬유소원 분자의 Aα와 Bβ 사슬 2쌍의 N-말단으로부터 2개의 저분자 peptide(섬유소원 peptide A 및 B)가 분리된다. 일단 섬유소 단량체(fibrin M)가 만들어지면 단-단 및 측-측 결합에서 자연히 중합체가 형성되어진다(반응 11). 섬유소 단량체는 이 반응에 있어서 비교적 약한 비공유 결합으로 서로 결합되어 있어 5 Mol Urea에서 이 다량체는 용이하게 해리되어 가용성 섬유소 다량체(fibrin Ps)라고 불리우는 것이 된다.

혈관내 혈액 응고 시 섬유소는 순환 혈액 중에 출현하게 된다. 또 이것은 섬유소원과도 결합하여 가용성 섬유소 복합체(SFC)를 형성하기도 한다.

④ 섬유소의 안정화

정상 혈액 중에서 형성된 섬유소 Ps(반응 12)는 곧 불용성 섬유소 다량체(fibrin PI)로 된다(반응 13). 이때 서로 이웃하는 섬유소 단량체의 γ 사슬(극히 일부는 α 사슬에서도) 끼리의 사이에서 공유 결합(transglutamination)이 일어난다. 이때 Ca^{2+}의 존재가 필요하고 thrombin의 작용으로 불활성형 전구 물질이 활성형으로 된(반응 14) 효소로서의 제 XIIIa 인자가 반응을 촉매한다. 섬유소 PI은 섬유소 Ps에 비해 섬유소 용해 효소인 plasmin의 단백 분해 작용에 대한 저항성이 매우 높다. 이상이 혈액 응고 Cascade의 공통 경로의 최종 산물이다(그림 6-17).

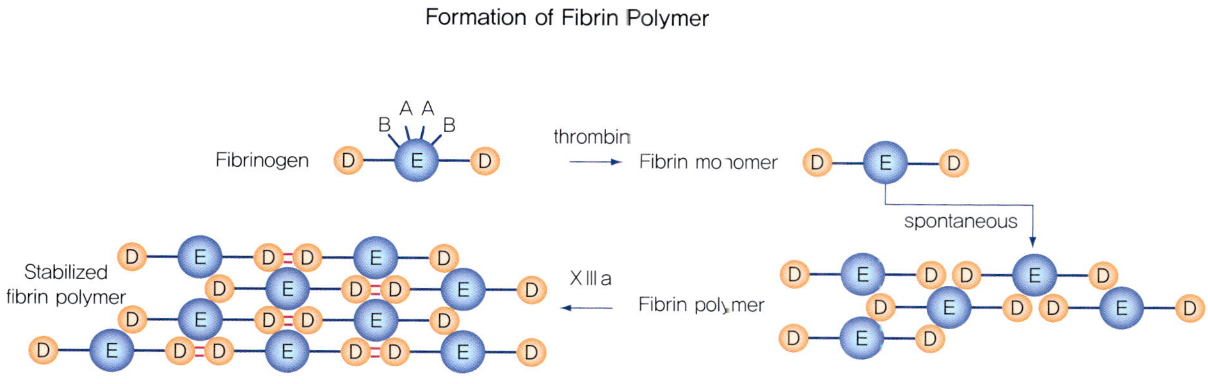

그림 6-17. 섬유소원의 섬유소로의 전화 과정

3) 혈액 응고에서의 지혈 억제 기구

혈액 응고는 기본적으로 제각기의 반응 과정으로 생긴 소량의 효소가 계속 뒤를 이어 다량의 효소를 생산해 내는 자기 촉매 과정이다. 그러므로 과잉의 활성화나 불안정한 응고인자의 소비가 일어나지 않도록 하는 억제 기구가 필요하다.

정상적인 혈관 내에서는 혈액이 응고되지 않고 자유롭게 유동하는데 그 이유는 혈액 응고 인자가 불활성형 효소 전구물질 상태이고, 동시에 응고인자의 활성을 억제하는 항응혈소도 혈관 내에 존재하기 때문에 이들이 서로 상호 동적 평형을 유지시켜 혈액을 응고되지 않도록 하기 때문이다(그림 6-18).

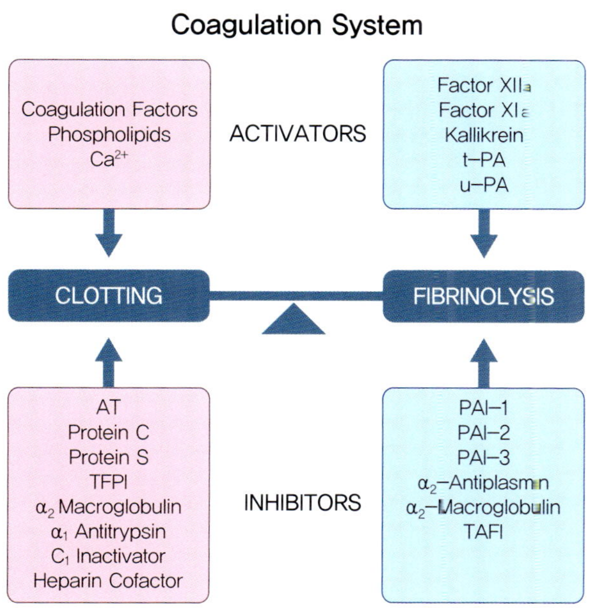

그림 6-18. 정상적인 혈관내에서의 혈액의 동적평형

응고 억제물질이 선천적으로 양적, 질적 이상이 생기면 반복성 혈전증, 색전증이 생긴다. 응고 항진의 원인이 되는 것들로는 혈관 내피세포의 상해, 혈소판 점착과 응집능의 항진, 응고인자의 활성화, 혈전 형성 억제 기구의 기능 저하, 간 질환 등으로 인하여 혈액 내 응고억제 저지 물질의 농도가 낮아질 경우이다.

중요한 생리적 자연 항응고물질(Natural anticoagulant)들에는 혈장 내의 응고인자를 직접 억제시키는 물질인 세린 단백분해효소(serine protease inhibitor, serpin)와 간접적으로 억제시키는 물질, 외인계 응고인자를 억제시키는 물질 등이 있다.

(1) 항트롬빈 III (Antithrombin III, AT-III)

432개의 아미노산으로 이루어져 있으며 α_2-globulin 영역에 속하는 단쇄의 당단백 성분으로 활성화되면 응고인자의 주된 억제제로 작용한다. 단백 분해효소와 1:1로 공유결합하여 복합체를 형성하면서 활성화되어 특히 serine계 응고인자의 활성을 억제한다. 간에서 합성되고, 혈장 중에는 약 20~40 mg /dL 정도 함유되며, 반감기는 68시간 정도이다.

AT-Ⅲ는 serine protease 억제인자군에 속해서, thrombin뿐만 아니라 응고 과정 중에서 생긴 XII, XI, IX, X 및 kallikrein 등의 활성형 응고인자도 저해한다.

AT-Ⅲ는 이들의 활성인자를 서서히 불활성화하지만, 그 작용이 5,000 dalton 이상되는 heparin과 같은 산성 mucopolysaccharide와 같은 물질이 가해지면 1,000~10,000배 정도로 활성이 급속히 촉진된다(그림 6-19).

선천적 결핍이나 분자 이상증에서는 혈관내 응고가 발생하기 쉬워 정맥내 혈전이나 폐색전을 일으켜 출혈 경향이 나타나며, 후천적으로는 간경변, 경구 피임약이나 estrogen투여로 혈중 농도가 낮아져 혈전증 발생의 원인이 된다.

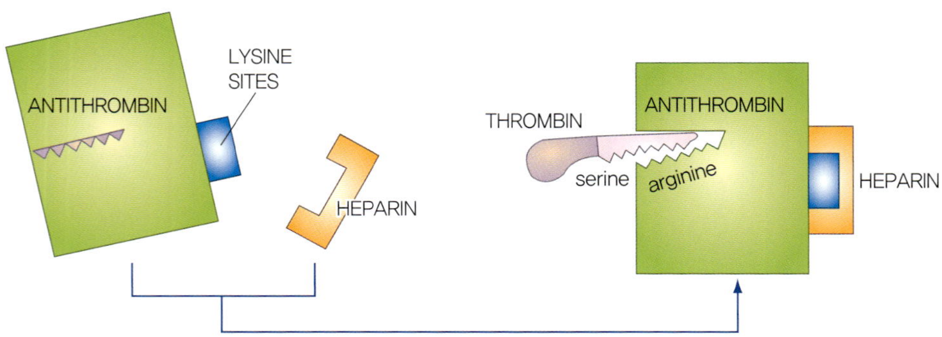

그림 6-19. Heparin의 작용 모식도

(2) α_2-macroglobulin

4개의 subunit로 구성된 당단백질로 protease와 1:1로 복합물을 만들어 불활성화시키나, 다른 억제제보다 느리며 α_2-antiplasmin이 존재하지 않을 때 중요한 보조 억제제로 작용한다.

(3) α_2−antiplasmin

Plasmin의 촉매 영역인 light chain에 있는 활성 serine을 불활성화시킨다. 이 α_2-antiplasmin은 urokinase를 불활성화시키며 XIIa, XIa와 kallikrein과 같은 응고인자도 불활성화시킨다.

(4) C_1 inhibitor

당단백질로 응고인자 XIa와 plasmin 그리고 혈장내 XIIa와 kallikrein의 활성을 억제한다. 간에서 합성되며 혈장 중 농도는 18~22 mg/dL이며, 반감기는 20시간 정도이다.

(5) α_1−antitrypsin

α-proteolytic inhibitor라고 알려져 있으며 응고인자 XIa와 plasmin, urokinase, thrombin을 불활성화시킨다.

(6) Protein C

간에서 합성되며 vitamin K를 필요로 하는 serine protease이다. 응고인자가 활성화되어 생성되는 과량의 트롬빈은 내피세포의 트롬보모듈린(thrombomodulin)과 결합하여 복합체를 형성하고 이 복합체는 protein C를 활성화시키고 활성화된 protein C는 protein S와 1:1로 복합물을 형성한 후 응고인자인 Va, VIIIa를 불활성화시킨다.

내피세포 C단백 수용체(endothelial cell protein C receptor)에 protein C가 결합하면 친화력을 증가시킨 활성화는 더욱 촉진된다. 또한 Protein C는 PAI(plasminogen activator inhibitor)-1, PAI-3과 결합해 이들을 중화시킴으로써 섬유소 용해능을 증진시킨다. 2번 염색체의 지배를 받으며 유전적으로 결핍된 경우 폐 색전증, 표재 정맥 혈전증, 심부 정맥 혈전증 등의 질환이 발생하며, 후천적으로 결핍된 경우 파종성 혈관내 응고 증후군(DIC) 등을 일으킨다(그림 6-20).

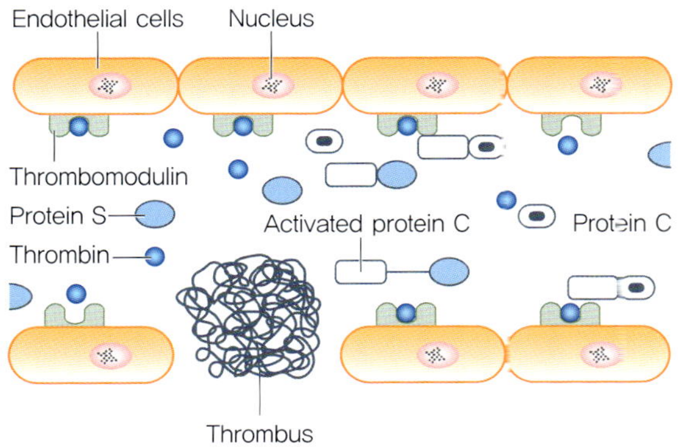

그림 6-20. 혈전형성에 protein C의 작용도

(7) Protein S

Vitamin K 요구성 단백질로서 칼슘과 인지질의 존재 하에 활성화된 protein C와 1:1로 복합물을 형성한 후 Va와 VIIIa를 불활성화시킨다.

(8) 조직 인자 경로 억제제(Tissue factor pathway inhibitor, TFPI)

TFPI는 외인성 경로의 억제제로 잘 알려져 있다. 제Xa인자와 복합체를 형성하여 제Xa인자를 억제하고 생성된 Xa/TFPI 복합체는 세포막에 붙어 있는 VIIa인자/조직 인자 복합체와 결합하여 이를 다시 억제하는 역할을 한다.

그 밖에 혈액의 응고를 억제하는 것으로는 활성화된 응고인자나 복합체가 국소에 집적되지 못하도록 하는 혈류의 역할, 간 세포에 의한 가용성 응고 중간 대사산물의 제거나 세망내피계들의 활성화 응고 전구물질 제거 등이 있다.

외인성의 저지 물질로는 antithrombin Ⅲ의 강력한 촉진 물질인 heparin과 hirudin(거머리의 협선에서 분리된 항응고 물질로서 강력한 항 thrombin 작용을 하여, 제VIII인자와 제IX인자의 상호작용을 저지) 등이 있다.

3 섬유소 용해계(Fibrinolytic System)

1) 섬유소 용해

섬유소 용해란 단백 분해 효소인 섬유소 용해효소(plasmin)에 의해 섬유소가 분해(fibrinolysis)되는 것을 말한다. 혈액 내에는 혈액 응고를 억제하는 몇가지 장치를 갖고 있다. 첫째 혈액 내에는 항응고 활성계를 갖고 있다. 둘째 응고 과정에서 어떤 활성화 응고인자들이 순환혈 중으로 흘러 들어가면 이들이 혈장 내에 존재하는 억제 인자들에 의하여 불활성화되거나 간에서 제거된다. 셋째는 응고가 시작됨과 거의 동시에 형성된 fibrin 덩어리를 파괴시키는 fibrinolysis계가 있다(그림 6-21, 표 6-7).

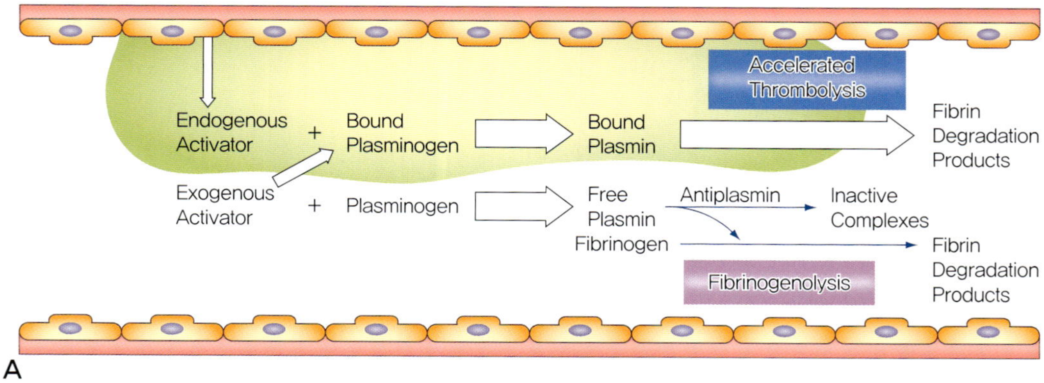

그림 6-21 A. 섬유소 용해계

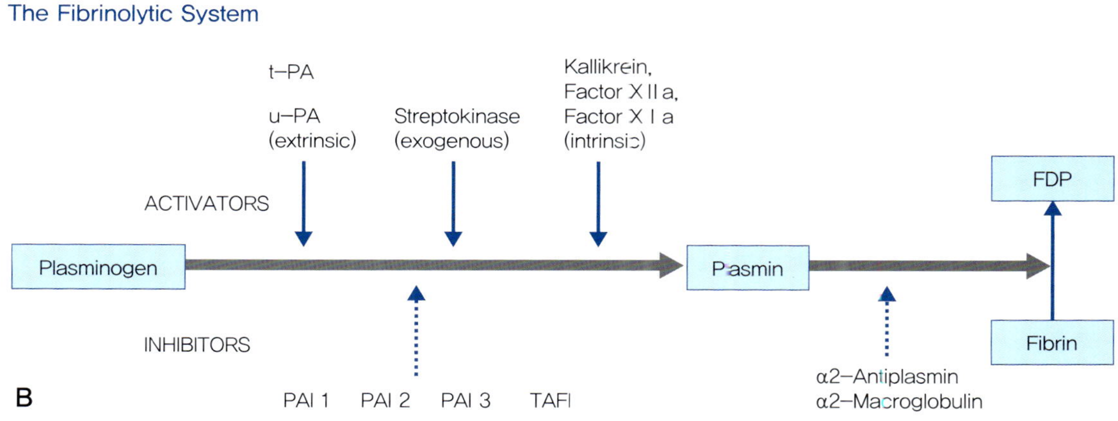

그림 6-21 B. 섬유소 용해계

혈액 내에는 섬유소나 섬유소원을 분해시키는 serine protease의 일종인 plasmin이라는 단백 분해효소가 있는데 이는 정상적인 상태에서는 나타나지 않는다.

정상적인 경우에는 분자량 90,000~100,000 Dalton 정도에 2%가량의 당을 함유하고 있는 790~791개의 아미노산으로 구성되어 있는 불활성화 형태의 단백질인 plasminogen으로 존재하며, 혈중의 농도는 10~20 mg/dL 정도로 간에서 합성되고 있다(그림 6-22).

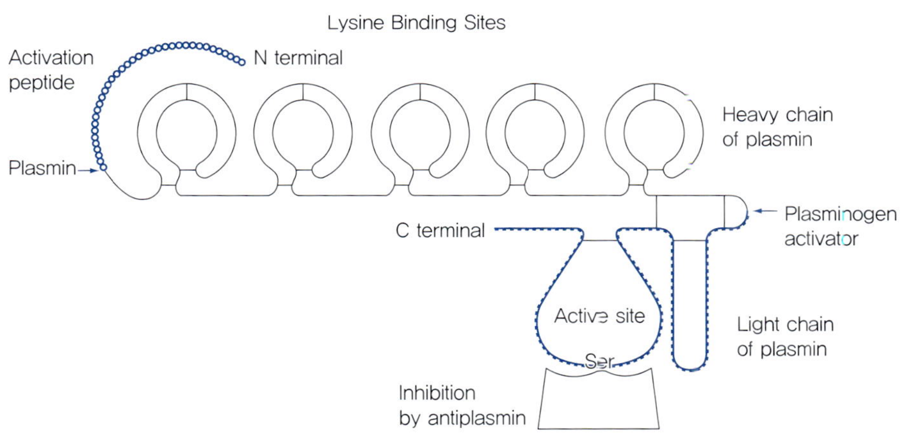

그림 6-22. Plasminogen의 모식도

Plasminogen은 조직 중에 있는 조직 활성화 물질인 fibrinokinase와 소변 중에 존재하는 urokinase, 연쇄상 구균 중에서 발견되는 strepto-kinase 및 혈액 응고인자 XII에 의해 간접적으로 활성화되는 인자들에 의해서 560번의 arginine과 561번째 valine 사이의 결합이 절단됨으로써 N-말단 쪽에서 생긴 heavy chain(α-사슬)과 C-말단에서 생긴 light chain(β-사슬) 2개의 peptide로 나누어진다. 이 중에서 효소의 활성브위는 β-사슬로 plasmin이라고 부른다.

활성화된 plasmin은 fibrin이나 fibrinogen에 작용하여 fibrin/fibrinogen 분해 산물(FDP)을 만든다. Fibrinogen 유래의 것을 FgDP(일차 섬유소원 용해), fibrin유래의 것을 FDP(이차 섬유소 용해)라고 하는데 이 두 가지 모두를 fibrin체 분해 산물(FDP)이라고도 한다.

Fibrinogen이나 fibrin monomer들은 plasmin에 의해 분자량 250,000 Dalton정도의 fragment X, fragments A, B, C 로 분해되고 fragment X는 다시 분자량 150,000 Dalton과 분자량 85,000 Dalton이 되는 fragment Y와 fragment D로 분해된다. 또 frag-ment Y는 분자량 85,000 Dalton짜리와 분자량 54,000 Dalton이 되는 fragment D와 fragment E로 분해된다. 이 과정 모두 plasmin이 관여하고 있으며, X와 Y fragments을 초기 FDP라고 하고 D와 E fragments(한정 분해 산물)를 후기 fragments라고 한다. 이들 FDP들은 망상 내피세포계에서 제거된다(**그림 6-23**).

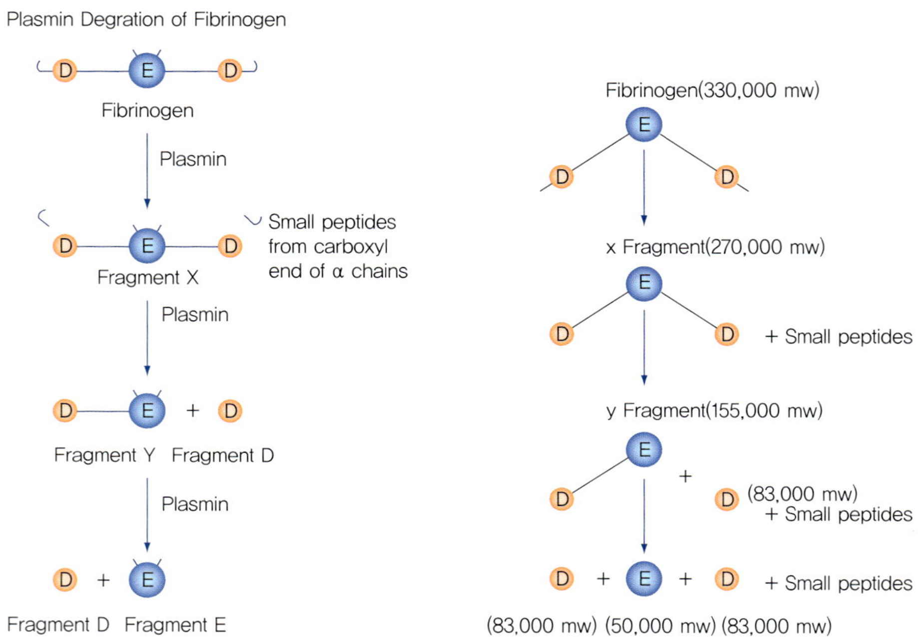

그림 6-23. 섬유소원에 작용하는 plasmin의 단백 분해 활성의 모식도

Fragment X는 불완전하나마 응고성이 있다. 서서히 응고 가능 상태로 되면 thrombin을 중화하여 fibrinogen의 fibrin으로의 전환을 억제하고, 작은 FDP fragments들은 응고 가능 상태가 되지 못하고 fibrin monomer의 중합을 저지한다.

FgDP분획은 monomer가, FDP-D분획은 thrombin과 XIII인자의 작용에 의해 fibrin의 γ 사슬 사이가 cross link를 형성한 구조를 하고 있다. FgDP분획은 내열성이지만 FDP분획은 그렇지 않은 점이 다르다.

일반적으로 생체 내에서 plasmin은 fibrinogen보다 fibrin에 친화성이 높다. 그 이유는 섬유소원 용해는 혈장 중의 항 plasmin이 plasmin과 쉽게 결합해 불활성화되므로 섬유소원을 용해시키지 못하나 다량의 plasmin이 생성되면 섬유소원이 용해되기도 한다. 반면에 섬유소 용해에서는 혈전으로 인해 혈장 내 항 plasmin이 혈전 부위에 쉽게 도달되기 어렵기 때문에 혈전부위에서 생성된 plasmin은 섬유소를 보다 쉽게 용해시킨다.

FDP의 생리 작용으로는 지혈 억제의 기능으로 혈소판 응집 반응의 억제, thrombin 작용 억제, fibrin polymerization의 억제 기능이 있기 때문에 과응고나 과응집에 의해 생성된 FDP 상승은 feed-back 기전에 의해 생체 방어적인 작용을 하는가 하면 DIC와 같은 질병에서는 출혈을 일으키게 할 가능성도 있다.

표 6-7. 혈장섬유소 용해계와 관련된 물질의 특성

Name	Molecular weight, daltons	Baseline plasma concentration	Plasma half-life	Functional properties
Plasminogen	Single chain M_γ 88,000 (Glu1, form) M_γ 80,000 (Lys77, form)	2.4 μM(21 mg/dL)	2.2 days 0.8 days	Zymogen; lysine binding sites to fibrin on 'kringle' portions; activator sensitive site at Arg_{560}-Val
Plasmin	Two chains: M_γ85,000 (Glu1, form) M_γ77,000 (Lys77, form) M_γ38,000 (Val442, form)	0	0.1 s	Serine protease; active site on light chain($M\gamma$ 26,000); variable size of heavy chain containing 'kringle' structures
α 2- Plasmin inhibitor	Single chain M_γ 67,000	1.0 μM(7 mg/dL)	2.6 days	Inhibits fibrinogen lysis by 1:1 complex with plasmin light chain; prevents binding of plasmin to fibrin; is itself bound to fibrin by factor XIIIa
Plasminogen activators: Extrinsic (tissue, vascular)	One or two chains: M_γ 60,000-70,000	Trace	15 min	Vascular type derived from endothelial cells and secreted into blood; high affinity for fibrin; cleaves Arg560-Val site on plasminogen
Exogenous				Nonenzymatic, indirect action via 1:1 activator complex with plasminogen
Streptokinase	Single chain: M_γ 48,000	-		
Urokinase	Two chains: M_γ 55,000 M_γ 32,000	-	10 min	Serine protease; dired action on Arg560-Val bond of plasminogen

2) 섬유소 용해 저지

혈관 내에서 fibrin이 형성되면 그것을 녹이도록 섬유소 용해 작용이 시작된다. 그러나 너무 지나치지 않도록 조절하는 것이 혈액 중 생리적으로 존재하는 항-plasmin이다. 이것이 증가하면 혈전이 생기기 쉽고, 감소하면 출혈이 되기 쉽다.

항-plasmin으로는 antithrombin III, α_2-macro-globulin, α_1-antitrypsin, α_2-plasmin inhibitor, C1 inhibitor가 있고 그 중 α_2-plasmin inhibitor는 plasmin에 대해 강한 억제 작용을 갖고 있어 섬유소 용해 저지 인자로 가장 중요하다(그림 6-24).

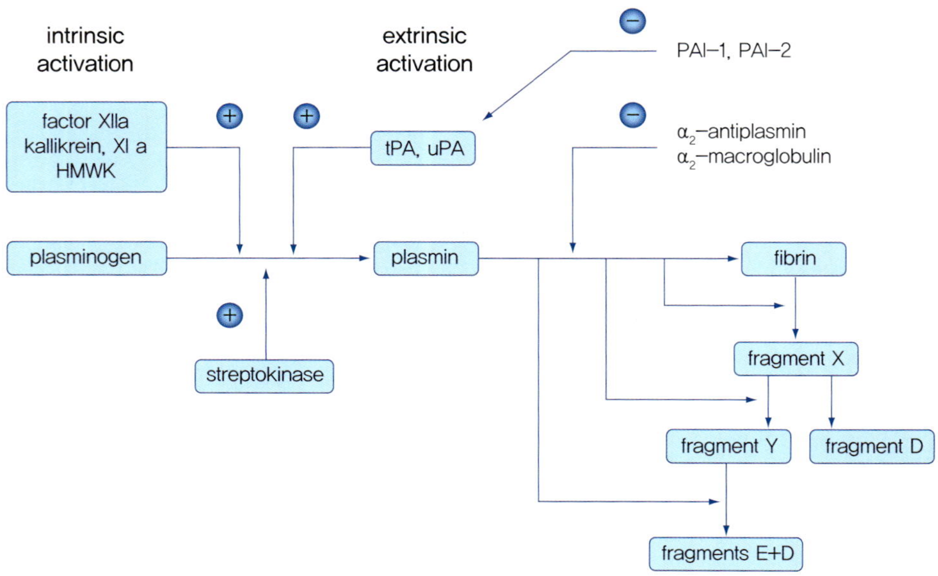

그림 6-24. 섬유소 용해계의 활성화 및 억제 작용

골수 검사

Bone Marrow Examination

학습 목표

1. 적골수와 황골수를 설명할 수 있어야 한다.
2. 연령에 따른 골수의 세포 충실도 변화를 설명할 수 있어야 한다.
3. 골수 검사 목적을 설명할 수 있어야 한다.
4. 골수 천자 금기 질환을 열거할 수 있어야 한다.
5. 연령에 따른 골수 천자 및 생검 부위를 설명할 수 있어야 한다.
6. 골수 천자 및 생검 과정을 설명할 수 있어야 한다.
7. 골수 용적(myelocrit)에 대해 설명할 수 있어야 한다.
8. 골수 세포 충실도(cellularity)를 정의할 수 있어야 한다.
9. M:E ratio의 정의 및 정상비를 설명할 수 있어야 한다.

1 임상적 의의

조혈 장기는 혈구의 생성이 이루어지는 장기로서 골수, 림프절, 비장 및 흉선이 조혈 장기에 해당된다. 특히 골수(bone marrow)는 딱딱한 골질로 둘러싸여 내공(cavity)에는 연한 조직(stroma)으로 가득 차 있으며 조혈 간세포의 증식 환경(supporting tissue)을 만들어 주고 있다. 또한 골수는 전신의 골수강(medullary marrow cavity)내에 존재하며, 중량은 성인 체중의 3.4~4.6% 정도이고, 평균적으로 2,600 gm(1,600~3,700 gm)정도이다. 이와 같은 골수의 약 절반이 활동성(cellular marrow: 적골수)으로 조혈에 참여하고 있다. 이처럼 골수는 육안적으로도 조혈이 행하여지고 있는 적색 골수(red marrow 드는 cellular marrow)와 지방화되어 있는 황색 골수(yellow marrow 또는 fatty marrow)로 구분할 수 있다.

이와 같은 골수를 검사의 목적은 다음과 같다.

① 혈액 질환의 진단 ② 치료의 효과 판정 ③ 질병의 경과 관찰
④ 육아종의 세균학적 검사 ⑤ 병리조직학적 검사
⑥ 악성 종양 등의 골수 전이(metastasis)의 유 · 무를 알아보기 위한 목적으로 실시하는 것이다.

골수 천자(bone marrow aspiration)는 보통 의사가 행하는 것으로 되어 있으나 골수 도말이나 골수액으로 하는 검사는 임상병리사가 취급하는 것이므로 이에 대한 일반적인 상식 정도는 알고 있어야만 하겠다.

골수의 생검 검사(biopsy)는 1876년 Mosler가 regular wood drill을 사용하여 생체 내 골수 생검을 실시한 것을 시초로 하여, 1908년 Ghedini가 현재와 비슷한 것을 처음 사용한 이래 20년 후인 1928년 Arinkin에 의해 골수 천자침(needle aspiration of the marrow)이 사용되었다고 보고되고 있고, 최근에는 더욱 많은 발전을 가져오고 있다.

골수는 연령에 따라 변화하는데 유아기에는 대개 뼈 전부가 적골수였다가 5~6세가 되면 일부는 지방으로 대치되고 16~18세가 되면 완전히 적골수와 황골수로 구분되어진다.

성인의 적골수는 늑골(ribs), 흉골(sternum), 두개골(skull), 견갑골(scapule), 쇄골(clavicle), 장골 상단(epiphysis of the long bone), 골반(pelvis) 및 척추골(vertebrae) 등 주로 편평골에 존재한다(**그림 7-1**).

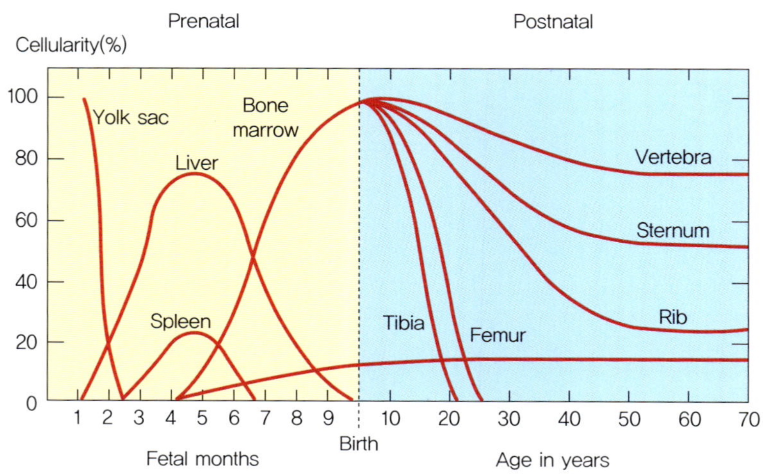

그림 7-1. 태생기의 출생 후의 적골수 비율

2 골수의 구조 및 기능(Bone Marrow Structure and Function)

1) 일반 구조(General structure)

해면골(Sponge bone) 사이에 존재하며, 혈관, 신경, 망상세포 섬유(fibers), 지방세포 및 정맥으로 구분되는데, 영양동맥이 뼈를 뚫고 들어와 소동맥으로 나뉜다. 림프관은 없다(그림 7-2, 3).

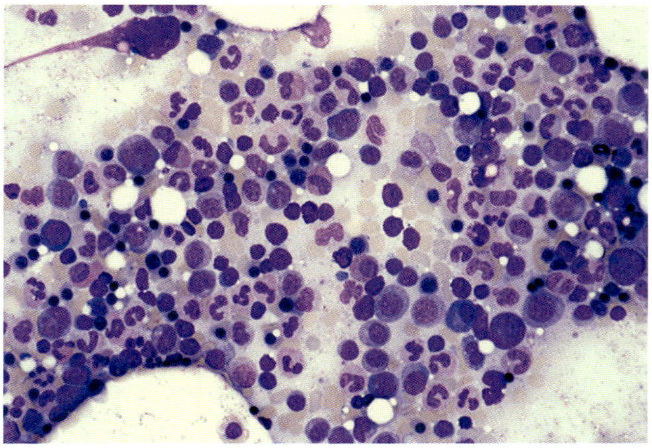

그림 7-2. 정상 골수

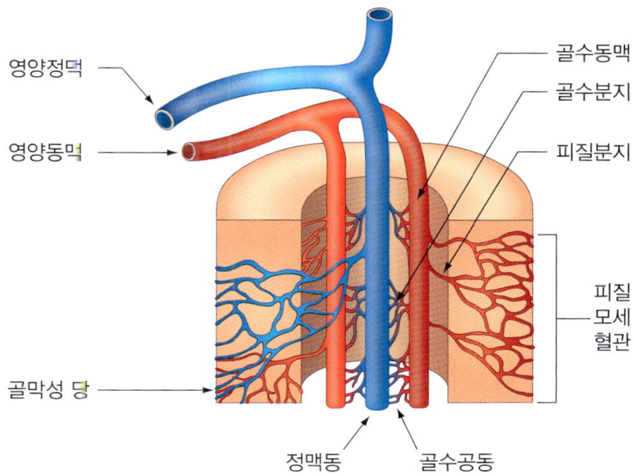

그림 7-3. 골수의 혈관 조성분

2) 조혈 유도 미세 환경(Hematopoietic inductive microenvironments)

조혈 세포들이 자랄 수 있는 장소를 제공하고, 조혈 세포가 일정한 방향으로 분화(differentiation)되어 가도록 조정하는 역할을 하는 환경을 말한다. 골수 내에서 세포 발달의 미세 환경적 요구에는 다음과 같이

(1) 풍부한 CO_2양

(2) 닻과 같은 역할을 할 수 있는 젖은 끈적한 표면층(내피세포, 대식세포, 섬유아세포 및 T 림프구들의 층에 의해 제공)

(3) 세포들의 상호 작용과 성장 자극인자들을 제공하기 위한 정상적인 적골수 세포들의 집단모임이 필요로 된다.

3) 골수 구조와 조혈 세포와의 관계

(1) 뼈 주위에는 과립구의 어린 미성숙한 세포들이 모여 있다.

(2) 소동맥 주위에는 과립구가 생성되고 때로는 형질 세포가 모여 있다.

(3) Sinus주위에는 거핵구와 적혈구들이 만들어지며, 골수에서 만들어진 모든 혈구들이 이 sinus를 통하여 말초혈액으로 나간다(그림 7-4).

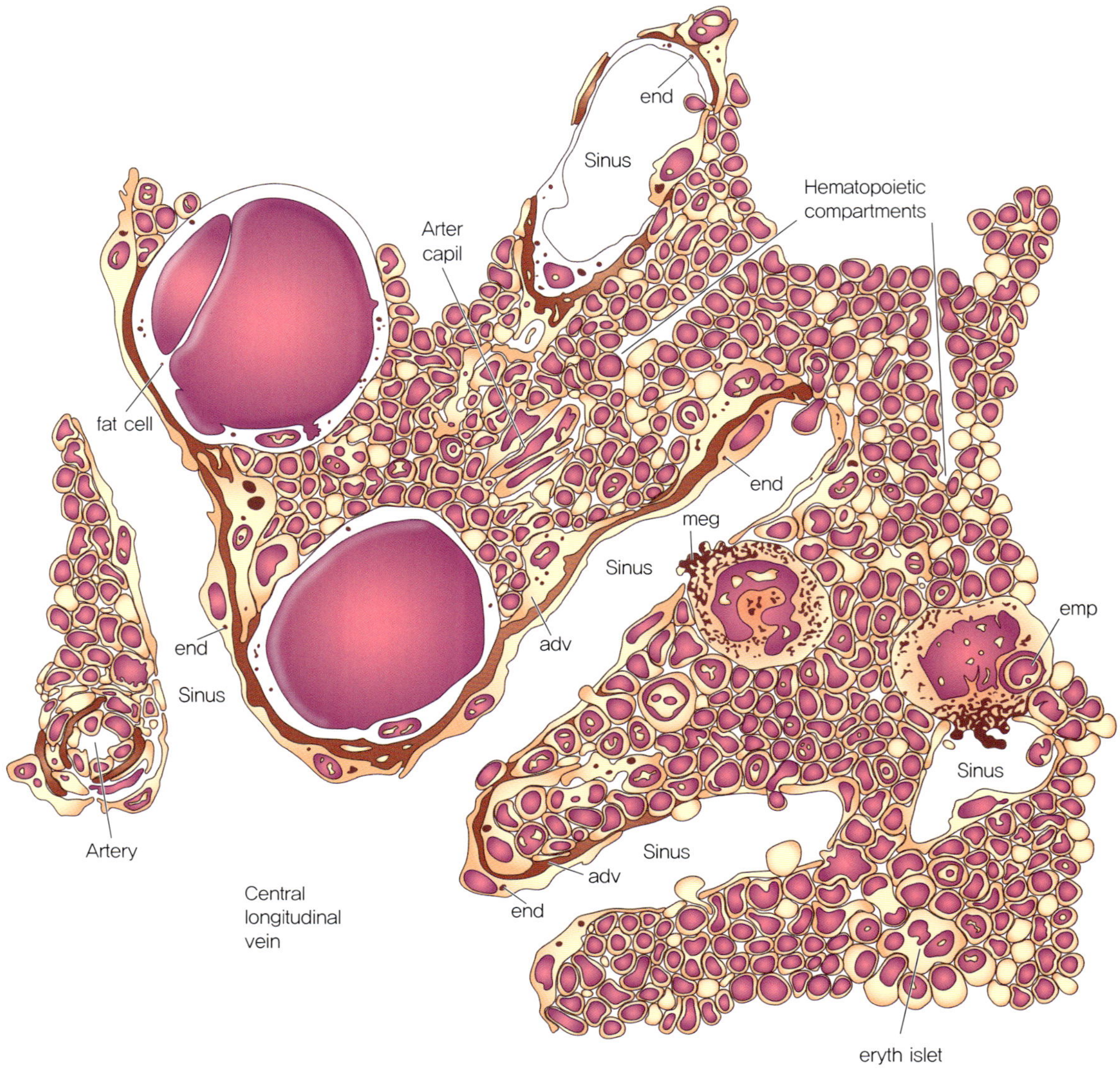

그림 7-4. 골수 구조와 조혈세포와의 관계
end=내피세포, sinus=공동, adv=외막세포, meg=거핵구, emp=emperipolesis, eryth islet=혈도, Arter capil=동맥성 모세관, fat cell=지방세포, Artery=동맥

4) 골수의 각 구조물의 정상 분포

조혈조직: 45±5%, 지방조직: 28%, 뼈: 26%, 골양(osteoid): 0.3%, 정맥동: 4.5%, 형질세포: 21개 /mm^3, 비만세포: 2개 /mm^3, 거핵세포: 8개/ mm^3, 대식세포: 16개 /mm^3 등으로 되어 있다(**그림 7-5**).

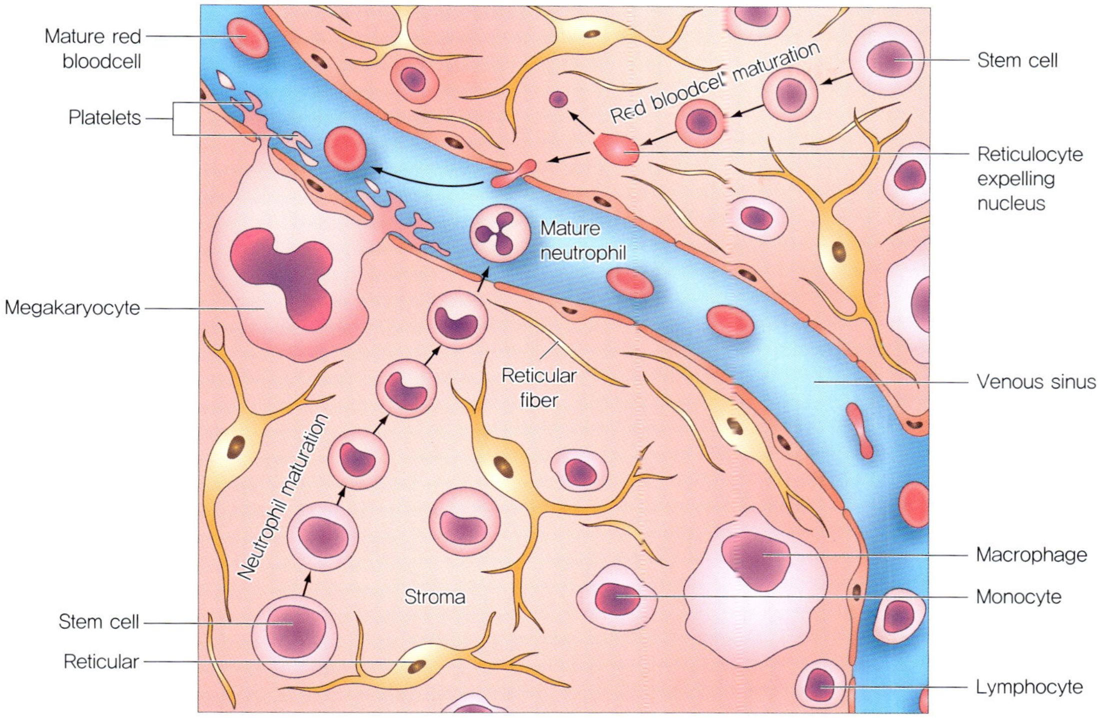

그림 7-5. 정상 골수와 지지 망상 섬유망의 부분 모형도

3 골수 검사(Bone Marrow Examination)

1) 골수 검사 시행 대상

(1) 임상적으로 혈액 질환이 의심되는 림프절, 비장, 간의 증대가 있는 경우

(2) 말초혈액의 소견이 백혈병을 의심하게 하는 경우

(3) 원인을 알 수 없는 심한 빈혈, 혈소판 감소, 백혈구 감소가 있는 경우

(4) 뼈의 방사선 소견에서 혈액 질환이 의심되는 경우

(5) 암의 전이 여부를 확인하고자 할 경우

(6) 육아종의 세균학적 또는 병리조직학적 검사를 목적으로 할 경우

(7) 비장 적출을 위하여 골수의 기능을 평가할 경우

(8) Storage diseases의 진단을 할 경우(결핵, histoplasmosis, leishmaniasis, 광범위한 곰팡이 감염증 및 Niemann-Pick disease 및 Gaucher disease)

(9) 빈혈, 백혈병 등의 치료 효과의 예후의 판정을 할 경우

(10) 다발성 골수종의 진단을 할 경우

(11) 면역 globulin의 이상이 있는 경우

(12) 골 질환의 진단을 할 경우 등이 대상이 된다.

(13) 다른 영상검사나 진단검사로 원인이 밝혀지지 않는 전이성 비혈액암종을 진단하는 데 유용하게 활용된다.

반면에, 골수 검사를 시행해서는 안 되는 경우는
(1) 혈우병 환자
(2) 혈소판 수 감소에 의한 출혈성 소인이 있는 경우
(3) 유혈우병군
(4) 중증 호흡기질환
(5) 중증 순환기질환이 있는 경우일 때이다.

2) 연령에 따른 골수의 세포 충실도의 변화

위치에 따른 세포의 밀도는 다르게 나타나고 있다. 어린이일 경우는 골수에서 조혈하여 골수의 충실도가 높고, 나이가 든 경우는 골수의 일부가 황색골수로 전환되어 골수의 충실도는 낮아진다. 예를 들어 나이 50세인 경우 척추골: 75%, 흉골: 60%, 장골능: 50%, 늑골: 30% 정도가 조혈을 한다.

신생아의 골수 충실도	90~95%
어린이	80~85%
성 인	40~60%
노 인	25~40%

3) 골수 천자 부위(Sites)

골수는 연령이 많아질수록 지방화되기 때문에 지방화가 빠른 장관골의 천자는 피하고 cellular marrows로 되어 있는 부위를 선정하여야만 한다. 천자하기 쉬운 부위는 뼈가 피부에 가깝고, 골 피질이 얇고 골 수질은 두꺼운 부분이 좋으며, 천자부위 바로 아래에 중요한 장기가 있는 곳은 적당치 않다.

성인의 경우 골수 채취는 두 번째 늑간이나 전 · 후 장골능(iliac crest), 흉골(sternum), 척추 극돌기(spinous process of vertebra), 늑골(rib) 등이 선택된다. 그러나 유아, 소아는 경골(tibia), 전장골능(anterior iliac crest)이 주로 선택된다.(**그림 7-6**).

후장골능은 특히 모든 연령층에서 생검이나 천자를 할 수 있는 부위이다(**그림 7-7**).

흉골은 15세 이상의 어른에게만 천자를 할 수 있는 부위로 제2 내지 제3늑간이나 흉골병 부분이 주로 이용된다(**그림 7-8**).

흉골에서는 골수생검절편을 채취해서는 안 된다. 왜냐하면 두 번째 늑간 공간이 아닌 곳에 골수 침이 관통되어 출혈이나 심막 눌림증(cardiac tamponade) 같은 심각한 합병증을 유발할 수 있기 때문이다. 성인의 흉골 골수 공간은 두 번째 늑간에서 1 cm이기 때문에 흉강을 뚫지 않도록 주의를 요한다. 반대로 전후 장골

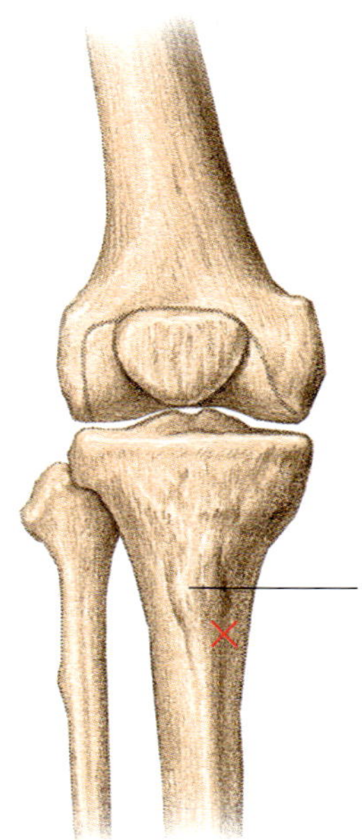

그림 7-6. 경골 결절 천자

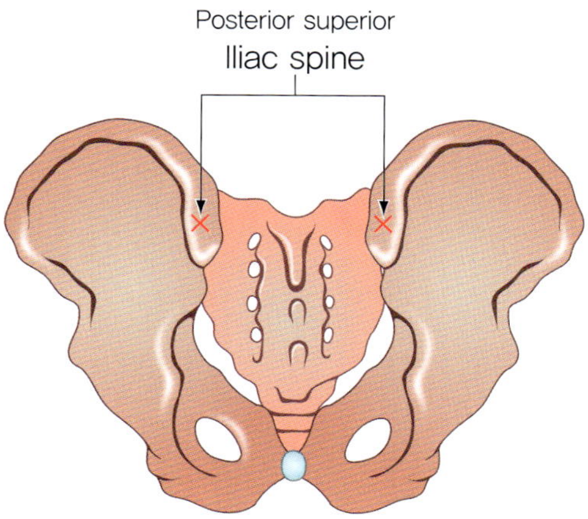

그림 7-7. 후장골능 천자

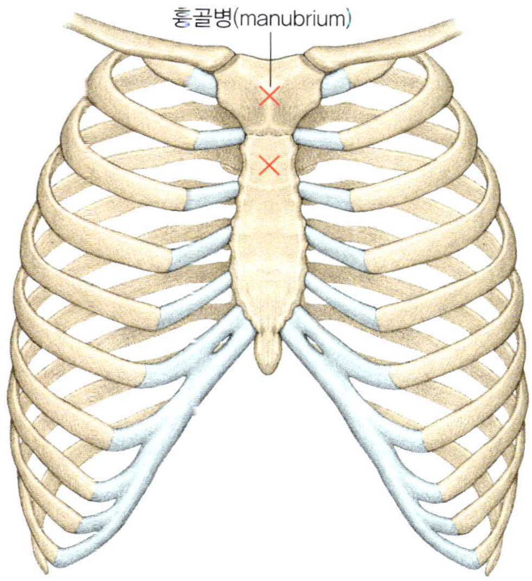

그림 7-8. 흉골 천자

능에서 골수 흡인(bone marrow aspiration)과 골수 생검(bone marrow biopsy)은 위험하지 않고 특히 후장골능은 골수검사에서 가장 흔히 이용되는 부위이다. 전신 방사선조사, 외과적 수술, 또는 후면 접근이 어려운 환자에게는 전장골능이 이용된다.

4) 골수 검사 시 필요한 기구 및 시약

(1) 골수 천자침: Illinois aspiration needle(천자용)과 Jamshidi biopsy needle(생검 · 천자용) 두 가지가 있다. 천자침은 내침(stylet), 외투침(puncture needle), 보호판(guard)의 3부분으로 되어 있는데, 각 침의 끝부분은 예리하게 되어 있어 천자하기에 편리하도록 되어 있다. 그리고 보호판으로 일정한 거리에서 멈추게 하여 뼈의 관통을 막도록 되어 있다. 2조 준비한다(**그림 7-9**).

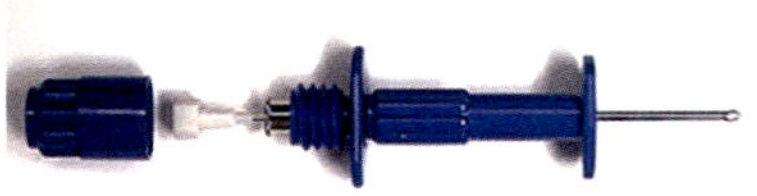

Illinois Bone Marrow Aspirate Needle (size15)

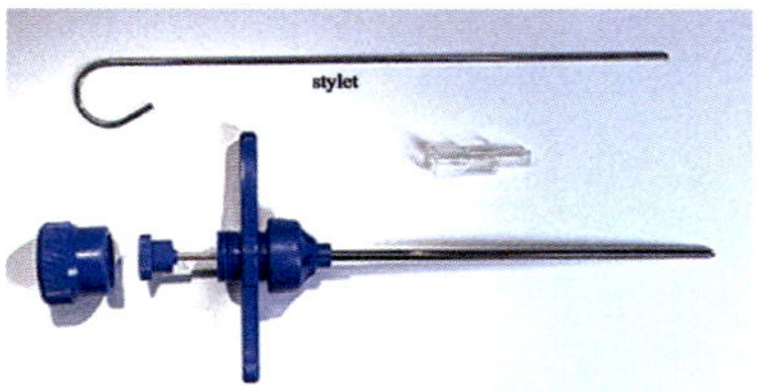

Jamshidi Bone Marrow Biopsy Needle (size 11)

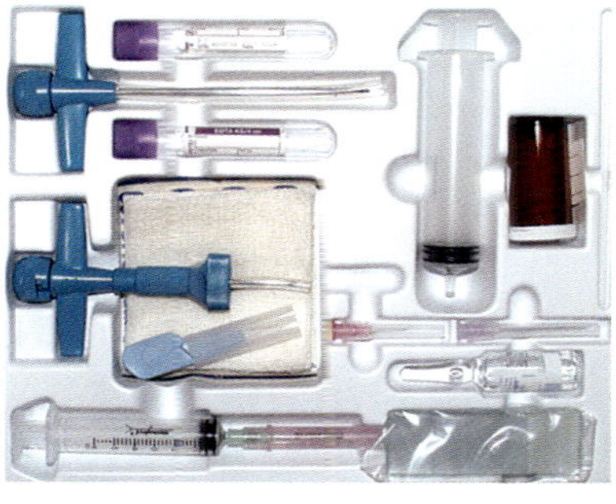

Commercially available bone marrow procedure kit containing supplies and eauipment for a bone marrow aspirate and biopsy

그림 7-9. 천자침 종류와 부속물

(2) 건조한 주사기 20 mL용으로 2조 준비한다.
(3) 마취용 주사기 및 바늘 24G
(4) 마취제: 1% procaine이나 1% lidocaine
(5) WBC 피펫과 Türk 용액
(6) Slide glass 10장 이상, cover glass 4장 및 watch glass
(7) Wintrobe tube or heparinized capillary tube 및 sealer
(8) 고정액: 10% formalin 및 각 세포 화학용 고정액(젠커초산용액)을 준비
(9) 소독에 필요한 기구: 요오드액, 알코올, 소독솜, 거즈 등
(10) 구멍방포

5) 후장골능에서의 천자 및 생검 방법

환자에게 사전에 지식을 주어 협조를 요청한다. 옆으로 눕혀 등을 구부리고 무릎도 약간 구부리게 한다(**그림 7-10**). 천자 부위를 요오드와 알코올로 넓게 소독하고 천자 부위만 노출되도록 구멍 방포를 덮는다. 24G로 1% lidocaine이나 procaine으로 피부와 피하조직을 마취하고 천자와 생검에 필요한 면적(직경 약 2 cm 정도)의 골막을 마취시킨다. 이때 혈관 내 직접 주입은 불가하다. 내침이 잠겨진 상태에서 피부에 수직으로 세우고 바늘을 돌려 피부 속으로 넣는다. 바늘이 뼈에 닿았을 때 바늘 전체를 좌우로 3번 돌리며(약 3 mm 정도) 힘을 가하면 바늘이 골수에 들어갈 때 갑자기 저항이 감소됨을 느끼게 된다. 바늘이 골수로 들어가면 내침을 빼고 주사기를 연결하여 빠르고 강하게 흡인하여 0.2~0.5 mL 골수가 나오도록 한다. 이때 너무 많은 양이 흡인되어 나오면 sinusoidal 혈액으로 희석된 것이라고 볼 수 있다.

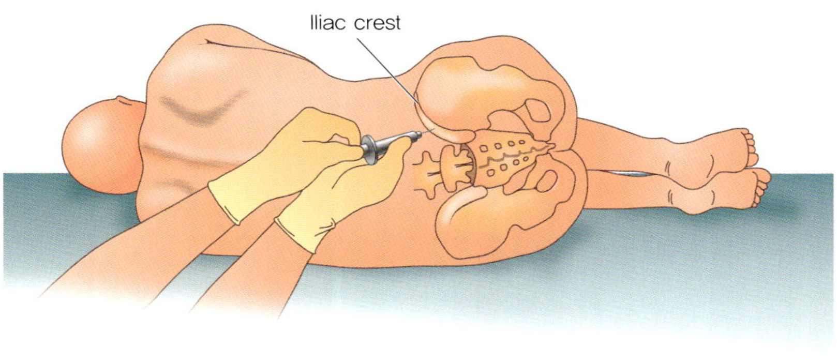

그림 7-10. 후장골능 천자

한편, 골수 천자액을 흡인할 수 없는 경우(dry tap)도 있을 수 있다. 이 경우는 기술 부족이거나, 골수 섬유종을 동반한 골수 증식성 질환과 골경화증, 암 전이로 인한 골경화증 및 골섬유종증, 세포 증식이 대단히 많아서 골수혈이 비유동적일 때이거나, 골수가 저형성이

거나 섬유조직의 증식이 심할 때 즉 골수 섬유종, 무형성 빈혈, hemochromatosis, 림프육종일 때이므로 이때는 생검(biopsy)을 해야 한다.

생검 시에는 천자 부위 골막에서 1 cm 상방으로 떨어진 곳에서 내침을 낀 Jamshidi 바늘을 넣고 전방 쪽으로 바늘을 향하여 돌려 넣는다. 저항이 줄면 골수에 들어간 것이므로 내침을 빼고 생검침을 천천히 돌려 가며 2 cm 정도 넣은 후 생검 침을 여러번 완전히 회전시킨 다음 천천히 좌우로 돌려가며 바늘을 빼고 탐침(probe)을 바늘의 하단부부터 넣어 조직을 꺼내 조심스럽게 slide 위에 touch print하여 고정액에 넣는다.

천자 또는 생검이 끝나면 소독된 거즈로 덮고 모래 주머니로 압박시켜 지혈되도록 하며 1~3시간 정도 침상에서 안정을 취하도록 한다.

6) 골수 검사에서 예견될 수 있는 합병증

골수 검사의 합병증에는 감염과 출혈을 들 수 있다. 적절한 소독이 이루어진 상태에서 상처 없이 시행된 경우에는 이러한 합병증을 최대한 줄일 수 있다. 그러나 혈우병 또는 혈액응고장애가 있는 경우에는 혈액 응고 이상을 교정한 후에 실시해야 하고, 생검할 부위에 감염이 있을 경우 생검을 절대 시행해서는 안 된다. 한편 환자가 혈소판 감소증이 있는 경우 압박붕대를 가하고 계속적으로 출혈이 있는지를 체크해 봐야 한다.

7) 골수 검사 종목

채혈된 골수혈은 말초혈보다 점조성이 강하여 곧바로 응고되기 쉬우므로 채혈 즉시 각 검사 종목을 위한 조치를 취하여야 한다. 이 작업이 정확하게 되어야 골수 검사의 목적이 달성될 수 있다. 골수의 경검은 반드시 말초혈액 도말표본을 먼저 경검하고 그 예비지식을 가지고 보도록 하는 것이 좋다.

(1) 유핵세포 수 산정

말초혈액이 섞이지 않도록 주의하여야 하고 골수혈의 일부라도 응혈되면 안 되므로 채혈 즉시 watch glass에 받아 놓은 것을 가지고 WBC 피펫을 사용하여 채취한 후 바로 Türk액으로 희석하여 산정한다. 정상치는 5~20만 개/mm^3이다.

(2) 거핵구 수 산정

유핵세포 수 산정과 같은 방법으로 채혈 즉시 산정한다. 정상치는 40~150개/mm^3이며 보통 저배율(×100)에서 1~3개 정도 관찰된다.

(3) 골수 용적 측정(Myelocrit)

채혈 즉시 골수혈을 항응고제로 처리하여 Wintrobe tube에 넣고 30분간 3,000 rpm으로 원침(macro method)하든지, 또는 heparin 처리한 모세관에 넣어 한쪽을 봉하고 12,000 rpm으로 5분간 원침(micro method)하여 보면, 위로부터 지방, 혈장, 유핵세포, 적혈구층으로 구분되어 침전되는 것을 볼 수 있다. 이는 질병이나 연령에 따라 차이가 있다. 정상 성인의 경우 지방층 1.5%, 혈장층 52~53%, 유핵세포층 5~6%, 적혈구층 39~40% 정도된다. 재생 불량성 빈혈(aplastic anemia)에서는 지방층이 증가하고 유핵세포층과 적혈구층은 감소하는데, 백혈병에서는 유핵세포층이 증가한다. 또 polycythemia vera에서는 재생 불량성 빈혈에서와는 반대 현상이 나타난다(**그림 7-11**, **표 7-1**).

표 7-1. 각종 혈액 질환 때의 골수 용적비

	말초혈액 Ht%	골수유핵 세포수	지방층 %	혈장층 %	유핵세포층 %	적혈구층 %
건강성인	42	95,000	1.7	52.5	6.0	39.4
노인	38.2	59,000	3.1	56.7	2.7	37.5
재생 불량성 빈혈	16	15,000	11.1	72.5	1.5	15.1
악성빈혈	8.0	150,00	2.0	71	20	7.1
급성골수성 백혈병	19	469,000	1.0	42	47	10
비백혈성 백혈병	29	110,000	0.0	66	10	24

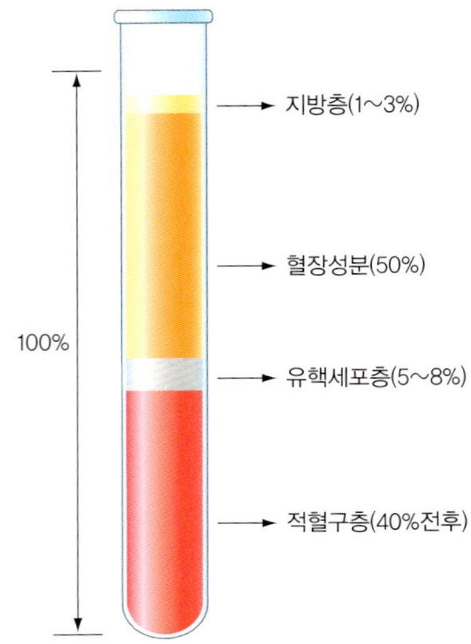

그림 7-11. Myelocrit

(4) 도말표본 작성 및 검경

골수혈은 응고되기 쉬우므로 신속하게 도말을 해야만 한다. 혈액 도말과 같은 방법으로 박층 직접 도말 4장 이상, 농축 도말 2장 이상, 그리고 입자 도말 2장 이상을 만든다. 염색은 일반적으로는 Wright stain이나 Giemsa stain을 하고, 필요에 따라서는 특수염색인 peroxidase stain, Sudan black B stain, PAS stain, alkaline phosphatase stain, Prussian blue stain 및 esterase stain 등을 실시한다. 이때는 말초혈액 도말표본도 같이 실시하는 것이 중요하다.

골수의 도말표본이 얻어지면 광학 현미경을 사용하여 저배율로 전체적인 세포의 분포 상태를 관찰한 후, 세포의 충실도, ME 비, 거핵구 및 암 세포의 관찰을 포함한 균등한 분포가 되어 있는 곳에서 유침렌즈로 이상 세포의 유 · 무와 500~1,000개의 유핵세포를 세어 골수 백분율(골수상, myelogram)을 산출한다. 이때에 혈액 내 기생충의 관찰도 하면 좋다. 검경할 때 다음의 사항을 유의하면 참고가 될 것이다.

① 세포 충실도(Cellularity): 전체 marrow space에서 hematopoetic cell이 차지하는 비율로 연령과 부위에 따라 다르다. 소아인 경우 60~70%, 성인인 경우 50%, 노인 30% 정도 된다. 대개 저배율로 검경한다(**그림 7-12**)

② M:E ratio(Myeloid: Erythroid ratio); 과립구계와 적혈구계 조혈 세포의 비로 항상 세포 충실도를 참고하여야 한다. 유침렌즈로 검경하며, 정상범위는 2~5:1이다.

Erythroid hyperplasis: 용혈성 빈혈, 진성 적혈구 증가증, 철 결핍성 빈혈, 악성 빈혈 등

Erythroid hypoplasis: 림프육종, 다발성 골수종, 재생 불량성 빈혈, 백혈병

Myeloid hyperplasis: 백혈구 증가증, 재생 불량성 빈혈, 다발성 골수종

Myeloid hypoplasis: 백혈병

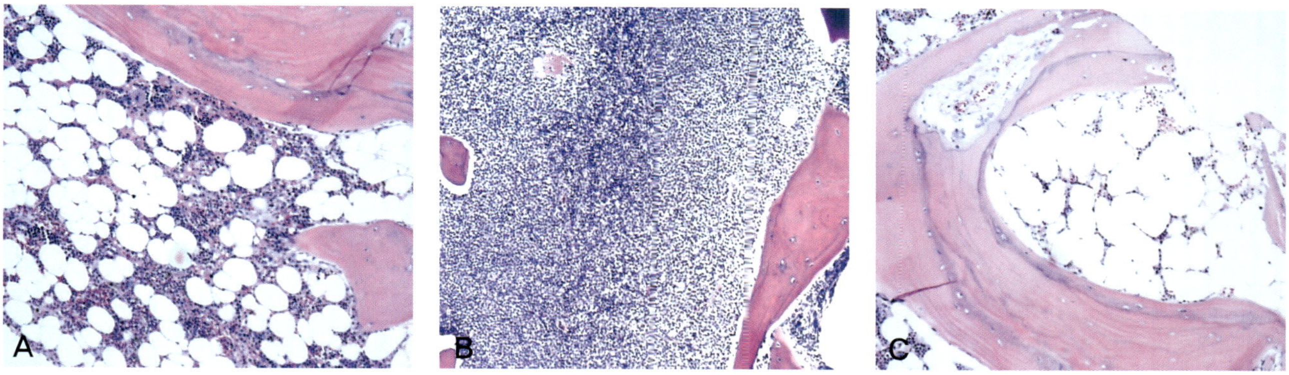

그림 7-12. 골수의 세포충실도. A: 정상(normal) B: 고밀도 세포성(hypercellularity) C: 저밀도 세포성(hypocellularity)

③ 골수 혈액계 세포 관찰: 과립구계 세포(호중구, 호산구, 호염기구 등)와 적혈구계 세포(정상 골수에서는 대개 다염성 적아구와 정염성 적아구 등)들을 유침렌즈로 관찰한다(그림 7-13).

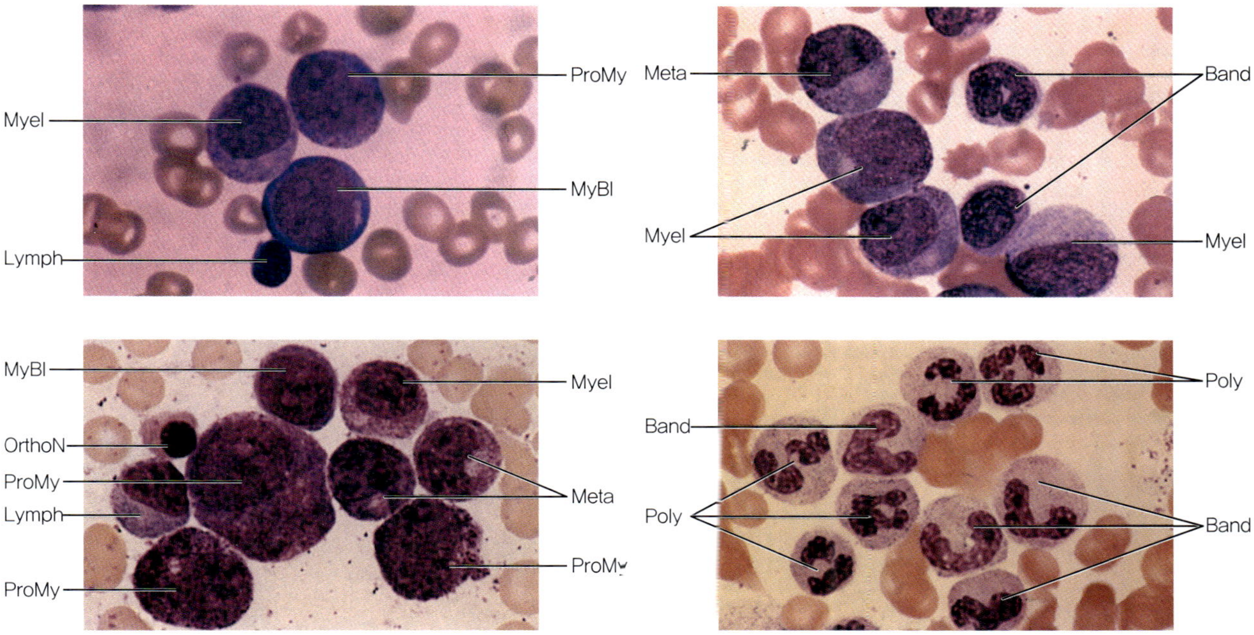

그림 7-13. 골수에서 생성되는 혈액 세포들

④ 거핵구 관찰: 정상 골수에서 가장 큰 크기이며, 비정상적인 거핵구는 핵이 작거나 2분엽되었거나, 또는 과립이 적은 경우가 많은데 이것은 특발성 혈소판 감소성 자반증인 경우에 많이 나타난다(그림 7-14).

⑤ 기타 골수 세포들 관찰: 형질세포, 대식세포, 파골세포, 조골세포, 비만세포 등을 관찰한다.

⑥ 이상 세포 관찰: 종양세포, 조직세포, 섬유 아세포 등을 관찰한다.

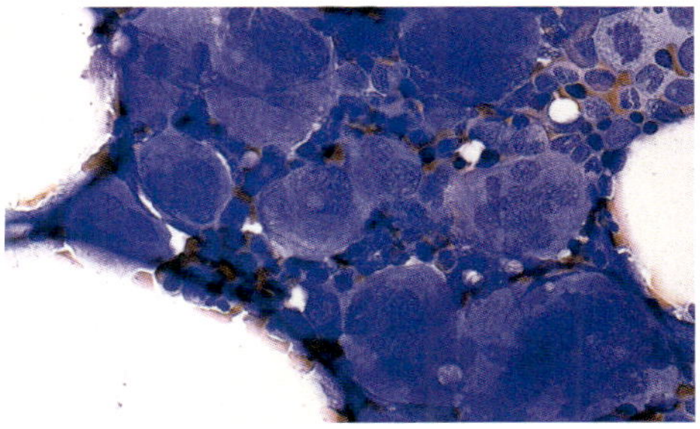

그림 7-14. 거핵구

⑦ 혈액 기생충 관찰: filaria, leishmania, malaria, toxoplasma, trypanosoma 등을 관찰한다(그림 7-15).

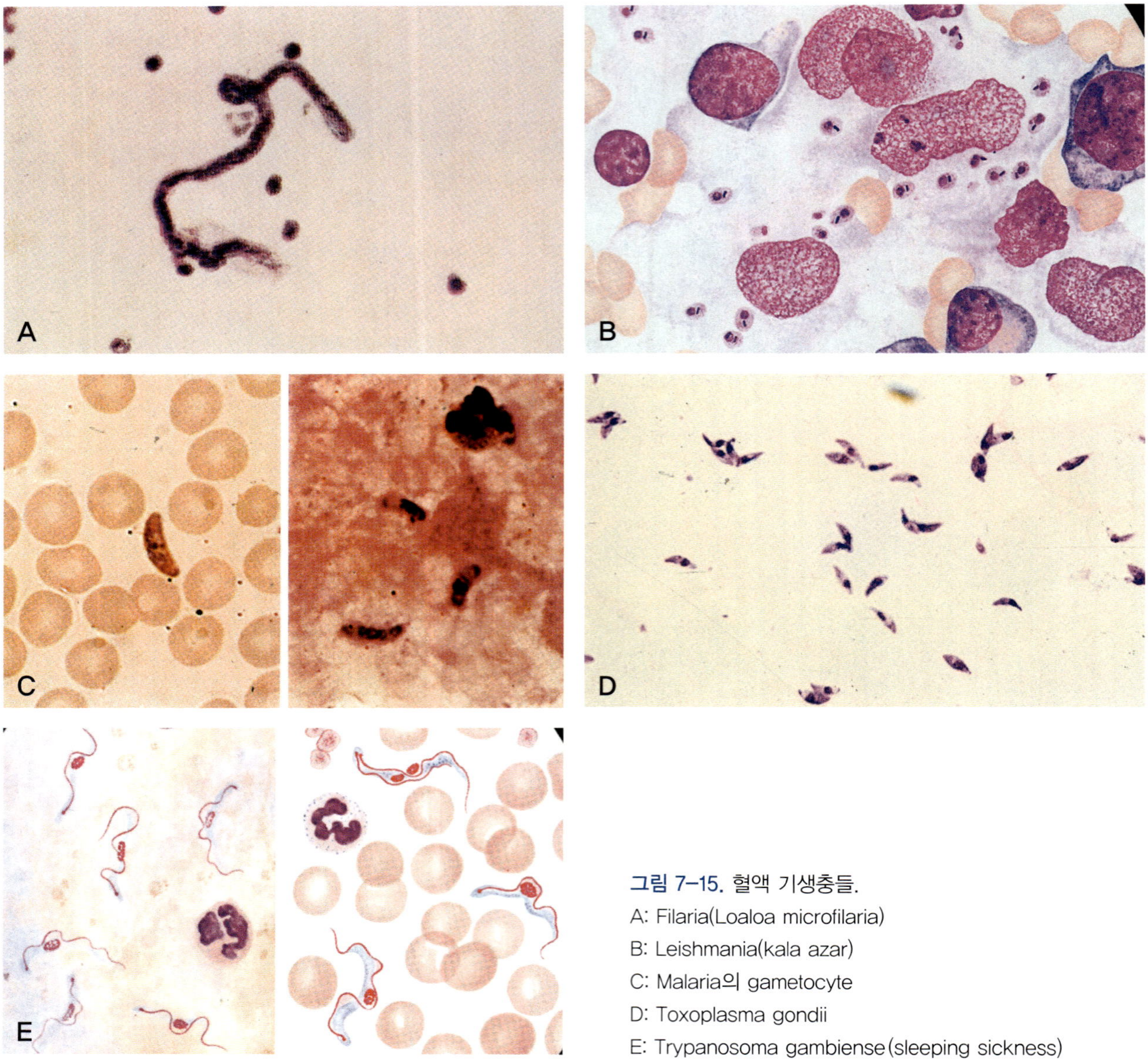

그림 7-15. 혈액 기생충들.
A: Filaria(Loaloa microfilaria)
B: Leishmania(kala azar)
C: Malaria의 gametocyte
D: Toxoplasma gondii
E: Trypanosoma gambiense(sleeping sickness)

⑧ Fe 반점(hemosiderin) 관찰: 감소하면 IDA(철결핍성 빈혈), 증가하면 용혈성 빈혈, sideroblastic성 빈혈, 간경변증을 의심할 수 있다.

⑨ 혈관 이상 관찰: Amyloid deposits을 관찰함으로써 알 수 있다.

골수 표본의 관찰은 세포의 백분율보다 세포의 경향을 관찰하는 것이 더 중요하다. 특수염색은 백혈병이나 그 외의 이상 백혈구가 보일 때, 그 세포가 어느 계통의 백혈구 인지를 분명하게 알고자 할 때 시행한다.

이 모든 것을 종합하여 진단을 내리며, 진단이 명확하지 않은 경우, 덧붙여 주석을 달거나, 계속적인 연구를 위한 제안을 하기도 한다(표 7-2).

표 7-2. 골수상

골수상은 천자 부위, 말초혈액의 혼입 정도에 의해서도 다르기 때문에 골수상 기재 시에는 골수 천자 부위, 유핵세포 수, 거핵구 수를 우선 기재한다. 골수내에 세포가 극히 많을 때와 섬유화가 진행되고 있을 때에는 천자하여도 골수액을 얻을 수 없을 수가 있는데 이것을 dry tap이라 부른다.
골수 도말표본의 관찰은 상기의 상태를 고려하여 우선 ×100배로 세포의 분포, 거핵구, 세포 집락의 유무를 보고 존재하면 ×1,000배로 집락세포, 거핵구를 관찰한다.

구분		정상치 \ 질환	악성빈혈	철결핍성빈혈	용혈성빈혈	재생불량성빈혈	순적혈구무형성	반지증후군	CLL	CML	ALL	AML	MoL	무과립구증	골수종증	ITP
유핵세포 수		18.4만(10~25만)	① ↗→	② ↗	③ ↑→	④ ↑→	↑→	↗→	⑤ ↘↗	⑥ ↑↑	⑦ ↑	↑↑	↑↑	→↘	⑧ ↗↘	↗→
거핵구 수		80(50~150)	→	↗	↗	↓	→	→↘	↘	↗	↘	↓	↓	→↘	→↘	↗
M/E 比		2.6:1(2:1~4:1)	1~3:1	1:2 3:1	1:5~1	2~1: 1~5	10: 0~1	3:1 1:2	2~4:1	7~80: :1	1~5:1	3~100 :1	1~5:1	10~50 :1	5~2: 1	3~2: 1
과립구 골수구계	골수아구	1.0(0.1~1.5)(%)								↗	↓	9 ↑↑↑		↑	→	
	호중구 전골구수	5.1(2.0~6.5)						↗								
	호중구 골수구	9.5(4.5~11.0)	↘													
	호중구 후골수구	10.3(6.0~12.5)		↗	↗	↓				↑↑			↓			
	호중구 간상핵구	14.4(6.0~16.0)					↗→	↘	↓		↓↓			↓	↗↘	↗→
	호중구 분절핵구	9.9(5.0~14.0)										↑↑				
	호산구	3.5(1.0~5.5)	→							↑↑↑						
	호염기구	0.1(0~1.0)		→	→	→		→								
	과립구분해	+(0~0.5)				↓						↑	↑↑↑	↘	→	
림프세포계	단구	4.3(1.5~6.5)	→	↘	→				↘		↘			↑	→	
	림프구	19.3(9.5~24.5)				↑↗	↗→		↑↑↑	↘	↑↑↑ (Lyb1)	↘	↘	↗	↑↑↑	↗→
	형질세포	1.2(0.4~2.0)	↗		↗			↗	↘		↘				↑	
	세망세포	0.7(0~1.5)														
적아구계	전정아구	0.2(0.1~1.0)	↗			↓										
	대적아구 염기염성	0.6(0.3~1.5)		↗	↑			↗								
	대적아구 다염성	0.3(2~1.5)	↑				↓↓									
	대적아구 정염성	+(0~1.0)						↓	↘	↘	↓	↓	↓	↗	↘	↗
	정적아구 염기염성	1.3(0.5~4.0)				↑→		↗								
	정적아구 다염성	14.7(10.0~18.0)	→	↑↗	↑↗											
	정적아구 정염성	2.5(1.0~4.5)						↓								
	적아구핵분해	0.5(0~1.5)						→								

거핵구 분류						
거핵아구	0~0.5%	혈소판 비생성 거핵구	6~35%		거핵구 나핵	5~25%
전거핵구	1~12%	혈소판 생성 거핵구	48~80%			

4 이외 골수 내 조직 고정세포들(Other Fixed Cells of Bone Marrow)

골수의 세포 지지조직은 소위 세망내피계의 주요한 부분이다. 세망내피계를 구성하는 세망세포에는 식작용이 있어 reticulin을 만들 수가 있다. sinusoid를 형성하는 세포도 식작용이 있기 때문에 세망세포로 분류할 수가 있으나 이 세포는 reticulin은 만들지 못한다. 이들 세포에 대하여 이전에 사용하던 명칭으로는 예를 들어, ferrata 세포나 혈액 조직아구(hemohistioblast)가 있지만 요즘에는 이들 세포를 명확하게 정의할 수는 없다.

1) Sinusoid를 형성하는 세포(내피세포: Endothelium)

동양구조(sinusoid), 혈관 및 림프관을 형성하고 있는 세포로서 식작용을 하는 단구와 비슷하다. 골수 및 말초혈액 도말표본 위에서 이들의 세포는 세포괴를 형성하며, 합포체성의 세포괴와 비슷하다. 크기는 직경 20~30 μm이며, 핵은 원형 내지 난원형으로 편재하여 있고, 섬세한 섬유상의 미세한 염색질을 포함하고 있다. 청색의 핵소체가 1개 보여진다. 세포질은 청회색으로 핵을 둘러싸고 있고, 길게 늘어나 있으나 때로는 세포의 윤곽이 불규칙하여 확실하지 않다. 자주 탐식한 물질을 포함하고 있는 것도 발견된다(그림 7-16).

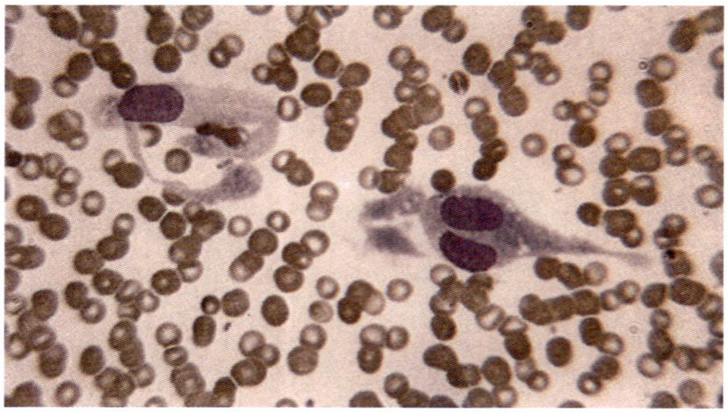

그림 7-16. 내피세포(endothelial cell)

2) 골아세포(조골세포, Osteoblast)

크기는 직경 20~35μm이며, 핵 염색질은 조밀한 망상 구조를 나타낸다. 수 개의 청색 핵소체를 볼 수 있고, 핵이 한쪽으로 완전히 편재되어 있기 때문에 거의 세포 밖에 있는 것처럼 보여지는 수도 있다. 세포질은 풍부하고 청색인 난원형이다. 세포질에는 엷은 자색이 연하게 염색된 부분이 보이지만 형질세포에서 보여지는 핵주명정과는 달리 세포질 중심부에 독립된 halo를 가진다. 봉입체 내지 과립은 보이지 않는 이 세포는 형질세포와 비슷하지만, 그보다는 대형이고 자주 무리를 만들고 있다. 유아의 골수 중에서 대부분 관찰되고, 성인에서는 거의 보여지지 않는다. 병적 상태에서는 골 형성성의 암종의 골수 전이가 있는 경우에 볼 수 있다(그림 7-17).

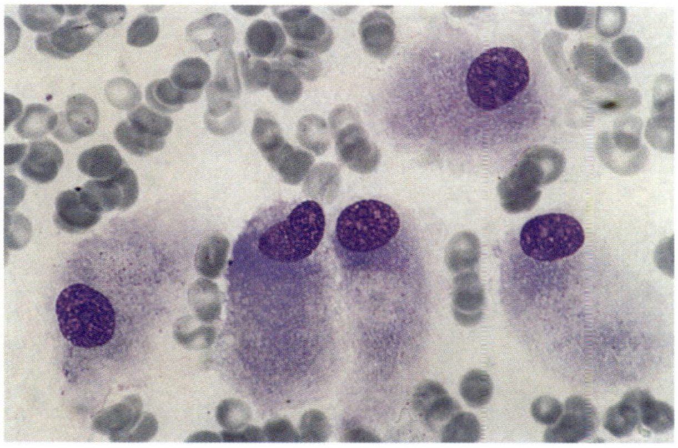

그림 7-17. 조골세포(osteoblast)

3) 파골세포(Osteoclast)

크기는 길이가 약 100 μm인 파골세포는 다수(30 내지는 그 이상)의 균일하고 분리된, 원형이며 소형인 핵을 포함한 불규칙한 윤곽을 가진 거대한 세포이다. 개개의 핵은 1개의 핵소체를 가지고 있다. 세포질은 청회색으로 섬세하고, 자주 소형이며 미만성인 엷은 자색의 과립으로 가득차 있다. 주변은 불규칙적으로 서로 접혀져 있다. 파골세포는 무리를 이루지 않고 단독으로 나타난다. 자주 대형 세포의 일부분만이 보여지기도 한다. 이 세포는 암의 골수 전이가 있는 경우, 부갑상선 기능항진증(hyperparathyroidism)의 갈색종(brown tumor)을 흡인한 경우에서도 역시 볼 수 있다(그림 7-18).

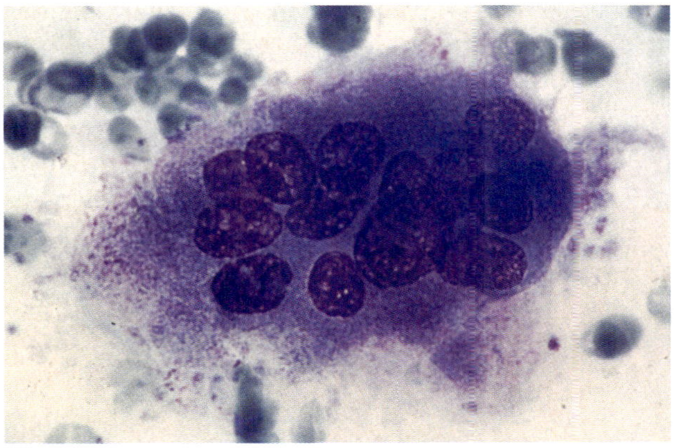

그림 7-18. 파골세포(osteoclast)

4) 고쉐 세포(Gaucher cell)

아주 큰 저장세포(직경 60 μm 이상)로, 작고 대개 편재된 둥글거나 불규칙한 윤곽을 가진 핵이 있으며, 풍부한 세포질은 panoptic 염색에서 pale grayish blue로 염색되며 안개 같은 또는 섬유질성(마치 새털구름 같은) 형태를 보인다. 가끔은 두 개 이상의 핵을 가지기도 하며, 특히 tartrate 저항 acid phosphatase 염색에서 강한 양성을 보인다. 이 세포는 β-glucocerebrosidase 결핍일 때 나타나는 저장병의 일종인 고쉐병에서 발견된다(**그림 7-19**).

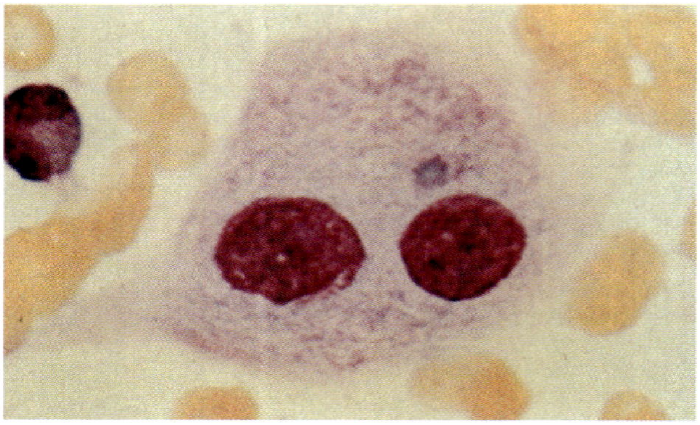

그림 7-19. 고쉐세포(Gaucher cell)

5) 거품 세포(Foamy cell)

핵은 작고 섬세한 염색질을 가지고 있으며, 세포질은 마치 공포처럼 보이는 아주 창백한 청회색 봉입물들이 촘촘히 들어 있어 거품처럼 염색되어 지방 세포, 고쉐 세포, 공포화된 형질세포와 구별하는데 어려운 점이 많다. 이 세포는 sphingomyelinase의 결핍으로 생기는 sphingomyelin저장병(Niemann-Pick병)에서 주로 발견된다. 상염색체성 열성 형질로 유전되며, 이 세포들은 주로 골수, 간, 비장, 림프절에서 발견된다(**그림 7-20**)

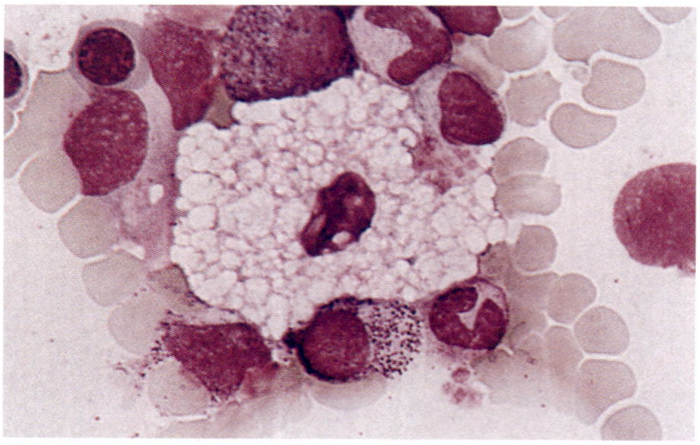

그림 7-20. 거품 세포(foamy cell)

6) 종양 세포(Tumor cell)

Molded 세포들이 무리지어 있는 것을 볼 수 있으며, 핵은 짙게 염색되어 있고(hyper-chromatic), 세포질에서 공포를 자주 볼 수 있다. 무리지어 있는 세포들이 표본 가장자리 부근에서 자주 발견된다(그림 7-21).

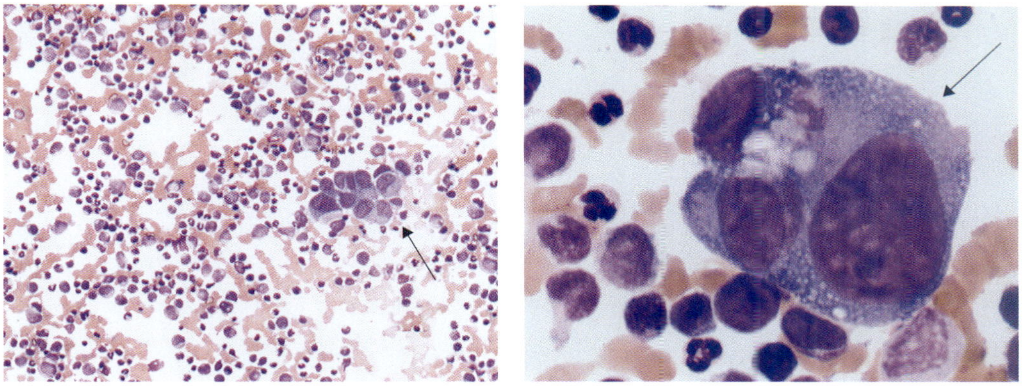

그림 7-21. 종양 세포(tumor cell)

적혈구 질환
Erythrocyte Diseases

학습 목표

1. 빈혈을 정의할 수 있어야 한다.
2. 빈혈을 형태학적, 원인별 분류를 할 수 있어야 한다.
3. 철 결핍성 빈혈의 원인과 검사 소견을 설명할 수 있어야 한다.
4. 철적모구성 빈혈의 원인과 검사 소견을 설명할 수 있어야 한다.
5. 거대 적모구성 빈혈의 종류와 원인 및 검사 소견을 설명할 수 있어야 한다.
6. 악성 빈혈의 검사 소견을 설명할 수 있어야 한다.
7. 용혈성 빈혈을 정의하고 종류에 대해 설명할 수 있어야 한다.
8. 지중해성 빈혈에 대해 설명할 수 있어야 한다.
9. 겸상 적혈구성 빈혈에 대해 설명할 수 있어야 한다.
10. 재생 불량성 빈혈의 원인 및 치료를 위한 골수 이식을 설명할 수 있어야 한다.

1 빈혈(Anemia)

1) 정의

빈혈이란 혈액 중의 혈색소량이 감소된 것을 의미하며, 그 결과 신체의 조직과 장기에 도달하는 산소의 양이 감소된 상태를 의미한다.

표 8-1. WHO 빈혈의 판정 기준치

성인 남자	< 13.0 g/dL
성인 여자	< 12.0 g/dL
6개월~6세	< 11.0 g/dL
임산부	< 11.0 g/dL

표 8-2. 빈혈의 위중도 분류

경증 빈혈	> 9.0 g/dL
중등도 빈혈	6~9 g/dL
중증 빈혈	> 6 g/dL

2) 분류

A. 형태학적 분류

(1) Macrocytic, normochromic한 적혈구 상

① 비타민 B_{12}나 엽산(folic acid)의 부족

가. 악성 빈혈(Pernicious anemia)

나. 열대 병(Sprue)

다. 위 절제술 후

② 간 질환

(2) Normocytic, normochromic한 적혈구 상

① 혈구 형성의 결함이나 골수 내 종양 세포의 출현

가. 재생 불량성 빈혈(Aplastic anemia)

나. 백혈병(Leukemia)

다. 호지킨 병(Hodgkin's disease)

라. 다발성 골수종(Multiple myeloma)

마. 백적모구증(Leukoerythroblastosis)

바. 전이성 암(Metastatic cancer)

사. 신장 질환과 관련된 빈혈

아. 염증성 질환과 관련된 빈혈

② 비정상 혈색소와 적혈구 파괴의 증가

가. 후천성 용혈성 빈혈(Certain acquired hemolytic anemia)

나. 발작성 야간 혈색소 뇨증(Paroxysmal nocturnal hemoglobinuria)

다. 겸상 적혈구성 빈혈(Sickle cell anemia)

라. 신생아의 용혈성 빈혈(Hemolytic disease of newborn)

(3) Microcytic, hypochromic한 적혈구 상

가. 철 결핍성 빈혈(Iron deficiency anemia)

나. 지중해성 빈혈(Thalassemia)

다. 철적모구성 빈혈(Sideroblastic anemia)

표 8-3. MCV와 RDW 수치에 의한 예상 질환

MCV 감소, RDW 정상	만성 질환 빈혈, 지중해성 빈혈
MCV 감소, RDW 증가	철 결핍성 빈혈, 철적모구성 빈혈
MCV 정상, RDW 정상	만성 질환 빈혈
MCV 정상, RDW 증가	초기 철 결핍성 빈혈, 골수 이형성 증후군
MCV 증가, RDW 정상	재생 불량성 빈혈, 급성 실혈, 만성 신부전증
MCV 증가, RDW 증가	거대 적모구성 빈혈, 한랭 응집소

B. 빈혈의 원인에 따른 분류

(1) 적혈구 생산 능력 감소

① 골수의 손상, 침윤, 위축(Bone marrow damage, infiltration, atrophy)
  가. 백혈병(Leukemia)
  나. 백적모구증(Leukoerythroblastosis)
  다. 재생 불량성 빈혈(Aplastic anemia)
  라. 임파종(Lymphoma)
  마. 다발성 골수종(Multiple myeloma)
  바. 골수 섬유종(Myelofibrosis)

② 조혈소 감소(Decreased erythropoietin)
  가. 염증의 진행(Inflammatory process)
  나. 신장 질환(Renal disease)
  다. 갑상선 기능 저하(Hypothyroidism)

③ 물질의 결핍(Deficiency of substances)
  가. 철 결핍(Iron deficiency anemia)
  나. 비타민 B_{12} 결핍, Folic acid 결핍
    a. 악성 빈혈(Pernicious anemia)
    b. 난치성 대적혈구성 빈혈(Refractory macrocytic anemia)
    c. Di Guglielmo's anemia
  다. 비타민 C 결핍

④ Heme 합성 장애(Defect in heme synthesis)
  가. 철적모구성 빈혈(Sideroblastic anemia)

⑤ Golbin 합성 장애(Defect in globin synthesis)
  가. 지중해성 빈혈(Thalassemia)

⑥ 간 경화증(Cirrhosis of the liver)

(2) 적혈구 파괴 혹은 실혈 증가(Increased RBC destruction or loss)

① 급성 실혈(Acute blood loss)

② RBC 내의 내인계 장애(Intrinsic defects within the RBC)
  가. 유전성(Hereditary)
    a. 구상 적혈구 증가증(Spherocytosis)
    b. 난원상 적혈구 증가증(Ovalocytosis)
    c. 혈색소 병증(Hemoglobinopathies; sickle cell anemia, hemoglobin C disease 등)
    d. Enzyme 결핍증(G-6-PD 결핍, pyruvate kinase 결핍 등)

나. 후천성(Acquired)

a. 발작성 야간성 혈색소 뇨증(Paroxysmal nocturnal hemoglobinuria)

③ RBC 외(Extracorpuscular)의 원인

가. Drugs 또는 chemicals

나. 물리적 상해(열상: Thermal injury)

다. 기생충 감염(Parasitic infection)

라. 항체(Antibodies)

(3) Plasma양 증가

① 임신 말기(Last trimester)

② Hyperproteinemia

3) 병태 생리

(1) 적혈구 내 적응

빈혈이 있어 산소 운반 기능이 감소되면 적혈구 내의 2,3-DPG 농도가 증가되므로 조직에 산소 전달을 증가시킨다. 이같은 적응으로 동량의 Hb. 양에서 약 40%의 산소 운반 기능을 증가시킬 수있다.

(2) 혈류의 변화

급성 실혈을 제외하면 빈혈이 있어도 혈액량의 변화는 거의 없다. 그러나 피부 및 신장의 혈관은 수축되고, 심근, 뇌, 근육으로의 혈관은 확장되는 등 덜 중요한 장기로부터 더 중요한 장기로의 혈류량에는 변화가 있다.

(3) 순환기계의 변화

혈색소량이 더욱 감소하여 8 g/dL 이하가 되면 안정 시의 심박출량도 증가하게 된다. 따라서 빈맥, 혈액 순환 시간의 감소, 맥압의 증가, 좌심실의 운동 부하의 증가, 관상동맥 혈류량 증가 등이 관찰된다. 정상 심근은 이 같은 hyperactivity에 비교적 잘 견딘다.

(4) 폐기능의 변화

적혈구는 산소 운반능에 관계없이 폐포를 통과할 때 거의 완전히 산소로 포화상태에 이른다. 따라서 빈혈 환자에서도 동맥 산소 분압은 정상인과 비슷하여 호흡 횟수의 증가는 산소공급으로 교정되지 않는다. 그럼에도 불구하고 불현성 심부전 또는 중추신경계의 반응으로 빈혈 환자에서는 호흡 곤란증이 동반된다.

4) 임상적 증상

빈혈의 정도와 발생 속도에 따라 다르게 나타난다.

(1) 급성 실혈

급격한 혈액량 감소로 인한 Shock의 증상(collapse, dyspnea, tachycardia, 혈압 강하, 말초혈관 수축)이 나타난다.

(2) 만성 실혈

① 피부 및 점막에 나타나는 증상;

- 피부는 탄력을 상실하고 창백해지며, 자반과 반상 출혈이 나타난다.
- 손톱은 7 g/dL 이하일 때 핑크빛이 없어지며, 특히 저색소성일 때는 광택이 소실되고 부서지기 쉬우며 오목하게 변형된다.
- 용혈성일 때는 하지에 궤양이 나타난다.

② 호흡기 및 순환기계에 나타나는 증상

- 호흡 곤란과 빈맥, 부종, 수축성 잡음이 나타난다.

③ 신경 근육계의 증상

- 두통, 현기증, 실신, 추위에 대한 감수성 증가, 이명, 눈앞의 흑점, 근력의 저하, 자극 과민, 불안증 등이 나타난다.

④ 소화기계의 증상

- 식욕 부진, 구역질, 구토, 복부 불쾌감, 변비, 설사, 이상 식욕 등이 나타난다.
- 저색소성일 때는 연하 곤란이 나타난다.

⑤ 생식 비뇨기계의 증상

- 월경 장애 및 성욕 감퇴(남자)가 나타난다.
- 경도의 단백뇨와 신장 기능 장애가 나타난다.

5) 처치

일반적으로 Hct 24% 이하의 실혈이 있는 정상 성인 남자에게 농축 적혈구 1단위 수혈하면 혈색소가 약 1.0 g/dL가 증가한다.

표 8-4. MCV 수치에 의한 적혈구상 분류

MCV 100 fL 이상	Macrocytic, normochromic
MCV 80~100 fL	Noromocytic, normochromic
MCV 80 fL 이하	Microcytic, Hypochromic

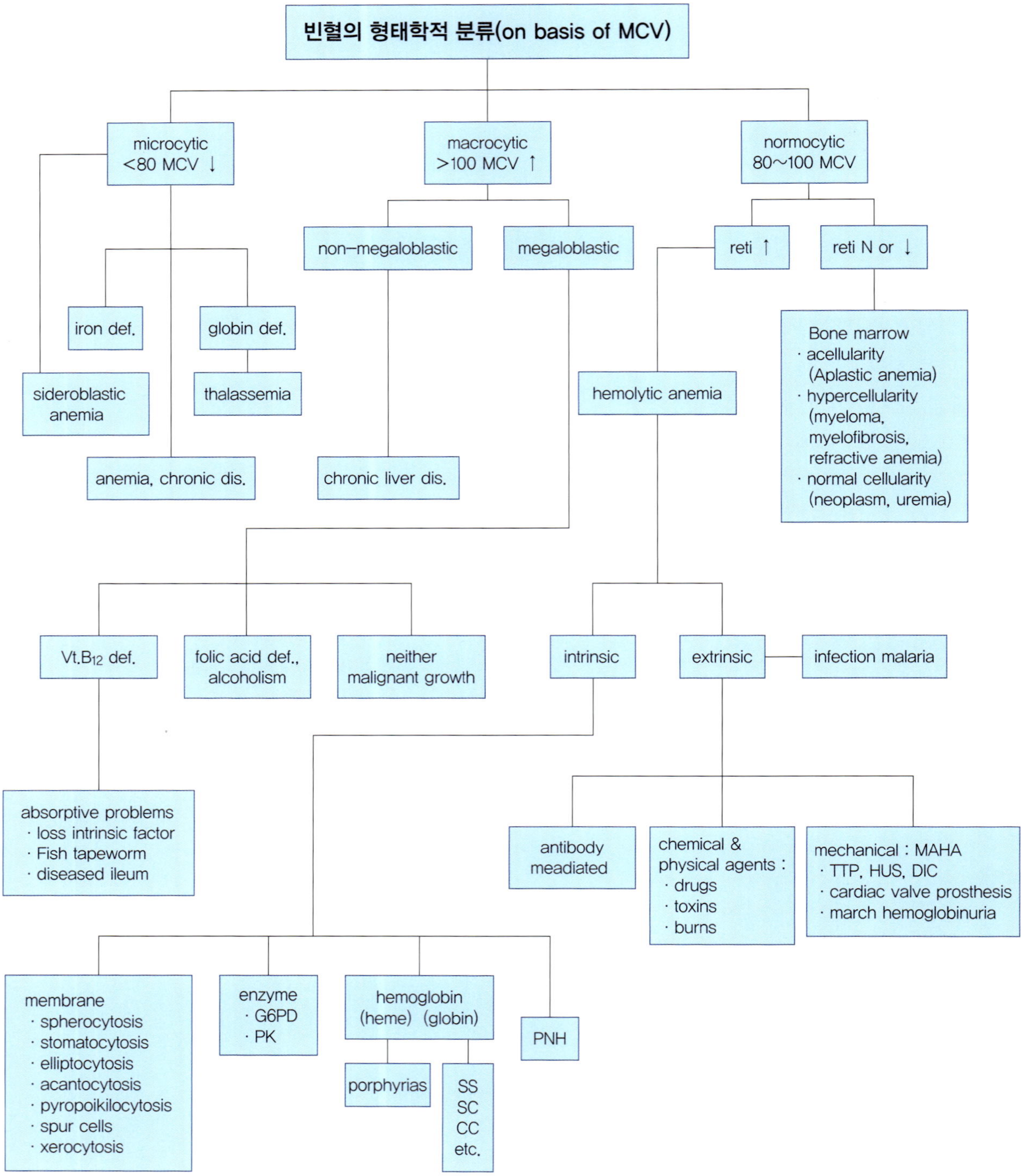
빈혈의 형태학적 분류(on basis of MCV)
microcytic
<80 MCV ↓
macrocytic
>100 MCV ↑
normocytic
80~100 MCV
non-megaloblastic
megaloblastic
reti ↑
reti N or ↓
iron def.
globin def.
sideroblastic anemia
thalassemia
hemolytic anemia
Bone marrow
· acellularity (Aplastic anemia)
· hypercellularity (myeloma, myelofibrosis, refractive anemia)
· normal cellularity (neoplasm, uremia)
anemia, chronic dis.
chronic liver dis.
Vt.B12 def.
folic acid def., alcoholism
neither malignant growth
intrinsic
extrinsic
infection malaria
absorptive problems
· loss intrinsic factor
· Fish tapeworm
· diseased ileum
antibody meadiated
chemical & physical agents :
· drugs
· toxins
· burns
mechanical : MAHA
· TTP, HUS, DIC
· cardiac valve prosthesis
· march hemoglobinuria
membrane
· spherocytosis
· stomatocytosis
· elliptocytosis
· acantocytosis
· pyropoikilocytosis
· spur cells
· xerocytosis
enzyme
· G6PD
· PK
hemoglobin
(heme) (globin)
PNH
porphyrias
SS
SC
CC
etc.

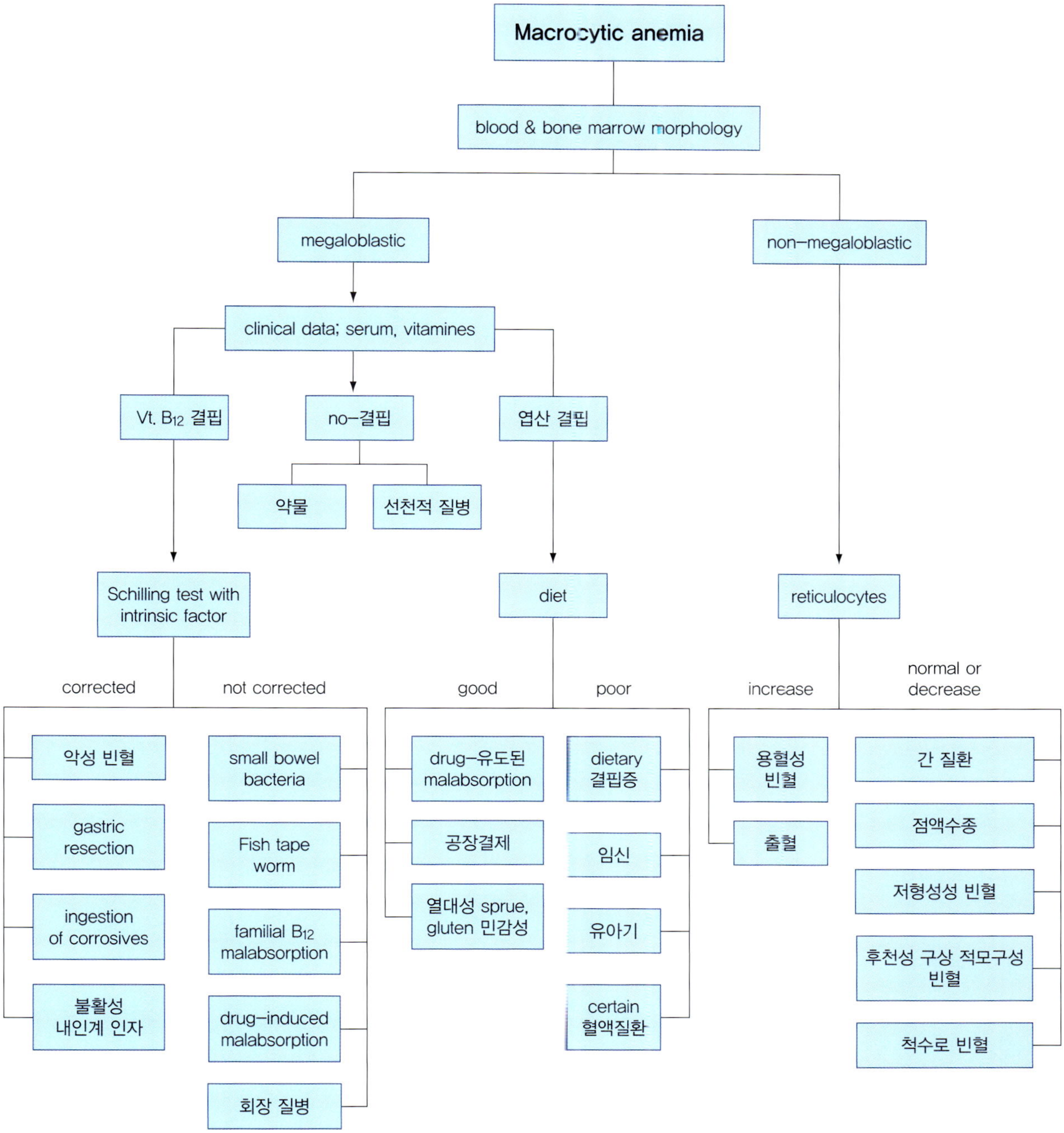
Macrocytic anemia
blood & bone marrow morphology
megaloblastic
non-megaloblastic
clinical data; serum, vitamines
Vt. B12 결핍
no-결핍
엽산 결핍
약물
선천적 질병
Schilling test with intrinsic factor
diet
reticulocytes
corrected
not corrected
good
poor
increase
normal or decrease
악성 빈혈
gastric resection
ingestion of corrosives
불활성 내인계 인자
small bowel bacteria
Fish tape worm
familial B12 malabsorption
drug-induced malabsorption
회장 질병
drug-유도된 malabsorption
공장결제
열대성 sprue, gluten 민감성
dietary 결핍증
임신
유아기
certain 혈액질환
용혈성 빈혈
출혈
간 질환
점액수종
저형성성 빈혈
후천성 구상 적모구성 빈혈
척수로 빈혈

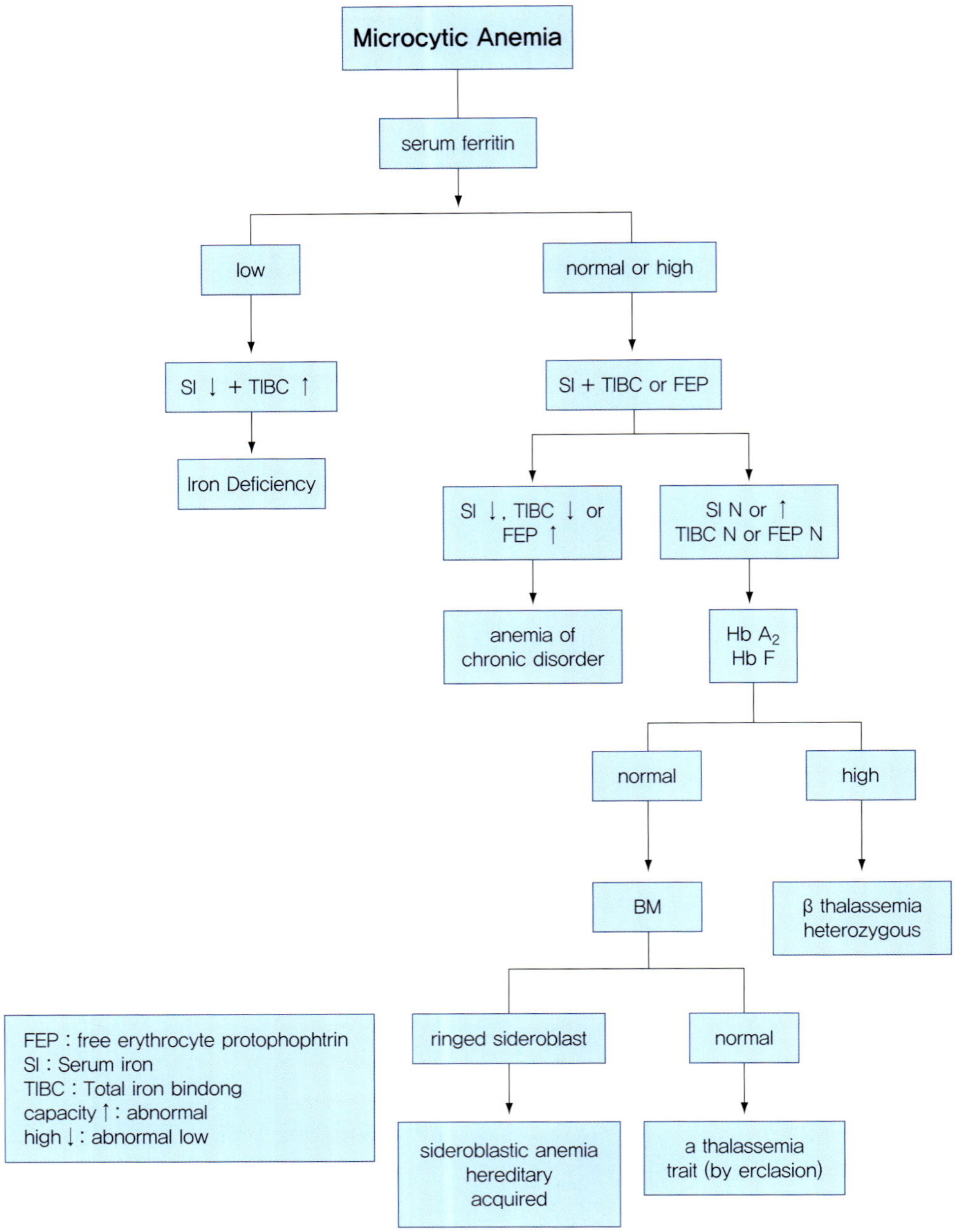
Microcytic Anemia
serum ferritin
low
normal or high
SI ↓ + TIBC ↑
Iron Deficiency
SI + TIBC or FEP
SI ↓, TIBC ↓ or FEP ↑
SI N or ↑ TIBC N or FEP N
anemia of chronic disorder
Hb A_2 Hb F
normal
high
BM
β thalassemia heterozygous
ringed sideroblast
normal
sideroblastic anemia hereditary acquired
a thalassemia trait (by erclasion)
FEP : free erythrocyte protophophtrin
SI : Serum iron
TIBC : Total iron bindong capacity
↑ : abnormal high
↓ : abnormal low

2 철 결핍성 빈혈(Iron Deficiency Anemia)

1) 정의

철 결핍성 빈혈은 체내 저장철이 정상 적혈구 생성에 필요한 양보다 감소하게 되거나, 정상 혈색소 합성에 이용되는 철이 충분하지 못할 경우에 발생한다. 장기간에 걸쳐 섭취되는 철의 양보다 손실되는 양이 많았을 때는 저장철의 고갈이 오게 된다.

2) 원인

(1) 섭취 부족

성인 남자의 경우 음식물 중 철분 요구량은 5~10 mg이며, 폐경 전의 성인 여자의 경우는 7~20 mg이다. 또한 위 절제술을 받은 경우 철 흡수를 촉진시키는 위산이 부족하고, 장내 음식물의 통과 속도가 빠르며, 가장 왕성하게 철분이 흡수되는 부분을 우회하므로 철 결핍성 빈혈이 발생하게 된다.

(2) 요구량의 증가

성장기의 어린이의 경우나, 임신 또는 과다한 출혈이 있을 때 철의 요구량이 증가한다. 유아기나 출혈의 경우에서처럼 철이 적혈구에 의하여 빠른 속도로 이용될 때, 음식물을 통한 철의 섭취가 필요량에 미치지 못하게 되면, 혈색소 합성에 필요한 철로써 차츰 저장철이 사용되게 되고, 결국 저장철의 고갈이 오게 되면서 철 결핍성 빈혈이 나타나게 된다.

(3) 철 손실의 증가

만성적인 장 출혈은 가장 흔한 철 결핍성 빈혈의 원인 중의 하나로서 위장관 내 출혈이 가장 높고, 다음으로 월경 과다이다.

3) 임상적 증상

빈혈증을 초래한 원인 질환에 따라 다르게 나타나나, 대개는 두통, 피로, 심계 항진, 어지럼증(dizziness) 등 만성 빈혈에 공통적인 증상과 이식증(Chlorosis, Pica), 상피세포 이상(설유두의 위축, 스푼형 손톱) 등의 특이적 소견을 보인다.

기타 증상으로는 비장 종대, 비특이적 신경 증상 등을 초래하기도 한다.

4) 검사 소견

(1) 말초혈액 소견

초기엔 normocytic, normochromic 빈혈이나 차츰 microcytic, hypochromic 빈혈로 진행된다. 따라서 anisocytosis, poikilocytosis가 말초혈액에서 관찰되며, 평균 적혈구 용

적(MCV), 평균 적혈구혈색 소량(MCH) 및 평균 적혈구 혈색소 농도(MCHC) 등이 모두 감소한다(그림 8-1A).

(2) 혈청 철

대개 50 μg/dL 이하로 감소하고 총 철결합능(TIBC)은 350 μg/dL 이상으로 증가하며, transferrin 포화율은 15% 이하로 감소한다.

(3) 혈청 ferritin

저장철을 반영하며, 초기에 12 ng/mL 이하로 감소한다.

(4) 유리된 적혈구 protoporphyrin(FEP)의 증가가 나타난다.

(5) 골수 검사

Prussian blue염색으로 대식세포 내의 철 존재 여부 및 정적모구(normoblast)내의 siderotic 과립 존재 여부를 본다(그림 8-1 B).

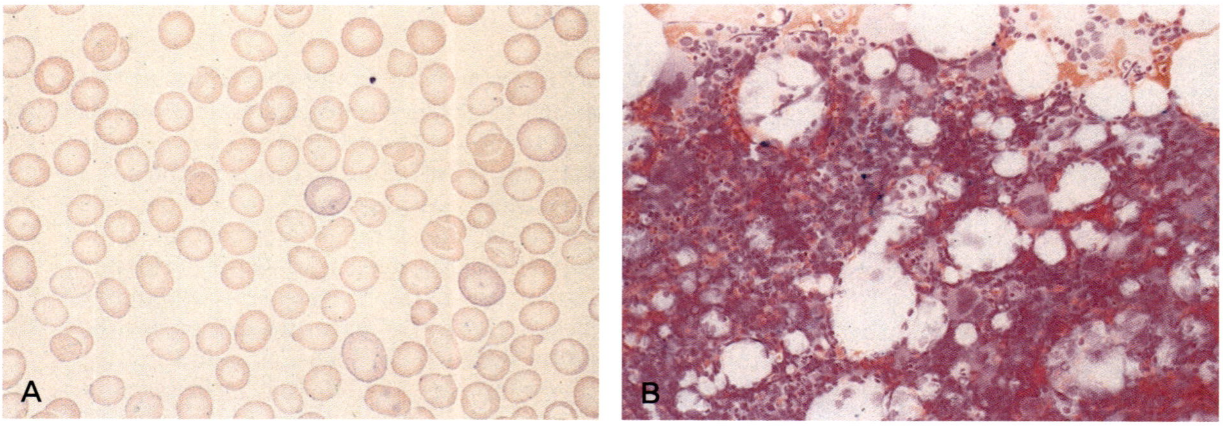

그림 8-1. 철 결핍성 빈혈. A: 말초혈액 상(PB) B: 골수 상(BM: 철 염색)

5) 치료

철 결핍성 빈혈을 초래한 원인을 밝혀내고 이를 치료해야 하며, 빈혈을 교정하고 부족한 체내 저장철을 충족시켜야 한다.

식이 요법 및 철분 제제의 복용(금속철로 계산하여 약 200 mg/일)으로 혈색소가 정상화한 후 약 6개월간 더 복용하여 체내 저장철을 충족시켜야 한다.

3 철적모구성 빈혈(Sideroblastic Anemia)

1) 정의

Heme 합성의 생화학적 결함 때문에 정적모구의 mitochondria 내에 철이 과다하게 non-ferritin형태로 축적되는 선천적, 후천적 혈액 질환이다.

2) 원인

유전성 철적모구성 빈혈은 드물며, 남자에게서 흔히 반성 열성 형질로 유전되며, heme 생합성의 초기 및 속도 조절효소인 δ-aminolevulinic acid synthetase 활성도의 장애와 관계가 있다.

후천성 철적모구성 빈혈은 다양한 요인으로 발생하는데, heme대사를 파괴하는 ethanol과 isonizid, 납 등이 포함된다. 알콜 남용 환자의 약 30%에서 환상 철적모구를 관찰할 수 있으며, 특히 엽산 결핍과 영양실조가 공존하는 경우에는 더욱 빈번하다.

그 밖에 백혈병, 용혈성 빈혈, 신생 종양성 질환이나 염증성 질환, 요독증과 같은 다른 질환의 2차적 질환으로 나타나기도 한다.

3) 검사소견

이 경우의 빈혈은 hematocrit가 20%까지 떨어지는 매우 심한 빈혈로 나타난다. 적혈구상은 약간의 anisocytosis와 poikilocytosis를 수반하면서 hypochromic, microcytic하게 나타난다. 또한 표적적혈구와 basophilic stippling이 흔히 나타나며, 백혈구와 혈소판 수는 대체로 정상이다.

골수에서는 저장철이 현저히 증가하고 혈청철과 transferrin의 농도는 증가한다. 골수에서는 대체로 적혈구 계통의 과잉 증식이 있으며, ringed sideroblast가 나타난다(그림 8-2).

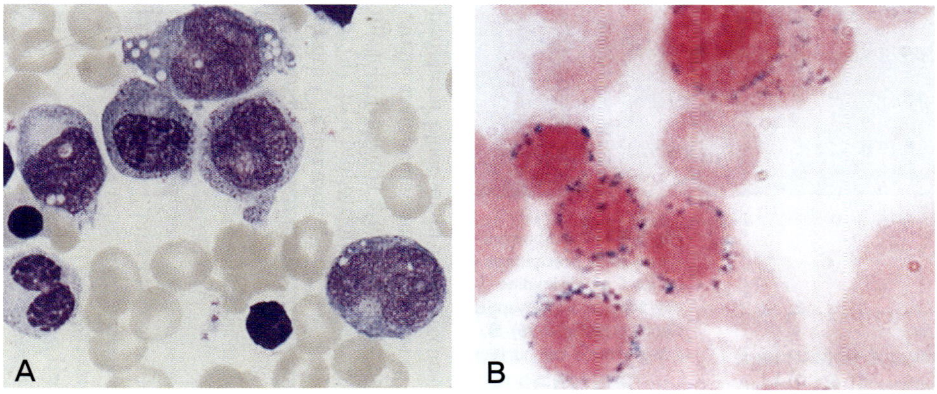

그림 8-2. 철적모구성 빈혈 A: 골수 상 B: 철염색

4) 치료

치료는 주로 유발 원인적 약제를 중단하는 것이며, 특발성의 경우 현재까지 특별한 치료법은 없다. pyridoxine은 독성이 없고 저렴하므로 모든 환자에게 200 mg/일을 2~3개월간 시험 사용토록 한다. 간혹 androgen 요법으로 빈혈이 호전되기는 하나, 이는 간 질환, 당뇨 또는 양성 전립선 비대 환자에서는 주의를 요한다.

4 거대적모구성 빈혈(Megaloblastic Anemia)

1) 정의

골수와 말초혈액에 DNA 합성 장애로 인한 세포의 거대화와 세포분열 장애 현상을 나타내는 빈혈 질환이다.

Thymidylate(dTMP) 생성 억제에 의한 DNA 합성 장애에 따라 세포 분열은 정지 또는 지연되는 반면 세포질은 정상적으로 합성되는 불균형 성장에 의하여 거대적모구성 조혈이 이루어진다.

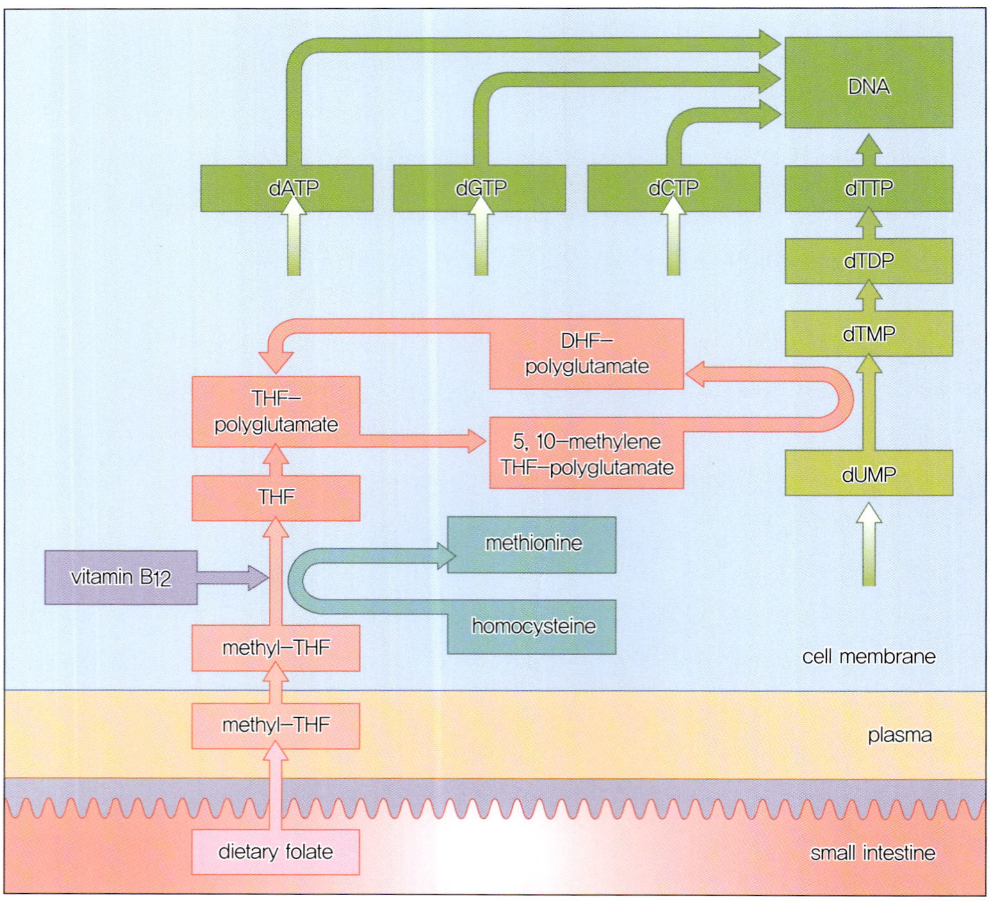

그림 8-3. DNA 합성에서 비타민 B_{12}와 엽산의 역할기전

2) 원인별 분류

비타민 B_{12} 결핍과 엽산 결핍 그 밖의 원인으로 분류할 수 있다.

(1) 비타민 B_{12} 결핍에 의한 거대적모구성 빈혈

비타민 B_{12}는 특정 미생물에 의해서만 합성되며, 동물성 음식물에만 함유되어 있다(쇠고기, 간 생선, 계란, 우유 등). 비타민 B_{12}는 위저부 점막의 벽세포에서 분비되는 내인자(intrinsic factor)에 결합된 후 회장의 미세융모에 있는 내인자 수용체를 통해서 흡수된다.

비타민 B_{12}는 구조는 중심부에 cobalt 원자를 갖고 있는 planar group과 nucleotide로 구성되어 있는 cobalamin류의 일종이다(**그림 8-4**).

인체에서 비타민 B_{12}를 필요로 하는 주 대사 과정은 methionine 합성과 methylmalonic acid 분해이다. 비타민 B_{12} 결핍증의 가장 흔한 원인으로는 내인자 분비 장애와 하부 공장 병변에 의한 흡수 부전증이며, 대표적인 빈혈 질환으로는 악성 빈혈이 있다.

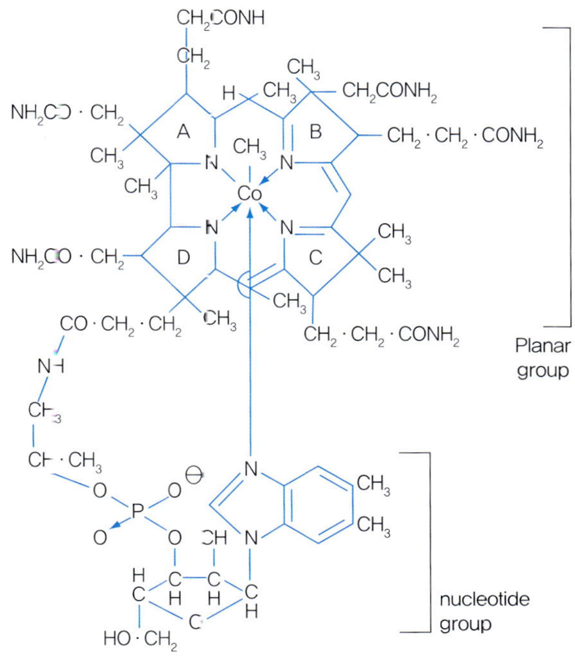

그림 8-4. 비타민 B_{12}(methylcobalamin)의 구조

(2) 악성 빈혈(Pernicious Anemia)

악성 빈혈은 자가 면역에 의한 위 점막의 공격으로 인한 위 위축성 병변에 의해서 나타난다. 위벽은 얇아지고 고유판(lamina propria)의 형질세포와 림프구의 침습이 나타나며, 장관 이형성증이 발생할 수도 있다. 염산 결핍과 IF 분비의 부재가 나타난다.

남성보다 여성에게서 더 많이 나타나고(1.6:1), 60세 이후에 가장 많이 나타난다. 그리고 자가 면역 질환과 관계가 있고 위암의 발생 빈도를 증가시킨다(모든 악성빈혈의 약 2~3%).

모든 인종에게서 나타나지만 특히 북유럽인에게서 가장 보편적으로 나타난다. 친인척에게서 빈번히 발생한다.

표 8-5. 악성빈혈의 발생 빈도 및 증상

여성	백빈
푸른 눈	점액수종
조기 노령화	Hashimoto's disease
북유럽인	갑상선 중독증
가족력	Addison's disease
A 혈액형	부갑상선 기능 저하증
위암	저감마글로불린 혈증

표 8-6. 악성 빈혈의 발생 원인

영양부족: 특히 노년층, 관습 빈곤, 특이 식이 요법, 염소유 빈혈
흡수장애; 열대성 스프루우, gluten에 의한 장질환(성인, 아이), 부분 위절제술, 광범위 공장절제술 또는 Crohn's 병이 있는 환자의 일부에서는 엽산 결핍이 가능한 원인인자
과도한 이용;
생리학적; 임신, 모유기, 조숙
병리학적; 혈액학적 질환으로 용혈성 빈혈, 골수섬유증, 악성 질환으로 암, 림프종, 골수종 염증 질환으로 Crohn's 병, 결핵, 류마티스 관절염, 건선, 박탈성 피부염, 말라리아
과도한 요 엽산 손실; 활동성 간질환, 울혈성 심장 기능 장애
약제들; 항경련제, sulfasalazine
복합; 간 질환, 알콜 중독, 극심한 걱정

(3) 엽산 결핍에 의한 거대적모구성 빈혈

엽산은 녹색 식물, 과일, 간, 버섯 등에 함유되어 있으며, 상부 공장에서 흡수된다.

- 엽산은 pteroylmonoglutamic acid의 통상명이며, pteridine derivative, p-aminobenzoid acid residue 및 L-glutamic acid로 구성되어 있다(그림 8–5).
- 자연계에 존재하는 주 형태는 folypolyglutamate이며, 인체내 혈청, 적혈구 및 간에 존재하는 주 형태는 N^5-methyl FH_4이다. 엽산은 DNA 생성에 필수적인 thymidylate 합성과 histidine, 그리고 그 분해 산물인 formiminoglutamic acid 분해에 필요하다.

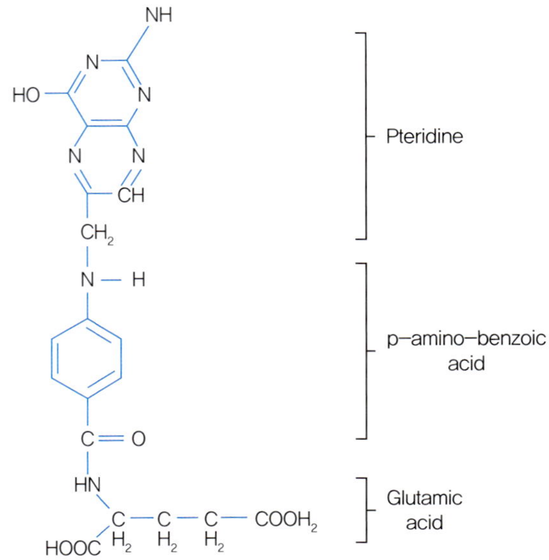

그림 8–5. 엽산(pteroylmonoglutamic acid)의 구조

(4) 기타 원인에 의한 거대적모구성 빈혈에는 다음과 같은 것들이 있다.

- 핵산 합성의 불량
- 골수 이형성 증후군
- 유전성 재생 불량성 빈혈
- 알코올 중독
- 갑상선 기능 저하
- Orotic aciduria
- 적백혈병
- 간 질환
- 임신
- 저산소증
- 약물 치료(Antipurine 계의 mercaptopurine, azathioprine과 antipyrimidine계의 fluorouracil 그리고 hydroxyurea나 cyclophosphamide 등)

3) 임상적 증상

수개월에 거쳐 서서히 진행된다.

- 피부는 lemon-yellow로 혈색이 없어진다.
- 설염 및 혀 유두의 위축이 나타난다.
- 허약해지며 숨이 가쁘다.
- 위장관의 증상으로는 복통, 설사, 구토, 메스꺼움 등이 나타난다.
- 척추 신경계 증상으로는 척수의 백질부가 변질됨으로써, 수족의 마비나 떨림, 위치 감각의 상실증, 근육의 약화, 건반사 능력의 감소 등이 나타난다.

4) 검사 소견

① 말초혈액 소견

- Pancytopenia
- Normochromia
- Poikillocytosis
- 유핵 적혈구 출현
- Macroovalocytosis
- Anisocytosis
- Reticulocyte 감소
- 과분엽 호중성구 출현

② 골수 소견

- Hypercellularity
- Megaloblastosis
- M: E ratio 감소
- 유사핵 분열 세포 발견

③ 생화학적 소견

- 위분비액 중 유리 염산 감소
- Bilirubin 증가
- 철 증가
- LDH 증가(isoengyme 1>2)

④ 비타민 B_{12} 결핍 시 특이 소견

- 혈청 내 비타민 B_{12} 농도 감소
- Methylmalonic 산의 요 중 배설

⑤ 악성 빈혈 시 특이 소견

- Histamine 자극 후 무산증
- Schilling 검사 양성

⑥ 엽산 결핍 시 특이 소견

- 혈청 내 엽산 농도 감소
- 적혈구 엽산 감소
- Formiminoglutamic acid 요 중으로의 배설 등이 있다(그림 8-6).

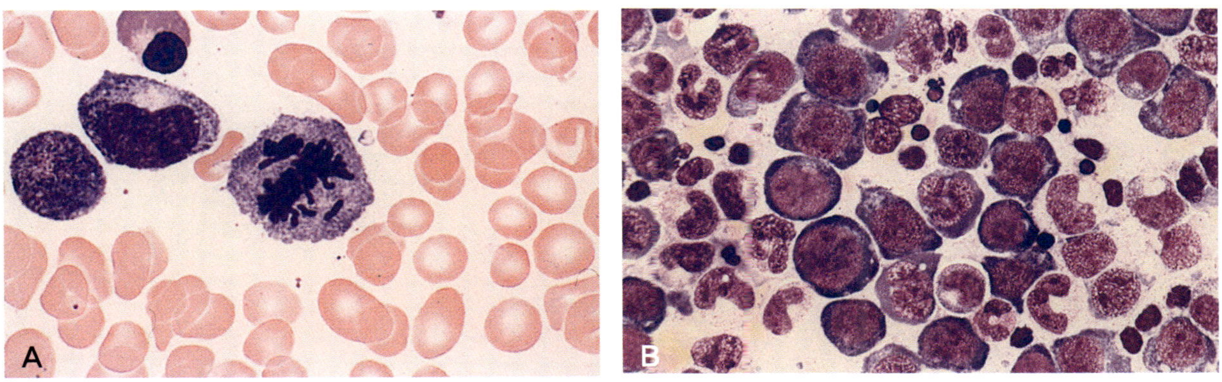

그림 8-6. 거대적모구성 빈혈 A: PB, B: BM

5) 치료

비타민 B_{12} 결핍에 의한 빈혈인 경우 비타민 B_{12}를 1,000 μg씩 매일 2주간이나, 빈혈이 소실될 때까지 계속해서 비경구 투여한다. 신경 증상이 있는 경우는 보다 많은 양을 투여한다.

엽산 결핍에 의한 빈혈인 경우는 엽산을 1~2 mg씩 4~5주간 경구 투여하는데, 중증 환자나, 흡수 부전증, 경구 복용 불가능 환자 등에서는 비경구 요법을 시행한다.

5 실혈에 의한 빈혈(Anemia of Blood Loss)

실혈로 인해서 생기는 빈혈에 관련된 임상 증상은 그 실혈의 정도에 따라 다르다. 환자의 심장 맥관계(cardiovascular)의 상태, 연령, 정신적 또는 신체적 건강까지도 출혈 후에 나타나는 증상에 차이를 가져올 수 있다.

혈액 총량 중 25~30% 정도를 일시에 잃게 되는 급성 출혈에서는, 대부분의 건강했던 사람들도 바로 선 상태에서 약간 현기증을 느끼거나 저혈압증을 나타내게 된다.

총 혈액량의 40~50%를 갑작스럽게 잃었을 경우에는, 심한 shock상태에 빠지게 되며 생명의 위험이 따를 수도 있다. 보통 30~40%의 실혈에서는, 숨이 차거나, 땀을 흘리거나, 의식을 잃게 되고, 혈압이 떨어지는 증상이 나타난다. 맥박은 빨라지면서 약해지고, 소변량도 감소하게 된다. 급성 실혈 후 한 시간 이내에, 혈소판 수는 증가하게 되고, 전혈 응고시간은 빨라지게 된다. 몇 시간 후에는 백혈구 수가 증가하게 되고, 미성숙 백혈구가 많아지게 된다. 출혈 후 하루 이틀 사이에 그물 적혈구 수도 증가된다. 급성 출혈 직후에는 혈색소, hematocrit, 적혈구 수는 혈관 수축과 혈액 분포의 변화로 인하여 일반적으로 모두 증가하게 된다. 이러한 상황 후에는, 잃어버린 혈액량을 보충하기 위한 방어 기전으로써 혈관내에 조직액이 유입되어 혈액을 희석되게 한다. 이렇게 되면 혈색소, hematocrit, 적혈구 수가 감소하기 시작한다. 약간의 anisocytosis나 poikilocytosis가 수반된 normocytic하고 normochromic한 빈혈이 나타나는 것이 보통이다. 심한 출혈 후에는, 큰 polychromatophilic한 적혈구나 유핵 적혈구가 순환 혈액 중에 나타나게 된다. 적혈구 수는 출혈 후 약 6주 이내에 정상치로 돌아오게 된다. 장기간에 걸쳐 적은 양의 혈액이 계속적으로 손실되는 만성 실혈에서는, 저장철의 고갈로 인하여 철 결핍성 빈혈이 나타날 수 있다. 그물 적혈구 수와 백혈구 수도 일반적으로 낮고, polychromatophilia는 존재하지 않는다.

6 만성 질환에 의한 빈혈(Anemia of Chronic Disorders)

만성 신부전증의 환자에서는 일반적으로 신장에서 erythropoietin을 생성하지 못하기 때문에 빈혈이 나타나게 된다. 혈중 뇨소의 질소화합물의 양과 빈혈의 정도는 직접적인 상관관계가 있다고 밝힌 바 있다. 혈중 뇨소의 질소화합물(urea nitrogen)의 양이 증가할수록, 빈혈의 정도가 더욱 심하게 나타난다. 만약 신장 질환이 감염에 의한 것이라면, 대체로 만성적인 빈혈이 나타나게 된다.

만성 신부전에 의한 빈혈에서의 혈액 도말상은, normocytic, normochromic하며, hematocrit은 일반적으로 15~30% 정도가 된다. 적혈구 생성의 감소 외에도 어떤 혈장 인자에 의하여 용혈 현상이 일어날 수도 있는데, 그것은 적혈구 대사를 억제하여 burr cell을 형성하거나, 적혈구를 불규칙하게 수축시키거나, 적혈구를 파괴시켜 조각 적혈구를 만들기도 한다. 그물 적혈구 수는 대체로 정상으로 나타나지만 경우에 따라서는 증가되기도 한다.

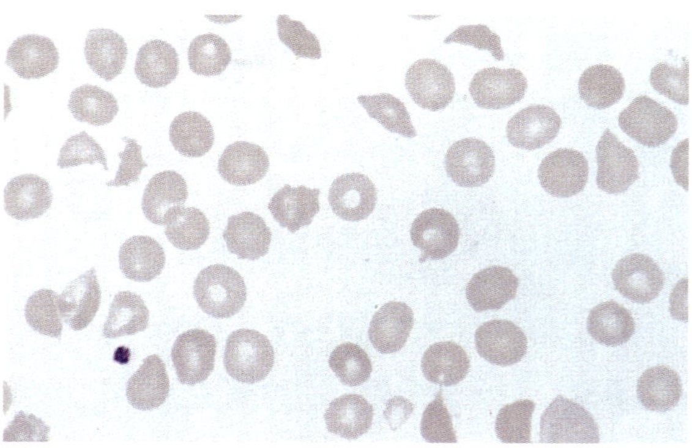

그림 8-7. 만성 질환에 의한 빈혈 상

신 투석을 하는 환자에 있어서는, 신 투석 과정에서 엽산의 손실이 있으므로 간혹 macrocytosis를 보이기도 한다. 백혈구 수에 있어서는, 약간의 호중구 증가증이 나타나기도 하지만 거의 대부분 정상으로 나타난다. 혈소판 수는 정상이거나 약간 증가된다. 많은 경우에 있어서 혈소판 기능은 손상을 받게되어 비뇨 생식기계나 위 장관에서의 출혈성 경향을 보이게 된다. 이러한 경우에는, 철 결핍성 빈혈로 되기도 한다. 대체적으로 골수에서는 적혈구 계통의 과잉 증식이 보인다. 신부전이 급성으로 나타나는 경우, 골수는 적혈구의 과잉 증식을 보이게 된다.

7 용혈성 빈혈(Hemolytic Anemia)

1) 정의

성인의 정상 골수는 기본 적혈구 생성 속도의 6~8배까지 생성을 증가시킬 수 있다(골수의 대상 능력). 그래서 적혈구 수명이 15~20일 정도로 단축되어드 빈혈이 유발되지 않을 수 있는 데 이를 대상 용혈 상태라 한다.

골수가 적혈구 조혈 작용을 최대한으로 대상하지 못하거나, 적혈구 파괴 속도가 대상 능력을 넘는 경우를 용혈성 빈혈이라 한다.

이때는 적혈구 연령에 관계없이 수명보다 일찍 파괴된다.

2) 원인별 분류

(1) 환경적 요인

① 항체: 면역성 용혈성 빈혈(immune H.A)

② 적혈구막의 기계적 손상: 미세혈관병성 용혈성 빈혈(microangiopathic H.A)

③ 적혈구막의 화학적 변화: 독소, 약물

④ 비장 비대

(2) 적혈구 막의 이상

① 발작성 야간 혈색소 뇨증(PNH): 보체

② 유전성 구상 적혈구증(hereditary spherocytosis)

(3) 적혈구의 효소 장애

① E-M pathway: PK, hexokinase

② Pentose phosphate pathway: G-6-PD

(4) 혈색소병증

① 혈색소병증(S, C, D, M 등)

② Thalassemia

3) 검사 소견

(1) 골수의 적혈구계 세포 증식 반응;

① 말초혈액 도말표본에서 다염성 적혈구 관찰(polychromasia)

② 그물 적혈구 증다증(reticulocytosis)

③ 골수의 적혈구계 세포증식(erythroid hyperplasia)을 볼 수 있다.

(2) 적혈구의 과다 파괴;

① 적혈구 수명(^{51}Cr 표지로 검사): 감소

② 혈장 검사

㉠ Unconjugated bilirubin 증가
㉡ LDH, plasma Hb. 증가
㉢ Haptoglobin, hemopexin 감소
㉣ Methemalbumin 양성

③ 요 검사

㉠ Hemosiderin, hemoglobin 양성
㉡ 대변과 요에서 urobilinogen 증가

4) 감별 검사

(1) 형태학적 이상 검사

(2) 적혈구 취약성 검사

① 삼투압 취약성 검사

② 자가 용혈 검사

(3) PNH 검사

① Suger water 검사

② Ham 검사

(4) Coomb's 검사

① 직접 Coomb's 검사

② 간접 Coomb's 검사

(5) 한랭 반응성 항체 검사

① 한랭 응집소 검사

② Donath-Landsteiner 검사

(6) 혈색소 전기 영동

(7) 적혈구 효소 측정 등

A. 선천성 용혈성 빈혈(Congenital Hemolytic Anemia)

1) 유전성 구상 적혈구증(Hereditary spherocytosis)

(1) 정의

적혈구막 단백질인 spectrin 결핍으로 세포막 내 Na^+ 침투가 증가되고 sodium과 물의 축적을 초래하여 적혈구의 형태가 구상으로 변형되어 비장을 통과할 때 파괴되어 용혈이 일어나며 또한 세포 내 sodium의 축적에 의해 양이온 펌프의 작동을 위해 ATP 소비가 증가되어 조숙 조로 현상을 초래하는 질환이다.

상염색체성 우성 유전한다.

(2) 임상적 증상

빈혈이나 황달이 신생아 또는 영아기에 시작되나 경미하고, 허약, 식욕 감퇴, 현기, 오심, 구토, 색소성 담석, 비장 종대가 나타난다.

(3) 검사 소견

① 말초혈액 소견: 구상 적혈구 증가, 그물 적혈구 증가(5~20%), Hb.양 감소(6~10 g/dL), 빌리루빈 증가, haptoglobin 감소, 삼투압 취약성(osmotic fragility) 증가

② 골수 소견: 적아세포의 증식(그림 8-8)

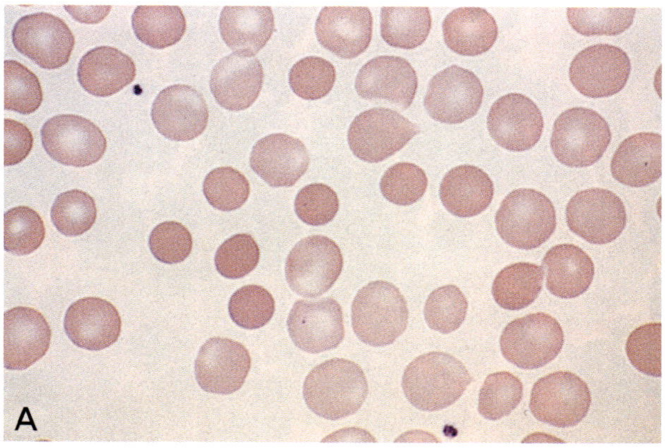

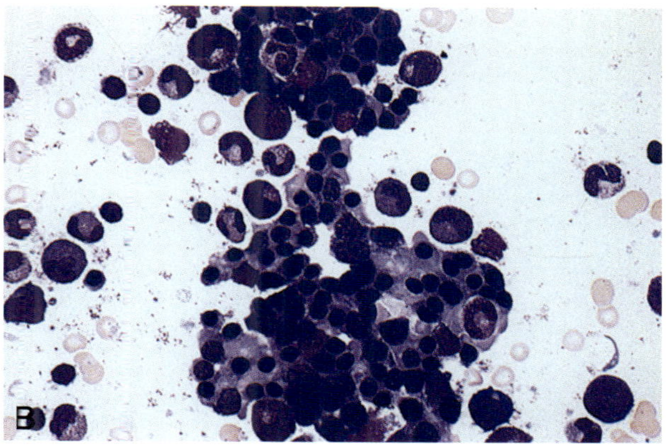

그림 8-8. 유전성 구상 적혈구증. A: PB, B: BM

(4) 치료

적혈구가 파괴되는 장소인 비장을 적출하는 것이 용혈을 막는 가장 좋은 치료 방법이며, 비장 적출 후에는 polyvalent pneumococcal vaccine이나 prophylatic penicillin과 같은 감염에 대한 예방이 필요하다.

2) 유전성 난형 적혈구증(Hereditary Elliptocytosis)

상염색체의 우성 유전으로 대개 50~90%의 환자에서 적혈구의 15% 이상이 난형 적혈구를 보이는 것이 특징이며, 유핵 적혈구와 그물 적혈구의 모양은 정상으로 나타난다.

대부분이 무증상으로 경과하나 환자의 10~12% 정도에서 용혈성 빈혈 증상을 보인다. 이때도 비장을 절제하면 용혈 현상을 완화시킬 수 있다(그림 8-9).

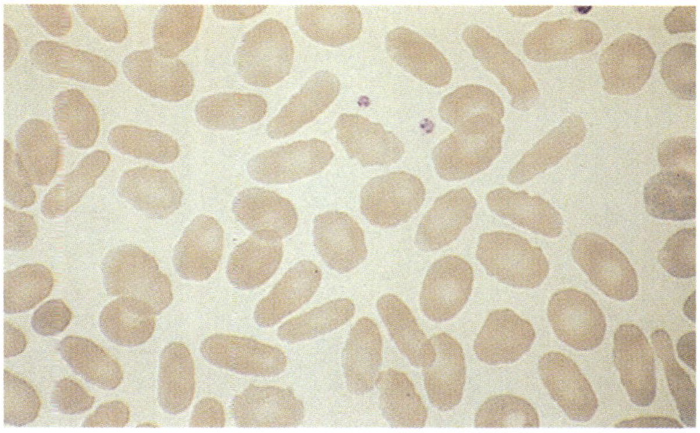

그림 8-9. 유전성 난형적 혈구증

3) 적혈구 효소 결핍증(Erythrocytic enzyme deficiency)

(1) Glucose-6-phosphate dehydrogenase 결핍증

G-6-PD 효소는 적혈구에 존재하는 효소로서 적혈구 내 산화성 물질이 축적되면 혈색소의 변성을 일으키고 이 적혈구는 생존이 불가능해져 용혈을 일으키게 되며, 이 산화성 물질의 환원을 위해선 NADPH가 필요한데, 이는 hexose monophosphate pathway에 의해 공급된다. G-6-PD효소의 유전자는 X염색체에 존재한다.

산화성 용혈을 일으키는 약제는 해열제, 설파제, 항말라리아제 등이고, 약물 복용 후

48~96시간 후 용혈이 나타난다.

검사 소견

헤모글로빈 혈증, 헤모글로빈 뇨증, Heinz body의 관찰 등을 특징적으로 볼 수 있다(그림 8-10).

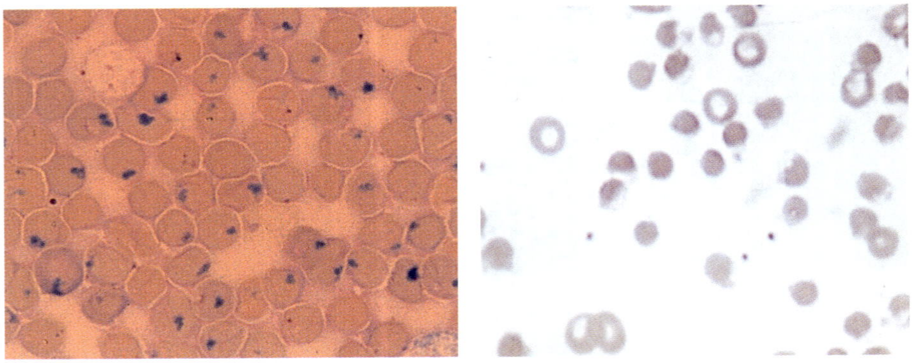

그림 8-10. G-6-PD 결핍증에서의 Heinz 소체(Nile blue sulfate 염색)

(2) Pyruvate kinase (PK) **결핍증**

Pyruvate kinase 결핍증은 해당 과정의 Embden-Meyerhof경로에서 유전적 결함에 의한 용혈성 빈혈로 가장 흔히 발생한다. 이 결핍증은 열성 유전하며 동종 접합 또는 이중의 이형접합에 의해 유전한다.

빈혈의 심각성은 혈색소 농도 4~10 g/dL로 다양하게 나타나며, 세포 내의 2,3-DPG가 증가하여 산소 해리 곡선이 우방 이행을 보이므로 증상은 상대적으로 약하다. 일반적으로 황달과 담석이 흔하다.

특히 비장 절제술 후의 환자 대다수에서는 적혈구에서 비록 '가시(prickle)'세포가 발견되기는 하지만 특별한 진단적 양상은 보이지 않는다. 비장 절제술 후 그물세포 수는 가끔 아주 많이 증가한다. 비정상 자가 용혈 검사는 glucose에 의해 수정되지 않고, 진단은 특별 효소 분석에 의해 이루어진다.

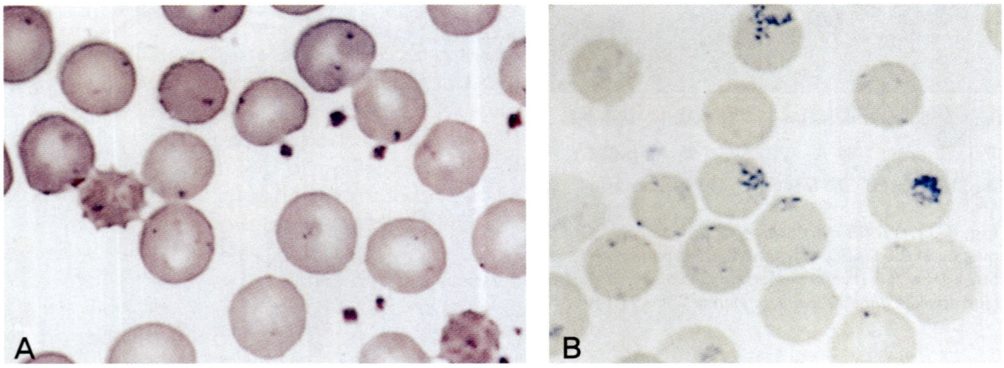

그림 8-11. Pyruvate kinase 결핍증 A: Heinz 소체, B: 그물 적혈구(New methylene blue 염색)

(3) Pyrimidine 5-nucleotidase 결핍증

드문 선천적 용혈성 빈혈로 비정상적으로 잔류하고 있는 ribonucleic acid(RNA)에 의해 야기된 적혈구의 호염기성 반점과 연관이 있다. 이 효소는 정상적으로 그물세포 상태에서 RNA의 파괴에 중요한 수단으로 pyrimidine 5'-ribose monophosphates의 가수분해성 탈인산기(hydrolytic dephosphorylation)를 촉매(catalyzes)하여 자유롭게 퍼져 있는 pyrimidine nucleosides로 만든다.

이 효소의 작용은 또한 납에 의해 억제된다.

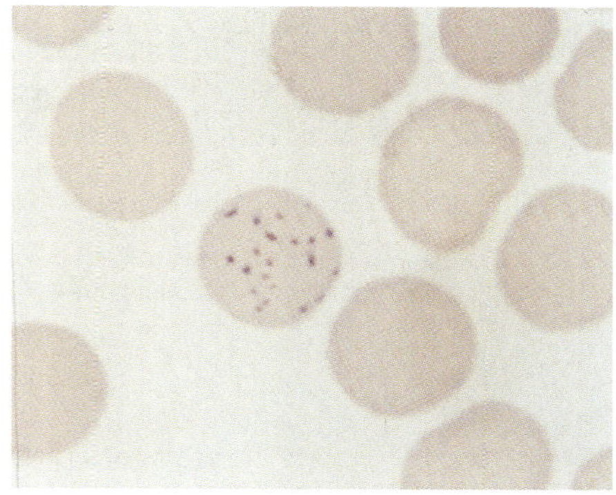

그림 8-12. Pyrimidine 5-nucleotidase 결핍증

4) 이상 혈색소증(Hemoglobinopathies)

성인 혈색소의 α또는 β쇄의 구성 아미노산들 중 어느 하나의 아미노산이라도 다른 것으로 치환되는 경우 이상 혈색소증을 일으킬 수 있다.

이상 혈색소 중에서 질병으로 나타나는 것들로는 S혈색소($\alpha_2^A \beta_2^{6Val}$), C혈색소($\alpha_2^A \beta_2^{6Lys}$), D혈색소($\alpha_2^A \beta_2^{121Gln}$) 및 E혈색소($\alpha_2^A \beta_2^{26Lys}$) 등이 있다.

(1) 지중해성 빈혈(Thalassemia)

지중해성 빈혈은 지중해 연안, 아시아, 아프리카에 조상을 둔 사람들 중에서 발견되는 선천적인 질환이다. 이 질환은 혈색소 분자의 polypeptide chain 중의 하나가 제대로 합성되지 못함으로써 생기는 것이다. 그 chain의 구조적 합성은 정상일지라도 합성되는 속도가 감소되는 것이다. 따라서 β-thalassemia 환자의 β-chain은 정상적인 구조를 가지고 있는 반면, 그 생성은 감소되거나 때로는 발견할 수 없을 정도로 되어 있으며, 반면 α-thalassemia 환자들은 α-chain의 생성에 장애가 있다(표 8-7).

가) Thalassemia Major

① Cooley's 빈혈이라고도 불리우는 이 질환은 동형 접합형β-thalassemia로 우아기 때 발병되는 가장 심한 형태의 선천성 용혈성 빈혈이다.

② 임상 증상은 일반적으로 γ-chain이 정상적인 β-chain으로 바뀌는 생후 첫 4~6개월 후에 나타난다.

가장 흔한 신체적 소견으로는 심한 창백증이 나타나고, 비장이 커지게 된다. 환자의 대부분에서 성장이 느리고, 얼굴은 몽고인의 형상을 갖게 된다.

③ 검사 소견: 말초혈액에서는 microcytic, hypochromic하게 나타나는데, 이것은 대부분 globin 합성이 감소되었기 때문인 것이다.

현저한 anisocytosis, poikilocytosis가 나타나며, basophilic stippling, polychromatophilia와 target cell이 증가하고 Howell-Jolly body, siderocyte도 흔히 나타난다.

유핵 적혈구의 증가와 그물 적혈구 수의 증가를 보이며, 적혈구 삼투압 취약성은 감소하게 된다.

혈장 내 haptoglobin의 수준은 현저히 감소하거나 없어져 버린다.

표 8-7. α, β-thalassaemias

	Thalassaemic changes in rbc	HbA2	HbF	HbEPP	Other
β^{O}					
Heterozygous	mild; from 4-6 mon.	3.5-7.0%	↑ to 2-5%	↑ A2; F band may	A2 may be lowered by
Homozygous	severe; from 4-6 mon.	~2%	in some cases~98%	be visible almost all	severe Fe deficiency or
				F; some A2	coexistent α thal major
β^{+}					
Heterozygous	mild; from 4-6 mon.	3.5-7.0%	↑ to 2-5% in some cases	↑ A2; F band may	thal major or intermedia1
Homozygous	severe; from 4-6 mon.	variable	70-95%	be visible	thal intermedia1
Medit	mod to severe; from 4-6 mon.	2.2-5%	20-40%	mostly F; some	needs globin chain
Other[2]				A;A2	synthesis or gene analysis
				F1A1A2	
Heterozygous					
Silent carrier	none	n	n	n	
Quiet carrier	mild	n	n	n	
α -thal 2	O to minimal	n	n	1-3% Bart's(γ4) at birth	trace of Bart's at birth in some normal infants
α -thal 1	mild; form birth	n	n	H<2%; 2-10% Bart's at birth	
HbH disease	severe; form birth	<2%	n	H 5-40%, Bart's usually<5%, At birth, H 10-40%, Bart's 15-25%, In SE Asia, CS band common	
Hb Bart's hydrops	severe; at birth	<2%	O	Bart's 70-80%, Portland($\zeta_2\gamma_2$) 10- 15%, H<5%, No or trace F,A	death in utero or within hours of(usually)premature birth

Medit=Mediterranean, n=normal, ~=approximately

[1] Monderate to severe haematologic changes but not requiring regular transfusions

[2] e.g. Negro CS= Hb Constant Spring, n= normal

골수에서는 적혈구 계통의 과잉 증식이 나타나고, 저장철이 증가한다.

혈색소 전기 영동에서는 Hb.F가 40~60% 정도로 나타나며, 어떤 때에는 Hb.A_2도 증가한다.

④ 치료: 지지 요법과 가능한 경우에는 골수 이식이 있으며, 증식성 골수의 증가된 요구량의 관점에서 보면 이러한 환자들에게 매일 엽산을 보충 투여하여 유지해 주는 것이 바람직하다.

비장에서의 적혈구 제거 기능이 적혈구 수명을 단축시키기 때문에 많은 환자들은 비절제술을 통해서 약간의 이득을 얻을 수 있다.

지속적인 피하 desferoxamine투여는 상당한 양의 철을 동원시키고 배출시키며, 오랫동안 투여 시 만성적인 철 독성의 예방 및 발생의 지연이 가능하다(그림 8-13).

나) Thalassemia Minor

Cooley's 형질로도 알려진 이형 접합형 β-thalassemia이다.

① 임상 증상으로는 약간의 비장 비대증과 가벼운 빈혈이 나타나고, 이러한 소질을 갖고

있는 환자는 대체로 정상 수명대로 살게 된다.

② 검사 소견으로는 말초혈액에서 10~11 g/dL의 혈색소 수준을 나타내며, 혈액 도말상에서 microcytic하고 hypochromic한 적혈구가 나타난다.

Wright stain 상에서는 표적 적혈구, 다염성 적혈구, basophilic stippling이 증가되어 나타나며 간혹 유핵 적혈구도 나타난다.

혈색소 전기 영동에서 Hb.F는 2~6%, Hb.A_2는 3~7% 그리고 그 나머지가 Hb.A로 나타난다(**그림 8-14**).

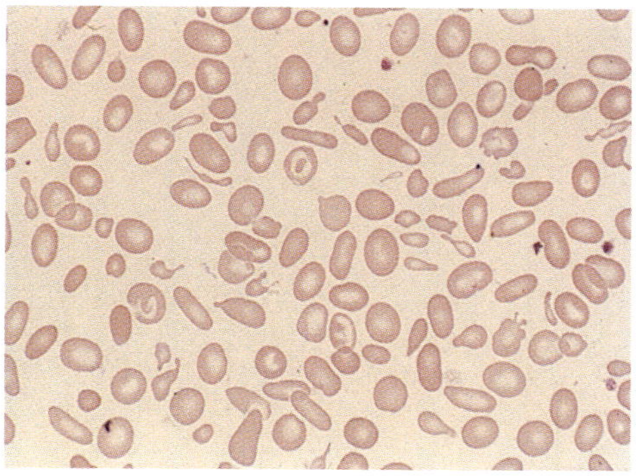

그림 8-13. β-thalassemia major

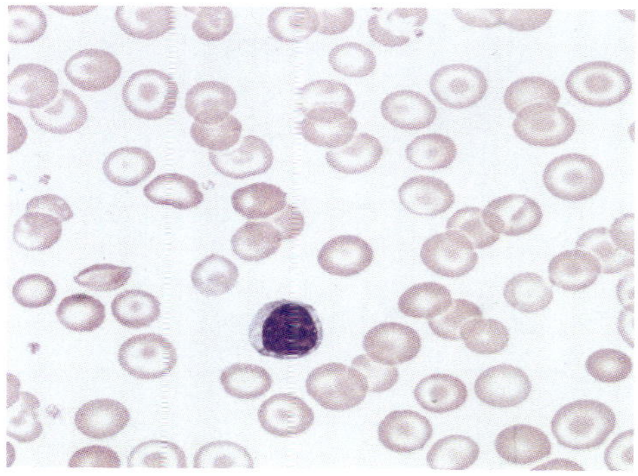

그림 8-14. β-thalassemia minor

(2) 겸상 적혈구성 빈혈(Sickle Cell Anemia)

SS혈색소 동형 접합형으로 발현되는 빈혈로 주로 흑인에게 나타난다. 미국 흑인에서의 이환율 및 사망률의 원인 중 하나로 약 0.15%의 흑인어린이에게서 발견된다.

이 질환의 적혈구에는 Hb.S가 90~100% 차지하며 나머지는 Hb.F이다.

빈혈의 증상은 생후 6개월까지는 잘 나타나지 않는데 이는 출생 시와 그 후 잠깐 동안까지는 F혈색소가 지배적으로 존재하기 때문이다. 그러나 대개 30세 이내에 죽기 때문에 어른의 유병률은 낮다.

① 임상 증상은 적혈구 형태적 특성과 관련이 많다. 산소가 적은 상태에서 Hb.S는 Hb.A에 비해 용해도가 낮으며, 막이 견고한 겸상상태가 된다. 이러한 적혈구들이 작은 혈관을 막기 쉽기 때문에 각 신체에서 경색증이 유발된다.

- 유아기 때 비대되었던 비장은 결국 작아지게 되며 어른이 되면 많은 경색 때문에 섬유화된다.
- 뼈에도 변화를 가져온다.

② 검사 소견

- 말초혈액에는 normocytic normochromia, 겸상 적혈구, 표적 적혈구, 유핵 적혈구 출현
- 그물 적혈구 증가
- 혈소판 증가
- 호중구 증가
- 삼투압 취약성 감소
- 적혈구 침강 속도 지연
- Sickle cell 검사 시 강양성을 보인다.

- 골수에서는 적혈구계의 과잉 증식으로 인한 hypercellularity
- 세포 성숙과 형태는 정상으로 보인다(그림 8–15).

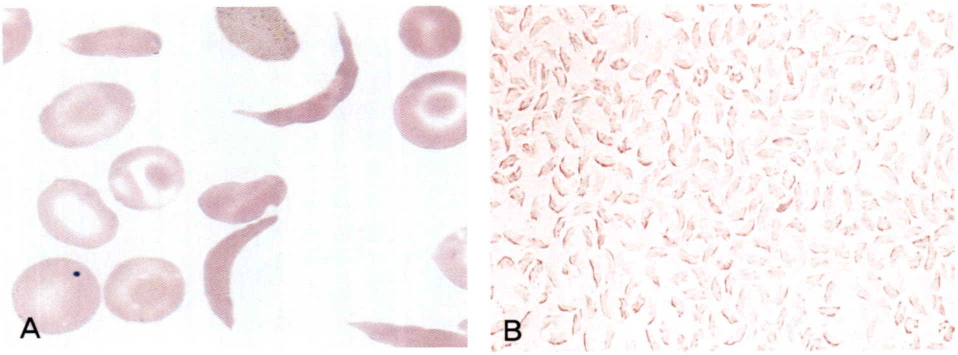

그림 8–15. 겸상 적혈구성 빈혈증 A : 겸상 적혈구, B: 겸상화 반응 결과

(3) 겸상 적혈구성 형질(Sickle cell trait)

겸상 적혈구성 형질은 미국 흑인 중 10% 정도에서 발견되고, 이 경우의 환자는 Hb.S 인자가 부모 중 한쪽에서만 전해지는 이형 접합형으로 Hb.S를 20~40% 정도, Hb.A를 60~80% 정도 갖고 있다.

정상 상태 하에서는 겸상 적혈구는

① 임상 증상은 거의 없으며 제수명을 다 산다.

② 검사 소견은 간혹 표적 적혈구가 나타나나 겸상 적혈구는 발견되지 않는다.

- 그물 적혈구 수는 정상
- sickle cell 검사 시 양성
- 환자의 50% 정도는 뇨 농축능력이 있다.
- 특수 상황(호흡기 감염, 마취제 투여 또는 감압된 조종실 내) 하에서는 임상 증상이 나타나면서 겸상 적혈구를 형성할 수도 있다.

(4) C 혈색소 질환(Hemoglobin C Disease)

동형 접합형에서는 적혈구내에 Hb.C가 거의 100% 나타나며, 이형 접합형에는 AC(보인자), SC, CF(질병)형으로 나타난다.

① 임상 증상은 비장 증대가 오나 수명은 정상적이다.

② 검사 소견은 normocytic하고 normochromic 하다.

- 표적 적혈구(40~90%), 구상적혈구, 그물 적혈구는 약간 증가하며,
- Wright 염색 시 적혈구내에서 길다란 결정이 나타나기도 하며, 37℃로 3% NaCl용액으로 배양하면 확실한 결정상을 볼 수 있다.
- 전기 영동 시 Hb.C(거의 100%)와 Hb.F(7% 미만)를 볼 수 있다(그림 8–16, 표 8–8).

표 8-8. Common Clinically Significant Hemoglubinopathies

Hemoglobin Disorder	Sickle cell anemia (homozygous)	Hb C disease (homozygous)	Hb C- Harlem (Hb C-Georgetown); occurs as double heterozygote with Hb S (Hb S/Hb C-Harlem)	Hb E disease (homozygous)	Hb O-Arab	Hb D disease (rare homozygous)
Abnormal hemoglobin	Hb S	Hb C	Hb C-Harlem	Hb E	Hb O	Hb D, Hb D-Punjab
Structural Defect	$\alpha_2\beta_2^{6Glu>Val}$	$\alpha_2\beta_2^{6Glu>Lys}$	$\alpha_2\beta_2^{6Glu>Val}$ and $\alpha_2\beta_2^{73Asp>Vsn}$ on same gene	$\alpha_2\beta_2 26^{Glu>Lys}$	$\alpha_2\beta_2^{121Glu>Lys}$	$\alpha_2\beta_2^{121Glu>Gln}$
Individuals primarily Affected	African, African American, Middle Eastern, Indian, Mediterranean	African, African American	Rare, so uncertain' African, Frican American	Southeast Asian, African, African American	Kenya, Israel, Egyptian, Bulgarian, African American	Middle Eastern, Indian
Hemoglobin Solubility	Positive	Negative	Positive	Negative	Negative	Negative
Hemoglobins Present	0% Hb A, >80% Hb S, 1~20% Hb F, 2~5% Hb A_2	0% Hb A, >90% Hb C, <7% Hb F, 2% Hb A_2	Migrates with Hb C	0% Hb A, >95% Hb E, 2~4% Hb A_2 migrates with Hb C and Hb O	0% Hb A, 95% Hb O, 2~4% Hb A_2 migrates with Hb A_2, Hb C, Hb E	95% Hb E normal Hb A_2 and Hb F' migrates with Hb S
Red Blood Cell Morphology	Sickle cells, target cells, nucleated RBCs, reticulocytes, Howell-Jolly bodies, basophilic stippling spherocytes	Hb C crystals, target cells, reticulocytes, nucleated RBCs, microcytes	Target cells	Target cells, microcytes	Target cells	Target cells
Symptoms/ Organ Defects	Vaso-occlusion, bacterial infections, hemolytic anemia, aplastic episodes, bones, lungs, liver, spleen, penis, eyes, central nervous system, urinary	Mild splenomegaly, mild hemolysis	Double heterozygotes have mild symptoms	Mild anemia, mild splenomegaly asymptomatic	Mild splenomegaly	Mild hemolytic anemia, mild splenomegaly
Treatment	Transfusion, antibiotics, analgesics, bone marrow transplants, hydroxyurea	Usually none, antibiotics	Usually none	Usually none	Usually none	Usually none

Asn: asparagine, Asp: aspartate, Gln: glutamine, Glu: glutamate, Lys: lysine, Val: valine.

표 8-8. Common Clinically Significant Hemoglubinopathies – cont'd

Hemoglobin Disorder	Hb G disease (rare homozygous)	Hb SC disease	Hb S/β-Thal	Hb SD disease	Hb SG	Hb S/O
Abnormal hemoglobin	Hb G, Hb G-Philadelphia	Hb S/C	Hb S + β mutation	Hb S/D	Hb S/G	Hb S/O
Structural Defect	$\alpha_2^{68Asn\rangle Lys}\beta_2$	$\alpha_2\beta_2^{6Glu\rangle Val}$ and $\alpha_2\beta_2^{6Glu\rangle Lys}$; separate genes	$\alpha_2\beta_2^{6Glu\rangle Val}$ and $\beta 0$ or $\beta +$	$\alpha_2\beta_2^{6Glu\rangle Val}$ and $\alpha_2\beta_2^{121Glu\rangle Gln}$ $\alpha_2\beta_2$	$\alpha_2\beta_2^{121Glu\rangle Val}$ and $\alpha_2^{68Asn\rangle Lys}\beta_2$	$\alpha_2\beta_2^{6Glu\rangle Val}$ and $\alpha_2\beta_2^{121Glu\rangle Lys}$
Individuals primarily Affected	African American, Ghanan	Same as Hb S	Same as Hb S	Same as Hb S	Same as Hb S	Same as Hb S
Hemoglobin Solubility	Negative	Postive	Postive	Postive	Postive	Postive
Hemoglobins Present	95% Hb G, normal hb A2 and Hb F' migrates with S	45% Hb S, 45% Hb C, 2-4% Hb A2, 1% Hb F	Hb S variable, some Hb A, increased hb A_2 and Hb F	45% hb S, 45% Hb D, 2-4% Hb A_2, 1% Hb F; Hb S/D	45% Hb S, 45% Hb G 2-4% Hb A_2, 1% Hb F; Hb S/G	45% hb S, 45% Hb D, 2-4% Hb A2 1% Hb F
Red Blood Cell Morphology	Target cells	Sickle cells, hb C crystals, hb SC crystal, Target cells	Sickle cells, target cells, microcytes	Sickle cells, target cells,	Sickle cells, target cells,	Sickle cells, target cell
Symptoms/ Organ Defects	Mild hemolytic anemia, mild splenomegaly	Some as Hb SS except milder	hemolytic anemia, splenomegaly	Similar to Hb S but milder	Asymptomatic	Similar to Hb S
Treatment	Usually none	Similar to Hb S	Some treatment required	Similar to hb S but milder	Usually none	Similar to Hb s

Asn: asparagine, Asp: aspartate, Gln: glutamine, Glu: glutamate, Lys: lysine, Val: valine.

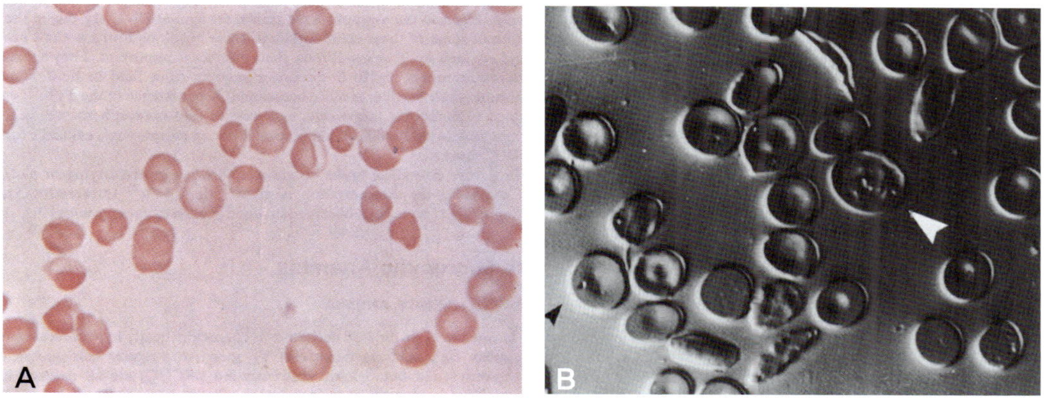

그림 8-16. C 혈색소 질환, A : PB, B : 위상차 현미경 상

(5) M 혈색소 질환(Hemoglobin M disease)

Met Hb.은 다음과 같은 3가지가 원인인 것으로 알려져 있다.

① NADH-methemoglobin 환원 효소의 결핍으로 상 염색체 열성 형질로 유전되는 것

② 후천적으로 다양한 화합물에 폭로된 결과로 오는 경우

③ Hb.M 변종의 5가지 중의 하나가 원인인 경우이다.

이 중 M혈색소 질환은 혈색소의 α 또는 β 쇄 내의 아미노산 치환에 의하여 일어난다. Hb.M의 5가지 변종은 Boston($\alpha_2^{58Tyr}\beta_2$), Iwate($\alpha_2^{87Tyr}\beta_2$), Saskatoon($\alpha_2\beta_2^{92Tyr}$), Milwaukee($\alpha_2\beta_2^{67Glu}$), 그리고 Hyde park($\alpha_2\beta_2^{92Tyr}$)이다.

- 임상 증상은 청색증(Cyanosis)으로 피부와 점막이 푸른색을 나타낸다. 그러나 소아기의 3~6개월까지는 일반적으로 이 증세가 나타나지 않는다. 대개는 정상적인 수명을 산다.
- Methylene blue, ascobic acid로는 치료되지 않는다.

B. 후천성 용혈성 빈혈(Acquired Hemolytic Anemia)

1) 면역학적 변화에 의한 용혈성 빈혈

자가 면역, 동종 면역 또는 어떤 약제에 노출된 후 생성된 항체나 보체가 적혈구막에 결합하여 용혈이 일어나는 것을 말하며, 보통 항체의 종류에 따라 37℃에서 가장 활발히 적혈구 항원과 반응하는 온항체에 의한 용혈과 자가 면역 항체에 의한 용혈, 한랭 항체에 의한 용혈, 약제에 의한 용혈로 분류할 수 있다(표 8-9).

표 8-9. Autoimmune Hemolytic Anemia: Causes

Warm type	Cold type
특발성	**특발성**
이차성	**이차성**
전신성 홍반성 루프스	Mycoplasma성 폐렴
기타 결합조직 질애	전염성 단핵구증
만성 림프구성 백혈병	악성 림프종
악성 림프종	궤양성 대장염
난소성 기형종	발작성 한냉혈색소 뇨증
약물(예, methyldopa, fludarabine)	희귀; 초기나 감염과 연관

(1) 자가 면역 용혈성 빈혈(Autoimmune Hemolytic Anemia)

항체라고 생각되는 혈장 인자 때문에 적혈구의 파괴가 일어나는 것을 말한다.

① 임상 증상으로 황달과 비장 종대가 흔히 관찰된다.

② 검사 소견으로 MCV, MCHC의 증가가 관찰된다.

- Rouleaux 형성된다.
- Anisocytosis, pokilocytosis, Microspherocyte 및 유핵 적혈구의 출현이 관찰된다.
- 백혈구와 혈소판은 보통 정상이나 드물게 혈소판 감소증이 동반된다.
- Hyperbilirubinemia와 Haptoglobin의 감소가 나타난다.
- Coombs' test 양성으로 나타나는 것이 특징이다(그림 8-17).

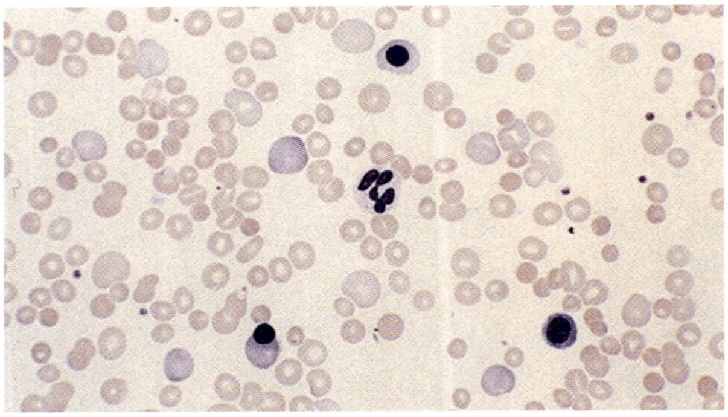

그림 8-17. 자가 면역 용혈성 빈혈

(2) 발작성 한랭 혈색소 뇨증(Paroxysmal Cold Hemoglobinuria, PCH)

한랭 항체는 37℃에서는 항원과 결합하지 않고 0~4℃에서 가장 활발히 결합하는데, 병적 한랭 항체는 흔히 면역학적 결합능이 30℃ 또는 32℃까지도 유지된다. 그러나 정상 체온에서는 항체 자체에 의해 용혈되지 않고 이들 항체가 결합한 보체에 의해 용혈이 일어난다. 이들 항체는 대부분 IgM이며 드물게 IgA 또는 IgG도 있다.

발작성 한랭 혈색소 뇨증은 극히 드문 자가 면역성 용혈성 질환으로 처음 매독 환자에서 보고 되었으나 바이러스 감염 및 특발성으로도 발생된다.

한랭 외기에 노출된 후 심한 혈관 내 용혈 및 혈색소 뇨를 동반하고, Donath-Landsteiner 검사에서 양성, Coombs' test에서 IgG 및 보체에 대해 약양성의 소견을 보인다.

(3) 약제에 대한 용혈(hemolysis by Drug)

많은 약제들이 면역 기전에 의한 용혈성 빈혈을 초래하는 것으로 알려져 있으나 다음 세 가지 기전으로 나눌 수 있다.

Type	Autoantibody	Haptene	Immune complex
Role of Drug	Induce auto-Ab. to RBC	Combine with RBC memb.	Induce Ab to drug
Attachment to RBC M	Ab to RBC memb. (Rh Ag)	Ab to drug-RBC complex	Drug-Ab complex to RBC memb.
Mechanism of cell destruction	Agglutination extravascular	Agglutination extra vascular	Lysis intravascular
Coomb's test	IgG	IgG	IgM or G
Examples	Aldomet L-dopa Mefenamic acid	Penicillin	Quinidine stibophen sulfonamide Chlorpropamide Thorazine

2) 적혈구막의 외상에 의한 용혈성 빈혈

(1) 미세맥관 용혈성 빈혈(Microangiopathic Hemolytic Anemia)

미세 혈전 등으로 인하여 부분적으로 폐쇄된 세동맥 쪽에는 섬유소망이 있고 여기에 적혈구가 걸리면 분절된다. 원인 질환에 따라 임상 증상은 다르나, 혈액 응고 이상 중 FDP의 증가는 주로 DIC에서 심하며 혈소판이 감소하고 분열 적혈구가 출현하는 것이 특징이다.

(2) 행군 혈색소 뇨증(March Hemoglobinuria)

손, 발 등 체표에 반복적인 외상이 있은 후에 혈색소 뇨증이 초래되는 경우로 1881년 프러시아 보병에서 장기 행군 후 기술되었다. 그 후 마라톤 경기, 태권도 단련, 봉고북 연주 후 등에서도 발생되었다.

혈색소 혈증 및 혈색소 뇨증은 있으나, 적혈구 변형은 말초혈액 도말에서 관찰되지 않는다.

3) 적혈구막의 이형성에 의한 용혈성 빈혈

(1) 발작성 야간 혈색소 뇨증(Paroxysmal Nocturnal Hemoglobinuria, PNH)

순환 혈액은 정상이나 혈구 세포막이 비정상적으로 보체에 감수성이 높아지는 것이 특징이다. 혈색소 뇨증이 반복됨에 따라 철 결핍을 동반하고, 보체에 대한 감수성이 높아 혈전증이 호발한다.

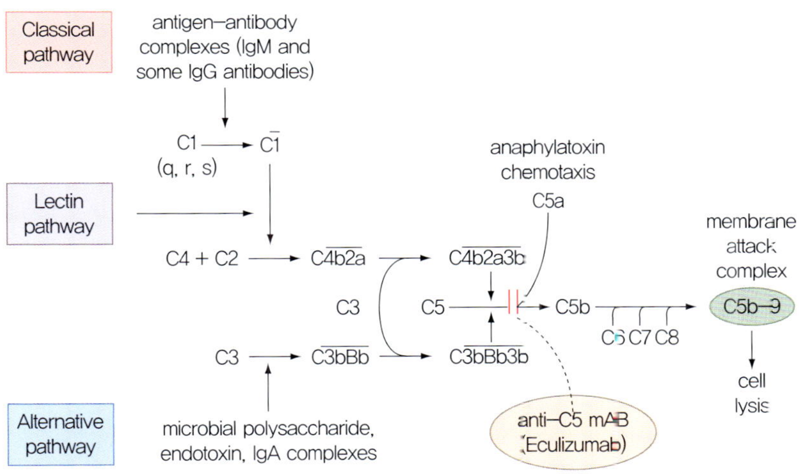

그림 8-18. PNH에서 보체의 작용기전

① 임상 증상은 특징적으로 혈관 내에서의 용혈 현상이나 혈색소 뇨증이 잠든 사이나 후에 나타나는 것이다.
② 검사 소견은 빈혈, 그물 적혈구 증가증, 혈소판 감소증, 과립구 감소증을 보이며, LAP는 감소한다. 이 질환에 대한 진단은 sugar water test, HAM's test로 확인될 수 있다.
③ 치료는 적혈구 조혈인자 요법이나, 스테로이드 요법, 항응고 요법, 골수 이식 등이 있다.

8 재생 불량성 빈혈(Aplastic Anlemia)

1) 정의

재생 불량성 빈혈은 말초혈액상에 범혈구 감소증(pancytopenia)과 골수의 저형성(hypoplasia)을 보이는 증후군으로 골수에 섬유화 또는 종양 세포의 침윤 등이 없는 경우이다.

2) 원인

약 50%에서는 그 원인을 찾을 수 없어서 특발성(idiopathic)으로 분류되나 나머지에서는 다음과 같은 원인들이 있다(표 8–10, 11).

(1) 약물

화학 요법제의 경우에서와 같이 일정량의 약물을 투여하면 조혈 간세포가 감소하게 되는데 이 경우 대개 가역적이며 손상의 정도는 투약된 약물의 종류와 양에 달려 있다. 화학 요법에 사용되는 약물로는 cytosine arabinoside, methotrexate, busulfan, phenytoin, phenothiazines, thiouracil, chloramphenicol 등이 있다.

(2) 화학 물질

약제 외에 유기 용매, 살충제, 염색제 등의 화학 물질(예: 벤젠)에 의해서 재생 불량성 빈혈이 발생한다.

(3) 물리적 인자

X선, 자연 방사선, 방사성 동위원소 등에 의해서도 초래된다.

(4) 간염

대개 A형 간염 바이러스 또는 non A, non B형 간염 바이러스와 관련성이 있다고 알려져 있다. 20세 이하의 남자에게서 호발한다.

(5) 대사 장애

임신, 췌장염 등에서도 재생 불량성 빈혈이 합병됨이 보고되어 있다.

표 8–10. Inherited aplastic Anemia: Causes

Pancytopenia
Fanconi anemia(FA)
Dyskeratosis congenita(DC)
Shwachman-Diamond syndrome(SDS)
Reticular dysgenesis
Pearson syndrome
Familial aplastic anemia(autosomal and X-linked)
Myelodysplasia
Single cytopenia
Anemia: Diamon-Blackfan anemia(DBA)
Neutropenia: severe congenital neutropenia including Kostmann syndrome thrombocytopenia: congenital amegakaryocytic thrombocytopenia(CAMT); with absent radii(TAR)

표 8–11. Acquired Aplastic Anemia: Causes

Idiopathic
Secondary:
Drugs-hypersensitivity(e.g., chloramphenicol, gold, sulfonamides)
Drug-cytotoxics(e.g. busulfa, cyclophosphamide)
Irradiation
Infection: postviral hepatits
Toxins: e.g., insecticides, benzene

3) 임상적 증상

① 허약감, 피로감, 운동 시 호흡 곤란의 빈혈 증상
② 과립구의 감소로 인한 세균 감염으로 발열, 구강, 인후 또는 상기도 감염 증상이 나타나고
③ 혈소판의 감소로 인한 자반(purpura), 치은, 질 출혈, 위장관 출혈, 망막 출혈, 중추신경계통의 출혈 등이 있으며
④ 이학적 소견상 안면 창백, 자반 등이 흔하고 비장 종대는 거의 없다.

4) 검사 소견

(1) 말초혈액 소견(그림 8-19)

① 적혈구 감소: normochromic normocytic anemia로 그물 적혈구의 감소를 보인다.
② 백혈구 감소: 호중성구의 감소로 주로 상대적 림프구 증가증을 보인다.
③ 혈소판 감소로 응고시간은 정상이나 출혈시간은 연장된다.
④ 혈청 철은 상승되고, 총 철결합능은 정상이다.
⑤ 응고시간은 정상이며, 출혈시간은 연장된다.

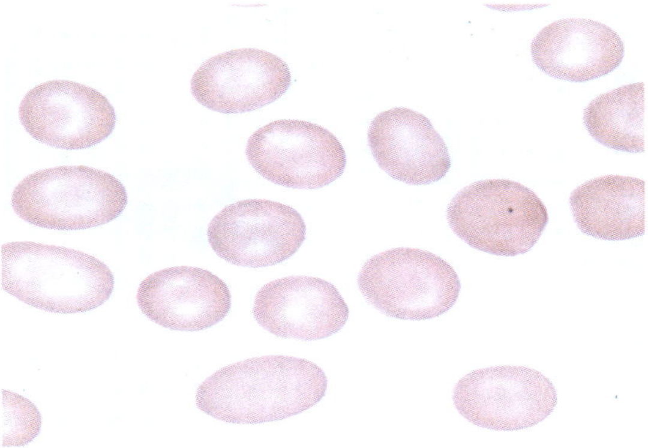

그림 8-19. 재생 불량성 빈혈의 말초혈액 상

(2) 골수 소견

① 지방이 증가된 저형성 세포증(hypocellularity)을 보이며
② 거핵구와 모든 골수계 세포의 감소로 주로 적혈구와 림프구 및 지방세포로 구성된다 (그림 8-20).

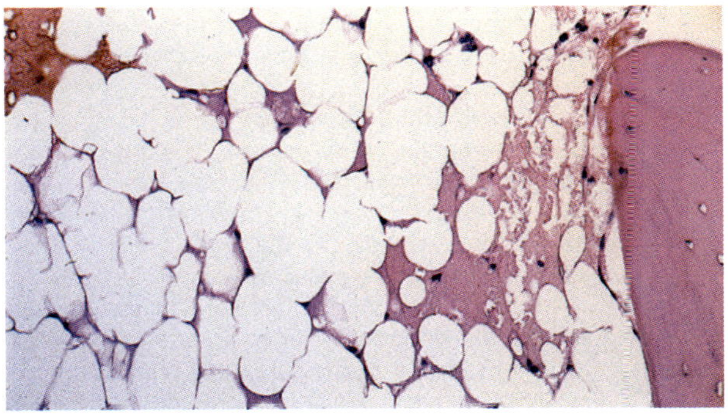

그림 8-20. 재생 불량성 빈혈의 골수상

5) 치료

(1) 지지 요법(supportive care)

① 수혈: 가능한 수혈은 억제하여야 한다. 만약 수혈이 꼭 필요한 경우는 골수 이식에 관한 결정이 이루어질 때까지 공혈자(가족은 될수록 피한다)의 수를 줄이고, 전혈 수혈보다는 백혈구가 제거된 적혈구만을 수혈하는 것이 좋다. 면역 억제요법을 받는 환자에서는 혈소판 수혈 시 이식편대 숙주 반응을 예방하기 위해 방사선을 조사한 혈소판을 수혈하며, 그 외 aspirin을 포함한 항혈소판 제제의 투여는 피해야 한다.

② 감염을 예방하기 위한 각별한 고려가 필요하며, 일단 감염이 발생하면 적극적으로 대처해야 한다.

(2) 골수 저형성 회복을 위한 치료

① 골수 이식

골수 이식은 골수를 침범한 질환의 경우나 공격적인 치료 시 정상 골수에 대한 위험성으로 인해 치료에 제한을 받게 될 경우의 합리적인 치료 방법으로 골수계, 적혈구계, 거핵세포계 이식 뿐 아니라 림프계와 대식세포-단구계 이식도 포함된다. 이식의 종류로는 다음과 같다.

- 동계 이식(syngenetic graft): 공여자와 수혜자가 유전적으로 동일한 이식을 말한다(예: 일란성 쌍생아).
- 동종 이식(allogenetic graft): 공여자와 수혜자가 서로 다른 유전적 기원을 가질 때를 말한다.
- 자가 골수 이식(autologous marrow graft): 화학 요법이나 방사선 치료로 환자의 골수를 제거한 후 관해 시(remission) 보관되었던 환자 자신의 골수를 재주입하는 것을 말한다.

골수 이식술이 광범위하게 사용되고 있는 질환은 다음과 같다.

- 면역 결핍 질환과 같은 유전 질환에서의 골수 이식의 목적은 유전적으로 결핍된 수혜자의 림프계를 공여자의 정상 림프계로 대치하는 것이다.
- 중증 지중해성 빈혈과 같은 유전 질환에서는 비정상적인 골수는 파괴하고 정상 골수로 대치되어야 한다.
- 재생 불량성 빈혈에서의 골수이식 목적은 정상 기능을 하는 골수조직으로 결핍된 조직을 대치하는 것이다.
- 악성 질환인 백혈병 및 기타 악성 혈액 종양에서의 목적은 강력한 화학 요법으로 악성 세포 군을 완전히 파괴하고, 이때 동시에 파괴되는 정상 세포를 이식된 골수를 통해 정상 골수의 기능을 회복하도록 하는 데 있다.

② 면역 억제 요법

③ 단백 합성 호르몬제

9 포르피린증(Porphyrias)

포르피린증은 heme 합성에 필요한 특수한 효소 결함에 기인하는 장애군이다. Porphyria Cutanea tarda의 한 형만이 유전적 또는 후천적 독성 장애로 발생한다. 이 장애군들은 포르피린 및 그 전구물질의 생산성과 배설성이 증가되는 것이 특징이다. 이 장애군들은 대개 coproporphyrin이 뇨에서 배설되는 양이 증가하는 것만으로 잘 규정된 이타적 porphyrinuria와 구별해야 한다.

이 포르피린증은 감광성 작인이며, 포르피린 존재 하에서 생산 반응에 가장 효과있는 파장(작용 스펙트럼)과 포르피린에 흡수된 파장(흡수 스펙트럼)이 일치한다. 포르피린은 전자 스펙트럼의 가시부와 자외선부의 접합부에 가까운 400 nm 영역에서 강한 흡수를 나타낸다. 보통 햇볕에 타는 반응(sun burn reaction)을 야기하는 짧은 자외선 파장과는 대조적으로 포르피린증에서 피부 상해를 야기하는 방사선은 유리를 통과한다.

급성 간헐성 포르피린증을 제외한 모든 포르피린증은 감광성 반응을 동반하나, 정확한 성질이나 피부 반응의 심각성은 포르피린증의 모든 형에 특징적인 것은 아니다. 감광성 반응은 또한 여러 형태의 광분화로 분류되어진 장애군에서 일어나며, 때로는 salfonamides, chlorpromazine, nalidixic acid, isoniazid, demeclocycline 그리고 드물게는 다른 tetracyclines와 같은 치료 약제의 합병증으로도 일어난다. 광선 노출에 의한 피부의 합병증은 또한 pellagra, 암 양종 증후군을 포함한 많은 다른 장애에서도 일어난다.

포르피린증에서 감광성 반응이 포르피린에 의해 야기된다는 것은 분명한 반면, 신경성 기능 장애를 생성하는 기작은 아직 분명하지는 않다. 두 가지의 가장 널리 인정받고 있는 이론은 포르피린의 전구물질이 신경성 독성물질일 것이라는 것과 신경계의 heme 결핍일 것이라는 가정이다. 이 두 가지 이론은 포르피린증의 급성 발작 시 정맥 내 hematin치료 요법을 사용하기 위한 이론적 근거를 제공한다.

Hematin이 동물에서 간장성 ALA합성을 억제하는 것으로 알려진 이후, 급성 발작형 포르피린증을 가진 환자에서 더 적은 포르피린 전구물질 배설을 보여주며, 간장성 heme결핍을 정정하는 것으로 보여진다.

포르피린증은 (1) 특수한 효소 결핍, (2) 과잉의 대사물질 생성기관 또는 (3) 임상적 발현에 근거를 두고 분류할 수 있는데 대개는 (1)의 근거로 분류하는 방법을 많이 쓰고 있다(표 8-12).

표 8-12. 효소결핍에 근거를 둔 포르피린증의 분류

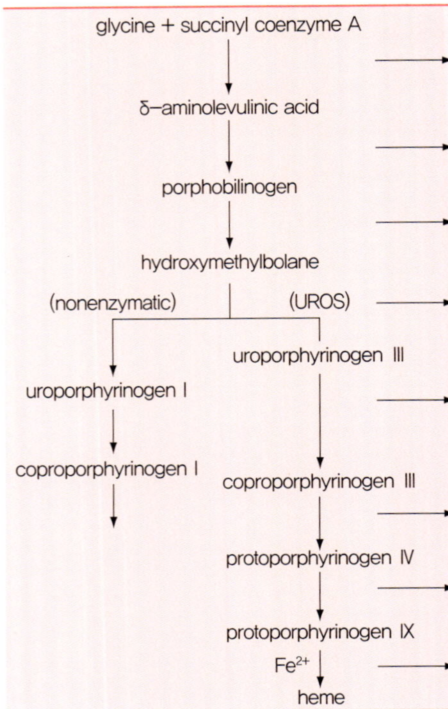

Enzyme	Disease	Type	Symptoms	Products
ALAS2	X-linked sideroblastic anemia	Erythroid	Microcytic anemia	Sideroblasts
ALAD	ALA dehyratase porphyria	Hepatic	Neurovisceral	Urinary ALA
HMBS	Acute intermittent porphyria	Hepatic	Neurovisceral	Urinary ALA, PBG
UROS	Congenital erythropoietic porphyria	Erythropoietic	Photosensitivity Hemolytic anemia	Urinary and red blood cell Uroporphyrinogen I, coproporphyrinogen I
UROD	Porphyria cutanea tarda Hepatoerythropoietic porphyria	Hepatic/ erythropoietic	Photosensitivity Hemolytic anemia	7-C porphyrin, fecal isocoproporphyrin
CPOX	Hereditary coproporphyria	Hepatic photosensitivity	Neurovisceral, coproporphyrin	Urinary ALA, porphobilinogen,
PPOX	Variegate porphyria	Hepatic	Neurovisceral, photosensitivity	Urinary ALA porphobilinogen, fecal protoporphyrin
FECH	Erythropoietic protoporphyria	Erythropoietic	Photosensitivity	Red blood cell protoporphyrin, fecal protoporphyrin

1) 선천성 적혈구 조혈성 포르피린증(Congenital erythropoietic porphyria)

이 질병은 피부의 감광성이 원인이 되며, 포르피린증의 아주 드문형의 하나이다. 이것은 상염색체성 열성 형질로 유전한다. 이 장애에서는 uroporphyrinogen III cosynthetase 생산이 감소되고, 그러면 uroporphyrinogen I이 과잉 생산되며, 보다 적은 범위로 coproporphyrinogen I이 과잉 생산되는 결과를 가져온다 이 과잉의 porphyrin들은 배설된다. 햇볕에의 노출은 병변의 원인이 되며, 치유는 느려서 결국은 반흔과 흉터로 남게 된다. 일반적으로 가벼운 normocytic normochromic anemia가 적혈구 용혈로 인하여 생기며, 또한 무력한 적혈구 조혈이 되어진다. 가장 특징적인 것은 uroporphyrinogen I과 coproporphyrinogen I이 뇨속에 과잉 배설되어진다는 것이며, 그래서 뇨의 색이 짙은 적색(burgundy 포도주색) 또는 암청색이라는 것이다. 비장 적출로써 빈혈을 개선할 수 있으나, 우선적으로 관심을 가져야 하는 것은 햇볕에의 노출을 막아야만 한다는 것이다(**그림 8-21**).

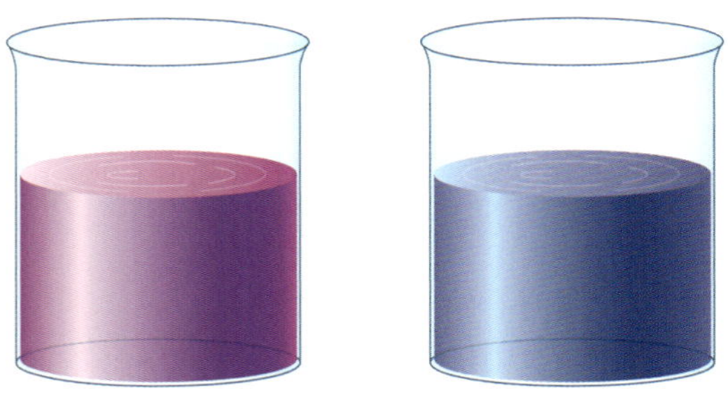

그림 8-21. 포르피린증에서의 뇨색

2) Cutanea tarda 포르피린증(Porphyria cutanea tarda)

이 질병은 상염색체성 우성 형질로 유전되며, uroporphyrinogen decarboxylase 생산의 감소가 원인이 된다. 이것은 피부의 민감성에 의하여 임상적으로 가볍고 작은 외상을 나타내며, 또한 단지 간장애가 있을 때 스스로 나타나기도 한다. 뇨는 일반적으로 적색 또는 갈색이며 많은 양의 uroporphyrin I과 III가 모두 포함되어 있다.

개선된 간기능은 이 질병의 증상을 감소시키는 데 효과적일 수 있다. 정맥 절개술 또한 간으로부터 철분의 저장을 제거하는 데 사용할 수 있다.

이 질병의 후천적인 형태로서 할로겐화 방향족 탄화수소에 노출됨으로써 야기되는 것을 발견하였다.

3) 적혈구 조혈성 프로토포르피린증(Erythropoietic protoporphyria)

이 질병은 상염색체성 우성 형질로 유전한다 이것은 ferrochelatase의 활성이 감소됨으로써 생기며, 그 결과 대변에 protoporphyrin IX의 농도가 증가된다. 적혈구 또한 현저히 증가한 protoporphyrin IX이 포함되어 있으며, 세포질은 형광성을 나타낸다. 일반적으로 빈혈증은 없다. 이 질병은 임상적으로 최소한의 병변과 반흔을 가지는 햇볕에 약한 민감성을 보인다.

Betacarotene beadlets, cholestyramine을 포함한 몇 가지 약제가 치료를 위하여 효과적으로 사용되고 있다.

4) 급성 간헐성 포르피린증(Acute intermittent porphyria)

이 질병은 신경성 이상이 원인이 되며, 상염색체성 우성 형질로 유전한다. 이것은 uroporphyrinogen I synthetase의 결핍으로 야기된다. 이 질병의 증상은 간헐성으로 일 년에 몇 번 또는 드물지만 환자 전 생애 동안 두세 번 일어날 수 있다.

활동 중에 또는 급성상태 중일 때 대개는 복통을 동반한다. 심리적 장해와 신경계 증상이 생길 수 있다.

활동 중인 상태 동안에는 백혈구 수가 대개 증가하며, 뇨는 많은 양의 d-ALA와 porphobilinogen을 포함한다. 이 질병의 급성 발작은 많은 양의 glucose, hematin, sodium benzonate를 사용함으로써 성공적으로 치료할 수 있다.

5) 유전적 코프로포르피린증(Hereditary coproporphyria)

이 질병은 임상적 양상에서 급성 간헐성 포르피린증과 닮아 있다. 이것은 coproporphyrinogen oxidase의 감소가 원인이 되며, 그래서 뇨와 대변에 coproporphyrin III의 양이 증가되는 결과가 된다.

급성 발작 시에는 hematin으로 성공적으로 치료할 수 있다.

6) 다변성 포르피린증(Variegate porphyria)

이 질병은 상염색체성 우성 형질로 유전하며, 임상적 증상은 이 환자들이 햇볕에 민감성을 보이는 것을 제외하고는 급성 간헐성 포르피린증과 아주 유사하다.

이 질병의 급성 발작은 일반적으로 sulfonamides, barbiturates, anesthetics 그리고 alcohol과 같은 약제에 폭로되었을 때 촉진된다.

이 질병은 protoporphyrinogen oxidase가 결핍된 것이 원인이 된다고 생각되고 있다. 대변은 많은 양의 protoporphyrin과 coproporphyrin을 포함한다.

급성 발작 동안 뇨는 증가된 양의 porphobilinogen과 δ-ALA를 포함한다.

이 질병은 일반적으로 급성 간헐성 포르피린증과 같은 방법으로 치료한다.

10 철 과다증(Iron overload)

체내의 과도한 철을 제거하는 기전은 없기 때문에 철 흡수는 축적을 피하기 위해 정상적으로 주의 깊게 조절된다. 철의 축적은 과도한 흡수 또는 만성적인 수혈과 연관된 질환에서 발생한다. 조직에서의 과도한 철 침착은 특히 심장, 간, 내분비기관에 심각한 손상을 준다. 철과다의 원인은 다음 표 8-13과 같다.

표 8-13. 철과다 운반의 원인

철 흡수 증가	유전 혈색소증 비효율적 적혈구 생성 중증 탈라세미아 철적혈모구성 빈혈
철 섭취 증가	만성 간질환 아프리카 철증
반복된 적혈구 수혈	수혈 철증

11 말라리아(Malaria)

1) 정의

인체나 다른 동물에서 말라리아를 일으키는 것은 Plasmodium 속에 속하는 포자충류의 기생충이다.

인체에서 가장 많이 발견되는 4종은 Plasmodium vivax, malariae, falciparum, ovale이다. 말라리아는 주로 암놈의 Anopheles모기에 의하여 사람에서 사람으로 전염되는 것이다. 다른 전염 경로로서는 오염된 바늘을 통하여, 그리고 선천적으로, 또는 수혈 등을 통해 전염될 수 있다.

2) 생활사

말라리아 원충의 생활사에는 2개의 숙주가 필요하다. 하나는, 원충이 유성 생식을 거치게 되는 무척추동물(암놈의 Anopheles 모기)이며, 다른 하나는 무성 생식을 거치게 되는 척추동물이다. 감염된 Anopheles 모기가 사람을 물게 되면, 그 사람의 혈액 내로, 말라리아의 sporozoite가 들어가고, 그 sporozoite는 간의 실질세포를 침범하여, 그곳에서 전적혈구기의 성숙 단계를 거쳐 분열체(schizont)로 성숙해간다.

이때 그 원충은 간의 실질 세포를 터뜨리면서 merozoite로 분열되면서, 적혈구를 침범하게 되거나, 외적혈구(exoerythrocyte)로서 다른 간 세포를 침범하면서 cycle을 되풀이하여, 다시 분열체로 성숙해 간다. Merozoite가 적혈구를 침범한 후 영양형으로 되면서, 또 다시 성숙한 분열체로 되어 간다. 이 과정은 48~72시간이 걸리는데, 이때를 schizogony라 부른다. 성숙한 분열체로부터 merozoite가 터져 나오고 또 다시 다른 적혈구를 침범할 때 적혈구가 터지면서 발열이나 오한이 나타나게 된다. 적혈구를 침범한 merozoite는 shizogony 과정을 되풀이하여 성숙한 분열체가 merozoite의 수만큼 많아지게 된다. 몇 번의 무성 생식이 일어나면서 생긴 merozoite들은 적혈구 내로 들어가서 분화된 암수의 형질로서 웅성 생식모세포(microgametocyte)나 자성 생식모세포(macrogametocyte)로 성숙해 간다. 이러한 상황하에서는 적혈구가 살아있는 동안 생식모세포가 그대로 남아 있으면서도 환자의 증상에는 영향을 주지 않는다.

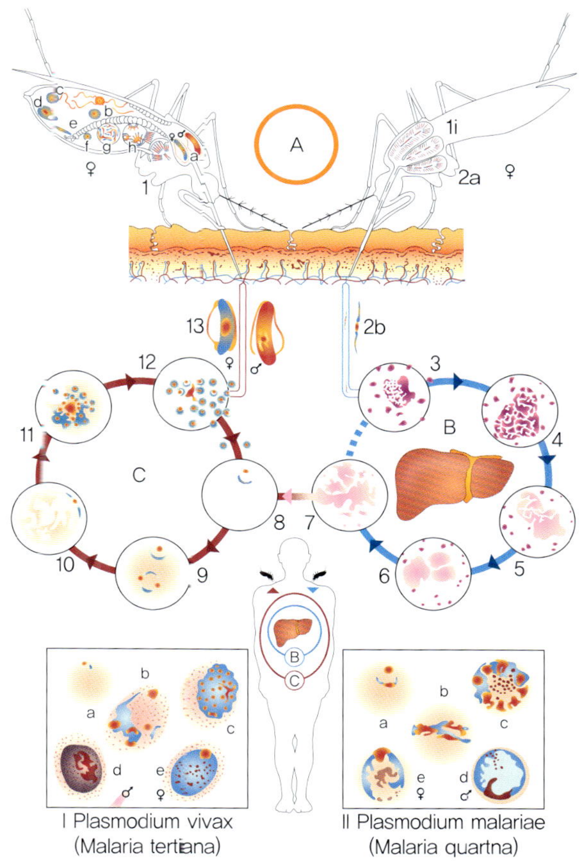

그림 8-22. 말라리아 원충의 생활사

생식모세포는 Anopheles 모기에 새롭게 감염될 수 있는 유일한 기생충의 형태이다. 모기가 사람을 물었을 때 생식모세포는 모기체내로 들어가 의장에서 성숙하게 된다. 웅성 생식모세포가 편모를 방출하면서 자성 생식모세포와 함께 접합체(zygote)가 형성된다.

접합체는 성숙하여 활발한 운동성을 갖게 되며 단순 접합자(ookinete)를 이루게 되는데, 이것은 모기의 위장벽을 뚫고 들어간다. 그 후 위장벽 밖으로 나와서 낭포체(oocyst)가 되고, oocyst는 성숙하여 스포로시스트(sporocyst)가 된 후, 이것이 터져서 포자소체(sporozoite)가 되는 것이다. 이러한 포자소체는 암놈의 Anopheles모기의 타액선으로 옮

겨가서, 모기가 사람을 물 때까지는 타액선에 남아 있게 되는 것이다. 포자소체가 말초 혈액내로 들어가게 되면서 생활사가 되풀이된다.

3) 임상적 증상

(1) 삼일열 말라리아

① 잠복기: 7일~20일(단기 잠복기), 9개월~13개월(장기 잠복기), 국내는 장기 잠복기를 보이는 경우가 더 많다.

② 증상: *P. vivax* 감염에 의해 발생하며 발열, 빈혈, 비장 종대를 보이고 심한 두통, 근육통을 수반하는 독감과 같은 증세로 시작하나 그 이후 48시간마다 주기적인 발열, 오한 증상을 보인다. 열 발작하는 날 이외에는 정상 체온은 보인다.

(2) 열대열 말라리아

① 잠복기: 7일~14일

② 증상: *P. faliciparum* 감염에 의한 말라리아 치료가 늦어지면 치명적이며 불규칙적인 발열, 오한, 빈혈, 기침, 설사, 호흡 부전, 두통, 황달 등을 보이고 혈액 응고 장애, 쇼크, 신부전, 간부전, 저혈당, 급성뇌병증, 폐부종, 혼수, 사망에 이를 수 있다.

4) 검사 소견

(1) 진단

말초혈액 도말 검사로 후층 도말이나 박층 도말한 것을 Giemsa Stain해서 현미경으로 확인한다.

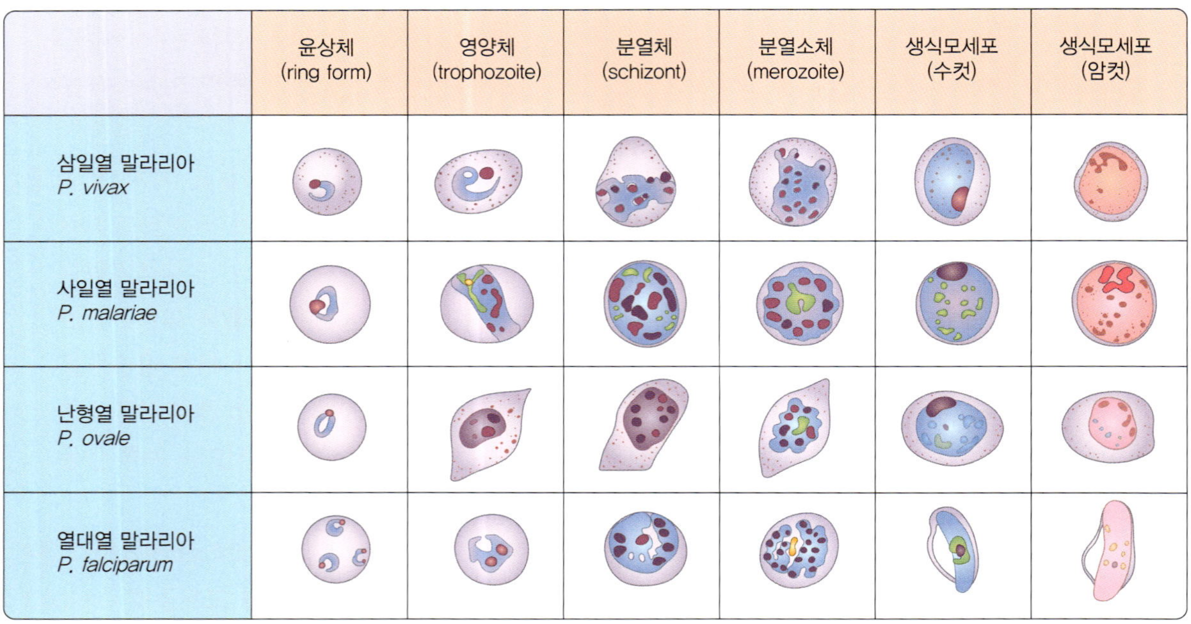

그림 8-23. 말라리아 원충의 특징

(2) 삼일열 말라리아

빈혈, 혈소판 감소증, 그물 적혈구 증가, LDH 상승, 간 효소 상승, 빌리루빈 상승 등

(3) 열대열 말라리아

용혈성 빈혈, 급성 신부전에 의한 혈청 크레아티닌 상승, 단백뇨, 혈색소뇨 등

표 8-14. 말라리아의 검사 소견

	P.vivax 삼일열 말라리아	P.malaria 사일열 말라리아	P.ovale 난형열 말라리아	P.falciparum 열대열 말라리아
감염 적혈구가 커짐	+ 1.5~2배로 원형 또는 난원형	– 정상이거나 약간 적다.	+/–, 60% large cell 20% irregular, frayed edges	– 정상
감염 적혈구가 둥근 모양	–	–	+	–
감염 적혈구의 색 변화	+ 탈색되어 엷다.	–	+ 탈색되어 엷다.	–
Schuffner's dot (stippling)	+ 초기 ring form을 제외하 고 감염된 RBC에 존재	–	+ 모든 단계에 있고 Dot가 P.vivax 것보다 크고 진하다.	–
Mauser's dot	–	–	–	+
한 적혈구에 여러 개가 감염	Rare	–	–	+
Large coarse ring	+	+	+	–
Double chromatin dot	Rare	–	-	+
모든 단계가 관찰	+	+	+	–

5) 치료

(1) 삼일열 말라리아

클로르킨(Chlorquine), 프리마킨(Primaquine)을 투여한다. 임산부는 클로르킨은 투여할 수 있으나 프리마킨은 금기한다.

(2) 클로르킨 내성 삼일열 말라리아

메플로킨(Mefloquine)을 투여한다.

(3) 열대열 말라리아

추정 감염지와 환자 임상 소견의 위중도에 따라 처방이 다르므로 전문적 치료를 의뢰한다.

백혈구 질환

Leukocyte Diseases

학습 목표

1.. 백혈구 증가와 감소 질환을 분류할 수 있어야 한다.
2. 백혈병을 정의할 수 있어야 한다.
3. 백혈병을 분류할 수 있어야 한다.
4. 백혈병의 검사 소견을 설명할 수 있어야 한다.
5. 골수 이형성 증후군을 정의하고 종류를 열거할 수 있어야 한다.
6 골수 증식성 질환을 정의하고 종류를 열거할 수 있어야 한다.
7. 악성 림프종을 정의하고 종류를 열거할 수 있어야 한다.
8. 지질 대사 이상 질환을 정의하고 종류를 열거할 수 있어야 한다.
9. 백혈병의 WHO분류를 정의할 수 있어야 한다.

1 백혈구 증가와 감소증(Leukocytosis and Leukopenia)

백혈구는 감염에 대한 방어 기능을 수행하는 탐식 세포와 면역 기능을 수행하는 림프구로 나누어지며, 탐식 방어 기능을 수행하는 세포는 호중구, 간구, 호산구, 호염기구가 있고, 림프구는 기능적 또는 세포 표면 항원에 의한 면역학적으로 분류하여 T 세포, B 세포, 자연살해세포(natural killer cell, NK cell)로 구분한다. 각 백혈구별로 기능과 역할이 달라서 백혈구 수의 증 · 감만으로도 각종 질환의 진단에서 차지하는 의미는 크다.

1) 호중구 증가증(Neutrophilia)

급성 염증, 감염, 약물, 조직 괴사, 종양 등의 질환으로 인해 참고 범위 이상으로 절대 호중구 수(absolute neutrophil count, ANC)가 증가하는 것이다. 호중구의 주요 기능은 살균 작용이며, 심한 세균 감염 시 형태 변화를 일으켜 독성 과립(toxic granulation), 공포

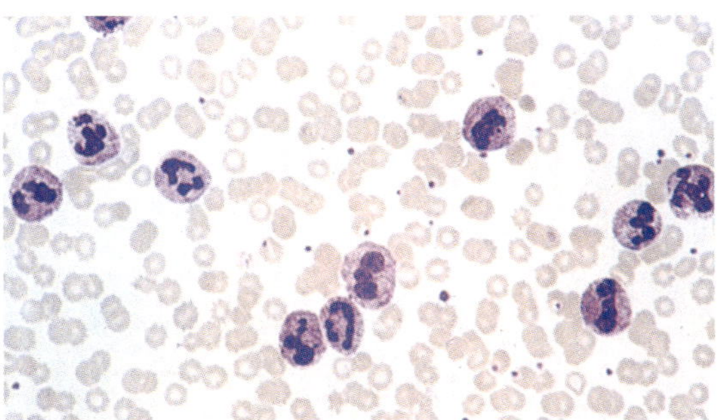

그림 9-1. 호중구 증가증

형성(vacuolization), Dohle 소체 등을 형성하기도 한다. 기능적인 장애로는 만성 육아종증(chronic granulomatous disease, CGD)이 대표적이다(표 9-1 , 그림 9-1).

표 9-1. 호중구 증가증과 감소증의 원인

증가	감소
세균성 급성 염증 및 감염증 각종 약물, 독소, 대사 이상증 화상, 외상, 심근 경색 등의 조직 괴사 스트레스, 운동, 임신, 흡연 등의 생리적 이상 암, 골수 증식 종양	항암 화학요법, 항생제 등의 약물 심한 감염증 방사능, 독소, 면역 질환 골수 형성 이상 질환, 골수 부전, 골수 이식 등의 혈액학적 질환

2) 호중구 감소증(Neutropenia)

절대 호중구 수가 1,000~1,500/μL이면 경증 감소, 500~1,000/μL이면 중등도 감소로 감염성의 우려가 높고, 500/μL 미만은 무과립구증(agranulocytosis)으로 감염 위험이 높으며 호산구, 호염기구의 감소도 같이 동반될 수 있다. 중증의 감소인 경우에는 발열, 홍조, 빈맥, 무기력 등을 동반한 급성 감염증에서 심각한 패혈증으로 이환될 가능성이 높다. 주로 약물, 방사능, 독소, 면역 질환, 골수 등의 혈액학적 이상으로 호중구 수는 감소한다(그림 9-2).

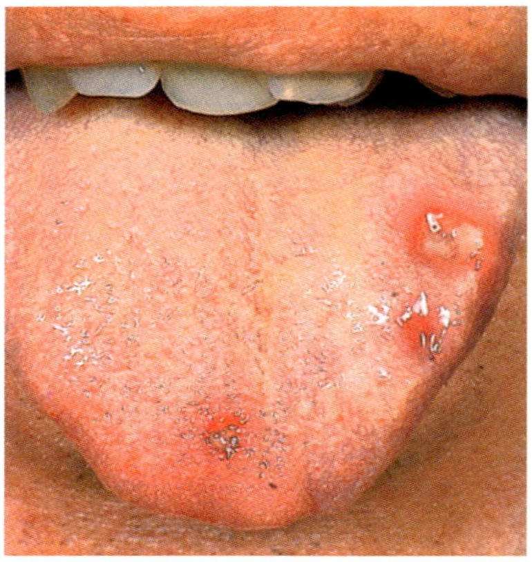

그림 9-2. 호중구 감소증에 의한 구강내 감염

3) 림프구 증가증(Lymphocytosis)

성인에서 4,000/μL 이상을 림프구 증가증이라 하며, 유아기는 생리적으로 증가한다. 전염성 단핵구증을 비롯한 바이러스 감염, 매독 등의 만성 감염, 림프모세포 백혈병, 림프구 증식 질환 종양에서 림프구 절대 수 증가를 관찰할 수 있으며, 전염성 단핵구증(infectious mononcleosis, IM), 거대세포바이러스(cytomegalovirus, CMV), 톡소포자충증(toxoplasmosis)에서 반응성 림프구(reactive lymphocyte)가 증가하고, 형질 세포 증가증(plasmocytosis)은 주로 다발성 골수종(multiple myeloma), 만성 육아종성 감염(chronic granulomatous infection) 등에서 관찰된다(표 9-2).

표 9-2. 림프구 증가증의 원인

유아기의 생리적 증가
전염성 단핵구증, 거대세포바이러스 감염증
감염성 간염, 매독 등의 감염증
림프모세포 백혈병, 림프구 증식질환 등의 혈액 종양

4) 호산구 증가증(Eosinophilia)

호산구는 과립 내용물(histamine, catalase 등)을 분비하여 과민성 반응과 비면역성 염증성 반응을 완화시켜 조직 손상을 방지하며, 기관지 천식이나 알레르기성 비염, 아토피 피부염, 두드러기와 같은 알레르기 질환에서 증가한다. 그 외에 다세포 기생충 감염에서 유충 증가 시기에 호산구가 증가하고, CML을 포함한 골수 증식 종양, 급성 골수성 백혈병(M4Eo)에서도 증가된다(그림 9-3).

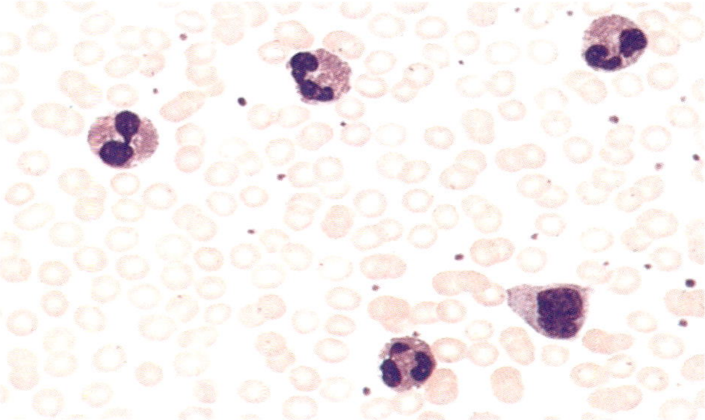

그림 9-3. 호산구 증가증

5) 호염기구 증가증(Basophilia)

호염기구는 과립 내에 저장되어 있는 histamine 등이 염증 매개체 유리 시 즉각적 과민 반응을 유발한다. 알레르기 반응, CML, 진성 적혈구 증가증, 점액부종(Myxedema) 등에서 호염기구 증가가 관찰된다(그림 9-4).

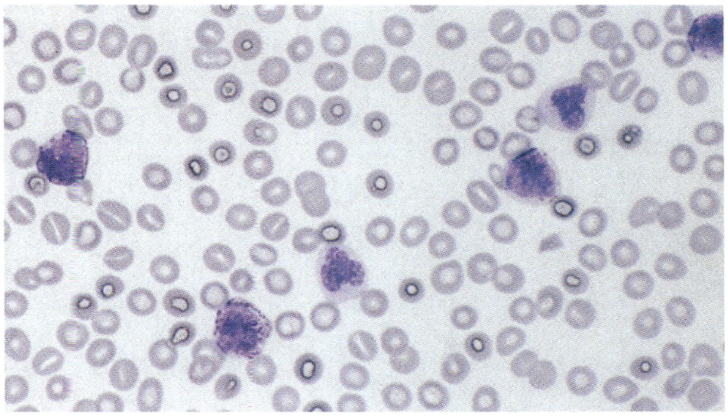

그림 9-4. 호염기구 증가증

6) 단구 증가증(Monocytosis)

단구는 왕성한 탐식능으로 주로 박테리아와 진균 침입 방어 기능을 수행한다. 결핵, 아급성 심내막염, 매독, 류마티스성 관절염, 전신성 홍반성 루프스, 급성 단구성 백혈병(M5)에서 증가하며, 급성 감염의 회복기, 호중구 감소증에서 단구의 증가는 예후가 양호함을 의미하고, 결핵 감염에서 단구 증가는 감염증 악화, 림프구 증가는 감염의 호전을 의미한다(그림 9-5).

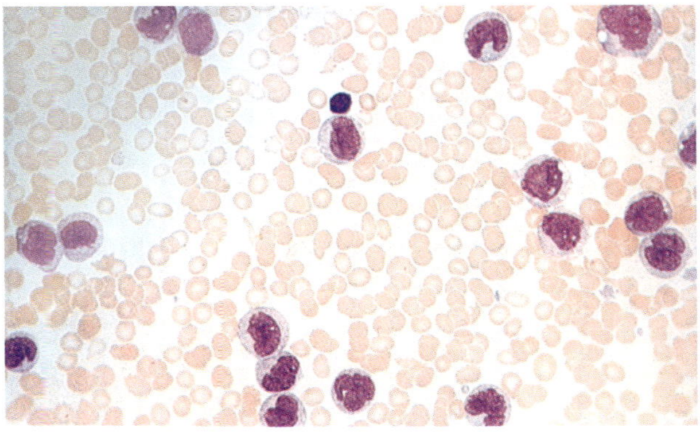

그림 9-5. 단구 증가증

2 백혈병(Leukemia)

1) 정의

한, 두 종류 이상의 백혈구 계통 세포들이 걷잡을 수 없을 정도의 비정상적인 증식이 일어나 조혈 기능 장애를 일으키며, 백혈병 세포들이 여러 조직으로 침윤되는 특징을 가지는 일종의 조혈 조직의 악성 종양이다.

정상적으로 골수와 림프 조직은 규칙적으로 백혈구를 생성하여 그 기능을 유지하고 있으나, 백혈병에서는 본래의 생성 조절 기능을 잃은 비정상적인 백혈구가 과다하게 증식하여 정상적인 백혈구는 점점 감소되어 소멸되고, 뒤이어 적혈구와 혈소판까지도 침범하여 혈액 내 존재하는 모든 정상 혈구는 없어지게 되는 질병이다.

2) 분류

백혈병은 질환의 지속기간에 따라

(1) 급성: 수일 또는 수개월의 지속기간으로 신속하게 진행한다.

(2) 아급성: 2~6개월 지속

(3) 만성: 환자의 연령이나 관련 세포에 따라 다르나 대부분은 최소 1~2년 이상은 생존한다. 정도 차이가 아주 심하여 특히 만성 림프구성 백혈병 같은 경우 10~15년까지도 연장할 수 있다.

또한 각 종류의 백혈구 세포들의 성숙 정도와 형태에 따라 분류한 FAB(France-America-British) 분류 방법을 사용하고 있다.

(1) 급성 백혈병(acute leukemia)

① 급성 골수성 백혈병(acute myelogeneous leukemia, AML)

② 급성 림프성 백혈병(acute lymphocytic leukemia, ALL)

(2) 만성 백혈병(chronic leukemia)

① 만성 골수성 백혈병(chronic myelogeneous leukemia, CML)

② 만성 림프구성 백혈병(chronic lymphoblastic leukemia, CLL)

3) 원인

일반적으로 백혈병의 원인은 확실하게 알려져 있지 않으나 약물(alkylating agent), 방사선 조사, 다른 질환의 합병증, 유전 등으로 알려져 있다(표 9-3).

표 9-3. 백혈병과 연관된 인자들

	Type of leukemias	Approximate risk (where known)
1. Genetic conditions		
Indentical sibling with leukemia	AML, ALL	20% (belowage 10)
Nonidentical sibling with leukemia	AML, ALL	10/100,000/year
Down's syndrome	AML, ALL	50/100,000/year
Bloom's syndrome	AML	50%
Fanconi's anemia	AML	
Ataxia telangiectasia	ALL	
Klinefelter's syndrome	AML	
Wiskott-Aldrich syndrome	AML	
2. Acquired diseases (Hematologic)		
Chronic myelogenous leukemia	AML, ALL	75%
Myelofibrosis	AML	10%
*Polycythemia vera**	AML	10%
Primary thrombocythemia	AML	
Paroxysmal nocturnal hemoglobinuria	AML	
Dyshemopoietic syndromes (preleukemia)	AML	50%
Multiple myeloma	AML	≤1,000/100,000/year
Hodgkin's disease	AML	≤100/100,000/year
Carcinoma of ovary, breast*	AML	
3. Exposures		
Radiation	AML, ALL, CML	Up to 80/100,000/year
Benzene (chronic)	AML, CML	13/100,000/year
Alkylating agents	AML	Up to 1,000/100,000/ year
Chloramphenicol, phenylbutazone	AML	

*Treatment related (in to or in part).

4) 임상적 증상

(1) 골수 기능 부전에 의한 증상

① 적혈구 감소로 인한 창백, 무기력, 피곤, 호흡 곤란, 심계 항진 등의 증상

② 백혈구 감소로 인한 감염과 발열 증상

③ 혈소판 감소로 인한 출혈 증상(피부 자반증, 비출혈, 위출혈, 혈뇨, 두개 내 출혈 등)

(2) Hypermetabolism에 의한 증상: 발열, 체중 감소, 쇠약, 피곤 등

(3) 타기관에 백혈병세포 침투로 인한 증상으로 림프절 종대(경부, 편도선, 흉선 등), 비종대, 간 종대, 골, 관절 통증

(4) 중추신경계 침범으로 인한 오심, 두통, 구토, 경련, 뇌신경 마비 등 다양한 증상을 보인다.

5) 치료

최근 화학 요법과 보조 요법의 발달로 치료성적이 좋아지고 있다. 강력한 항암 화학 요법이 주치료제이며 감염과 출혈에 대한 보조 요법을 겸하게 된다. 이 밖에 면역 요법과 골수

이식을 하기도 하는데 골수 이식은 다량의 방사선과 화학 요법으로 백혈병 세포를 완전히 없앤 후 거의 파괴된 환자의 골수 대신 건강한 공여자의 골수 세포를 정맥을 통해 공급하는 것으로 최근 백혈병 치료의 중요한 역할을 하고 있다.

A. 급성 백혈병(Acute Leukemia)

1) 정의

급성 골수성 백혈병은 백혈구 전구세포의 암성 증식에 의한 것으로 정상 혈구가 감소되고 백혈병 세포가 장기에 침윤함으로 인해 치료받지 않으면 수 주 내지 수개월 내에 사망하는 질환이다.

2) 분류

급성 백혈병은 크게 급성 골수성 백혈병(Acute myelogeneous leukemia, AML)과 급성 림프성 백혈병(Acute lymphoblastic leukemia, ALL)으로 분류된다(표 9-4).

표 9-4. 급성 백혈병의 FAB 분류

Myeloid	
M0	No differentiation, Undifferentiated by morphology + cytochemistry, myeloid immunophenotype
M1	Myeloblast without maturation, Little differentiation, >90% blasts
M2	Myeloblast with maturation, Differentiated, 30~90% blasts
M3	Promyelocytic : intensely granular, variant form is microgranular
M4	Myelomonocytic
M5a	Monocytic without differentiation
M5b	Monocytic with differentiation
M6	Erythroleukemic, Erythroid differentiation, >50% of mononuclear cells are erythroid
M7	Megakaryoblastic
Lymphoid	
L1	Small cells, high nuclear/cytoplasmic ratio
L2	Larger cells, lower nuclear/cytoplasmic ratio
L3	Vacuolated, Burkitt's Lymphoma, basophilic blast cells

All subtypes have > 30% blast cells in the bone marrow.

3) 원인

확실하게 밝혀지지 않았으나 방사선 조사, 바이러스, 유전적 소인, 화학 물질 특히 항암제 등과의 연관성이 알려지고 있다.

4) 임상적 증상

정상 혈구의 감소로 인한 빈혈, 출혈, 감염 등이 흔히 나타나고 장기 침범으로 인한 뼈의 통증, 잇몸이 붓거나 간 비대, 비장 비대가 나타난다.

과대사증으로 발열, 쇠약, 피곤, 체중 감소 등이 나타나고 중추신경계를 침범한 경우 오심, 구토, 경련 및 뇌신경 마비 등이 나타나기도 한다.

5) 진단 방법

현재 급성 백혈병을 진단하기 위한 방법으로는 형태학적 검사, 세포 화학적 검사, 세포 유전학적 검사, 분자생물학적 검사, flowcytometry를 이용한 세포 Marker 검사, 전자 현미경적 검사 등 많은 검사를 통해 진단되고 있다(표 9-5, 6).

표 9-5. 급성 백혈병의 세포 화학적 특성

	ALL	AML
Cytochemistry		
Myeloperoxidase	−	+ (including Auer rods)
Sudan Black B	−	+ (including Auer rods)
Non-specific esterase	−	+ in M4, M5
Periodic acid Schiff (PAS)	+ (coarse in c-ALL)	+ (fine blocks in M6)
Acid phosphatase	+ in T-All (Golgi staining)	+ M6 (diffuse)
Electron microscopy	−	+ (early granule formation)
Immunoglobulin (Ig) and TCR genes	Precursor B-All: clonal rearrangement of Ig genes T-All : clonal rearrangement of TCR genes	Germ-line configuration of Ig and TCR genes

표 9-6. 급성백혈병의 면역학적 특성

	AML	ALL (Precursor B*)
Myeloid		
CD13	+ (M6)	−
CD33	+ (M7)	−
glycophorin	+	−
Platelet antigens	+	−
B lineage		
CD19	−	+
CD22	−	+
CD10	−	+ (common) or − (null)
clg	−	+ (pre-B)
T lineage		
CD7	−	−
CD3	−	−
TdT	−	

* B-ALL resembles precursor B-ALL immunologically but has surface Ig and is TdT-ALL, acute lymphoblastic leukaemia; AML, acute myeloid leukaemia; c, cytoplasmic

6) 감별 진단

급성 백혈병과 감별해야 하는 질환으로는 백혈병양 반응(leukemoid reaction), 재생 불량성 빈혈(aplastic anemia), 불응성 빈혈(refractory anemia), 급성 류마티열(acute rheumatitis), 급성 관절염(acute rheumatism), 악성 림프종(malignant lymphoma), 전염성 단핵구증(infectious mononucleosis) 등이 있다(그림 9-6).

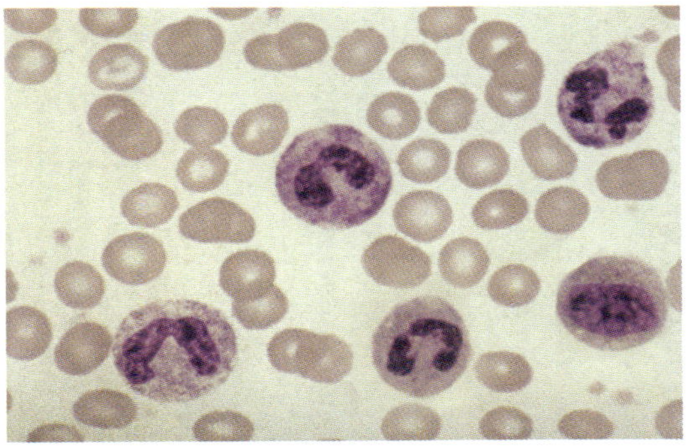

그림 9-6. 백혈병양 반응

1. 급성 골수성 백혈병(Acute myelogeneous leukemia, AML)

1) 정의

비림프구 계통의 백혈구 전구세포의 암성 증식에 의해 정상 혈구가 감소되고 백혈병 세포가 장기에 침윤하는 질환이다.

2) 분류

AML은 1976년 FAB(French America British)에서 골수 내 아세포의 형태, 세포의 성숙도, 특수 화학적 염색 결과를 기초로 분류가 시작되었고, 현재는 M0에서 M7까지 8가지로 분류되며 이 중 M3를 제외하고는 대체로 치료 원칙이나 예후가 비슷한 것으로 알려져 있다(표 9-7).

표 9-7. FAB 분류에 따른 급성골수성 백혈병의 특성

FAB type	Granulo-cytopoiesis (%)	Mono-cytopoiesis	Erythropoiesis (%)	Immune markers	Cytogenetics	Molecular genetics	Freguency (%)
MO	<10 POX<3 〈10	<20	<50	Lymphoid neg. Myeloid pos.	? t(8;21)	? AML/ETO	~10
M1	POX>3	<20	<50				
M2	>10	<20	<50		t(8;21)(q22;q22)	AML/ETO	~10
M3	Hypergranular, Auer rods	<20	<50	HLA-DR neg.	t(15;17)(q22;q12)	PML/ RAR α	
M3v	Microgranular	<20	<50	HLA-DR neg.	t(11;17)	PLZF/ RAR α	~5
M4	>20 Abnormal Eo	>20	<50		t(9;11)(p22;q23)	AF9/MLL	>5:more freguentin children freguent in
M4Eo	>20	>20	<50		inv(16)(p13;q22)	MYHII/ CBFP	
M5a	<20	>80, immature	<50		t(16;16) t(11;v)(q23;v)	PLAT	
M5b	<20	>80, immature	<50		t(8;16)	PLAT	〈0.1
M6	>30% of NEC are blasts: variable	Variable	>50		del(20)(q11)	?	?
M7	>30 megakaryoblasts	Variable	<50	CD4/ CD 61 pos.	t(1;22)	?	~1(small children)

□ Characteristic results

3) 검사 소견

말초혈액에 myeloblast가 30% 이상 나타나고 auer body가 나타나기도 한다. 심한 normocytic, normochromic 빈혈과 혈소판 감소증이 나타나며 백혈구 수는 10만 개까지 증가하기도 하지만, 정상이거나 오히려 감소하는 경우도 있다(그림 9-7~15).

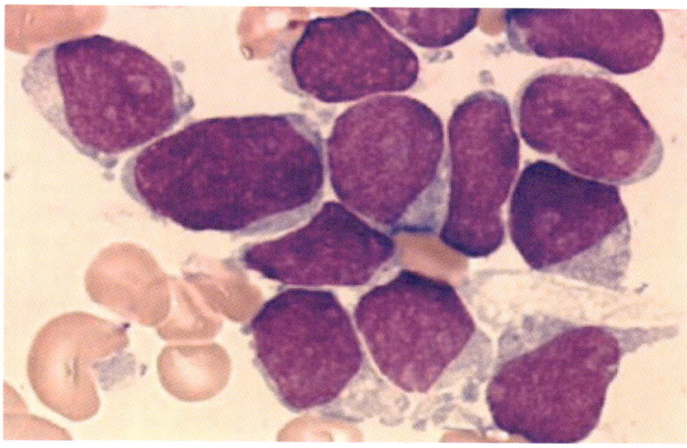

그림 9-7. MO(Minimal evidence of myeloid differentiation)

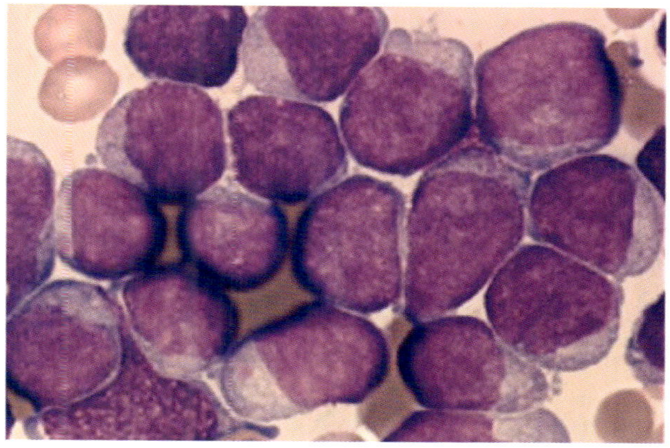

그림 9-8. AML M1(AML without maturation)

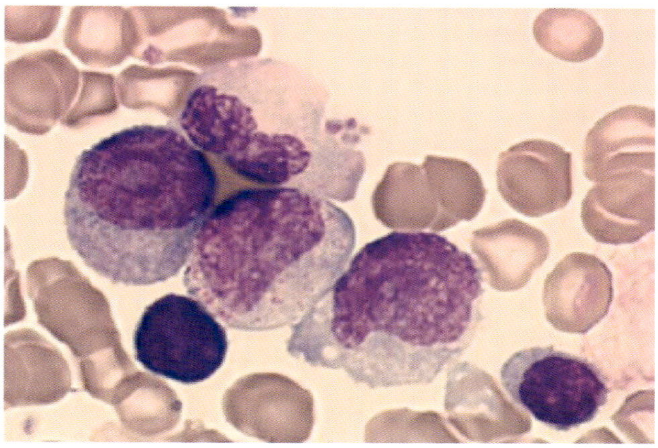

그림 9-9. AML M2(AML with maturation)

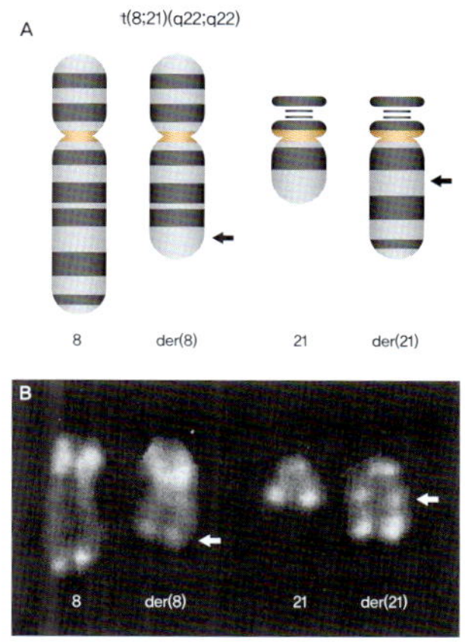

염색체 [t(8;21)(q22; q22)]

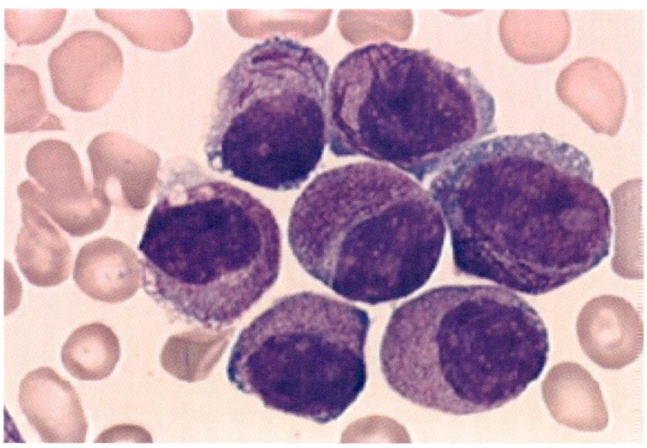

그림 9-10. AML-M3(Acute Promyelocytic Leukemia, APL)

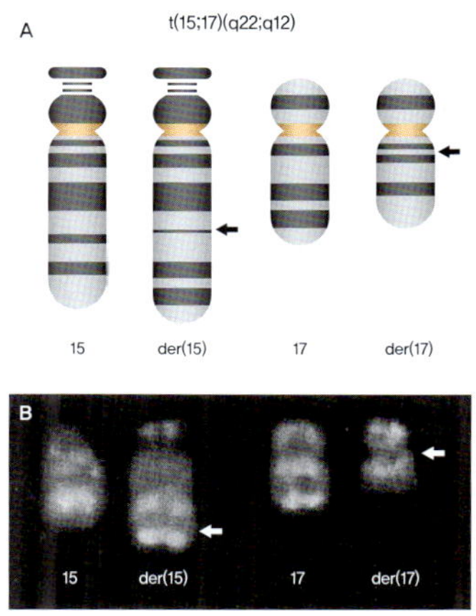

염색체[t(15;17)(q22; q12)]

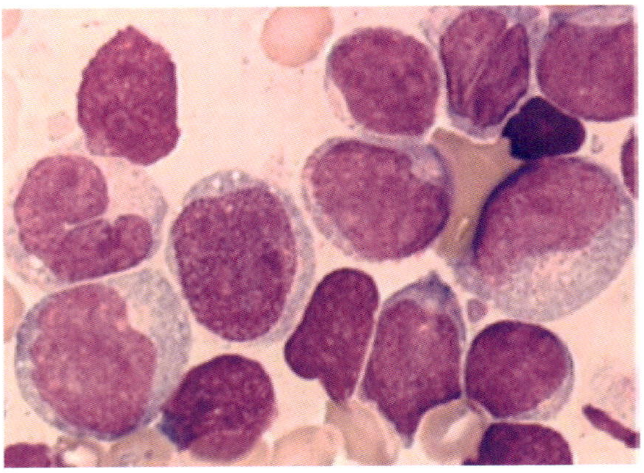

그림 9-11. AML-M4(Acute Myelomonocytic leukemia)

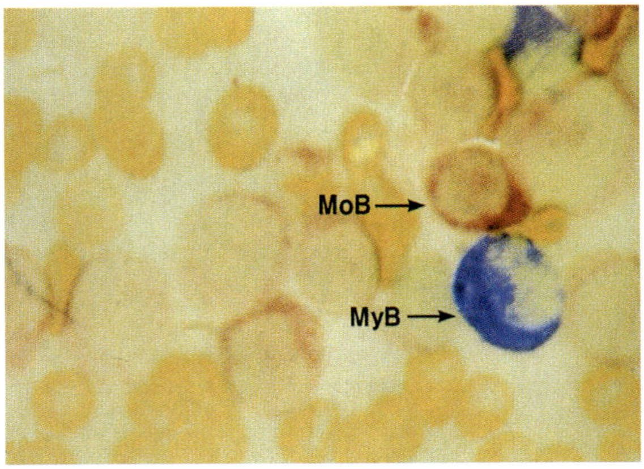

복합 Esterase 염색상

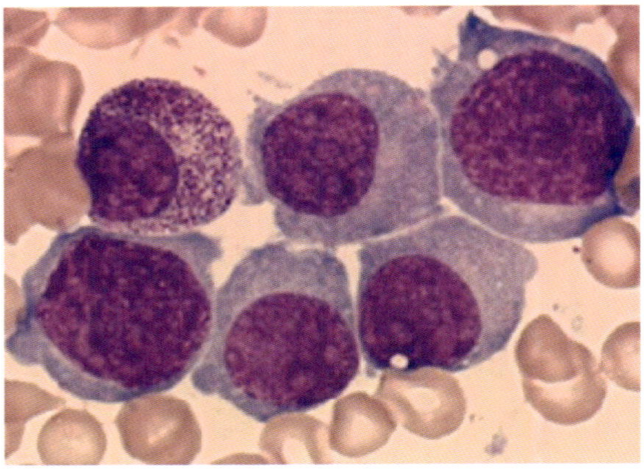

그림 9-12. AML-M5(Acute Monocytic Leukemia)

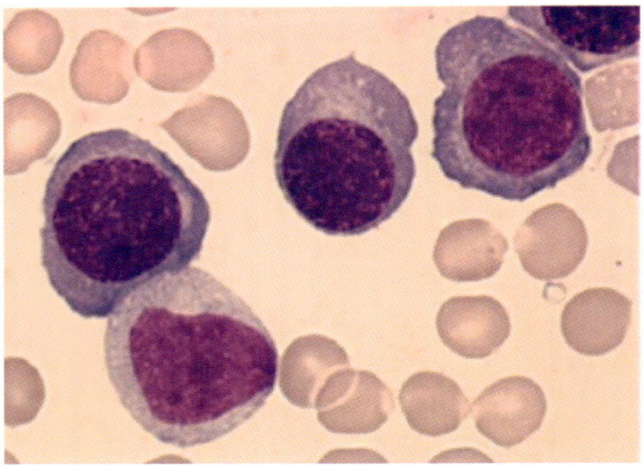

그림 9-13. AML-M6(Acute Erythroleukemia)

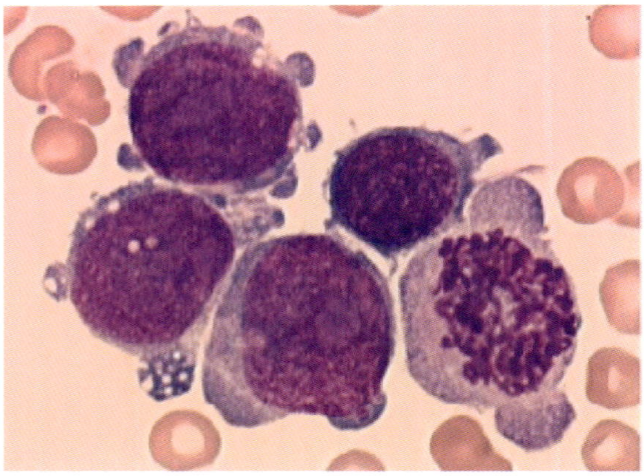

그림 9-14. AML-M7(Acute Megakaryoblastic Leukemia)

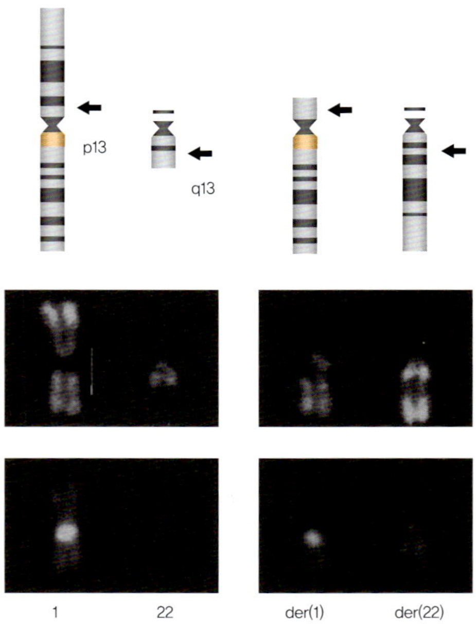

염색체[der(1), der(22)]

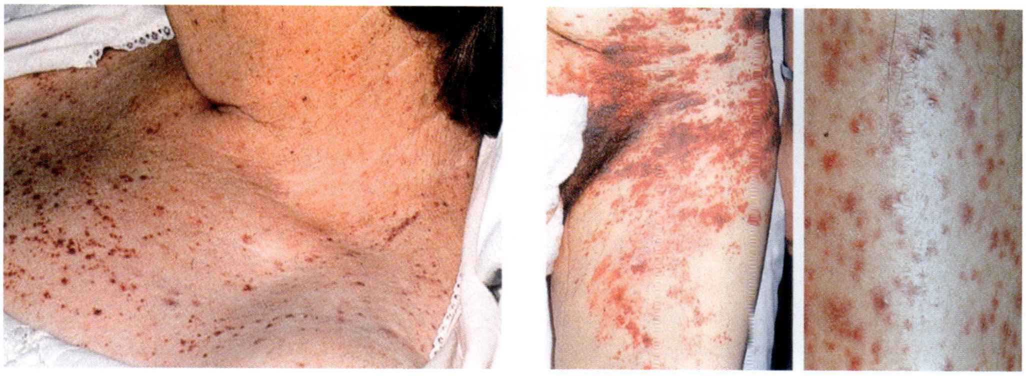

그림 9-15. AML에 동반되는 혈소판감소증

4) 치료

(1) 관해 요법

① 관해의 도입(induction of remission)

Cytosine arabinoside와 Daunomycin이나 Adriamycin, Idarubicin 등을 주로 사용하여 골수 내의 모든 세포를 파괴하는 골수 파괴 요법으로 골수 검사상 백혈병 세포가 5% 미만이고 혈액 검사가 정상화되며 증상이 완전 소실되는 경우를 완전 관해라고 한다. 관해가 오면 중추신경계 침범 예방을 시행한다.

② 중추 신경계 침범 예방: 두개강 방사선 조사와 척수강 내 Methotrexate를 사용한다.

③ 관해의 유지

6-Mercaptopurine과 methotrexate를 사용하여 4주에 한번씩 Prednisone과 Vincristine으로 강화 요법을 시행한다. 단 예후 불량군에서는 관해 도입 시부터 강력한 항 화학 요법을 시행하고 consolidation과 유지 요법을 강화시킨다.

(2) 보조 요법

수혈(농축 적혈구, 혈소판 농축액)이나 항생제(광범위 항생제, Bsctrim, Septrin)를 사용하여 감염을 예방하고 요산에 의한 신장 장애를 예방하기 위해 수액을 공급하기도 한다.

(3) 동종 골수 이식

(4) 조혈 모세포 이식

(5) 예후

치료하지 않을 경우 2~3개월 내에 사망하나 근래는 화학 요법의 발달로 예후가 좋아졌다.

2. 급성 림프구성 백혈병(Acute lymphoblastic leukemia, ALL)

1) 정의

림프구 전구세포의 암성 증식에 의해 정상 혈구가 감소되고 장기에 침윤함으로써 장기 손상을 가져와 치료받지 않을 경우 수 주 내지 수개월 내에 사망하는 질환이다.

2) 분류

ALL도 1976년 FAB에서 형태학적으로 L1, L2, L3의 3가지로 분류하였다. 이후 침범된 림프구의 종류에 따라 B cell leukemia, pre B cell leukemia, T cell leukemia, common cell leukemia, null cell leukemia 등의 기능적인 분류법도 사용되고 있다(표 9-8).

표 9-8. 급성 림프성 백혈병의 면역학적 분류

ALL	Classification
1) B lineage(CD19 +) and/or CD 79a+ and/or CD22+	
a) B1(pro-B)(no other differentiation antigens)	
b) B2(common)	(CD10+)
c) B3(pre-B)	Cytoplasmic IgM+
d) B4(mature B)	Cytoplasmic surface kappa or lambda +
2) T lineage(cytoplasmic/membrane CD3+)	
a) T1(pre-T)	CD7+
b) T2(pre-T)	CD2+ and/or CDS+ and/or CD8+
c) T3(cortical T)	CDla+
d) T4(mature T)	Membrane CD3+, CDla-
T-α/β and T-γ/δ	anti-TCR α/β+, anti- TCR γ/δ+

All with expression of one or two myeloid markers(My + ALL)

3) 검사 소견

말초혈액에 lymphoblast가 30% 이상을 차지하고 normocytic normochromic 빈혈이 심하게 나타나며 그물 적혈구 수는 감소한다. 혈소판 감소증이 나타나고 백혈구 수는 10만 개 정도이지만 정상이거나 감소할 수도 있다(그림 9-16~21).

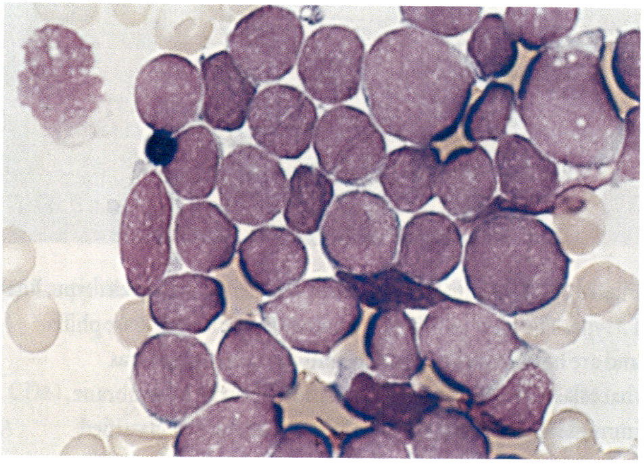

그림 9-16. ALL-L1

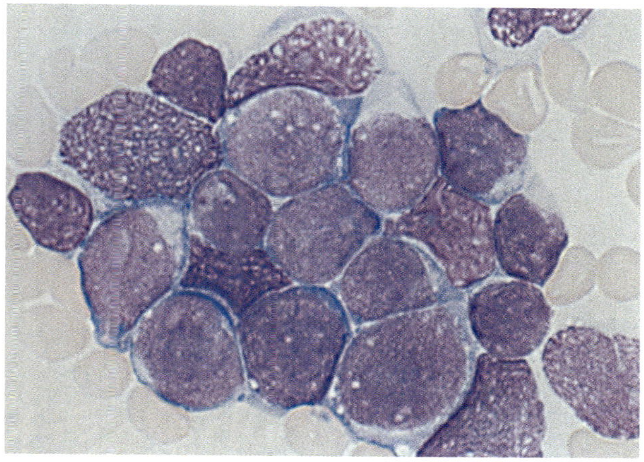

그림 9-17. ALL-L2

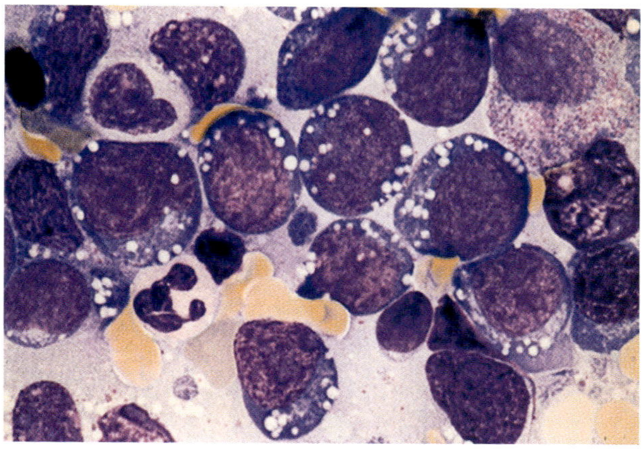

그림 9-18. ALL-L3

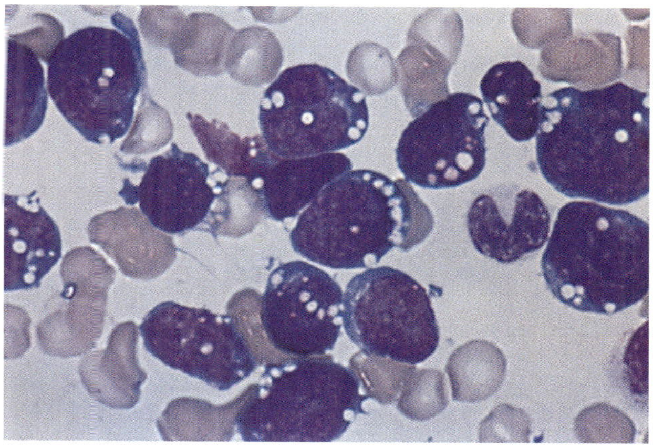

그림 9-19. Burkitt lymphoma

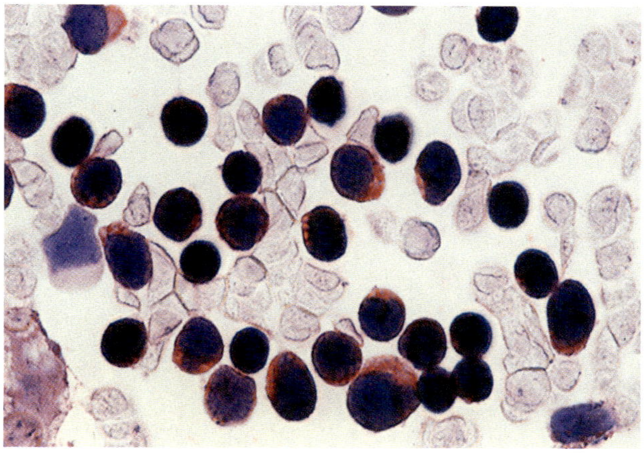

그림 9-20. T-ALL의 CD3

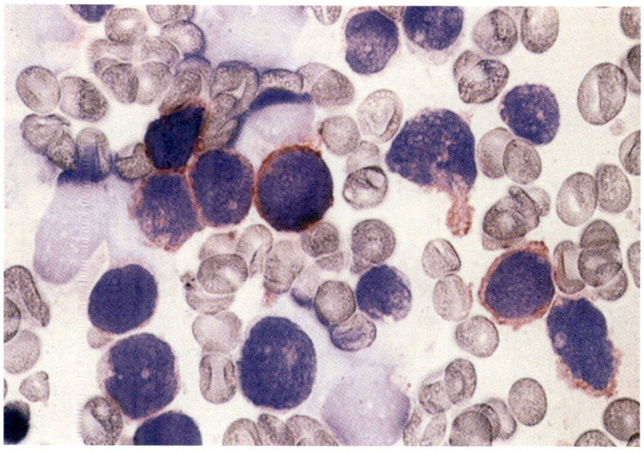

그림 9-21. B-ALL의 CD19

4) 치료

(1) 관해 요법

① 관해의 도입(induction of remission)

Prednisone, Vincristine 및 L-Asparaginase의 3자 병용 요법을 실시하며 4주 치료하면 90% 이상에서 관해가 온다.

② 중추신경계 침범 예방: 두개 방사선 조사(cranial irradiation)와 척수강 내 methotrexate를 사용한다.

③ 관해의 유지

6-Mercaptopurine과 methotrexate를 사용하며 4주에 한번씩 Prednisone과 Vincristine으로 강화 요법을 시행한다. 단 예후 불량군에서는 관해 도입 시부터 강력한 항화학 요법을 시행하고 consolidation과 유지 요법을 강화시킨다.

(2) 보조 요법

수혈(농축 적혈구, 혈소판 농축액)이나 항생제(광범위 항생제, Bsctrim, Septrin)를 사용하여 감염을 예방하고, 요산에 의한 신장 장애를 예방하기 위해 수액을 공급하기도 한다.

(3) 예후

특히 소아의 ALL은 예후가 좋은데 예후에 관여하는 요인은 연령, 진단 시 백혈구 수, 세포 종류, 세포 marker, 염색체 등이다.

B. 만성 백혈병(Chronic Leukemia)

1) 정의

원시 골수 간세포(primitive myeloid stem cell)에서 기원하는 백혈병으로 백혈구의 과도한 이상 증식을 특징으로 하는 혈액암이다. 백혈구는 정상 분화, 정상 기능을 하지만 질병 말기에 분화 능력을 상실하여 급성 백혈병으로 전환하는 질환이다.

2) 임상적 증상

비장 비대로 인한 복부 팽만이 특징적이며 그 외 과대사증 등 일반 백혈병과 비슷한 증상을 보인다.

3) 분류(표 9-9)

표 9-9. Chronic Myeloid and Myelomonocytic Leukemias: Classification

Type	Molecular genetics
BCR-rearrangement positive CML	>95% BCR-ABL1 p210 <5% p190 or p230
BCR-rearrangement negative CML	Various cytogenetic abnormalities
Chronic neutrophilic leukemia	Deletions of chromosome 20q and trisomy 21 or 9 in some
Chronic eosinophilic leukemia	FIPILI-PDGFR-α (in those who respond to imatinib) generated by interstitial deletion on chromosome 4q12
Chronic monocytic leukemia	Very rare
Chronic myelomonocytic leukemia	PDGFR-β rearrangement in a minority who respond to imatinib
Juvenile myelomonocytic leukemia	30% PTPN11(encodes SHP-2) mutations 20% K-RAS or N-RAS mutations 10% NF1 mutation
Refractory anemia with ringed sideroblasts associated with marked thrombocytosis	Somatic mutations of JAK2 and MPL

BCR, breakpoint cluster region; CML, chronic myeloid leukemia

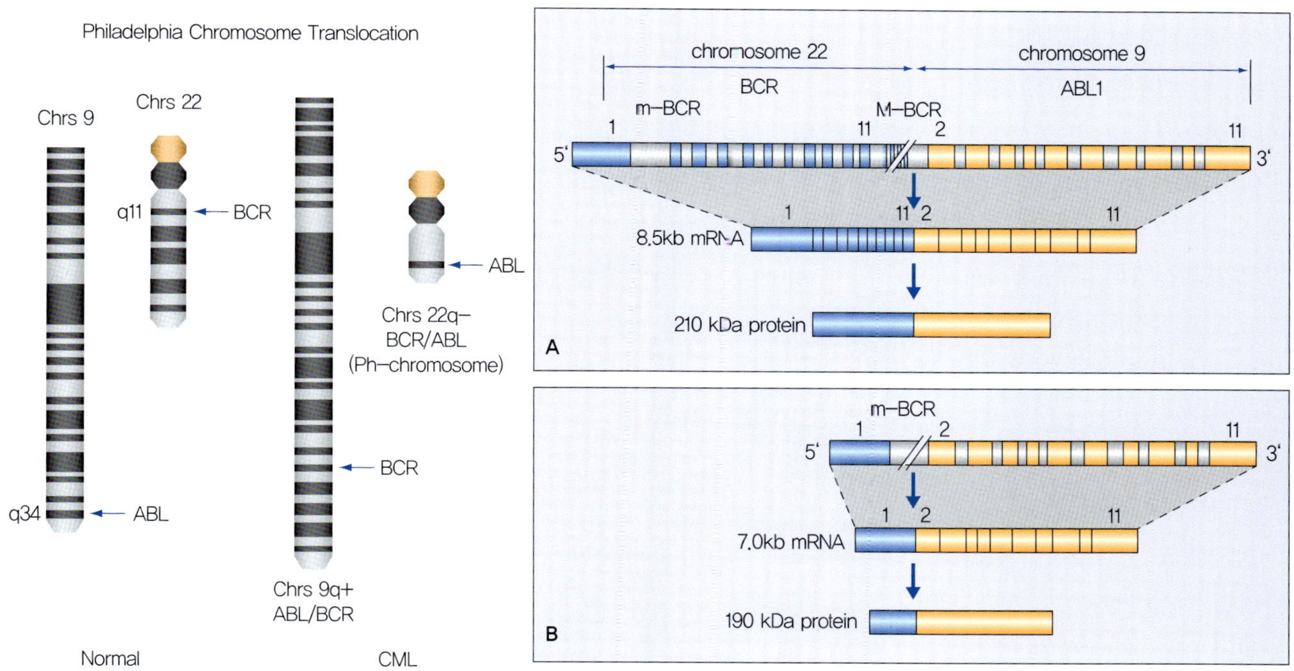

그림 9-22. 필라델피아 염색체

1. 만성 골수성 백혈병(Chronic myelogeneous leukemia, CML)

1) 정의

원시 골수 간세포(primitive myeloid stem cell)에서 기원하는 백혈병으로 과립구의 과도한 이상 증식을 특징으로 하는 혈액암이다.

2) 검사 소견

(1) 말초혈액 소견

Myeloblast가 10% 미만이며 세포 성숙 과정 중의 모든 단계의 세포가 출현한다. 백혈구 수는 10만에서 90만 개 정도로 증가하며 호산구와 호염기구의 증가도 보인다. 일반적으로 혈소판 증가증이 나타나고 비정상 혈소판과 거핵구가 나타나기도 한다(그림 9-23).

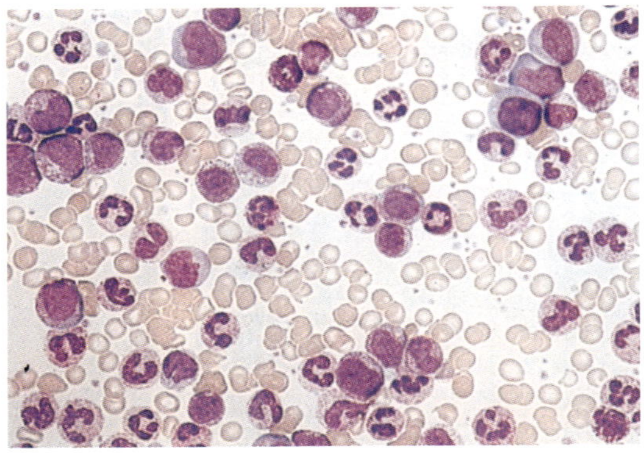

그림 9-23. CML의 PB

(2) 골수 소견

백혈구 증가로 인한 과세포증(hypercellular)과 M: E ratio의 증가가 나타난다. 또한 거핵구의 증가와 부분적인 골수 섬유증이 보이기도 한다(그림 9-24).

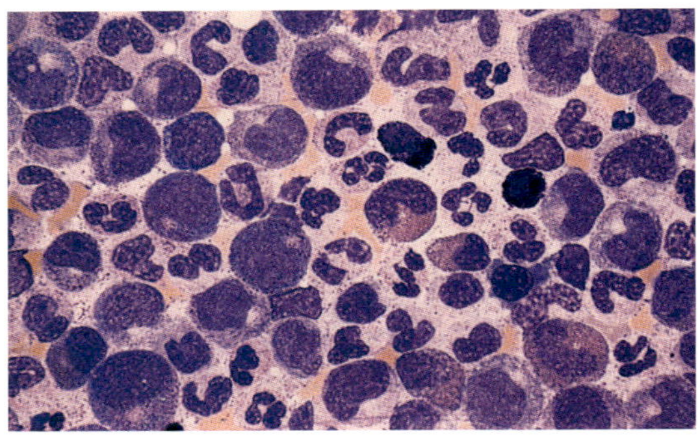

그림 9-24. CML의 BM

(3) 세포 유전학

필라델피아 염색체가 95% 이상 양성으로 나타나는데 이 필라델피아 염색체는 22번 염색체의 장완과 9번 염색체의 장완이 상호 전위 t(22:9)(q34:q11)되는 것으로 9번 염색체의 protooncogene인 c-abl이 22번 염색체의 bcr에 결합하여 bcr/abl 재배열을 형성하고 여기서 생성되는 새로운 210 KD phosphoprotein이 백혈병으로 이행하게 한다고 생각된다. 필라델피아 염색체 음성인 경우는 치료에 반응을 잘 안하고 예후도 불량한 것으로 알려져 있다(그림 9-25).

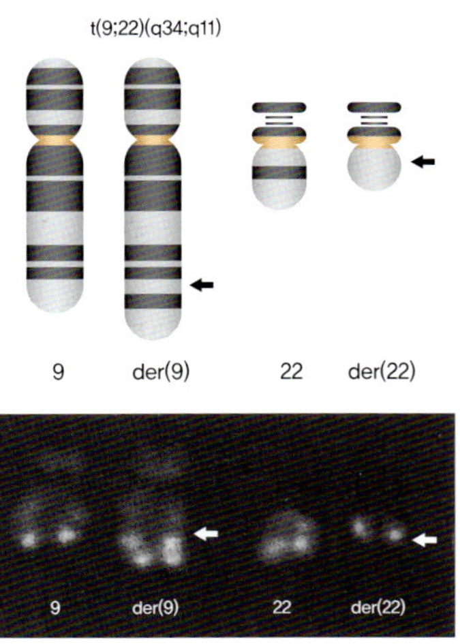

그림 9-25. CML의 필라젤리아 염색체[t(9;22)(q34;q11)]

(4) 세포 화학적 검사

LAP score가 감소하는 특징이 있어 이것으로 백혈병양 반응과 감별할 수 있다.

(5) 기타

혈청 요산과 혈청 비타민 B_{12} 및 B_{12} 결합능의 증가가 나타난다.

3) 임상 경과

30~36개월의 만성기를 지난 후 급성 전환기가 되는데 급성기의 진단 기준은 myeloblast가 말초 혈액에 20% 이상, 골수에 30% 이상 증가하며 호염기구가 증가하고 원인모를 열이 나는 것을 특징으로 한다.

4) 치료

① 화학 요법(과거에는 Busulfan, 근래는 Hydrea, Interferon)

② 방사선 치료

③ 비장 적출술

④ 골수 이식: 동종 골수 이식은 만성 골수성 백혈병을 완치시킬 수 있는 유일한 치료 방법으로 55세까지 시행된다. 진단 1년 안에 시행하는 것이 예후에 좋은 것으로 알려져 있다

2. 만성 림프구성 백혈병(Chronic lymphocytic leukemia, CLL)

1) 정의

성숙형 림프구의 증식을 특징으로 하고 환자의 98%에서 B 림프구의 monoclonal 증식을 보이는 백혈병으로 형질세포로 분화되지 않는 특징을 갖는다.

2) 임상적 증상

서양에서와는 달리 우리나라에서는 매우 드믄 질환에 속하고 고령에 잘 생긴다.

형태학적으로 성숙한 림프구의 증식을 특징으로 하며 림프절, 비장 비대의 증상이 보이고 백혈구의 증가, 범혈구 감소증, 용혈성 빈혈 등 면역 이상이 나타나기도 한다.

3) 검사 소견

(1) 말초혈액 소견

림프구의 절대적인 증가를 보이며 과립구는 감소, 빈혈, 혈소판 감소증을 볼 수 있다. 비정상적인 백혈구로 압좌세포(smudge cell)나 Basket cell이 출현하기도 한다(그림 9-26, 표 9-10, 11).

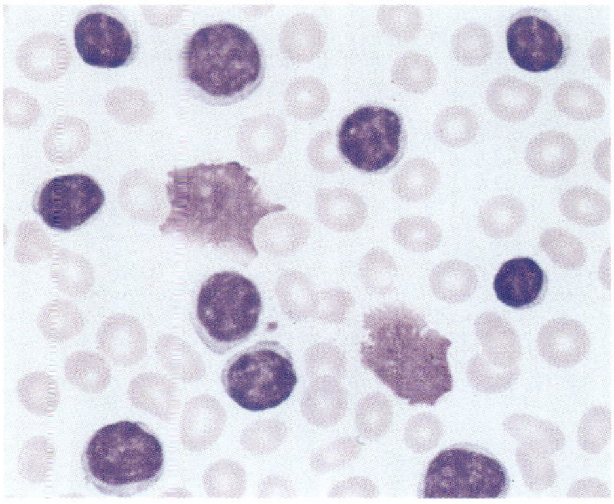

그림 9-26. CLL의 PB

표 9-10. Chronic B-cell Leukemias membrane immunophenotypic patterns

	CLL	PLL	HCL	HCL-V	SMLZ	FL	MCL	PCL
SIg	+/−	++	++	++	++	+	+	- (cyt lg+)
CD5	+	−	−	−	−	−	+	−
CD19/CD20/37	+	+	+	−	+	+	+	−
FMC7/CD22	−/+	+-	+	−	+	+	++	−
CD23	+-	−/+	−	−	−	−/+	−	−
CD25	−	−	++	−	−	−	−	−
CD38	-/+-	−	-/+-	−	−/+	−/+	−	−
CD103/Cd123	−	−	+	−	−	−	−	++
HLA-DR	+-	+-	+	−	+	+	+	−
CD79b	-/+-	++-	−/+	−	?	++	++	?

SIg, surface immunoglobulin
CLL, B-cell chronic lymphocytic leukemia
PLL, prolymphocytic leukemia
HCL-V, hairy cell leukemia variant
SMLZ, splenic lymphoma marginal zone(±villous lymphocytes)
FL, follicular lymphoma
MCL, mantle cell lymphoma
PCL, plasma cell leukemia

표 9-11. Chronic T-cell Leukemias membrane immunophenotypic patterns

	LGLL*	T-PLL	ATLL	Sézary syndrome
CD2	+	+	+	+
CD3	+	+/−	+	+
CD5	−	+	+	+
CD7	−/+	++	−	−
CD4	−	+	+	+
CD8	+	+/−	−	−
CD25	−	−/+	++	−
CD56/57	+	−	−	−

LGLL, large granular lymphocyte leukemia
T-PLL, T-cell prolymphocytic leukemia
ATLL, adult T-cell leukemia-lymphoma
*Approximately 15% of LGLL have an NK phenotype($CD3^{-}$, $CD56^{+}$)

(2) 골수 소견

림프구의 증가로 인한 hypercellularity를 볼 수 있다(그림 9-27 A, B).

(3) 기타

항체 형성 감소로 인한 hypogammaglobulinemia, M protein의 증가를 볼 수 있다.

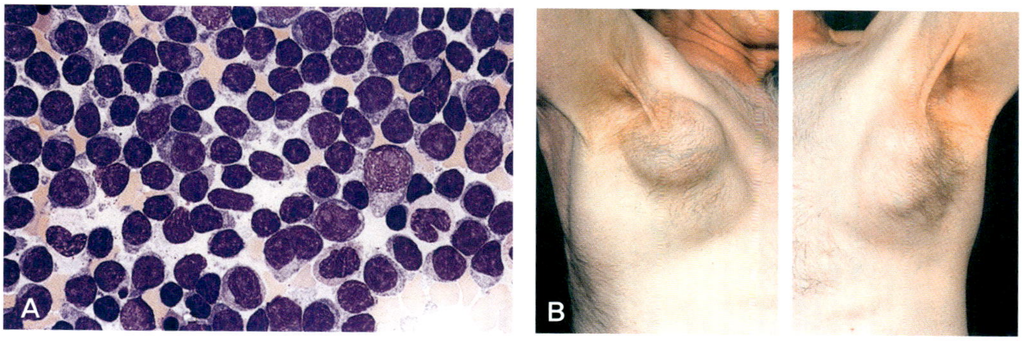
그림 9-27. A: CLL의 BM, B: CLL의 림프절 병증

4) 치료

이 질환은 현재의 치료로는 완치되지 않는다. 따라서 병의 경과를 판단하여 감염이나 출혈 등의 합병증의 치료와 같은 보조적인 치료만 받는 경우가 많다. 질병 초기에는 특별한 치료 없이 경과 관찰을 하고 병이 진행됨에 따라 방사선 요법이나 화학 요법(chlorambucil, prednisone, pentostain 등) 또는 골수 이식을 하기도 한다.

평균 생존 기간은 4~5년이고, 중요 사인은 감염증, 백혈병 세프의 침윤, 출혈 등이다.

3. 모발상 세포성 백혈병(Hairy cell leukemia, HCL)

모발상 세포(hairy cell)의 증식을 특징으로 하는 만성형 백혈병으로 대부분 B 림프구의 monoclonal한 증식을 특징으로 한다. 혈구 감소증과 비장 종대를 동반한다.

모발상 세포는 미세한 세포질 돌기(cytoplasmic projection)가 있는 세포로 acid phosphatase with tartrate stain에 강양성을 보인다(그림 9-28 A, B).

임상 증세는 전신 쇠약감과 빈혈, 감염증을 동반하고 검사 소견에는 범혈구 감소증, 모발양 세포 증식등이 나타난다.

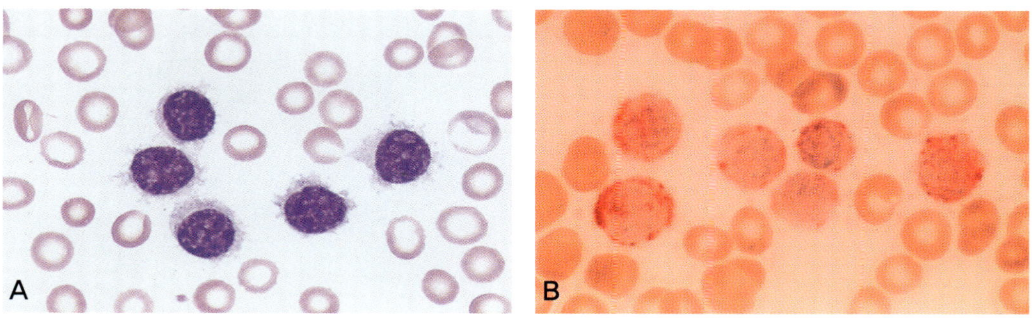
그림 9-28. 모발상 세포성 백혈병, A: PB, B: Tartrate 저항 산 phosphatase 염색

3 골수 이형성 증후군(Myelodysplastic Syndrome, MDS)

1) 정의

골수 간세포(백혈구계, 적혈구계, 혈소판계 등)의 기능 장애로 인하여 골수에 세포 성분이 증가하면서 각종 조혈 세포의 질적 및 양적 이상 소견을 보이는 반면 말초혈액에서는 빈혈, 백혈구 감소, 혈소판 감소를 보이는 것을 특징으로 하는 질환이다.

1940년대에 처음 급성 백혈병에 선행하는 초기 현상으로 기술된 이래 preleukemia, subacute leukemia, atypical leukemia 등으로 다양하게 불리어 왔으나 1982년 FAB에서 myelodysplastic syndrome으로 명명하고 다섯 가지로 분류하였다.

2) 분류

FAB에서는 5가지로 분류하고 있고 각 특징을 **표 9-12**에 나타내었다.

(1) refractory anemia (RA)

(2) refractory anemia with ringed sideroblasts (RARS)

(3) refractory anemia with excess blasts (RAEB)

(4) refractory anemia with excess blasts in transformation (RAEB-t)

(5) chronic myelomonocytic leukemia (CMML)

표 9-12. 골수이형성 증후군의 FAB 분류

Diagnosis	Bone marrow		Peripheral blood	
	Blasts[a]	Ringed sidero blasts[b]	Blasts	Monocytes ($\times 10^9$/l)
Refractory anemia (RA)	< 5%	< 15%	≤1%	<1
Refractory anemia with ringed sideroblast(RARS)	< 5%	≥15%	≤1%	<1
Refractory anemia with excess blasts (RAEB)	5~20%	Variable	<5%	<1
RAEB in transformation (RAEB-t)	> 20[c] < 30	Variable	≥5%	<1
Chronic myelomonocytic leukemia(CMML)	< 20%	Variable	<5%	≥1

Disease	Bone marrow	Peripheral blood	mediansurvival(months)
1 Refractory anaemia*	Blasts <5%	Blasts <1%	50
2 RA with ring sideroblasts	Blasts <5% Ring sideroblasts > 15% of total erythroblasts	Blasts <1%	50
3 RAEB	Blasts 5~20%	Blasts <5%	11
4 RAEB-t	Blasts 20~30% or Auer rods present	Blasts >5%	5
5 CMML	As any of the above with promonocytes	As any of the above with >1.0 × 10^9/L monocytes	11

a Percentage of all nucleated cells. b Percentage of erythroblasts. c 20% is sufficient if peripheral blasts exceed 5% Auer rods are present

3) 검사실 소견

(1) 적혈구 조혈 이상(dyserythropoiesis)

주로 나타나는 증상으로 말초혈액에는 대적혈구나 저색소성, 소적혈구가 나타나며 골수에는 비정상 핵(1개 이상, 형태이상)과 세포질과 핵의 성숙 불일치 등이 있는 적모구를 볼 수 있다(그림 9-29).

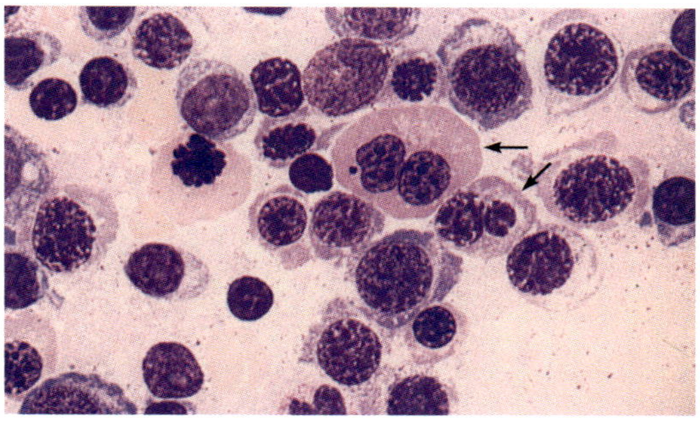

그림 9-29. RA의 이핵 거대적모구

(2) 백혈구 조혈 이상(dysmyelopoiesis)

말초혈액이나 골수에서 염기성 세포질, 비정상 과립(무과립, 과다과립, 과소과립 등), 비정상 핵(과분엽, 동그란 핵, 과소분엽 등)을 가진 백혈구나 거대 백혈구 등을 볼 수 있다(그림 9-30).

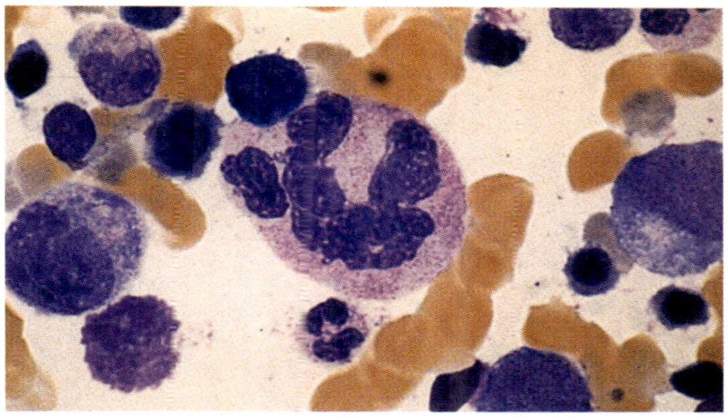

그림 9-30. 거대 호중성구의 다배수체

(3) 혈소판 조혈 이상(dysmegakaryopoiesis)

말초혈액에 거대 혈소판, 비정상 과립을 가진 혈소판, 소거핵구 등이 출현하며 골수에는 단핵을 가진 거핵구, 비정상 핵을 가진 거핵구 등을 볼 수 있다(그림 9-31).

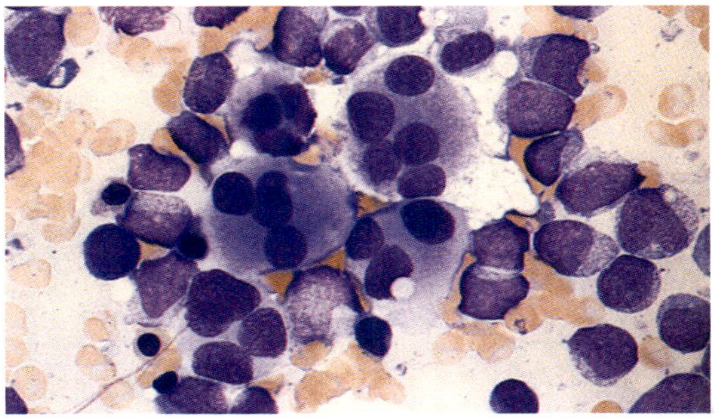

그림 9-31. 비정상 거핵구들

(4) 비정상 세포 기능

적혈구는 수명이 감소하고 백혈구는 부착능, 탐식능 등이 감소하며 혈소판 기능도 감소한다.

4 골수 증식성 질환(Myeloproliferative Disorder, MPD)

1) 정의

조혈 간세포(hemopoietic stem cell)가 비정상적으로 계속해서 증식해서 말초혈액과 골수에 적혈구, 백혈구, 혈소판 등의 과다 증식, 축적 등을 특징으로 하는 조혈 모세포 질환이다.

적혈구계 간세포가 비정상적으로 증식되면 진성 적혈구 증가증(polycythemia vera)이나 적백혈병(erythroleukemia)이 되며, 골수구계 간세포가 증식하면 급성 골수성 백혈병(acute myelogeneous leukemia)이나 만성 골수성 백혈병(chronic myelogeneous leukemia)이 되고, 혈소판계 간세포의 증식이 주로 있으면 본태성 혈소판 증가증(essential thrombocythemia) 또는 급성 거핵구성 백혈병(acute megakaryocytic leukemis)이 된다.

또한 특발성 골수섬유증(myelofibrosis) 또는 골수양 화생이 될 수 있는데 이는 비정상적인 골수 증식으로 인한 이차적 현상으로 생각되고 있다. 골수 증식성 질환군에 속하는 질병들은 모두 조혈 간세포의 비정상적인 증식 때문에 생기는 것이므로 이 질병들간에는 서로 이행할 수 있다(그림 9-32).

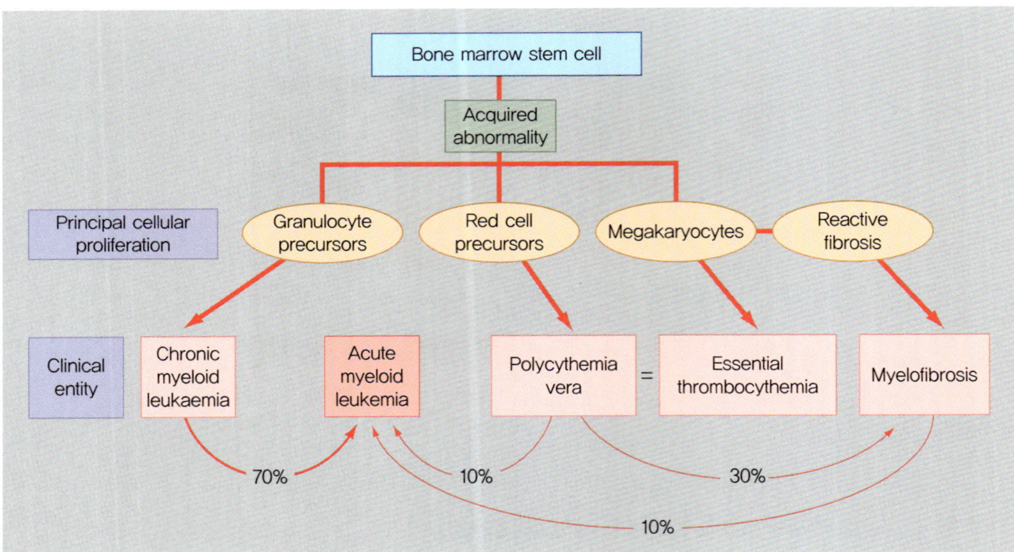

그림 9-32. 골수 증식성 질환간의 상호 이행관계

2) 분류

(1) **진성 적혈구 증가증**(polycythemia vera)
(2) **급성 적백혈병**(Acute erythroleukemia)
(3) **급성 골수성 백혈병**(acute myelogeneous leukemia)
(4) **만성 골수성 백혈병**(chronic myelogeneous leukemia)
(5) **특발성 혈소판 증가증**(essential thrombocythemia)
(6) **골수 섬유증**(myelofibrosis)

A. 다혈구 혈증(Polycythemia)

Polycythemia는 혈색소, hematocrit, 적혈구 수의 수준이 정상보다 높은 상태를 나타내는 적혈구 증가증(erythrocytosis)을 의미한다.

이것은 절대적 적혈구 증가증과 상대적 적혈구 증가증으로 나누어지고 절대적 적혈구 증가증은 다시 이차적 적혈구 증가증(secondary polycythemia)과 진성 적혈구 증가증(polycythemia vera)으로 나눌 수 있다(표 9-13).

표 9-13. 다혈구 혈증의 분류

PRIMARY

Polycythaemia vera

SECONDARY

Due to compensatory erythropoietin increase in:

- High altitudes
- Cardiovascular disease, especially congenital with cyanosis
- Pulmonary disease and alveolar hypoventilation
- Increased affinity hemoglobin (familial polycythemia)
- Heavy cigarette smoking
- Methemoglobinemia (rarely)

Due to inappropriate erythropoietin increase in:

- Renal diseases, e.g. hydronephrosis, vascular impairment, cysts, carcinoma
- Massive uterine fibromyoma
- Hepatocellular carcinoma
- Cerebellar hemangioblastoma

RELATIVE

- Stress or pseudopolycythemia
- Cigarette smoking
- Dehydration: water deprivation, vomiting
- Plasma loss: burns, enteropathy

1. 상대적 적혈구 증가증

상대적 적혈구 증가증은 혈액 내의 액성분(혈장)이 감소함으로써 나타난 것이므로, 혈액 내의 적혈구가 실질적으로 증가하는 것은 아니지만, 채혈된 일정한 용적의 혈액내에서의 적혈구 수는 증가하게 되는 것이다.

탈수 현상에서 나타나기도 하며, 신경 자극을 받은 경우에 나타나기도 하는데 특히 이 경우는 stress polycythemia라고 부르며 힘든 일을 하거나 과잉 활동을 하는 중년 남자들에게서 흔히 나타난다.

검사 소견

말초혈액 도말상에서는 normocytic하고 normochromic한 적혈구상과 함께 백혈구와 혈소판도 정상 형태로 나타난다. 혈색소, hematocrit, 적혈구 수는 증가하며, 백혈구 수는 대체로 정상이지만 탈수 현상에서는 약간 증가하기도 한다. 총 적혈구 용적은 정상인 반면, 총 혈액량은 감소되는 것이다. 골수는 정상으로 나타나고 LAP도 정상이다.

2. 절대적 적혈구 증가증

1) 이차적 적혈구 증가증(Secondary polycythemia)

이차적 적혈구 증가증에는 다음과 같은 2가지 원인으로 하여 혈액 내의 erythropoietin 수준이 증가하기 때문에 나타나는 것이다.

① 동맥 혈액 내의 산소 포화도가 떨어지거나 혈색소 분자의 산소 운반 능력이 감소하는 경우로서, 특이한 원인들을 보면, 고도가 높은 지대에서 생활하는 경우에 만성 폐질환, 만성 울혈성 심장 쇠약증, Chesapeake 혈색소와 같은 비정상 혈색소가 출현하는 것 등이다.

② 간, 뇌하수체 등의 종양이나 신장암 또는 Cushing's disease의 경우로서, 이러한 종류의 이차적 적혈구 증가증에서는 erythropoeitin이 증가한다. 그러나 동맥 혈액 내의 산소 포화도는 정상이며 저산소증은 나타나지 않는다.

검사 소견

- 말초혈액 도말상: normocytic, normochromic한 적혈구상과 함께 백혈구, 혈소판의 모양도 정상적으로 나타난다.
- 혈색소, hematocrit, 적혈구 수는 증가하며, 백혈구 수는 정상이다.
- 총 적혈구 수가 증가하기 때문에 총 혈액량도 증가하게 된다.
- 골수: 적혈구 계통의 과잉 증식이 나타나며 LAP는 정상으로 나타난다.

2) 진성 적혈구 증가증

진성 적혈구 증가증은 60대 이후의 환자에서 흔히 나타나는 원인을 알 수 없는 만성적인 질환이다(**그림 9-33**).

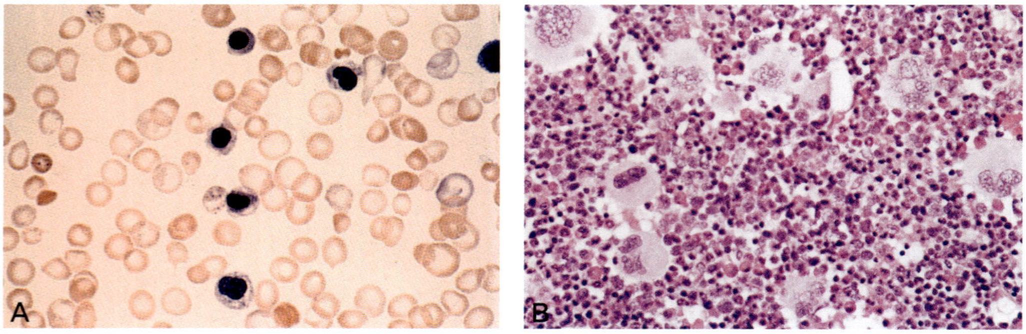

그림 9-33. 진성 적혈구 증가증. A: PB, B: BM

임상 증상

- 초기 증상: 두통, 호흡 곤란, 시력 장애, 감각 이상, 코피, 체중 감소, 야간 발한, 전신 가려움증(특히 더운물 목욕 시), 결막 충혈 등
- 발병 시 증상: 피부색 붉어짐, 혈압 상승, 혈전 형성, 비장 종대, 간 종대, 위궤양

검사 소견

말초혈액상

- Normocytic normochromic anemia
- Anisocytosis
- 그물 적혈구 수 증가(4% 이하)
- 미성숙 과립구, 유핵 적혈구, 비정상 혈소판, 거핵구의 파편 출현
- 과립구(주로 호중구며 호산구, 호염기구)도 증가
- 혈소판 수도 증가
- 적혈구 침강 속도 감소
- LAP상승(100점 이상)
- 비타민 B_{12} 결핍증 증가

골수상

- 과립 백혈구, 적혈구, 거핵구 계통 세포 증가로 hypercellularity를 나타낸다.
- 골수 세포의 분포, 형태, 성숙은 정상

치료

- 정기적인 혈관 절제술
- 방사능 인(^{32}P)
- 화학 요법제(Busulphan, chlorambucil, cyclophophamide)를 사용한다.

예후

환자가 이 질환의 합병증으로 사망하지 않더라도 골수는 점차 섬유화되어 나중에는 aplastic하게 나타나기도 한다.

빈혈증도 점차 심해지면서 출혈의 문제도 나타나게 된다. 간과 비장에서의 조혈도 생긴다. 어떤 경우는 급성 또는 만성 골수성 백혈병이나 골수 섬유증으로 이환되기도 한다.

간혹, 어떤 환자는 치료하지 않아도 Hct. 치가 정상으로 돌아와 수개월 또는 수년간 지속되기도 하는데 이를 spent phase라 한다. 이 기간 동안은 골수 내 다른 계통의 세포가 증식되는 것으로 생각된다.

B. 골수 섬유증(Myelofibrosis with Myeloid Metaplasis)

다잠능성 간세포(multipotential stem cell)의 비정상적인 증식이 원인으로 섬유아세포(fibroblast)의 증식은 이차적 현상으로 설명된다.

50세 이후의 연령층에서 가장 많이 발견되는데, 만성 골수성 백혈병에 비하면 그 빈도가 반 정도밖에 안되는 비교적 드문 질환이다.

임상적 증상

현저한 빈혈, 체중 감소, 간 비대, 비장 비대 등이 나타난다.

검사 소견

말초혈액상

- Normocytic, normochromic 한 적혈구가 보이며
- 그물 적혈구 수 증가 및 유핵 적혈구 출현
- Anisocytosis와 poikilocytosis
- 구형 적혈구, tear-drop cell 출현
- 미성숙 과립구, 이상 형태 혈소판 출현
- 백혈구 수 정상 또는 증가
- 혈소판 수 정상 또는 증가

골수상

- Hypocellularity
- 초기에는 거핵구 수 증가로 인한 hypercellularity가 보인다.
- 나중에는 세망 섬유가 풍부해지면서 섬유화 되어 간다.

치료

일반적인 방법으로 수혈이 있다.

- 엽산 투여나 화학 요법(busulphan, chlorambycil), 방사선 요법, 비장 절제술 들을 행하고 있다(**그림 9-34**).

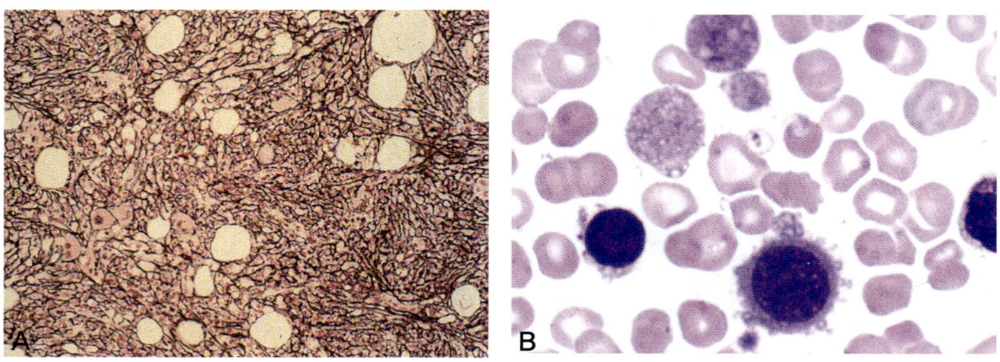

그림 9-34. 골수섬유증 A: BM B: 거대혈소판과 거핵아구 파편

C. 특발성 혈소판 증가증(Essential Thrombocythemia)

말초혈액에 혈소판 수가 100만 이상으로 증가하고 골수 내 거핵구가 증가하는 질환이다.

원인

일반적으로 잘 알려져 있지 않으나 심한 혈소판 수 증가의 원인 질환(철 결핍성 빈혈, 폐암, 교원병 등)이 없어야 한다.

임상적 증상

주로 50세 이후에 발견되며 위장관 출혈, 혈전증, 비장, 간의 종대를 특징으로 한다.

검사 소견

말초혈액에서의 혈소판 수는 100만 개 이상이고 혈소판 응집, 거대 혈소판 등 비정상 혈소판이 출현한다.

골수에는 많은 거핵구가 보인다. 저색소성, 소구성 빈혈이 나타나고 백혈구 수는 약간 증가하며 혈소판 응집능 이상이 50%에서 나타난다.

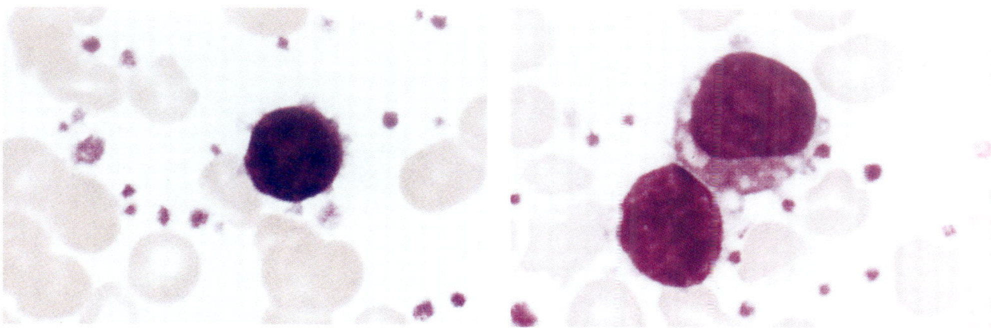

그림 9-35. 특발성 혈소판 증가증

치료

^{32}P를 이용한 화학 치료가 이용된다.

5 악성 림프종(Malignant Lymphomas)

악성 림프종은 virus와 밀접한 연관이 있다는 것이 여러 in situ hybridization기법에 의해 확인되고 있다. 그 예로 성인 T세포 림프종은 HTLV-1(Human T-cell Leukemia virus)에 의해 발병되며, Burkitt's 림프종과 Reed-Sternberg세포 및 T세포 림프종도 Epstein-Barr virus에 의해 발병된다는 것이 확인되었다.

악성 림프종에서도 다양한 유형의 유전자 이상이 발견되고 있는데 Burkitt's 림프종은 염색체 8과 14의 전위가 있고 c-myc 암 유전자의 증폭이 나타나며, 여포성 림프종은 염색체 14와 18의 전위[t(14:18)(q32:q21)]에 따라 bcl-2 암 유전자의 비정상적인 발현이 되며, Mantle cell 림프종에서는 염색체 14와 11의 전위[t(11:14)(q13:32)]가 일어나 종양의 증식에 기여한다는 것이 밝혀지고 있다.

악성 림프종의 종양 세포는 정상 림프구의 분화 및 활성화 과정에서 특정 시기에 종양 세포로 변형된 것이기 때문에 유형에 따라 다소 차이는 있지만 대개는 정상 림프구의 기능적 특성을 가지고 있다. 즉 재순환 기능과 활성화된 B, T-면역 아세포로의 아세포화 기능을 나타낸다.

임상적 증상

대개 림프절의 무통성 종창이 특징이며 흔히 경부 림프절부터 시작하여 흉격동, 복부 림프절 등으로 침범한다.

- 전신 증상으로 발열, 체중 감소 등이 온다.
- 침범된 장기 조직과 관련된 다양한 증상이 나타날 수 있다.

검사 소견

- 병리학적 소견: 림프절 종대가 가장 현저하고 미만성으로 몇 개가 유합하고 있다.
- 현미경적 소견: 절면으로 보면 균질한 회백색으로 보이며 괴사나 출혈은 보이지 않는다.
- 현미경적 소견: 대개 여포성 또는 결절성과 미만성인 것이 보이며 특수 세포나 조직구의 혼합 상태 또는 세포형에 따라 분류하기도 한다.

분류

대개 크게 비호지킨씨 림프종과 호지킨씨 림프종으로 나눈다.

- 한국인에게는 주로 비호지킨씨 림프종이 많고 림프절외 림프종의 상대적 빈도가 높다. 또 여포성 림프종은 빈도가 낮으며, 면역표지형 분류 시 T세포형의 상대적 빈도가 높다.

A. 비호지킨씨 림프종(Non-Hodgkin's Lymphomas)

비호지킨씨 림프종은 소아에 흔한 종양 중 하나이며, 다음과 같이 결절성(여포성)이나 미만성(퍼진 모양)을 보이는 세포의 형태에 따라 형태학적으로 4개의 범주로 나눌 수 있다.

(1) 잘 분화된 림프구성 림프종에서의 특징적인 세포는 소림프구와 비슷하다.

(2) 미분화된 림프구성 림프종은 림프구성 세포들이 다양한 크기를 가지며, 핵 염색질은 성숙 림프구보다 덜 응집되어 있고 핵인을 발견할 수 있으며 톱니모양이나 갈라져 있다. 세포질의 양은 적다.

(3) 조직구성 림프종에서의 세포는 비교적 크며, 미세한 핵염색질과 많은 양의 세포질을 가지고 있다. 핵은 편재되어 있고 핵인은 보이기도 보이지 않기도 한다.

(4) 복합 조직구성-림프구성 림프종은 불완전하게 분화된 림프구와 조직구가 같은 비율로 나타난다(3번과 4번 범주에 있는 세포들은 진짜 조직구가 아닌 라 사실은 림프구와 비슷한 것일런지도 모른다)(그림 9-36).

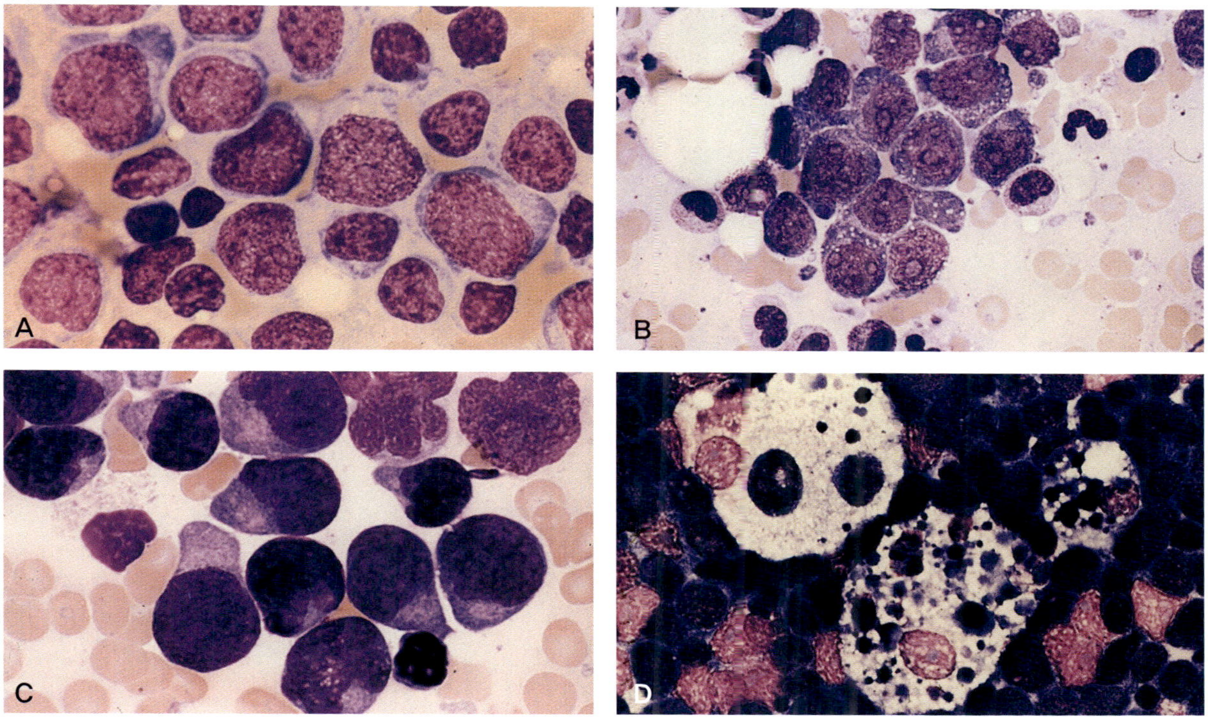

그림 9-36. 비호지킨시 림프종. A: NHL의 (1), B: NHL의 (2), C: NHL의 (3), D: NHL의 (4)

임상적 증상

대개 림프절의 비대, 무통증

- 종격동 침범(소아의 경우, T세포 기원): 기침, 호흡 곤란, 부종, 충혈 증상
- 복강내 침범(소아의 경우, B세포 기원): 장폐쇄 증상, 복수

검사 소견

- 비정상 림프구(림프종 세포들)발견
- 혈색소량은 정상(초기)
- 정확한 진단은 림프절 및 골수 생검 검사로 하여야만 한다.

치료

- 수술: 소장, 척추에 생긴 림프종은 먼저 제거해야 한다.
- 항암 화학 요법
- 중추신경계 예방이 절대적으로 필요하다.
- COMP(cyclophosphamide, vincristine, methotrexate, prednisone)를 사용
- 방사선 요법

1. Sézary 증후군

악성 림프종의 하나로 피부에 침범하며, 주로 T-림프구와 관련이 있다 종양 세포(Sézary cells)는 특징이 있는데, 마치 단핵구의 핵과 같이 회선상으로 돌돌 말린 핵을 가진 중간 크기의 림프구와 같아 보인다. 이 세포들은 mycosis fungoides를 가진 환자들에게서도 발견된다. Sézary증후군은 일종의 mycosis fungoides가 백혈병성 상태로 전환된 것으로 생각할 수 있다.

호산구 증가증과 단구 감소증이 나타난다. 골수에서는 cytopenia 증세가 나타난다.

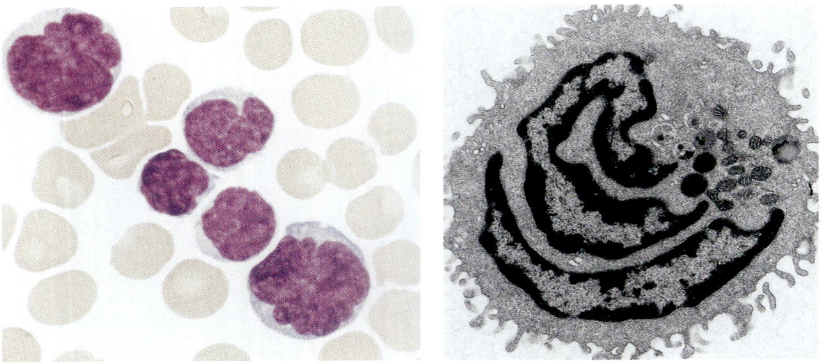

그림 9-37. Sézary 증후군

2. Burkitt's 림프종

아프리카, 뉴기니아의 소아들에게 가장 자주 발병되며 미국의 소아들에게서도 아주 비슷한 종양이 복부와 골반 부위로 침입된 것을 발견하였다. 임상적으로 Endemic 형과 sporadic 형으로 구분하는데 Endemic형은 턱의 일부 또는 양측에 가장 많이 발생하며 상악동이나 안와를 침범한다. Sporadic 형은 주로 림프계를 침범하여 회맹부가 가장 빈번하며 경부 림프절, 골수 및 중추신경계로 침범한다.

B림프구와 관련이 많고 FAB 분류상 L2와 같은 것으로 본다. 이 림프종은 화학 요법에 아주 민감하며, 비교적 완전 쾌유가 보통이다(그림 9-38).

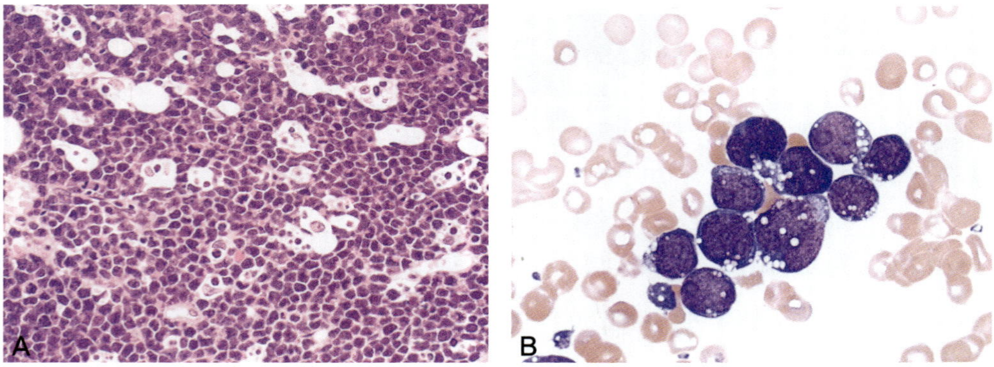

그림 9-38. Burkitt's 림프종 A: Starry sky pattern, B: Burkitt's cells

B. 호지킨씨 병(Hodgkin's Disease)

호지킨씨 병은 국소적인 질환으로 Reed-sternberg 세포의 존재에 의해 다른 림프종과 구별되어진다(그림 9-39).

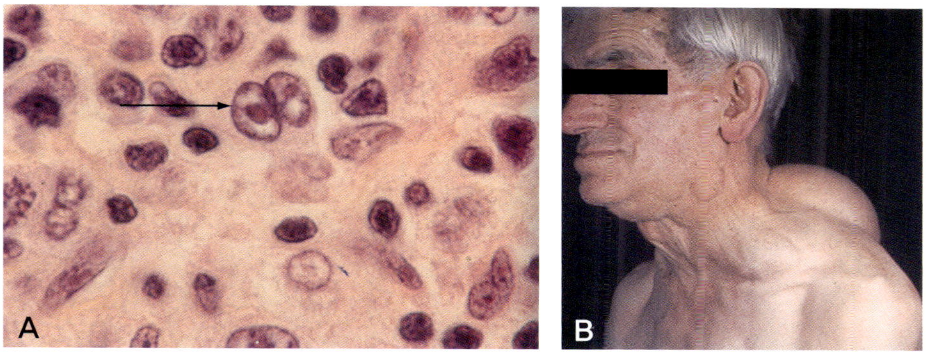

그림 9-39. 호지킨씨 림프종. A: Reed-Sternberg 세포, B: 경부 거대 림크절병증

이 세포는 아주 큰 세포로, 50~100 μm 이상의 크기가 다양하다. 세포질은 풍부하고, 세포는 대개 불규칙한 가장자리를 갖고 있다. 핵은 큰 핵인을 가지며 하나 또는 다분엽으로 되어져 있다. 이 세포들은 침범되어 있는 조직에서 발견된다. 환자가 호지킨병이라고 진단을 받게되면, 이 질병은 더욱 더 침범된 조직의 조직학적 소견에 따라 분류되어진다.

(1) 림프구성 우세형(Lymphocytic predominant form)은 성숙 림프구가 지배적으로 많이 나타난다.

(2) 림프구 결핍형(Lymphocyte depleted form)은 림프구가 거의 없고, 대신 많은 조직구와 호산성구 그리고 비정형 Reed-Sternberg 세포들이 나타난다.

(3) 혼합 세포 충실성 형(Mixed cellularity type)은 호산성구, 림프구, 조직구, 호중성구 그리고 형질세포 등이 나타난다

(4) 결절성 경화증(Nodular sclerosis)에서는 collagen 대가 조직들을 섬으로 나눈다.

이 질병의 두 번째 분류 방법은 침범된 조직의 위치와 범위에 기초를 둔 것이다. 이 방법을 staging이라 부른다.

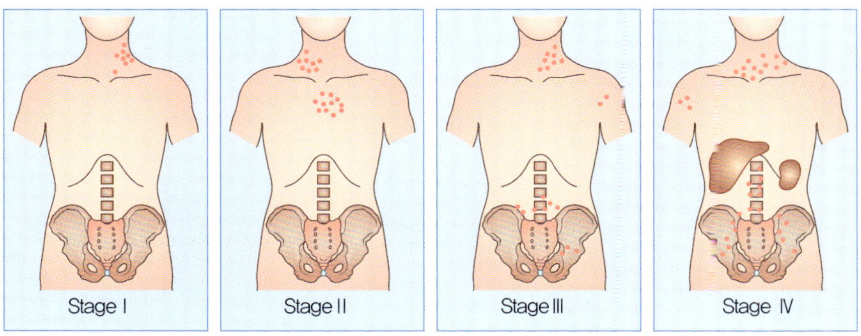

Stage I: involvement of single lymph node region or single extralymphatic site(IE)

Stage II: involvement of two or more lymph node regions on same side of diaphragm; may include localized extralymphatic involvement on same side of diaphragm(IIE)

Stage III: involvement of lymph node regions on both sides of the diaphragm; may include spleen(IIIS) or localized extranodal disease(IIIE)

Stage IV: diffuse extralymphatic disease (e.g. in liver, bone marrow, lung, skin)

NB : if unexplained weight loss of >10% body weight in preceding 6 months and/or fevers of >38℃ and night sweats, classified as 'B'; if absent, 'A.

그림 9-40. 호지킨씨 병의 staging 분류 방법

이 질병의 예후는 조직학적 소견과 staging에 의해 정해진 침범된 조직의 정도에 따라 달라진다. 진단 시 가장 잘 알려져 있는 소견은 경부 림프절의 확대와 무통증성이다. 순환성 열 또한 특징적이며, night sweats도 아주 일반적인 증상이다. 가벼운 정염색성 빈혈이 있거나 없을 수도 있다. 백혈구 수는 호중성구 증가증으로 인하여 증가하며, 호산성구와 단핵구도 존재한다. Reed-Sternberg 세포들도 혈액에서 때때로 발견된다. 혈소판 수는 대개 정상이며, ESR은 보통 상승한다. 일반적으로, 질병은 덜 광범위하며 환자들은 더 오래살 수 있다. 치료법으로는 화학 요법과 방사선 요법을 사용하고 있다.

6 다발성 골수종(Multiple Myeloma)

1) 정의

백혈병, 림프종과 함께 대표적인 혈액 종양으로 B-림프구의 성숙 형태인 형질세포가 증식하는 혈액암이다. 평균 65세 이상의 고령에서 발생하며 흑인에서는 가장 흔한 혈액암이지만 동양인에서는 비교적 발병률이 낮다.

2) 원인

고령과 방사선 조사, 아플라톡신 등 여러 물질들과의 연관성이 알려져 있으며 유전적 요인도 관련된다고 하나 다른 암과 마찬가지로 정확한 발병기전은 알려져 있지 않다.

3) 임상적 증상

과거에는 골수 내에서 발병하는 것으로 생각하였으나 최근에는 림프절이나 비장에서 발생하여 골수로 이동하는 것으로 이해되고 있다. 다발성 골수종은 독특한 임상 증상을 보이는데 혈액 질환이지만 뼈의 통증, 골절 및 고칼슘 혈증이 가장 흔한 증상으로 척추, 골반, 늑골 등에서 주로 나타난다.

4) 검사실 소견

(1) 말초혈액 상

Normocytic, normochromic한 빈혈과 혈소판 감소로 인한 출혈, 적혈구의 심한 연전 현상을 특징으로 한다(그림 9-41 A).

(2) 골수 상

형질세포가 10% 이상 증가한다(그림 9-41B).

(3) 기타

신기능 장애로 인한 Bence-Jones protein(BJP)이 나타나고 면역글로부린의 증가 특히 M protein(골수종 세포가 분비하는 비정상 단백질)이 증가하며 혈청 칼슘이 증가한다.

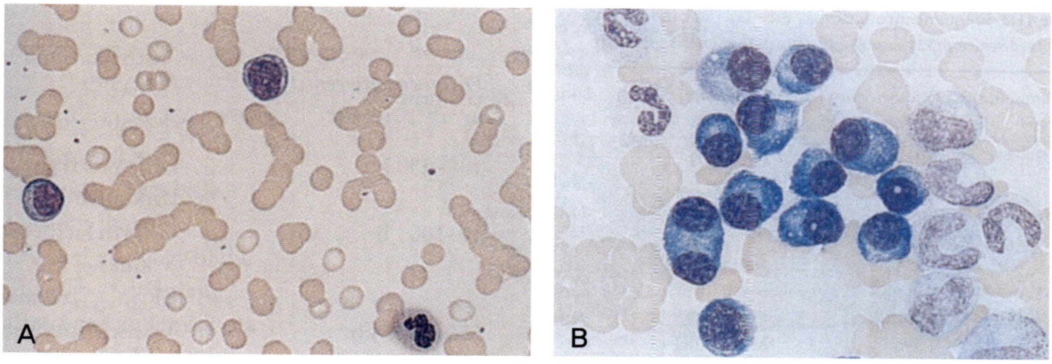

그림 9-41. A: 다발성 골수종에서의 연전 형성, B: 다발성 골수종의 미성숙 형질세포

5) 치료

합병증에 대한 치료와 항암 치료를 병행한다.

7 면역 결핍증(Immune Deficiency)

면역계 구성 요소의 유전성 또는 후천성 면역 결핍은 감염에 대한 감수성의 증가와 면역 반응의 저하로 나타날 수 있으며, T 세포의 일차적 결핍(예: AIDS)은 세균 감염뿐 아니라 바이러스, 원충, 진균, 마이코박테리아 감염을 일으키기도 한다. 그러나 일부에서는 B 세포의 성숙을 조절하는 T 세포의 특정 아형의 결핍으로 이차적인 B 세포 기능부전이 유발되어 소아와 어른에서 다양한 면역 결핍을 일으키기도 한다. 다시 말해서 B 세포나 APCs의 일차적인 결함으로 나타난다. X-연관 무감마글로불린 혈증(X-linked agammaglobulinemia)은 B 세포가 발달하지 못하여 일어나며 화농성 세균 감염이 두드러진 임상 경과로 나타난다. 드물게 흉선 무형성증, adenosine deaminase 결핍으로 인한 심한 복합 면역 결핍증, 선택적 IgA, IgM 결핍증 등이 있다. 후천적 면역 결핍증은 세포 독성 화학 요법이나 방사선 치료 후 또는 조혈모세포 이식 후 면역계 이상이 1년 이상 지속된 경우에 나타나며 거대세포 바이러스, 대상포진 같은 심각한 바이러스 감염이 높은 빈도로 일어난다. 면역 결핍은 만성 림프구 림프종, 호지킨 림프종, 골수종과 같은 림프계 종양과도 연관이 있기도 하며, 후천성 면역 결핍의 가장 큰 원인은 HIV 감염이다.

1) 전신성 홍반성 루프스(Systemic Lupus Erythematosus: SLE)

전신성 홍반성 루프스(SLE)는 항 핵 항체나 항세포질 항체, 항IgG 항체 및 항적혈구 항체 등 여러 가지 항체나, 림프구 독소 및 순환 항 응혈소 등의 혈장 단백이 출현하는 것으로 특징지어진다. 보체 의존성 자기 면역병의 성격을 갖춘 미만성 결합 조직병(교원병)의 일종이다. 전신성 홍반성 루프스는 흔히 젊은 여성에게 이환되는 율이 높으나 아직 그 원인은 명확하지 않다. SLE의 일반적인 증상은 홍반성 낭창, 발진, 신염, 림프선증, 거대 비장증, 관절통 등이 동반하며, 해열제도 소용없을 정도의 고열이 발생한다. 심장 · 혈관계로도 침범하며, 결국은 암으로 발전하게 된다.

SLE의 혈액학적 소견

(1) 적혈구계: 거의 모든 증례에서 경도 내지는 중등도의 저색소성 소적혈구성 빈혈이 나타난다. 이 빈혈은 혈청철 및 철결합능이 함께 저하하고 있으므로 만성 질환으로 인정되는 빈혈로 분류시킨다. 빈혈은 철 흡수 장애, 경도의 용혈, 출혈에 의한 실혈 및 신병변의 합병에 의한 조혈 장애 등 여러 가지 원인으로 생긴다. 분명한 자가면역성 용혈성 빈혈의 합병을 5%의 증례에서 발견하며, 용혈성 빈혈은 SLE 발증에 우선하여 수 주 내지 수개월 전에 나타나는 경우도 있다. ESR치는 주로 혈장 단백 이상의 결과로 항진하여, 병태의 활동성의 대략적인 지표가 되고 있다. 75%의 증례에서 항적혈구 항체도 발견된다.

(2) 백혈구계: 약 80%의 증례에서 중등도의 백혈구 감소증(약 4,000/μL, 좌방 이행됨)이 나타난다. 혈액상은 정상의 경우도 있으나 자주 림프구의 절대적 감소가 나타나고, 5% 이하의 증례에서는 중등도의 호산구 증다증이 나타난다. 75%의 증례에서 항백혈구 항체가 발견된다.

(3) 혈소판계: 약 50%의 증례에서 혈소판 감소증(100,000/μL 이하)이 나타나며, 75%의 증례에서 항혈소판 항체가 발견되었다. 말초혈액 중에서 거대한 유약 혈소판이 나타나기도 한다. SLE에서의 출혈 경향은 여러 가지 원인으로 출현하는데 혈소판 감소증은 가장 중요성이 낮은 요인 중의 하나이다. Lupoid간염의 발증은 저섬유소원 혈증이나 비타민 K의존성 응고인자의 결핍이 원인이다. 또한 혈장 단백 이상은 항 thrombin 혹은 제X인자 및 제 VIII, 제IX인자의 활성화에 대한 순환 항 응혈소의 생산 요인이 된다.

(4) 골수상: 처음에는 골수성 및 거핵구성의 세포증식이 나타나나, 병의 진행과 함께 여러 가지 세포군은 류괴사성 병변에 함락되어 정상 골수구 성분은 감소하는 반면, 비만세포, 형질세포 및 철 과립이나 적아구의 핵을 탐식한 세망세포들은 증가한다. 유리된 또는 탐식되어진 hematoxylin체가 생체 내에서 L.E.세포 현상으로 증명된다.

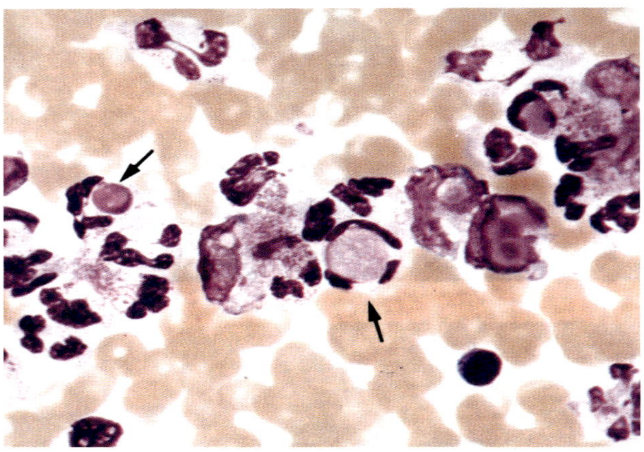

그림 9-42. 전신성 홍반성 루프스의 LE 세포

혈액학 이외의 소견

(1) 고 γ-globulin 혈증이 나타나며, (2) 매독 혈청 검사

시 위양성을 보이며, (3) 단백뇨가 생기며, (4) 면상 반응 검사가 양성으로 나오고, (5) 동종 또는 타종세포의 핵, 또는 핵의 구성분과 반응하는 항핵 항체가 있으므로 형광 항체 간접법을 실시하면 양성반응을 나타난다.

2) 후천성 면역 결핍 증후군(Acquired immunodeficiency syndrome, AIDS)

후천성 면역 결핍 증후군(AIDS)은 lentivirus의 아종인 retrovirus에 속하는 인간 면역 결핍 바이러스(human immunodeficiency virus, HIV)의 감염에 의해 발생한다. HIV의 우세한 효과는 T helper(CD4양성)세포들의 감염을 통해 생산된다. 어떤 CD4 양성세포들은 복제된 HIV에 의해 직접적으로 녹지만 바이러스는 환자의 면역계에 의해 인식되지 않은 대부분의 숙주세포들에 잠복되어 남아 있게 된다. 그런 잠복 감염된 T 세포들이 활성화되면 바이러스는 복제되고 세포는 죽게 된다. 세포 내로 침입하기 위해서 케모카인 수용체 중 CCR-4, CCR-5가 요구된다. 감염 초기에는 CCR-5 수용체를 통해서, 후기에는 CCR-4 수용체를 이용하여 침입한다.

바이러스는 대개 성 접촉 특히 남성 간의 동성애자들이나 혈액 혈액 제제물, 모유를 통해서도 전파된다. AIDS는 또한 정맥 내 약물 남용, 혈우병 환자, 대량 수혈을 필요로 하는 환자들에서도 볼 수 있다.

항레트로바이러스 제제를 임신 후기, 분만 중, 수유 중에 사용함으로써 서구에서는 현저하게 감소하고 있다. 혈 중 바이러스는 급성 감염 때 아주 많이 올라간다(10^7 RNA copies/mL).

일차 감염 후 전구기는 6주간으로 알려져 있으며, 증상은 전염성 단핵구증이 발생했을 때와 비슷하다. 대부분의 환자들은 무증상기를 거치지만 바이러스가 복제를 계속하면 CD4 양성 T 세포의 수는 점차적으로 감소한다.

HIV와 관련된 증상으로는 지속적인 열을 동반한 전신적인 림프절 종대와 체중 감소, 설명할 수 없는 설사, 피부 변화, 중추신경계 증상, 범혈구 감소증, 고감마글불린 혈증, 및 빈혈과 같은 혈액학적 이상 등이 있다. 또한 면역 억제와 항상 일치하지는 않지간 단순포진, 대상포진, 폐렴구균, 살모렐라 감염 등이 있을 수 있다.

AIDS에서는 CD4 양성 T 세포 수가 0.2×10^9/L 이하로 나타나고, 특이적 mycobacteria, Pneumocystis carinii, cytomegalovirus, Cryptococcus, Histoplasma 및 Leishmania 등의 기회감염이 널리 나타난다. 또한 Kaposi's sarcoma herpes virus(KSHV) 또는 human herpes virus 8(HHV8)과 연관된 혈관 내피세포 유래의 피부암, 구강과 직장의 편평 상피세포 암, 침습 자궁 경부암 등도 나타난다. 말기의 환자들은 높은 등급의 비호즈킨 림프종으로 발달할 수 있으며 그들의 중추신경계에서는 림프종이 약 20% 정도 발견된다.

림프절과 관련된 검사에서는 비정상적인 특성이 나타난다. CD4 세포들이 점진적으로 감소하고 말초혈액에서는 림프구 감소증과 T 림프구 부분집합의 변질(CD4 : CD8의 정상비는 1.5~2.5:1인데 1:1 이하로 감소)이 나타난다. 혈청 면역글로불린의 다클른성 증가가 종종 보이며 이상 단백질(paraprotein)도 발견된다. HIV 표면항원에 대한 하나 또는 다수의 항체의 존재를 검출하거나 항원 자체를 검출함으로써 확진할 수 있다.

혈액학적 비정상은 빈혈, 호중구 감소증, 혈소판 감소증이 나타나며, 가끔은 골수 조직에서 조혈 간세포와 전구세포에 직접 감염된 결과로 자가 면역 증세가 나타난다. 범혈구 감소증 또한 골수에 섬유화나 림프종, 저형성성 변화에 의해 야기된다.

치료는 보존적 치료와 바이러스를 목표로 하는 치료로 나눌 수 있다. 보존적 치료에는 감염을 예방하거나 치료하는 것으로 cotrimoxazole, INH, 항진균제가 예방적으로 사용된다. 바이러스의 복제를 억제하는 치료에는 혈액 내의 바이러스 양을 효과적으로 감소시키는 약물로 AZT를 사용할 수 있다. 또한 최근에는 바이러스 양을 줄이는데 아주 강력한 효과를 갖고 있는 프로테아제 억제제인 indinavir, ritonavir, saquinavir 같은 약물을 사용하고 있다. 그리고 바이러스는 단일요법에 다한 내성이 높기 때문에 최소 세 가지 이상의 약물을 사용하는 복합치료가 추천된다.

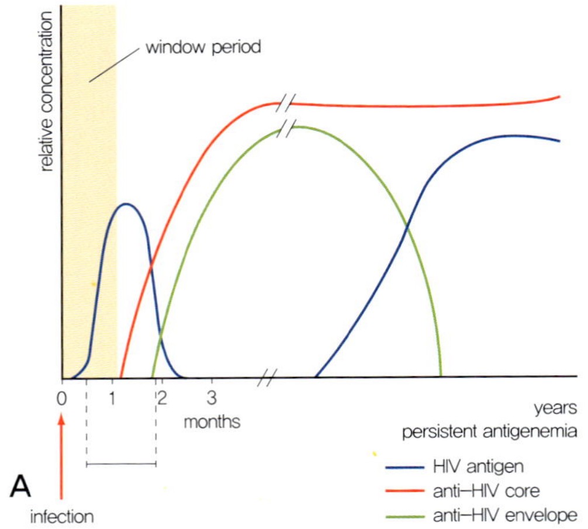

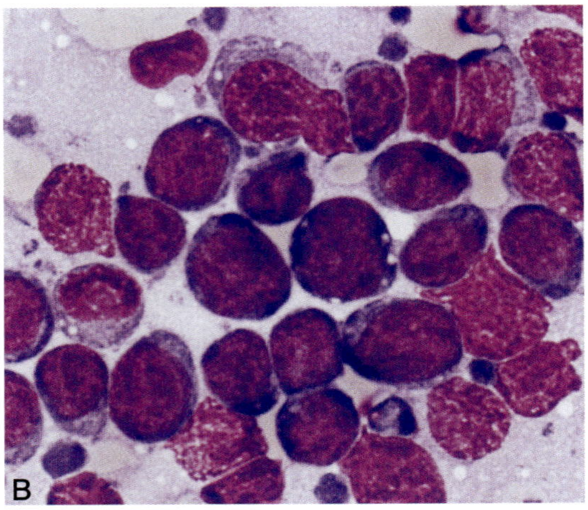

그림 9-43. HIV 감염 A: HIV항원 항체 B: AIDS 골수 상

3) 류마티스 관절염과 다른 결합 조직 질환 (Rheumatoid arthritis and other connective tissue diseases)

류마티스 관절염에서 만성 질환의 빈혈은 대개 질병의 심각성에 비례한다. Aspirin, corticosteroids, 및 비스테로이드성 항염증성 약물로 치료하는 것과 연관된 위장 출혈이 철결핍을 야기할 수 있다. 금(gold) 치료는 골수의 저형성을 뒤따르게 할 수도 있다.

호중구 감소증과 비장 비대와 연관된 관절염은 Felty's 증후군에서 발견된다. 전신성 홍반성 루프스(SLE)에서 만성 질환의 빈혈이 호중구 감소증과 림프구 감소증의 합병증을 보인다. 심한 경우는 현저한 범혈구 감소증이 생긴다. 몇 환자에서는 자가 면역 용혈성 빈혈로 발전하고 그중 5%는 자가 면역 혈소판 감소증을 보인다. 때로 환자는 혈전증과 연관된 문제들과 루프스 항응고제나 다른 항인지질 항체의 존재와 연관된 재발성 유산을 가지기도 한다.

심한 질병에서 골수 기질 조직은 퇴행성 변화를 보이기도 한다. 만성 질환의 빈혈은 콜라겐 혈관 질환들에서 발견된다. 류마티스 다발성 관절통(polyarthralgia rheumatica)과 측두엽 동맥염(temporal arteritis)환자들은 적혈구 침강 계수(ESR)의 현저한 증가와 말초혈액 도말표본에서 심한 적혈구 연전 현상을, 그리고, 면역글로불린 반응에서 다클론의 증가를 보인다.

8 혈액 종양의 WHO 분류

혈액 종양은 1976년 FAB(French-American-British)의 병리학자들이 형태학적, 세포학적 소견에 의거하여 급성 골수성 백혈병은 M1에서 M6으로 분류하였고, 급성 림프구성 백혈병은 L1, L2, L3로 구분하였다. 1985년 M7를 추가하였고, 1991년 형태학적, 세포학적 소견이 아닌 면역학적 검사로 분류되는 M0를 추가하였다. 그러나, FAB 분류는 형태학적 구별은 용이할 수 있으나, 급성 골수성 백혈병에서는 M3 외에는 치료약의 선택, 예후 판단, 세포 유전학적 검사와의 관련성이 적어서 유용성에 한계가 있으며, 급성 림프구성 백혈병은 L3 외에는 임상적 의의가 적으므로, 진단 당시 면역 표현형의 분류가 더 중요하다.

이러한 유용성의 한계로 1997년 새로운 분류법으로 WHO 분류가 제안되었다. 혈액 종양 분류로 세계적으로 인정받고 있는 WHO 분류는 혈액 종양을 계통에 따라 크게 골수구계, 림프구계, 조직구계, 수지상세포 종양으로 나누어 분류하였다. 세부 분류를 위하여 형태학적 관찰을 위주로 한 기존의 FAB 분류법에 면역 표현형 검사, 유전학적 이상 및 다계열 형성 이상, 과거 종양의 치료 병력의 임상적 특징 등 모든 정보를 분류에 활용하고 있다. 이 중에서 말초혈액 도말 검사 및 골수 검사는 형태학적 이상을 평가하는 가장 중요한 진단 검사이며, 세포 화학 염색(cytochemical stain)은 AML과 ALL의 분류에 사용되고, 특이도가 높은 면역 세포 화학 염색(immunocytochemical stain)은 진단의 정확도를 높여준다. 그 외에도 면역 표현형 검사(immunophenotyping) 로 CD 항원을 분석하고, 예후에 영향을 미치는 특정 염색체의 변이를 알아보기 위한 염색체 검사, 중합 효소 연쇄 반응(PCR), 그리고 염색체 이상을 신속하고 예민하게 검사하는 FISH 등이 이용되었으며, 악성 세포가 발현하는 항원 분석법으로 유세포 분석기(FCM)등 광범위한 진단법이 활용되었다.

1) 골수계 종양

WHO는 골수구계 종양을 형태학적 특징, 면역학적 표현형, 유전학적 이상과 임상적 특징을 고려하여 크게, 급성 골수성 백혈병 및 관련 전구세포 세포 종양(AML and related precursor neoplasms), 계열 모호성 급성 백혈병(acute leukemia of ambiguous lineage), 골수 형성 이상 증후군(myelodysplastic syndromes), 골수 증식 종양(myeloproliferative neoplasms), 골수 형성 이상/골수 증식 종양(myelodysplastic/myeloproliferative neoplasms), 호산구 증가증과 *PDGFRA, PDGFRB*, 또는 *FGFR1* 유전자 이상을 동반한 골수구계 및 림프구계 종양(myeloid and lymphoid neoplasms with eosinophilia and abnormalities of *PDGFRA, PDGFRB*, 또는 *FGFR1*)으로 분류하였다(**표 9-14**).

급성 골수구성 백혈병을 FAB의 M0~M7분류법에 임상적 특징을 설명할 수 있는 유전학적 변화와 예후를 반영하여 반복 염색체 이상 급성 골수성 백혈병, 골수 형성 이상 관련 급성 골수성 백혈병, 치료 관련 골수성 종양, 미범주 즉 달리 분류되지 않는 급성 골수성 백혈병, 골수성 육종, 다운 증후군 관련 골수 증식증, 모세포성 형질세포양 수지상세포 종양으로 분류하였다. 급성 골수성 백혈병 WHO 분류의 가장 큰 특징은 FAB 분류가 말초혈액과 골수의 모세포 비율을 30%로 규정한데 비해 WHO는 20%를 급성 골수성 백혈병으로 정의하였으며, 모세포 비율에 상관없이 급성 골수성 백혈병에서 흔한 반복적 염색체 이상이 나타나면 급성 골수성 백혈병으로 정의하였다는 것이다.

계열 모호 급성 백혈병은 모세포의 면역 표현형을 분류하여 한 계열 이상 즉, 양쪽 표현형 급성 백혈병(biphenotyping acute leukemia)과 유전자 변화를 고려한 혼합 분류이다. 그러나, 면역 표현형보다는 유전자 변화를 우선으로 분류하였다.

골수 형성 이상 증후군은 한 종류 이상의 골수계 세포들의 형성 이상과 무효 조혈(ineffective hematopoiesis)이 특징인 질환들로 1/3에서 급성 골수성 백혈병으로 전환되거나 골수 형성 이상 증후군 상태에서 골수 기능 부전으로 사망한다. 골수 형성 이상 증후군의 형태학적 분류는 말초혈액이나 골수에서의 모세포 비율, 형성 이상의 유형과 정도, 환상 철적혈모세포의 존재 유 · 무 및 형태학적 이상과 연관된 염색체 이상으로 분류되었고, FAB 분류의 refractory anemia with excess blasts in transformation은 분류에서 삭제되었다.

골수 증식 종양은 골수에서 한 종류 이상의 골수세포 즉, 과립구계, 적혈구계, 거대핵계, 비만세포가 증식하는 조혈모세포 질환으로, 초기에는 골수와 말초의 세포 증가로 세포 충실도가 증가하나, 점차 골수 섬유화, 골수 부전을 야기한다. 만성 골수성 백혈병, 만성 호중구성 백혈병, 진성 적혈구 증가증, 일차 골수 섬유증, 진성 혈소판 증가증 등이 여기에 속한다. 만성 골수성 백혈병은 골수의 세포 충실도가 증가하고, 필라델피아 염색체 이상(*BCR-ABL1* 양성)을 동반하며, 골수 모세포가 2% 이하는 만성기로 분류하고, 10% 이상을 넘으면 가속기나 모세포기로 분류한다. 진성 적혈구 증가증은 적혈구 생성 조절 기전과 상관없이 적혈구 생성이 항진되며, 적혈구 뿐만 아니라 과립구계, 거대핵세포계도 동시에 증가되는 범혈구 증가증(panmyelosis)을 유발하게 된다.

FAB에 비해 WHO 분류는 골수구계 세포의 중복 증식을 인정하여 FAB 기준보다 덜 엄격한 기준을 적용하여 골수 형성 이상/골수 증식 종양을 분류에 포함시켰다. 한 계열 이상의 골수구계 세포가 증식하고 다른 계열 세포의 증식은 억제된다. 만성 골수 단구성 백혈병, *BCR/ABL1* 음성 비정형 만성 골수성 백혈병, 연소기 골수 단구성 백혈병, 미분류 MDS/MPN이 여기에 속한다

2) 림프구계 종양

WHO의 림프구계 종양의 분류는 면역 표현형의 기준에 의해 전구림프계 종양, 성숙 B세포 종양, 성숙 T세포 및 NK세포 종양, 호지킨 림프종으로 나누어진다. 전구림프계 종양(precursor lymphoid neoplasms)은 미범주 B림프구성 백혈병/림프종, 반복 염색체 이상 B림프모구성 백혈병/림프종, T림프모구성 백혈병/림프종으로 분류되었고, 성숙 B세포 종양(mature B cell neoplasm)에는 털세포성 백혈병(hairy cell leukemia), 형질세포 종양(plasma cell neoplasms), 만성 림프구성 백혈병(Chronic Lymphocytic Leukemia), 소림프구성 림프종(small lymphocytic lymphoma)이 속한다. Burkitt 림프종인 L3형은 WHO에서는 성숙 B세포 종양으로 분류되었다(**표 9-15**).

표 9-14. 골수계 종양의 WHO 분류

급성 골수성 백혈병 및 관련 전구세포 종양(AML and related precursor neoplasms)

- **반복 염색체 이상 급성 골수성 백혈병(AML with recurrent cytogenetic translocations)**
  - AML with t(8;21)(q22;q22), AML1(CBF-alpha)/ETO
  - Acute promyelocytic leukemia(AML with t(15;17) & variants)
  - AML with abnormal bone marrow ecosinophils(inv(16)(p13q22) or t(16;16)(p13;q1), CBFb/MYH11X
  - AML with t(9;11)
  - AML with t(6;9)
  - AML with inv(3)
  - AML(megakaryoblastic) with t(1;22)
  - AML with mutated NPM1
  - AML with mutated CEBPA
- **골수 형성 이상 관련 급성 골수성 백혈병(AML with recurrent cytogenetic translocations)**
  - 치료 관련 골수성 종양(therapy realted myeloid neoplasms)
- **미범주 급성 골수성 백혈병(AML, not otherwise specified)**
  - Acute myeloid leukemia with minimal differentiation(M0)
  - Acute myeloid leukemia without maturation(M1)
  - Acute myeloid leukemia with maturation(M2)
  - Acute myelomonocytic leukemia(M4)
  - Acute Monocytic and monoblastic leukemia(M5a & M5b)
  - Acute erythroid leukemia(M6)
  - Acute megakaryoblastic leukemia(M7)
  - Acute basophilic leukemia(M8)
  - Acute panmyelosis with myelofibrosis
- **골수성 육종(myeloid sarcoma)**
- **다운 증후군 관련 골수 증식증(myeloid preliferation related to Down syndrome)**
- **모세포성 형질세포양 수지상세포 종양(blastic plasmacytoid dendritic cell neoplasm)**

계열 모호 급성 백혈병(acute leukemia of ambiguous lineage)

골수 형성 이상 증후군(myelodysplastic syndromes)

- 단계열 형성 이상 불응성 혈구 감소증(refractory cytopenia with unilineage dysplasia, RCUD)
  - 불응성 빈혈(refractory anemia, RA)
  - 불응성 호중구 감소증(refractory neutropenia, RN)
  - 불응성 혈소판 감소증(refractory thrombocytopenia, RT)
- 환상 철적혈모세포 불응성 빈혈(refractory anemia with ring sideroblasts, RARS)
- 다계열 형성 이상 불응성 혈구 감소증(refractory cytopenia with multilineage dysplaisa, RCMD)
- 모세포 과다 불응성 빈혈-1,2(refractory anemia with excess blasts, RAEB)
- 미분류 골수 형성 이상 증후군(myelodysplastic syndrome, unclassifiable, MDS-U)
- 5q 단독 결손 골수 형성 이상 증후군(myelodysplastic syndrome with isolated del(5q))

골수 증식 종양(myeloproliferative neoplasms)

- 만성 골수성 백혈병(chronic myelogenous leukemia) : BCR-ABL1 양성
- 만성 호중구성 백혈병(chronic neutrophilic leukemia)
- 진성 적혈구 증가증(polycythemia vera, PV)
- 일차 골수 섬유증(primary myelofibrosis, PMF)
- 진성 혈소판 증가증(essential thrombocythemia, ET)
- 미범주 만성 호산구성 백혈병(chronic eosinophilic leukemia, CEL, NOS)
- 비만세포 증가증(mastocytosis)
- 미분류 골수 증식 종양(myeloproliferative neoplasm, unclassifiable, MPN, U)

골수 형성 이상/골수 증식 종양(myelodysplastic/myeloproliferative neoplasms)

- 만성 골수 단구성 백혈병
- *BCR/ABL1* 음성 비정형 만성 골수성 백혈병
- 연소기 골수 단구성 백혈병
- 미분류 MDS/MPN

호산구 증가증과 *PDGFRA, PDGFRB,* 또는 *FGFR1* 유전자 이상을 동반한 골수구계 및 림프구계 종양(myeloid and lymphoid neoplasms with eosinophilia and abnormalities of *PDGFRA, PDGFRB,* 또는 *FGFR1*

표 9-15. 림프구계 종양의 WHO 분류

전구림프계 종양(precursor lymphoid neoplasms)
미범주 B림프모구성 백혈병/림프종(B-lymphoblastic leukemia/lymphoma, not otherwise specified)
반복 염색체 이상 B림프모구성 백혈병/림프종(B-lymphoblastic leukemia/lymphoma with recurrent genetic abnormalities)
T림프모구성 백혈병/림프종(T-lymphoblastic leukemia/lymphoma)
성숙 B세포 종양(mature B-cell neoplasms)
성숙 T세포 및 NK세포 종양(mature T-and NK-cell neoplasms)
호지킨 림프종(Hodgkin lymphoma)

9 전염성 단핵구증(Infectious Mononucleosis)

전염성 단핵구증을 일으키는 병원체는 아마도 바이러스로 생각된다. 이 질환은, 세계 어느 곳에서나 종족에 관계없이 발병되며, 15~25세 사이의 어린이와 젊은 성인층에 지배적으로 많이 나타난다. 일률적으로 피로, 두통, 근육통, 미열, 림프절의 비대 등이 증상으로 나타난다. 어떤 환자에서는 비장 비대, 간 비대, 황달, 인후통 또는 기침 등이 나타나기도 한다. 전염성 단핵구증을 가지는 환자에서 적혈구 수와 혈소판 수는 항상 정상이다. 백혈구 수에는 좀 차이가 있지만 대체로 정상이거나 약간 증가하기도 한다. 일반적으로 질환 초기에 백혈구 수는 가장 적지만, 발병 후 2~5일 동안 서서히 증가한다. 그러나 보통 15,000/mm^3을 넘지는 않는다.

상대적, 절대적인 림프구 증가증이 나타나는데 그중 20~90%는 비정형 림프구이다. 이 세포들은 크기에 있어서 차이가 있지만, 정상 림프구에 비하여 거의 비슷하거나 좀 크다. 그들의 모양은 일정하지 않으며, 주위의 적혈구들에 의하여 흔히 밀려 들어간 부분을 나타내기도 한다. 그러한 림프구의 핵은 둥글거나 난형이 보통이지만 일정한 것은 아니다.

세포질은 크기에 비하여 증가되어 있고, basophilic한데, 이 basophilia가 세포질 전체에서 간혹 방사상으로 또는 세포질의 가장 자리에 나타나기도 한다. 그리고 섬세한 염색질과 핵소체, basophilic한 cytoplasm을 갖는 망상 구조의 림프구도 흔히 나타난다. 세포질에 거품 모양이나 공포가 있는 림프구도 나타난다. Downey씨가 제시한 3가지 종류의 림프구가 보인다. 보통 비정형 림프구가 며칠 동안 계속하여 증가하여 5~10일 정도가 되면 최고도에 달한다. 그 다음부터는 숫자가 감소하기 시작하여 3주 이내에 정상으로 되돌아온다.

그러나 어떤 경우에 있어서는 약간의 비정형 림프구가 3~4개월 동안 계속 나타나기도 한다. 혈청학적 검사인 이호성 항체 검사에서는 전염성 단핵구증 환자의 90% 이상에서 양성으로 나타난다. 이 검사에서는 1 : 112 이상으로 희석한 혈청에서 양성을 보이는데, 일반적으로 고 역가로 나타나면서 발병 2주 또는 3주째에 최고도에 달하며, 혈청 반응에서 2~8주까지 지속되기도 하고, 어떤 경우에는 양성 반응이 더 오래 지속되는 경우도 있다.

전염성 단핵구증의 진단은 일반적으로, 말초 혈액상에서의 비정형 림프구의 출현, 이호성 항체 검사에서의 양성 반응, 그리고 환자의 임상 증상들에 근거하고 있다.

기타 검사실 소견으로서 LAP의 증가, LDH(serum lactic dehydrogenase)의 증가, GOT(serum glutamic oxaloacetic transaminase)의 증가 등으로 나타나며, thymol turbidity test나 bromsulphalein test가 비정상으로 나타난다(그림 9-44).

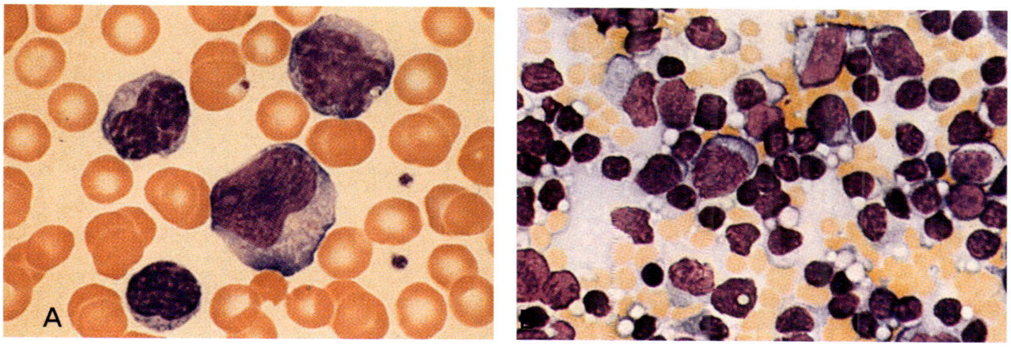

그림 9-44. 전염성 단핵구증, A: PB, B: 림프절

10 지질 대사 이상 질환(Lipoidal Disease)

지질 대사 이상증은 단핵 탐식계의 세포들 내에 지방(ceramide)이 너무 많거나 축적되므로서 생기는 장애군(지질증)으로 약술하였다. 이것은 지방의 이화작용에 반응하는 효소의 결핍에 의한 것이라는 견해가 가장 타당성이 있다고 생각된다.

지질증에 포함되는 주요 질환과 효소 결핍을 보면 다음 표 9-16과 같다.

표 9-16. 지질대사 이상질환

질병	결핍효소	축적되는 지질
Gaucher's 병	Glucocerebrosidase	Cerebroside
Niemann-Pick 병	Sphingomylinase	Sphingomyelin
Tay-Sachs 병	Hexosaminase	Gm2 ganglioside
Gangliosidosis	Galactosidase	Gm1 ganglioside

1) Gaucher's 병

Gaucher's병은 희귀성이며 β-glucocerebrosidase라는 효소의 결핍에 의해 야기되는 만성 장애이다. 효소 결핍의 결과로 세포 내에 당지질이 축적되는 것이다. 이 장애를 가진 환자들은 일반적으로 비장 비대증, 간 비대증, 피부 색소 침착증, 저색소성 빈혈증을 갖는다. 백혈구 수와 혈소판 수는 일반적으로 감소한다. 유아어게서 이 장애가 발견되면, 일반적인 특징으로 지연된 발육과 신경성 징후가 나타난다.

고쉐 세포(Gaucher cell)라는 감별 세포는 골수, 간, 비장, 림프절 등에 있는 망상 내피세포 구조를 가진 원형 또는 다각형의 조직구인데, 크기는 매우 커서 20~80μm이며 핵은 작고 한쪽으로 편재되어 있다. 아주 많은 양을 가지는 세포질은 지방으로 가득차 있어 미세한 섬유상 모양의 미세소관이 주름잡힌 형태를 하고 있어 창백하게 보인다(그림 9-45).

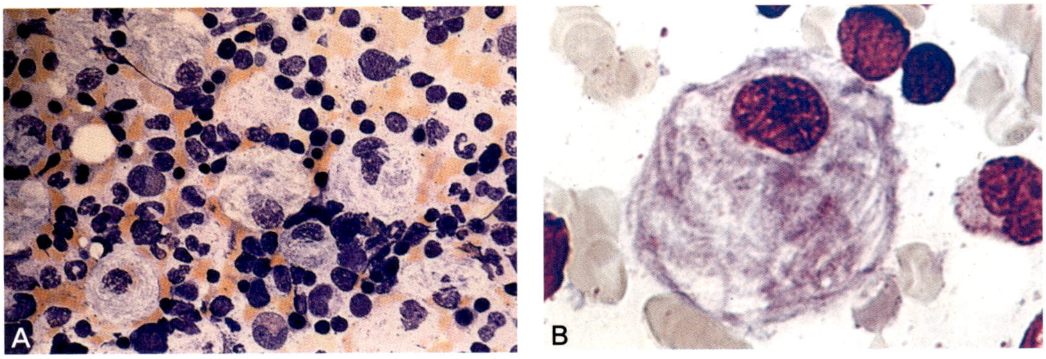

그림 9-45. Gaucher's 병. A: PB, B: Gaucher cell

2) Niemann-Pick 병

Niemann-Pick 병은 주로 유아에게 침범하는 것으로서 sphingomyelinase라는 효소의 결핍에 의해 sphingomyelin의 축적이 일어나 생기는 병이다. 합성된 phospholipid의 분해 장애에 기인하며, 콜레스테롤과 monoaminophosphatides도 증가한다. 이 환자들은 간과 비장의 확대를 보이며, 심한 정신 발육의 손상을 갖는다. 대개는 진단을 받고 몇 달 이내에 죽음을 맞이하는데, 대부분의 환자들은 2~3세에 죽고 아주 드물게 20세 넘어까지 살기도 한다. 염색된 도말표본에서, 림프구와 단구의 세포질에 공포가 있는 것을 볼 수 있다.

Niemann-Pick 세포는 골수와 비장에서 발견된다. 고쉐세포와 아주 비슷한 크기(20~45 μm)를 가지며, 핵은 하나로 한쪽으로 편재되어 있고, 세포질은 포말상(foamy)으로 망상화되어 있지는 않다(honeycomb 모양)(그림 9-46).

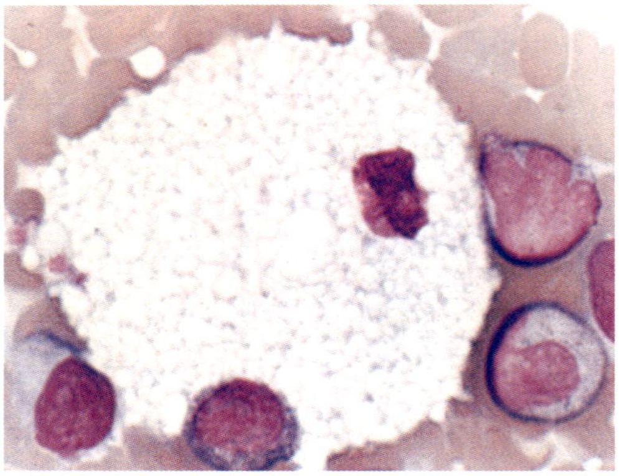

그림 9-46. Niemann-Pick 병의 Foamy cell

3) Sea-blue 조직구 증가증(Sea-blue histiocytosis)

Sea-blue 조직구 증가증(Sea-blue histiocytosis)은 지방의 축적 때문에 저장병으로 분류된다. 그러나 정확한 원인은 모르지만 Niemam-Pick 병의 변종으로 보고 있다. 이 장애를 가진 환자들은 간과 비장의 확대와 혈소판 감소증을 갖는다.

Sea-blue 조직구는 골수에서 그리고 가끔은 간과 비장에서 발견된다. 이 세포는 직경 20~60 μm로 크며, 하나의 핵인을 가진 핵이 편재되어 있고 수많은 과립을 가지고 있는 세포질은 wright's 염색을 하였을 때 청색 내지는 청록색으로 염색된다(그림 9-47).

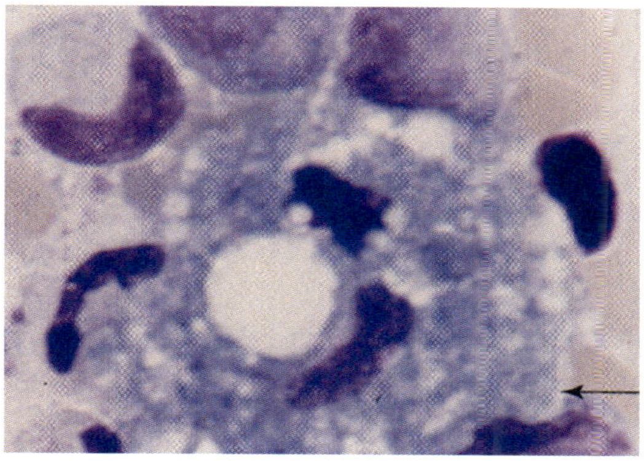

그림 9-47. Sea-blue 조직구 증가증

11 조직구 증가증(Histiocytosis)

몇 명의 혈액학자들에 의하여 뼈의 호산구성 육아종(Eosinophilic granuloma of the bone), 무백혈병성 망피세포증(Letterer-Siwe병), 뇌하수체 기능 이상 증후군(Hand-Schüller-Christian병)들을 조직구 증가증이라는 범주에 넣었는데 이는 모두 조직구가 비정상적인 증식을 보이고 있기 때문이었다. 이 비정상적 증식의 원인은 아직 잘 모르나 lysosomal 결함에 기인하는 것으로 여기고 있으며, Langerhans 세포 기원으로 보고 있다. 이 조직구들은 cholesterol 을 포함하고 있는 것을 발견할 수 있다.

1) 뼈의 호산구성 육아종은 주로 나이든 어린이들과 청년들에게 발병한다. 뼈의 생검에서 많은 호산구와 조직구들이 나타난다.
2) 무백혈병성 망피세포증은 일반적으로 나이 어린 소아들에게서 발병하며, 일반적으로 발병 후 수개월 안에 죽게 된다. 조직구의 증식은 주로 림프절, 비장, 골수에서 발견되며, 더 적은 정도로 모든 조직과 말초혈액에서도 발견된다. 빈혈과 혈소판 감소증도 나타난다.
3) 뇌하수체 기능 이상 증후군은 좀 나이든 어린이들어게서 발병하며, 주로 뼈에 침범하여 그 부위에서 조직구들이 발견된다. 이 질병은 무백혈병성 망피세포증보다 더 양성(benign)이며 만성적이다(그림 9-48).

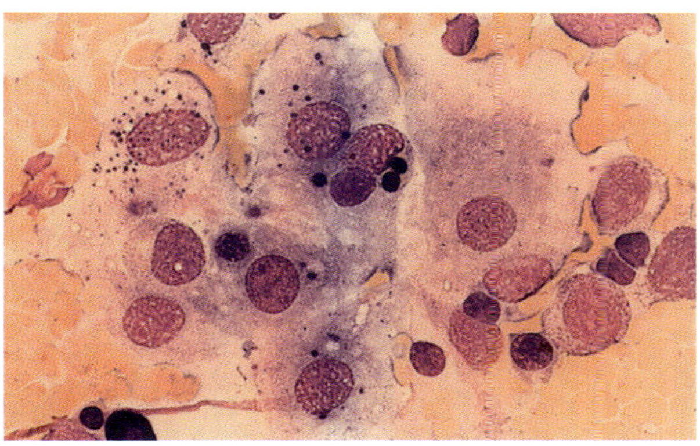

그림 9-48. Histiocytosis의 Langerhans cell

2008년 WHO에서는 조직구 증가증을 수지상세포와 조직세포의 암종으로 다음 **표 9-17**과 같이 분류하였다.

표 9-17. WHO에서의 조직구 증가증 분류

Histiocytic sarcoma
Langerhans cell histiocytosis
Langerhans cell sarcoma
Interdigitating dendritic cell sarcoma
Follicular dendritic cell sarcoma
Fibroblastic reticular cell tumor
Indeterminate dendritic cell tumor
Disseminated juvenile xanthogranuloma

12 만성 육아종성 병(Chronic Granulomatous Disease)

만성 육아종성 병은 성 연관 열성 형질로 유전되며, 백혈구의 기능에 결함이 있음으로써 야기된다.

이 질병은 주로 남성에게서 발병하며, 일반적으로 재발성 감염과 육아종의 발달로 인하여 어린 소아기 동안에 죽게 된다. 백혈구 수(주로 호중성구)는 감염 기간 동안에는 증가한다. NBT 검사는 이 질병의 진단에 사용되어진다.

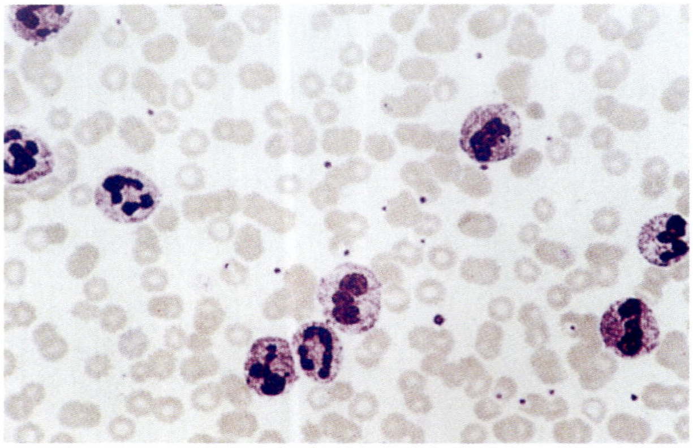

그림 9-49. 만성 육아종성 병의 호중구 증가증

13 Waldenström's 고분자 글로부린 혈증(Walderström's Macroglobulinemia)

이 질병은 60~70세 사이에서 가장 빈발한다. 림프구(와 형질세포)의 증식 결과로 단일 고분자 글로부린(IgM, M compoment)이 존재하는 것이 특징이다. 고분자 글로부린의 증가 때문에 혈액은 과점조도를 보이며 신경성 증상, 시력 손상, 신장성 장애를 일으킬 수 있다. 출혈도 어떤 혈액 응고인자와 복합체를 형성하는 고분자 글로부린에 의하여 일어날 수 있다. 혈소판 또한 고분자 글로부린으로 회복되어지기도 하여 혈소판의 기능을 감소시키는 원인이 된다.

혈액은 일반적으로 소구성-저색소성 빈혈을 보이는데 적점 심허질 수 있다. 백혈구 수는 대개 정상이다. 이 질병의 말기에는, 말초혈액에 비정상 림프구가 아주 많이 포함되어진다. 혈소판 감소증이 이들 환자 중 50%가량에서 발견되며, 현저한 적혈구 연전 현상이 Wright 염색 도말표본에서 발견되고, 적혈구 침강 속도는 상승한다. 혈청 점조도 검사 또한 상승한다. 골수는 대개 림프구, 형질세포성 림프구, 형질세포들의 수가 증가되어 있다.

PAS 염색은 양성으로, 가끔 림프성 세포의 세포질과 핵에 양성 봉입물이 보인다. Chlorambucil 같은 알킬화 물질이 치료제로 사용되고 있다 과점조도는 혈장 반출법(Plasma pheresis)에 반응한다. 이 질병을 가진 환자의 평균 생존 기간은 2~4년이다.

출혈성 소인과 질환

Bleeding Trait and Diseases

학습 목표

1. 출혈성 소인과 출혈성 질환을 정의한다.
2. 혈관계 질환을 분류할 수 있어야 한다.
3. 혈소판계 질환을 분류할 수 있어야 한다.
4. 혈소판 감소성 자반증에 대하여 설명할 수 있어야 한다.
5. 혈소판 증가증에 대하여 설명할수 있어야 한다.
6. 혈액 응고인자에 대한 질환을 분류할 수 있어야 한다.
7. 혈우병의 원인 및 검사 소견을 설명할 수 있어야 한다.
8. von Willebrand 병의 원인 및 검사 소견을 설명할 수 있어야 한다.
9. 혈전증의 정의 및 혈전 형성에 대해 설명할 수 있어야 한다.
10. 심부 정맥에 대하여 설명할 수 있어야 한다.
11. 순환 혈액 응고 억제제의 종류를 열거할 수 있어야 한다.
12. 섬유소 용해계를 설명할 수 있어야 한다.

출혈이란 자발적 또는 국소적 손상에 의해 혈액이 혈관으로부터 이탈되는 것으로 이는 지혈과정에 관여하는 여러 인자들 중 한 부분의 양적 또는 기능적 이상으로 발생하거나 여러 인자들의 복합적 이상에 의해 발생되기도 한다.

혈액이 체외로 나오지 않는 것을 내 출혈, 체외로 나오거나 소화관을 통해 나오는 것은 외출혈, 굵은 혈관이 파열되어 나오는 것을 파종 출혈이라 한다.

출혈성 소인(혹은 출혈성 경향)은 분명한 혈관의 파열 없이 미미한 원인에 의해 자연적으로 출혈이 되어 멍이 잘 들고, 자반이 잘 생기며 지혈이 잘 안 되는 상태를 말한다.

출혈 증상과 그 원인과의 관계가 분명한 경우도 있어 표 10-1과 같이 혈관 · 혈소판 이상에 의한 자반병과 응고 이상에 의한 출혈 증상과는 차이가 있다. 혈관 · 혈소판이상인 경우는 점상 출혈이 특징적이나 응고이상의 경우는 근육 내 출혈이 특징적이므로 육안적 소견도 진단에 도움이 된다.

표 10-1. 혈관 · 혈소판 이상 및 응고 이상의 출혈 증상

출혈 증상	혈관 · 혈소판 이상	응고 이상
점상 출혈	특징적	드물다
심부 혈종	드물다	특징적
체표면의 반상 출혈	소 · 다발	대 · 다발
피부 찰과상 등에 의한 출혈	지속적 다량	약간
관절 내 출혈	드물다	특징적
후 출혈	드물다	일반적

1 출혈성 질환의 분류

출혈성 질환의 종류는 매우 다양하고, 질병을 일으키는 원인, 빈도 등에 따라 진단에 차이가 있다. 예를 들어, 자주 발병하는 질환의 경우 진단에 대한 다양한 검사법이 마련되어 있으나 가끔 발병하는 흔하지 않은 경우는 확진을 위해서는 특별한 검사가 필요하며 진단을 내리기가 쉽지 않다.

출혈성 소인과 질환의 원인별 분류는 ① 혈관 장애성 ② 혈소판 장애성 ③ 응고인자 장애성 ④ 섬유소원과 섬유소 용해 장애성으로 나눌 수 있다(표 10-2).

표 10-2. 출혈성 질환의 분류

- 혈관 장애
  - Henoch-Schönlein 자반증(Henoch-Schönlein purpura)
  - Ehlers-Danlos 증후군(Ehlers-Danlos syndrome)
  - 유전 출혈 모세혈관 확장증(hereditary hemorrhagic telangiectasia)
  - 노인성 자반증
- 혈소판 장애
  - 약물 유발 면역 저혈소판증(drug-induced immune thrombocytopenia)
  - 면역/특발 혈소판 감소성 자반병(ITP)
  - 수혈 후 자반증
  - 혈전 저혈소판 혈증 자반병(TIP)
  - 임신 중의 저혈소판증
  - 혈소판 기능 장애
  - 비장 기능 항진증(hypersplenism)
- 혈액 응고 장애
  - 혈우병
  - 폰빌레브란트병(vWD)
  - 파종성 혈관 내 응고(DIC)
  - 간 질환
  - 경구용 항응고제
  - 헤파린에 의한 출혈
- 섬유소 용해계의 장애
  - 선천성 질환
  - 혈전 용해제에 의한 출혈

2 출혈성 질환의 진단검사 의학적 접근

출혈의 원인은 매우 다양하다. 따라서 치료의 정확성을 위해서는 환자의 임상 증상을 포함한 과거력과 약물 복용에 대한 조사, 가족력을 포함한 다양한 검사를 통한 접근이 필요하다고 하겠다. 지혈 기전에 대한 검사는 두 가지가 선행된다 첫째는 일반적인 선별 검사이고 두 번째는 혈소판 혹은 응고인자의 특이적 이상을 결정하기 위한 2차 검사이다. 일반적인 선별 검사로는 CBC, 말초혈액 도말 검사(peripheral blood smear, PBS), BT, PT, aPTT, TT가 있다. 특이적인 2차 검사로는 ADP, 에피네프린(epinephrine), 아교질(collgen), 리스토세틴(ristocetin)을 이용한 혈소판 응집능 검사(platelet aggregation test), 혈소판 유리능 검사(platelet release test), 혈액 응고인자 활성도 검사(coagulation factor assay), 혼합 검사(mixing test), vWFRCoF 활성도 검사, vWF 항원량 검사 루프스 항응고물질 검사(lupus anticoagulant), FDP, D-dimer 등이 있다. 그 외에도 간기능 검사, 신장 기능 검사, 갑상선 기능 검사 등도 지혈 기전 검사에 도움을 주기도 한다(표 10-3).

표 10-3. 출혈성 질환이 의심되는 환자에 있어 선별 검사의 해석

프로트롬빈 시간(PT)	활성화부분트롬보플라스틴시간(aPTT)	혈소판수 (Platelet)	감별진단	
연장	정상	정상	흔한 질환	후천적 VII인자결핍증: 초기 간 질환, 초기 비타민 K 부족, 초기 와파린 치료
			드문 질환	VII인자 억제 인자, 이상 섬유소원 혈증 선천성 VII인자 결핍증, 몇몇 DIC
정상	연장	정상	흔한 질환	혈우병 A, B, XI인자, vWF 결핍 혹은 이들에 대한 억제 인자 존재 시 헤파린 치료
			드문 질환	루푸스 항응고물질
연장	연장	정상	흔한 질환	비타민 K 부족, 간 질환, 와파린/헤파린 치료
			드문 질환	X, V, II인자 결핍증, 섬유소원 부족, X, V, II인자에 대한 억제 인자, 르푸스 항응고 물질, DIC, 이상 섬유소원 혈증
연장	연장	감소	흔한 질환	DIC, 간 질환
			드문 질환	헤파린 치료에 동반된 저혈소판증
정상	정상	감소	흔한 질환	혈소판 파괴 증가, 혈소판 생성 저하, 거비증, 대량 수혈
정상	정상	증가	드문 질환	선천적 혈소판 질환(Wiscott-Aldrich 증후군) 골수 증식 질환(myelcproliferative disorder)
정상	정상	정상	흔한 질환	경한 vWD 획득된 질적 혈소판 질환(요독증)
			드문 질환	선천성 혈소판 기능 장애(Glanzmann 병, Bernard-Soulier 증후군), 혈관 질환, 섬유소 용해 질환, XIII인자 결핍증, 이상 섬유소원 혈증

3 혈관계 질환(Vascular Disorders)

혈관계 질환은 혈관벽의 구조나 기능에 결함이 있어 출혈이나 멍이 나타나는 것이 특징으로, 자연적 출혈이나 작은 외상의 결과로 점상 출혈이 나타나고 경우에 따라서는 가벼운 외상에 대한 2차적인 것으로 커다란 표재성 출혈이 나타나기도 한다. 근육 내 출혈은 드물지만 코피가 터지는 것은 흔하게 볼 수 있다.

응고 기전은 대개 정상이며, 혈소판 수도 정상이다. 출혈 시간과 모세관 저항 시험의 결과는 혈관 질환이 있는 부위에서 비정상을 보인다.

혈관계 질환은 다음과 같이 나눌 수 있다.

(1) 선천성 용혈성 모세관 확장증(Hereditary hemorrhagic telangiectasis): 혈관벽의 확장으로 심한 조직 분열형이 되어 몸 전체가 사행성 모양이 된다. 침범당한 혈관의 벽은 아주 얇아지며, 이 장애는 상염색체성 우성 형질로 유전된다.

(2) 결합조직 장애(Connective tissue disorders): Ehlers-Danlos 증후군으로도 불리우며, 비정상적인 출혈을 일으킨다. 왜냐하면 collagen에 이상이 있고, 또 혈관 취약성을 가지는 elastin의 이상, 그리고 다른 응고 이상이 있어 때때로 피하 출혈을 끌어내기 때문이다.

(3) 괴혈병(Scurvy): Collagen 합성의 감소와 세포간 결합 물질(내피세포 사이)의 감소에 원인이 되는 Vt. C의 결핍에 의해 생기며, 이 장애는 ascorbic acid의 투여로 치료된다.

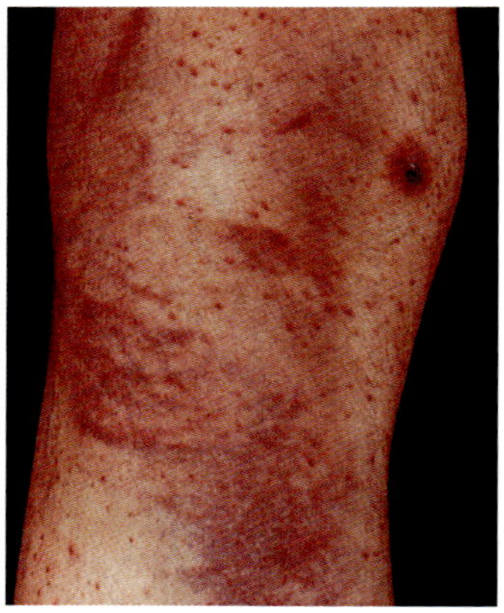

그림 10-1. 괴혈병에 의한 자반

(4) 간 질환(Liver disease): 진행성 간 질환에서는 다음과 같은 이유로 흔히 출혈을 동반한다. ① 식도 정맥류나 치질 등과 같은 혈관 장애 ② 제VIII인자를 제외한 혈액응고 인자 합성 부전 ③ dysfibrinogenemia ④ thrombocytopenia 및 혈소판 기능 이상 ⑤ plasmin inhibitor 합성 저하 및 plasminogen activator 비활성 능력 저하로 인한 섬유소 용해 활성의 증가 ⑥ antithrombin III 합성 저하, RES clearance 저하로 만성형의 DIC 등.

(5) 파종성 혈관 내 응고(Disseminated intravascular coagulation; DIC) 등이 있다.

이 중 DIC를 가장 대표적인 질병으로 볼 수 있기 때문에 이에 대해서는 다음에서 구체적으로 설명하였다.

1) 선천성 혈관 장애

혈관종은 유아에서 가장 흔히 발생하는 혈관 종양으로 생후 1~3개월 내에 나타나 특징적인 딸기 모양을 보이게 되고 성장기와 퇴행기를 거쳐 대부분 치유된다. 이전까지는 혈관종을 포함한 소아 혈관 이상증의 분류에 많은 혼란이 있었으나 최근 정립된 혈관 이상증의 분류는 크게 혈관종과 혈관기형으로 나눈다. 혈관종은 출생 후 3~9개월까지 혈관 내피세포의 활발한 증식이 있는 증식기와 10세까지 지속될 수 있는 퇴행기로 나눈다. 혈관 기형은 병변 내의 혈류 속도에 따라 빠른 속도인 경우 모세혈관 기형, 정맥 기형, 림프관의 기형 등으로 분류하고 기형이 혼합된 형태도 존재한다.

영아 혈관종은 혈관 내피세포의 증식을 특징으로 하며, 신생아의 1.1~2.6%에서 발생하며 1세 때까지 백인 영아의 10~12%에서 발생한다. 또한 환아 중에서 약 25%는 출생 시에 이미 존재하며, 출생 후 4주 내에 88%가 발생하는 것으로 알려져 있다. 임상적으로 분류하면, 태어나서 첫 12개월까지를 성장기, 12개월에서 60개월까지는 정지기, 마지막으로 12세까지를 퇴행기로 하여 3단계로 분류하기도 한다. 성장기 이후는 수개월 혹은 수년 동안 병변이 정지되어 있다가 이후 퇴화하고 5세까지 환아의 50~60%, 7세까지 75%, 9세까지 병변이 자연 소실 된다.

혈관종은 얕은 혈관종(superficial hemangioma)과 깊은 혈관종(deep hemangioma)로 나눌 수 있다. 얕은 혈관종은 융기된 경계가 분명한 붉은색의 분엽성 종양으로 여아에서 흔하고 얼굴, 두피, 등, 앞가슴에서 주로 발견되며 다발성으로 발생한다. 치료 요법으로는 레이저 요법, 수술적 절제, 방사선 조사, 전신적 혹은 국소적 스테로이드 요법, 인터페론-알파 요법 등이 있다. 반대로 깊은 혈관종은 얕은 혈관종보다 범위가 더 넓고 경계가 불분명하며 일부에서는 정상 피부색을 나타내기도 한다. 깊은 혈관종도 얕은 혈관종과 같은 진행 과정을 거치게 되므로 주위 조직에 영향을 미치는 경우 적절한 방사선 조사를 이용하여 혈관종의 크기, 출혈 여부 등을 확인해야 한다. 치료 방법으로는 얕은 혈관종과 같이 가장 적절한 치료 방법을 선택하는 것이 가장 중요하다. 혈관 기형에서 나타나는 가장 대표적인 포도주색 반점(port-wine stain)은 경계가 분명한 붉은색의 반점으로, 머리와 목에서 가장 많이 발생하고 대부분은 한쪽에 위치하며 점막까지 포함하는 경우도 있다. 시간이 지날수록 모반색은 점점 짙어지고 표면은 울퉁불퉁해지며 솟아오른 부분에서 자연 출혈이 발생하기도 한다. 가장 효과적인 치료법은 레이저 요법으로, 크기가 작은 경우 영아에게도 사용할 수 있다.

혈관종에 따라 성장을 하는 경우 발생 위치에 따라 시력 저하, 청력 저하, 호흡 곤란 등의 심각한 합병증이 발생할 수 있고, 병변이 노출 부위에 있는 경우에는 성장하지 않더라도 미용적인 문제로 치료를 원하는 경우가 많다. 또한 20%에서는 궤양과 출혈 등의 합병증이 발생하고 약 40%의 환아에서 모세혈관 확장, 위축, 저색소 침착 또는 반흔 등을 남겨 미용상의 문제가 될 수 있어 최근에는 여러 가지 치료를 시행하고 있다.

2) 후천성 혈관 장애

후천성 혈관 장애를 일으키는 원인에는 후천성 결합조직 질환, 혈관염, 파라단백질 관련 자반병, 피부병 관련 자반병, 감염 관련 자반병, 전신 자반병 등이 있다. 자반(purpura)은 출혈에 의한 피부의 변화를 총칭하는 것으로 아주 작은 크기의 점 출혈(petechia), 더 넓은 부위인 반상 출혈(ecchymosis) 등이 있으며 피부 압진기(diascope)로 눌렀을 때 색이 변하지 않는다. 후천성 혈관 장애로 가장 대표적인 질환은 비타민 C 결핍증, Henoch-Schonnlein 자반병을 들 수 있다.

비타민 C 섭취가 부족하면 아교질과 콘드로이틴 황산염의 형성 장애가 와서 혈관 주위의 조직이 변형되고 이로 인해 모세혈관이 쉽게 출혈을 일으키며 상처 치유도 지연된다. 임상 증상은 비타민 C의 부족한 정도에 비례하여 나타나고 피부와 점막의 점 출혈이 발생하며 잇몸, 골막 하 또는 근육 내 출혈을 일으키기도 한다. 치료는 비타민 C를 섭취하면 치료된다.

Henoch-Schönlein 자반병은 알레르기 자반병, 유사 아나필락시스 자반병이라고도 부르며, 이 병은 소아에서 주로 발생하고, 위 창자, 관절, 신장 등에 증상이 나타나며 세동맥, 세정맥, 모세혈관 등과 같은 작은 혈관에 염증이 발생하는 질환이다. 정확한 원인은 밝혀지지 않았지만 약 50%의 환자에서 상기도 감염이 선행한다. 호발 연령은 2~8세이고 겨울에 주로 발생한다. 증상은 급성으로 동시에 발생하기도 하지만 수 주나 수개월에 걸쳐 점진적으로 발생하기도 한다. 이 병의 특징인 자반은 분홍색 반구진으로 시작하여 붉은 점 출혈이나 자반으로 변하고 적갈색으로 퇴색하면서 없어지는데 길게는 4개월까지 지속되기도 하며 10% 미만의 환자에서 재발을 경험한다. 분포 또한 특징적인데 주로, 엉덩이, 발, 무릎, 팔꿈치, 가슴 등에 발생하고 얼굴, 몸통, 손, 발바닥에는 거의 발생하지 않는다. 복통은 간헐적이고 심한 산통인 경우가 많으며 구토와 위장 출혈을 동반하기도 한다.

기타 후천성 혈관 장애로는 다발성 골수종, 아밀로이드증, 고감마 글로불린 혈증 자반병, 한랭 글로불린증, 한랭 섬유소원 혈증 등이 있고 이는 모두 파라단백질의 혈관 침착에 의해 출혈 경향이 증가한다. 피부병 관련 자반병은 자반과 관련한 점 출혈이나, 색소 침착 자반을 나타내는 피부병을 통칭하는 것으로 오래된 병소에서 혈소판의 피부 색소 침착이 발견되어 색소 침착 자반병이라고도 부른다.

4 혈소판계 질환(Platelet Disorders)

혈소판계 질환은 다음과 같이 분류할 수 있다.

1) 혈소판 감소증(Thrombocytopenia)

(1) 혈소판 생성 감소(Decreased platelet production)

① 선천성 거핵구 저형성증(Congenital hypoplasia of the megakaryocytes)
② 후천성 거핵구 저형성증(Acquired hypoplasia of the megakaryocytes)
③ 무력성 혈소판 형성증(Ineffective thrombopoiesis)

(2) 혈소판 파괴의 증가(Increased platelet destruction)

① 특발성 혈소판 감소성 자반증(Idiopathic thrombocytopenic purpura)
② 약제 기인성 면역학적 혈소판 감소증(Drug-induced immunologic thrombocytopenia)
③ 면역학적 혈소판 감소증(Immunologic thrombocytopenia)
④ 비면역학적 혈소판 감소증(Nonimmunologic thrombocytopenia)

(3) 혈소판의 비정상적 분포
(4) 대량 수혈(Massive blood transfusions)
(5) 비장 비대

2) 혈소판 증가증(Thrombocytosis)

(1) 반응성 혈소판 증가증(Reactive thrombocytosis)
(2) 혈소판 혈증(Thrombocythemia)

3) 유전적 질적/기능적 혈소판 장애(Hereditary qualitative or functional platelet disorders)

(1) Glanzmann's 혈소판 무력증(Glanzmann's thrombasthenia)
(2) 저장풀병(Storage pool disease)
(3) Bernard–Soulier 증후군
(4) Wiskott–Aldrich 증후군
(5) 혈소판 병증(Thrombopathy)
(6) May–Hegglin 이상증
(7) 기타

4) 후천적 질적 혈소판 장애들(Acquired qualitative platelet disorders)

(1) 항혈소판 약제
(2) 고글로불린 혈증
(3) 골수 증식 질환과 골수 이형 질환
(4) 요독증

A. 혈소판 감소증(Thrombocytopenia)

특발성 혈소판 감소성 자반증(Idiopathic Thrombocytopenic Purpura, ITP)은 면역 기관의 이상으로 혈소판이 망내계, 특히, 비장에서 선택적으로 파괴됨으로써 출혈성 증상을 유발하는 질환이다. 이 질환은 말초혈액 내 적혈구, 과립구, 혈소판의 이상을 보이며, 특히 혈소판 수가 30,000/μL 이하인 경우는 혈소판 감소증으로 인한 출혈의 가능성이 높다. 그러므로 과거에는 ITP를 가지는 환자가 질병이나 외상으로 생명을 위협을 받는 경우에도 출혈 과다의 위험성으로 수술을 시행하지 않는 경우가 많았으며, 수술을 시행한 경우에도 대부분 복부 수술에 한정되어 있었고, 그 수 또한 많지 않았다. 본 장에서는 자반증의 종류와 발병 기전, 임상 증상 그리고 치료 방법 등에 대하여 알아보고자 한다.

1) 면역 혈소판 감소성 자반병(Immune thrombocytopenic purpura; ITP)

면역 혈소판 감소성 자반병(Immune thrombocytopenic purpura; ITP)은 혈소판 수치가 정상보다 감소하고 점막과 피부의 표재성 출혈을 특징으로 하는 질환이다. 과거에는 뚜렷한 원인을 알지 못하는 경우를 특발성 혈소판 감소성 자반증이라고 하고, 약물이나 감염 또는 전신 질환에 의한 경우를 이차성 혈소판 감소성 자반증이라고 하였으나 최근에는 두 경우를 모두 면역 혈소판 감소성 자반병으로 통칭하게 되었다. 혈소판 수의 감소가 지속되는 기간을 6개월을 기준으로 하여 급성 ITP와 만성 ITP로 구분하기도 하는데, 급성 ITP의 혈소판 감소의 지속 기간은 2~6주 정도이며 환자의 80% 이상에서 4~6주 이후면 자연 회복된다.

(1) 급성 ITP

급성 면역 혈소판 감소성 자반병(ITP)은 건강해 보이던 소아에서 갑자기 전신적인 점상 출혈과 자반증이 외상 없이 자연적으로 나타나는 출혈성 질환이다. ITP의 정확한 원인은 알려져 있지 않으나 여러 가지 바이러스 감염이 선행된 후 혈소판 표면에 대한 항체가 형성되어 항체가 부착된 혈소판이 비장의 Fc 수용체에 감작되어 파괴되는 것으로 알려져 있다. 80~90%의 환자에서 급성의 경과를 보이며 6개월 이내에 자연 회복되는 질환으로 알려져 있으나, 혈소판 감소 시기에 출혈의 위험이 증가할 수 있고, 드물지만 생명을 위협하는 출혈이 발생할 수 있다.

급성 ITP의 경우 사춘기 이후의 성인에게서는 매우 드물어 약 10%를 차지하고 있다. 급성 ITP에서 나타나는 주요 특징은 다음과 같다. 호발 연령은 2~6세의 소아에게서 가장 일반적이며, 성별에 따른 특징은 없으며, 바이러스성 감염 후에 혈소판의 수가 급격하게 저하되어 약 20,000/μL 이하의 심한 저혈소판증이 동반되는 경우가 많다. 이 외에도 급성 위장관염, 거대세포 바이러스 감염, 수족구병 등의 바이러스 감염이 있다. 혈소판 감소 기간이 보통 2~6주이며, 80%의 환자에게서 자연 회복된다.

임상 증상

매년 인구 10만 명당 약 2.5~5명으로 급성 ITP 환자가 발생하는 것으로 보고되고 있으며 호발 연령은 약 5.5세이다. 일반적으로 최근 바이러스 감염의 과거력을 가지고 있으며 갑작스러운 점상 출혈, 자반 또는 비 출혈 등의 점막 출혈의 증상을 보이게 된다. 대부분의 경우 치료를 하지 않아도 80% 정도 6개월 이내에 자연적으로 치료되는 것으로 보고되고 있다. 급성 ITP의 가장 중요한 합병증의 하나인 두개강 내 출혈이 1% 정도에서 발생하고 있다.

대부분 바이러스성 감염, 특히 상기도 감염이 선행되는데 감염 후 1~3주 사이에 급작스럽게 발생한다. EBV에 의한 전염성 단핵구증(infectiotious mononucleosis), CMV 감염에서도 합병될 수 있으며, 홍역, 수두, 풍진 같은 생백신 접종 후에도 발생할 수 있다. 저혈소판증이 심하지만 출혈 증상은 경미하며, 출혈 증상은 주로 표재성으로 아무런 외상없이 자연적으로 출혈하는 것이 특징이다. 자연 회복이 90% 이상에서 발생되며, 유병기간은 보통 4~6주이다. 열이나 골통 같은 증세는 없고, 비장 증대도 없는 것이 보통이다. 그러나 비 출혈, 치근 출혈, 하혈, 토혈, 자궁 출혈증 등이 나타나기도 한다.

검사실 소견

급성 ITP는 발병초기에는 저혈소판증이 극심하여 혈소판 수가 20,000/μL 이하인 경우가 대부분이다. 빈혈증이 동반되는 경우가 있는데 심한 출혈 증상으로 인한 것이 보통이다. 흔히 바이러스 감염증으로 인한 림프구 증가 현상을 볼 수 있고 경한 호산구 증가도 볼 수 있다. 혈소판 수명이 2~3일로 단축, 출혈 시간의 연장, 모세혈관 취약성 검사 결과는 양성, 응고 시간은 정상, 골수 검사 시 거핵구 수가 정상이거나 약간 증가하는 경우도 있다. 혈소판의 감소증으로 혈소판의 크기 및 용적, 기능적 대사 이상 등의 이상이 나타나기도 한다.

치료 및 경과

급성 ITP의 치료는 혈소판 수가 20,000/μL 이하이면서 계속적인 출혈 증상, 특히 wet purpura 증상이 동반된 경우, 그리고 6개월 이상 지속되는 경우에 적용한다. 최근 널리 이용되고 있는 치료 방법으로 면역글로불린, 스테로이드, 항-D 등을 사용하고 있다. 그러나 앞서 언급했듯이 대부분의 환자에서 6개월 이내에 자연 치유되는 것으로 알려져 있어 치료하지 않고 경과 관찰만 한 경우와 면역글로불린 치료를 받은 경우나 부신피질 호르몬을 사용한 경우와, 예후 상 큰 차이가 없다는 보고가 있어 논란의 여지가 있다. 그러나 심한 혈소판 감소증에서 두개강 내 출혈 등의 심각한 출혈이 발생할 수 있으며 이런 현상은 대부분 발생 초기에 혈소판 감소 현상이 극심한 시기인 1~2주 이내에 발생하게 된다. 따라서 초기에 적절한 치료를 통해 혈소판 수치를 20×10^9/L 이상으로 회복시키는데 그 치료의 의의를 둘 수 있겠다. 또한 아스피린 같은 혈소판 기능 장애를 일으킬 수 있는 약물을 복용하여 남아 있는 혈소판의 기능마저 상실하지 않도록 해야 한다. 면역글로불린은 가격이 비싸고 정주해야 하는 단점이 있으나 최근에는 0.8~1 g/kg/dose를 1일 또는 2일간 정주하는 방법이 널리 이용되고 있다. 영국 혈액학 위원회의 guidline에서는 정주용 면역글로불린이 가격이 비싸고 침습적이므로 스테로이드 치료에 반응이 없는 출혈을 보이는 환아에게만 사용하며, 수술이나 발치가 필요한 급성 ITP 환자에게 혈소판 수의 빠른 상승을 기대하기 위해 사용할 것을 권장하고 있다. 반면 ITP 치료에서 스테로이드 제제는 혈관의 내피세포를 안정화시키고 세망내피계의 식세포 기능을 저하시켜 항체 생성을 억제하는 작용을 한다. 스테로이드 중 부신 피질 호르몬의 사용은 가장 오랫동안 널리 사용되어 왔고, 경구용 프레드니손을 1~2 mg/kg/day의 용량으로 3~4주간 사용하는 것이 기본적인 치료법이다. 이때 혈소판의 상승은 3~10일 사이에 증가하기 시작한다. 최근에는 고용량의 부신 피질 호르몬 요법으로 4 mg/kg/day의 프레드니솔론이나 30 mg/kg/day의 메틸프레드니솔론을 4일간 투여함으로써 초기 혈소판 상승에 면역글로불린과 비슷한 효과를 보고 있다. 그러나 부신피질 호르몬의 부작용으로 용량이나 사용 기간과 감량하지 않고 중단하였을 경우, 쿠싱 증후군, 뼈의 무균성 괴사, 뇌하수체-부신 억제, 식욕 증가, 체중 증가, 고혈당, 고혈압 그리고 골다공증이 포함되어 나타난다.

여러 가지 치료에도 불구하고 혈소판 감소가 6~12개월 이상 계속되는 경우는 비장 절제술을 행하는 것이 좋다. 비장 절제술을 시행하는 것은 중추신경계나 기타 장기의 급성 출혈 시 스테로이드 치료에 반응이 없거나, 스테로이드 치료 후 재발한 경우, 혈소판 수치가 10,000/mm^{3}으로 지속되는 경우, 스테로이드 치료에 부작용을 보이는 경우에 적용할 수 있다. 비장 절제술에 대한 효과는 보고자에 따라 다양하지만 약 66%에서 효과가 있다고 보고하였다.

(2) 만성 ITP

만성 ITP는 성인에게서 주로 발병되며 발생 연령대는 주로 20~50세 사이이며, 소아에서는 약 10~20%를 차지한다. 남녀 발생 비율은 1:3으로 여성에게서 발생 빈도가 높다. 선행 감염증 등의 선행 병력이 없는 것이 대부분으로 혈소판 감소증이 6개월 이상 지속되는 경우로 정의한다. 이와 같이 ITP가 6개월 이상 지속되는 경우에는 다른 관련 질환의 유 · 무 예를 들어, 전신성 홍반성 루푸스와 같은 자가 면역 질환이나 HIV와 같은 만성 염증 질환, 그리고 2형의 vWD, 반성 유전 혈소판 감소성 질환, Wiskott-Aldrich 증후군과 같은 만성 혈소판 감소증의 비면역성 원인에 대하여 신중하게 다시 평가하여야 한다.

임상 증세

임상 증상의 발현 양상은 급성 ITP와는 다르게 피하 출혈이나 점막 출혈이 서서히 시작된다. 환자의 기왕력을 조사하면 피부의 자반 현상, 월경 과다, 비 출혈 및 잇몸 출혈 등과 같은 반복되는 출혈 증상을 가지고 있는 경우가 흔하다. 출혈 증상이 수일 혹은 수 주 동안 지속되고, 반복적으로 발생할 수도 있다. 만성 ITP의 후향적 조사에서 많은 연구들에서 자연 회복이 관찰된다고 하는데, 외국의 보고에 의하면 약 56~79%에서 4년 이내에 자연 회복되었다고 보고하였다. 만성 ITP의 위험 인자로 많이 알려져 있는 인자들 중에는 나이, 성별, 처음 진단 시 혈소판의 수치, 초기 치료 방법, 초기 치료의 반응성 정도 등이 있다. 또한 유전적으로 ITP를 가진 임산부는 혈소판 감소증을 가진 아기를 낳는 수가 많다고 알려져 있다.

검사실 소견

만성 ITP는 혈소판 수 감소가 대부분 급성 같이 심하지 않아 30,000~80,000/μL로서 일반적으로 급성 ITP에 비하여 높게 유지되는 경향을 볼 수 있다. 말초혈액의 혈소판 수 감소 외에 기형 또는 3~4 μm로 크기가 증가된 혈소판도 관찰되며, 평균 혈소판 용적(mean platelet volume; MPV) 및 혈소판 분포 넓이(distribution width)가 증가된다. 거대혈소판이 발생하는 정확한 기전은 불확실하나, 혈소판 파괴로 인한 혈소판 생성 촉진에 의한 것일 수 있다. 이러한 결과들은 최근 혈액 자동 분석기의 도입으로 혈소판 용적의 평균을 계산하는 MPV가 쉽고 정확하게 측정될 수 있어 임상적으로 유용하게 이용되고 있다. 즉, 혈소판은 새로 형성된 것이 오래된 것보다 크기가 크며 이러한 혈소판의 크기는 MPV에 반영되어 혈소판의 수와는 역 상관계를 보이고 있다. 임상적으로 말초혈액의 파괴로 인하여 나타나는 혈소판의 감소에서는 MPV가 증가하고 골수 생성 억제로 인한 경우는 감소한다.

출혈 시간의 지연이 있고 반복된 출혈의 결과로 심한 빈혈이 동반된다. 심한 빈혈 증상이 동반된 경우에는 출혈에 의한 것이기 보다는 자가 면역 용혈성 빈혈이 동시에 발생했을 가능성도 있기 때문에 다른 질환과의 감별 진단이 필요하므로 쿰스 검사(Coombs test)를 시행하는 것이 원칙이다. 쿰스 검사가 양성일 경우 에반스 증후군(Evans syndrome)을 의심하여 다른 치료 방법을 계획하여 시도해야 한다.

골수 소견상 거핵세포의 수가 정상 또는 증가되었는데 대부분이 미숙한 거핵세포들이다. 이런 현상은 항체에 의해 거핵세포의 성숙 및 분화 과정에 장애를 받기 때문이라고 생각하고 있다. 일부는 대소 부동의 혈소판이 나타나며, 기형인 것도 많다. 혈소판 항체가 대개 증명된다(90% 이상).

치료

만성 ITP의 치료의 목표는 혈소판 수를 정상적으로 증가시키는 것이 아니라 심각한 출혈의 가능성을 줄이는 것이다. 현재 만성 ITP의 치료는 비장 절제술이 가장 효과적인 방법으로 알려져 있으나 비장 절제술은 피막균에 의한 패혈증과 같은 심각한 합병증이 동반될 수 있다는 단점이 있다. 현재는 성분 수혈 요법 등의 발전으로 혈소판농축액을 수혈하는 혈소판 수혈 요법을 사용하는데 이는 뇌 출혈 같은 생명에 위험을 줄 수 있는 출혈 증상이 있을 때 일시적 효과 목적으로서 응급으로 사용할 수 있지만 예방 목적으로는 사용할 수 없다. 따라서 이는 응급 시에만 사용을 추천한다. 스테로이드 요법으로 Prednisone 1.5~2.0 mg/kg/day를 경구 투여하며, 3~4주 치료 후에 서서히 감량하면서 중단하게 된다. Gamma globulin을 대량 정맥 내 투여하면 일시적 효과를 볼 수 있다. 그 외의 방법으로 면역글로불린 요법, 면역 억제 요법, 항 Rh 면역글로불린 요법 등의 치료법이 이용되고 있다(표 10-4).

표 10-4. Clinical Picture of Acute and Chronic Immune Thrombocytopenic Purpura

Characteristics	Acute	Chronic
Age at onset	2~6 y	20~50 y
Sex predilection	None	Female over male, 3:1
Prior infection	Common	Unusual
Onset of bleeding	Sudden	Gradual
Platelet count	<20,000/μL	30,000~80,000/μL
Duration	2~6 wk	Months to years
Spontaneous remission	90% of patients	Uncommon
Seasonal pattern	Higher incidence in winter and spring	None
Therapy of Steroids	70% response rate	30% response rate
Splenectomy	Rare	<45 y, 90% response; >45 y, 40% response

Data from Triplett, 21 QUick, 38 and Bussel and Cines, 37

2) 약물성 자반증

많은 약제들이 ITP를 일으키는데, 그 진단 기준은 다음과 같다. (1) 약제를 사용한 후에 저혈소판증이 발생하며, 약제를 끊으면 혈소판수가 정상으로 회복한다. (2) 원인이 되는 약제가 혈소판 감소를 일으키는 유일한 약제이거나, 다른 약제는 원인 약제를 끊은 뒤에도 지속적으로 사용하거나 재사용 후에도 혈소판 감소가 발생하지 않는다. (3) 다른 혈소판 감소의 원인이 배제된다. (4) 원인 약제를 재투여한 경우에 혈소판의 감소가 다시 발생한다. 또한 다양한 화학적, 생리적 물질들(대략 70여 종 이상의 항생제, 최면제, 진통제, 중금속, 이뇨제 등)에 의해서도 야기될 수 있다. 흔히 자반증을 일으키는 약물들로는 aspirin, bactrim, carbamazepine(Tegretol), chloramphenicol, penicillin, phenobarbital, phenytoin(Dilantin), Quinidine, quinine, sulfonamide, thiazides, 등이 있다(표 10-5).

표 10-5. Common Drugs Causing Immune Thrombocytopenia

Analgesics	Sedatives, anticonvulsants
Salicylates	Methoin
Acetaminophen	Troxidone
Phenylbutazone	Chlorpromazine
Antibiotics	Diphenylhydantoin
Cephalothin	Meprobamate
Penicillin	Phenobarbital
Streptomycin	Carbamazepine
Aminosalicylic acid	Oral hypoglycemics
Rifampin	Chlorpropamide
Novobiocin	Tobutamide
Various sulfa drugs(chlorthalidone, furosemide)	Heavy metals
Alkaloids	Gold
Quinidine	Mercury
Quinine	Bismuth
	Organic arsenicals
	Miscellaneous
	Chloroquine
	Chlorothiazide
	Insecticides

Data from Triplett21 and Quick3

병태 생리

약제에 의한 ITP는 약제에 노출된 일부의 환자에서 약물이 hapten으로 작용하여 혈장 단백과 결합해서 항원에 대한 항체를 만들어 새로운 항원이 다시 들어왔을 때 그 항원과 항체가 복합체를 형성하여 혈소판 막에 흡착되어 혈소판 세포를 손상시킨다. 어떤 약물에 의해 감작된 환자가 다시 그 약물을 사용했을 때는 수 분 내지 수 시간 후에 자반이 나타날 수 있으며, 출혈은 심하고 갑자기 시작될 수도 있다. 그러므로 자반증 환자가 왔을 때는 항상 약물 사용의 과거력을 물어보아야만 한다. 약물에 의한 자반증은 약물 사용을 중지하면 수일 내로 혈소판 감소증은 회복되는 것이 보통이므로 2~3주 이상 자반증이 계속되면 약물에 의한 자반증이라고 볼 수 없다.

임상 증상

임상 증상은 다양하게 나타나는데, 혈소판 감소와 출혈이 보통 급격히 심하게 나타난다. 점막 출혈이나 구강 내 수포성 출혈을 보이며, 출혈 전에 발열이나 오한, 구역, 구토 및 피로감을 종종 호소한다. 저혈소판 혈증을 유발하는 약제의 용량은 다양하며, 약제를 중단하면 혈소판 수는 1주일 이내에 정상이 된다. Gold에 의한 경우에는 gold가 조직에 잔존하기 때문에 수 주일 내지 수개월간 지속되기도 한다.

진단

약제를 간헐적으로 복용하거나 ITP를 유발하는 약제를 두 가지 이상 복용하는 경우에는 정확한 진단을 내리기가 쉽지 않다. 확진을 위하여 재투여하는 것은 바람직하지 않다.

치료

약제를 중단하면 1주일 이내에 회복이 된다. 생명을 위협하는 출혈인 경우에는 면역글로불린이나 혈장 치환술이 도움을 줄 수 있다.

B. 혈소판 증가증(Thrombocytosis)

혈소판 수가 정상보다 증가되는 것은 다양한 상황 변화의 결과로 발견되어진다. 반응성 혈소판 증가증은 혈소판 수가 중간 정도로 증가된 것으로 기술되며, 대개 짧은 수명과 무증상으로 나타난다. 그러나 혈소판 혈증은 혈소판 수가 현저하게 증가된 것이고, 일반적으로 영속성이며 골수 증식성 장애로 여겨지고 있다.

1) 반응성 혈소판 증가증(Reactive thrombocytosis)

혈소판 수가 중간 정도로 증가하며 일반적으로 이 장애는 치료할 수 있는 반응을 보인다. 비장 절제술을 한 후의 혈소판 수는 일반적으로 수술한 후 1~10일 동안은 정상보다 증가된 수를 나타내며, 대개 1~3주에 정점을 이루고 다음 2~3달 내에 감소되기 시작한다. 그러나 어떤 경우에는 혈소판 수가 1년이나 그 이상 동안 정상 수준으로 돌아오지 않을 수도 있다.

대수술을 한 후 3~10일간 혈소판 수는 증가된 것으로 보일 수 있다. 이런 경우, 즉 수술한 직후에는 혈소판 증가증이 보일 수도 있다. 혈소판 수는 일반적으로 수술 후 2주 이내에 정상 수준으로 감소한다. 급성 실혈 후 하루 반 내에 절대적 혈소판 증가증이 생길 수도 있다. 혈소판 수가 증가되는 것을 보여주는 또 다른 경우들은

(1) 짧은 기간 동안의 철 결핍성 빈혈

(2) 암종이나 Hodgkin's병과 같은 어떤 악성 질병을 등반할 때

(3) 약물 기인성 혈소판 감소증 뒤에

(4) 용혈성 빈혈이나 2차성 다혈구 혈증을 가진 환자에서처럼 조혈 기능이 증가된 것과 연관이 있을 때

(5) 임신 중일 때

(6) 다양한 급성 그리고 만성 염증과 같이 감염성 상태와 연관이 있을 때이다.

2) 혈소판 혈증(Thrombocythemia)

대부분 중년층에서 발견되며 혈소판 수의 현저한 증가를 특징으로 보인다. 이 장애를 가

진 환자는 오랜 기간 무증상을 동반하는 출혈이나 혈전증의 기간을 가진다. 재발성 위장관 출혈이 가장 일반적인 출혈 장애로 발견된다. 정맥과 동맥들에서의 혈전은 발전하여 자주 합병증으로서 폐동맥성 색전증이 된다. 비장 비대증도 자주 발견된다.

가장 일반적인 죽음의 원인은 혈전 색전성 장애로부터이다. 혈소판 수는 대개 1,000,000/μL이며 1,400,000/μL 정도로 많을 수도 있다. 혈소판 생산은 정상의 15배 이상이다. 극히 많은 혈소판 수 때문에 정확한 혈소판 수를 얻기가 어려우며, 그래서 충전 혈소판량(packed platelet volume)을 구하는 것이 유용하다.

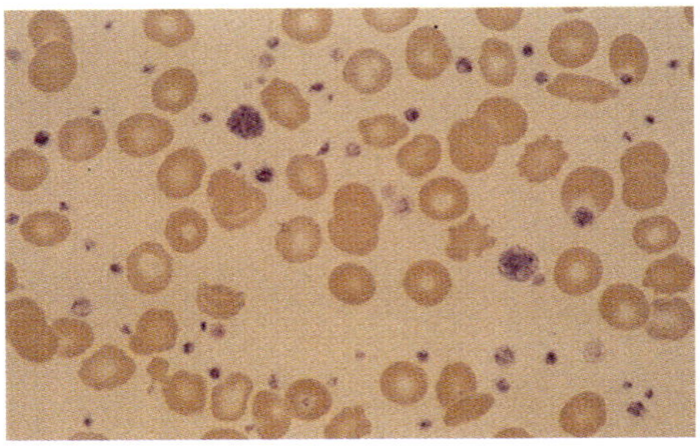

그림 10-2. 혈소판 혈증

염색 도말 표본에서 혈소판은 응집되어져 커다란 덩어리를 형성한다. 이것은 또한 대개 비정상적인 크기, 형태, 그리고 구조를 보인다. 혈소판 수명은 일반적으로 정상이다. 거핵구 단편들도 가끔 존재하며, 적혈구는 정상이거나 실혈에 따른 철 결핍성 빈혈에 의해 저색소성 소적혈구로 나타난다. 백혈구 수는 대개 증가하여 40,000/μL 이상일 수도 있다. 백혈구 백분율은 대개 좌방 이행한 호중구 증가증을 보인다(그림 10-2).

골수는 거핵구의 수와 크기, 양이 현저하게 증가된 것을 보인다. 혈액 응고 검사들은 대개 정상이다. 이 장애가 가벼울 때에는 혈소판 수가 1,000,000/μL 이하이며, 치료는 요구되지 않는다.

혈소판 수가 현저하게 증가되었을 때에는 알킬화 물질과 성분 분리를 사용한다. 항응고제 또한 혈전 색전성 합병증을 막아줄 수 있다.

C. 유전적/기능적 혈소판장애

1) Glanzmann 혈소판 무력증

글란츠만씨 혈소판 무력증(Glanzmann's thrombasthenia)은 혈소판 수는 정상이나, 혈소판 표면의 당단백질인 IIb/IIIa의 변이에 의한 혈소판 응고 기능 이상으로 출혈성 경향을 가지는 상염색체 열성 유전 방식의 희귀 유전 질환이다. 이 질환을 가진 환자의 혈소판은 ADP, 에피네프린, 콜라겐, 트롬빈 등과 같은 생리적 혈소판 응집 촉진 인자에 전혀 반응하지 않으며, 혈소판 섬유소원은 매우 감소되어 있다. 이 질환의 환자에게서 혈소판 수치와 PT, aPTT에 대한 검사는 일반적으로 정상 소견을 보이므로 출형 경향 및 과거력에 대한 문진이 중요하다.

신생아기나 여아기에 점막이나 피부의 출혈로 나타나며, 저절로 점 출혈이 생기는 경우는 드물다. 멍과 비 출혈이 소아기에 가장 흔하며 잇몸 출혈, 월경 과다가 흔하다. 초경 시 심한 출혈로 수혈을 요하는 경우가 있으며, 출산, 외상, 수술은 위험한 출혈을 초래할 수 있다. 위장관 출혈, 혈뇨가 발생할 수도 있으나 이는 매우 드물며, 혈전증이나 심부 혈종 발생은 드물다. 중추신경계에 대한 외상이 있을 때, 과다 출혈의 위험은 높으나 자연적 출혈의 가능성은 매우 낮다. 출혈의 정도는 GPIIb/IIIa양과 상관이 없으며, 예측하기 어렵다. 혈소판 수 및 형태는 정상이며, BT는 매우 연장되어 있다. 출혈 시 혈소판 수혈이 필요하며 반복되는 혈소판 수혈로 인한 수혈 불응성(refractoriness)을 줄이기 위하여 HLA 일치 혈소판 수혈을 고려하여야 한다.

혈소판 무력증의 진단은 정상적인 혈소판 수와 형태, 비정상적으로 연장된 출혈 시간, 점막 하 출혈 증상, ADP, 콜라겐, 에피네프린, 트롬빈의 자극에 전혀 반응하지 않는 혈소판 응집과 혈병 퇴축의 감소 또는 소실 여부로 알 수 있다. 이 질환의 치료의 일반적인 목표는 출혈의 예방과 지혈이다. 출혈을 일으킬 수 있는 신체적인 활동을 제한하고 혈소판 기능에 영향을 주는 아스피린이나 비스테로이드 항염제 등의 약물은 금기이다. 일반 혈액 검사와 출혈 시간, 혈소판 응집능 검사 등을 정기적으로 검사하는 것이 중요하다. 또한 잦은 출혈로 인한 철결핍성 빈혈과 엽산 결핍성 빈혈을 예방하기 위하여 철분 제제와 엽산 등을 예방적으로 투여해야 한다. 국소적 출혈은 국소적 처치를 하지만 출혈이 지속되면 혈소판 수혈을 해야 한다. 장기적으로 혈소판 수혈 시 동종 면역의 가능성을 줄일 수 있는 성분 채집술이 적극 권장되고 있다.

이 질환은 상염색체 열성으로 유전되므로, 근친 결혼이 허용되는 지역, 즉 이스라엘, 요르단, 사우디아라비아, 남인도 등에서 특히 많이 보고된다. 우리나라에서는 1979년 처음 보고된 후 15례가 보고되었으나, 정확한 발생률은 알려진 바 없다. 그러나 근친 결혼이 허용되지 않는 우리나라의 법적 관습적 상황을 고려하면 매우 드문 것으로 생각된다.

2) 저장풀병(Storage pool disease)

저장풀병은 크게 두 가지로 나누어 α-과립 저장풀병과 δ-과립 저장풀병을 들 수 있다. 첫째로는 α-과립 저장풀병의 정상 혈소판은 50개 정도의 구형 또는 선형 모양의 α-과립을 가지고 있는데, 전자 현미경으로 관찰하면 정상 α-과립은 없고 공포와 작은 α-과립의 전구체가 보인다. 평생 지속되는 경증 또는 중등도 점막 출혈을 나타내며, BT의 연장 정도, 혈소판 수의 감소 정도가 다양하다. 남자와 여자에서 모두 발생하며 상염체 질환이나 유전 양식은 아직 확실하지 않다. 심한 출혈 시에는 혈소판 수혈을 필요로 한다.

δ-저장풀에서의 정상 혈소판은 3~6개의 치밀과립 또는 δ-과립을 가지며, 전자 현미경으로 관찰된다. δ-과립의 세포 외 유출은 혈소판 응집의 이차 곡선과 일치하여 일어나며, δ-과립의 생성은 멜라닌 소체(melanosome), 용해 소체와 연관되어 있다. 이 질환은 δ-과립의 부족을 공통 특징으로하는 다양한 질환군을 포함하는데, 백색증(albinism) 동반 여부에 따라 세분될 수 있다. 경증 또는 중등도 출혈 증상을 나타내며, 혈소판 수와 모양은 정상이고 BT는 대개 연장된다. 혈소판 수혈이 드물게 요구되며, 혈소판 수혈 대신 DDAVP를 사용할 수 있으나, 그 효과는 개개인에 따라 다르므로 수술 전 사용 시에는 꼭 BT검사를 시행해야 한다. 최근에는 BT 검사를 대신할 수 있는 PFA-100의 검사로 대체할 수 있을 것으로 기대하고 있다. PFA-100은 체외에서 유속을 이용하 혈소판의 부착 및 응집 기능을 측정할 수 있는 장비로 체외에서 출혈 시간을 측정할 때와 유사한 조건을 만들어 주기 때문에 매우 유용한 검사로 평가되고 있다. 따라서 일차 지혈의 평가로 널리 이용됨은 물론 특히

출혈 시간에 비해 혈소판과 vWF의 기능 이상에 민감하고, 침습적 방법을 사용하지 않으므로 검사의 숙련도에 영향을 받지 않는 장점이 있다.

3) Bernard-Soulier Syndrome(BSS)

상염색체 열성으로 유전되며, BT는 연장되나, 거대 혈소판, 혈소판 수의 감소를 특징으로 한다. GPIbα, Ibβ, IX 유전자 변이에 의한 혈소판 세포막의 당단백 복합체인 GPIb/IX/V 복합체의 부족이나 기능 이상으로 혈소판이 내피 하 기질에 존재하는 vWF에 부착하지 못하게 되어 출혈 경향을 나타낸다.

출혈 경향은 영아기나 소아기부터 개개인에 따라 다양하게 나타나며, 주로 피부나 점상 출혈로 나타난다. 비 출혈, 잇몸 출혈, 월경 과다, 위장관 출혈, 외상 후 과다 출혈이 발생하며, 혈소판 수는 대부분에서 감소되어 있으나 감소된 혈소판 수에 비해 BT가 20분 이상으로 매우 연장되어 있고, 말초혈액도말 소견상 비정상적인 거대 혈소판이 관찰되기도 한다. ADP, epinephrine, collagen에 의한 혈소판 응집은 정상이나 ristocetin의 경우 응집이 일어나지 않으며, vWD과는 달리 정상 혈장을 추가해도 응집은 교정되지 않아 다른 혈소판 기능 장애와 진단 시 감별이 가능하다는 특징이 있다(**그림 10-3**).

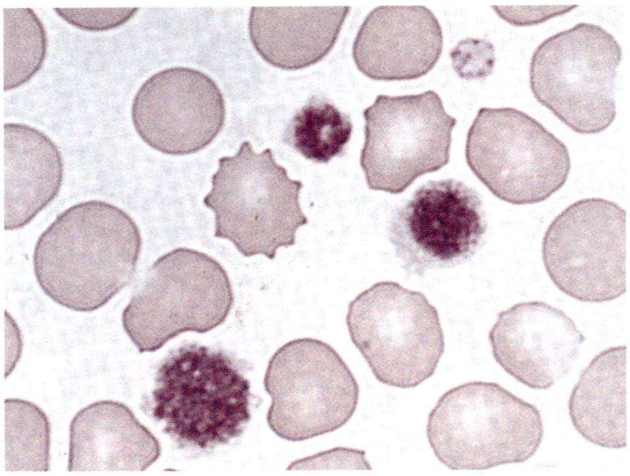

그림 10-3. Bemard-Soulier Syndrome

출혈 시에는 대개 혈소판 및 적혈구 수혈을 요구하게 되나 혈소판 수혈 시에는 동종 면역 등을 감안하여 혈소판 성분 채집술을 시행하여 필터나 방사선 조사 후 수혈할 것을 권장하고 있다. 또한 호르몬 조절로 생리의 억제가 필요하다. 비장의 절제나 스테로이드는 효과가 없으며, DDAVP의 효과에 대해서도 아직 특별히 보고된 바는 없다.

4) Wiskott-Aldrich Syndrome(WAS)

Wiskott-Aldrich Syndrome은 선천성 혈소판 감소증과 출혈, 아토피 피부염, 반복되는 잦은 감염을 주 증상으로 하는 희귀한 X 염색체 열성 유전 질환으로 면역 기능의 이상과 소구성 저혈소판증을 특징으로하는 질환이다. 그리고 혈장 면역글로불린 중 IgA, IgD, IgE는 증가하고 IgM은 감소하는 특징을 가지고 있다. 전 세계적으로 남아 1,000,000당 4명으로 인종간 차이는 없는 것으로 알려져 있다. 원인은 WASP(wiskott-aldrich syndrome protein)의 gene의 변이로 인해 발생하는 것으로 밝혀져 있다. WASP의 정확한 기전은 밝혀져 있지 않으나 림프구, 혈소판, 식세포의 기능과 구조의 변화를 가져와 미세융모, filopodia, 식세포의 공포 형성 등 여러 세포의 결함을 일으키고 이에 따른 면역 기능의 이상과 소구성 혈소판 감소증을 초래하게 된다.

진단 방법 중 확진을 위해서는 남아로서 선천성 혈소판 감소증, 적은 크기의 혈소판과 WASP 유전자 변이, 말초혈액의 단핵세포에서 WASP나 WASP의 mRNA의 부재 및 모계의 가족력상 WAS나 X 염색체와 연관된 혈소판 감소증의 존재 중 최소한 한 가지 이상만 증명하면 된다. 이 질환의 경우 우리나라에서는 보고된 예가 매우 드물며, 대개 출생 후 6개월 동안 심한 출혈경향을 볼 수 있다. 말초혈액 소견에서 작은 혈소판을 보이고 평균 혈소판 용적의 감소를 보인다. 면역 결핍이 있어서 심한 출혈이 아니면 감염이나 악성 종양의 발병으로 주로 사망한다. 비장 절제술(splenectomy)로 도움을 받을 수 있으나 이는 감염에 대한 감수성을 증가시킬 수 있다는 문제점을 가지고 있다.

5) May-Hegglin 이상

May-Hegglin anomaly는 출혈성 경향과 말초혈액 소견상 호중구에 호염기성 봉입체와 혈소판 수 감소 및 거대 혈소판 소견을 보이며 상염색체 우성 양식으로 유전되는 매우 희귀한 질환이다. 1909년도에 첫 환자가 보고되었으나 1960년대에 이르러 그 유전 양식이 밝혀졌고, 그 병인은 아직까지 규명되지 않고 있다. 이 질환에 이환된 환자들은 대부분 증상이 없거나 경도의 출혈성 경향을 보이며, 심각한 출혈이 발생하는 경우는 매우 드문 것으로 알려져 있다. 말초혈액에서 거대 혈소판이 발견되는 것이 May-Hegglin anomaly의 특징적인 혈액 소견이나 Bernard-Soulier Syndrome, Fechtner 증후군, 그리고 Sebastian platelet 증후군 등에서도 거대 혈소판이 발견되므로 감별 진단이 필요하다(그림 10-4).

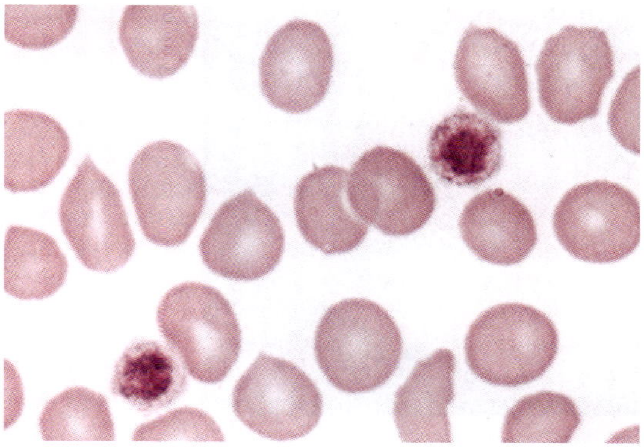
그림 10-4. May-Hegglin 이상

6) Fanconi anemia(FA)

Fanconi 빈혈은 상염체 열성으로 유전되는 드문 질환이다. 4세 이후에 나타나기 시작하여 평균 발생 연령은 8세이고, 남녀 간의 비는 약 2:1이다. 일반적으로 선천성 재생 불량성 빈혈로 발전한다. Fanconi라는 용어는 범혈구 감소증, 형성 부전의 골수, 피부의 과다 색소 침착, 골격계의 변형, 왜소증, 성선 기능 저하와 염색체 이상 등을 나타낸다. 여러 기형과 함께 혈액학적 이상으로 범혈구 감소증을 보이지만 저혈소판증부터 시작될 수 있다. 이 질환은 악성 종양으로 발전하는데 있어 상당히 높은 위험도를 가지고 있다. 혈액 종양(백혈병), 간 종양 및 고형 종양으로 발전할 수 있을 가능성은 30세 나이까지 약 40%, 45세까지 50~76%로 보고하고 있다. 특이 사항은 기존의 고형암보다 훨씬 젊은 나이에 발생한다는 점과 특히 간 세포 암이 동반되는 경우 예후가 좋지 않기 때문에 수술을 비롯한 적극적인 치료가 요구된다고 생각된다.

5 혈액 응고 인자 질환

혈액 응고 인자 질환은 대개 결핍되었을 때 나타나며, 유전적인 경우와 후천적인 경우로 구분할 수 있다.

유전적인 경우는 대개 응고 인자 결핍증이 포함되며, 그중 대표적이라 할 수 있는 혈우병 A와 von Willebrand병에 대해서만 자세히 설명한다.

1) 선천성 출혈 장애(Inherited bleeding disorders)

(1) 혈우병 A (Hemophilia A)

혈우병(hemophilia)은 남자 5,000~10,000명 중 1명꼴로 나타나는 성염색체 열성으로 유전되는 선천성 혈액 응고인자 장애로서, 85% 가량이 혈우병 A이다. 혈우병 A의 진단은 일반적으로 환자의 residual factor VIII의 활성도를 측정하여 이루어지며, 1% 미만인 경우 중증, 1~5%인 경우 중등도, 그리고 6~30%인 경우 경증으로 분류한다. 보인자 여부의 경우, 정상인에게서 Factor VIII 활성도만으로는 보인자의 여부를 정확히 알 수 없다는 제한점이 있다. 일반적으로 혈우병(hemophilia) A는 가장 흔한 유전성 출혈 질환으로 남자에서 반성 열성 유전에 의한 제VIII인자의 결핍으로 발생하며, 혈우병 B 또한 반성 열성 유전으로 제 IX 인자의 결핍이 주된 원인이다. 혈우병 A와 혈우병 B, 두 질환의 증상은 동일하다. VIII인자와 IX인자는 지혈 기전에서 인지질과 Ca^{2+}과 함께 X인자를 활성화시키기 위해 복합체를 구성한다. 혈우병 A는 제VIII 인자 분자 중 VIII:C부분의 결핍이나 기능 이상의 결과로 생기며, 성 연관-열성 형질로 유전되는 일명 고전적 혈우병이라 부르는 것이다.

혈우병은 보통 북유럽인과 북유럽인의 선조를 가진 사람에게서 발견되나 전 세계적으로도 가장 흔한 유전성 출혈 질환이다(1/10,000 미, 1/20,000 영). 현재 우리나라에서의 유병률은 인구 10,000명당 1명 꼴로 발생하고(약 3,000명~4,000명 정도로 추정) 혈우병 A형이 80~85%로 혈우병 B에 비하여 흔하게 나타나며 인종적 발생 빈도의 차이는 없다고 보고하고 있다. 전체 혈우병 환자 중 한국 혈우병 재단에 등록하여 치료를 받고 있는 환자는 2008년도 기준으로 1,925명으로 이 중 혈우병 A형 환자는 1,456명으로 75.6%를 차지하고 있다. 반면 전 혈우병 환자 중 약 85%가 영국인이라고 한다.

혈우병 A는 X염색체 중 하나에 결함 인자가 있는 어머니로부터 아들에게 전해진다. 이론적으로 혈우병 보인자인 여자는 그녀 딸 중 반수에게 그리고 아들 중 반수에게 이 결함인자를 전해준다. 결함인자를 전해 받은 남성은 그의 딸들에게는 모두 결함인자를 전해주지만 아들들에게는 아니다. 그 이유는 아들은 어머니로부터 X염색체를 받기 때문이다. 혈우병은 또한 여자에게서도 발견될 수 있다. 가장 일반적인 것은 이형성 보인자에서 대개 제 VIII 인자의 양이 적은 것을 볼 수 있다. 동형성 혈우병 여자는 양부모(환자인 아버지와 보인자인 어머니)로부터 이 결함인자를 다 받은 경우이다. 이 경우에는 이 장애가 환자인 아들과 같은 양상을 보인다. 비교적 약한 결핍을 제외하고 출혈성 장애는 유아에게서 나타나며 일생 고통을 받는다. 출혈은 주로 몸의 외부 표면에서 생기며, 위장관계, 신장계, 또는 코와 입으로부터도 생기며 치료하지 않으면 몇 일 또는 몇 주일 계속된다. 조직 속에서의 출혈은 심한 압박감의 원인이 되며 점진적인 관절 기능 손상과 절름발이의 원인이 되기도 한다.

고전적 혈우병을 가진 환자에서는 실질적으로 제VIII인자가 거의 없거나 정상 수준의 5% 미만이다.

전체 혈우병 발병률의 20%를 차지하는 혈우병 B 환자들은 현재까지도 정상인에게서 분리 정제된 고가의 혈액 응고인자를 필요할 때마다 투여받아야 하기 때문에 치료에 많은 어려움을 가지고 있다. 혈우병 환자의 출혈 시 개개의 출혈의 치료에 대한 응고인자의 용량이나 투약 간격과 기간은 정해져 있지는 않다(그림 10-5).

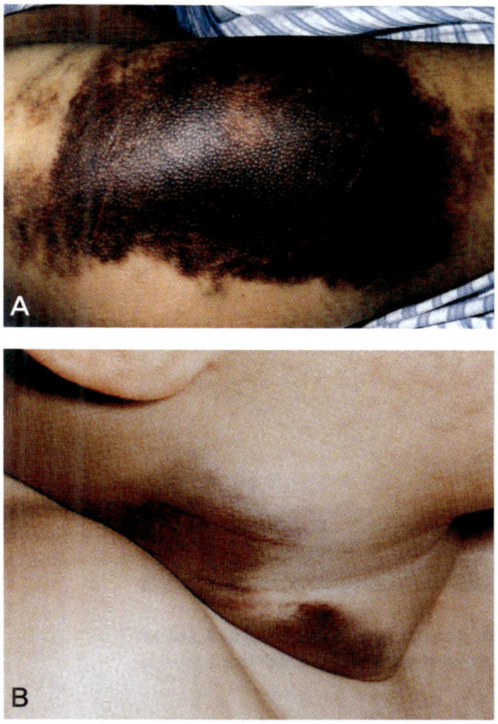

그림 10-5. A: 혈우병 A, B: 혈우병 B

임상 증상

임상에서는 혈우병 환자의 출혈에 대한 몇 가지 원칙을 가지고 있다. (1) 혈우병 환자의 출혈 시에는 응고인자의 보충 요법이 필요하다. (2) 어떤 출혈 질환인지 그 진단명을 정확히 알고 있어야 하며, 혈액 응고인자는 혈우병 A의 경우는 VIII인자, B의 경우는 IX인자의 기본량을 알고 있어야 한다. (3) 응고인자는 출혈 즉시, 충분한 용량을 지혈이 완전히 될 때까지 충분한 기간을 투여해 준다. (4) 어떠한 관혈적 시술이나 침습적 치과 치료도 반드시 응고인자 보충 하에 시행하여야 한다. (5) 모든 수술이나 치과 치료 전에 그 환자가 응고인자에 대한 항체가 없는지 검사하여야 한다. (6) 모든 수술, 응급 수술까지도 응고인자의 적절한 보충 하에 시행하며, 수술 후에도 충분한 기간 동안 응고인자가 보충되어야 한다.

주요 임상 증상으로는 VIII인자와 IX인자 모두 태반을 통과하지 못하므로 출혈 증상은 태아와 출생 시 일어날 수 있다. 가끔 신생아기에 뇌 출혈을 일으킬 수도 있으나 혈관절증(hemarthrosis)이 혈우병의 특징이며, 경한 외상에 의해서도 발생할 수 있지단 많은 예에서 자연 출혈로 발생한다. 가장 흔한 초기의 출혈의 관절은 발목이지만 자라면서 무릎과 발목 관절의 출혈이 흔하며, 통증 등으로 자신의 출혈을 인식할 수 있다.

중추신경계나 상기도의 출혈은 생명에 위협을 초래하며 방사선 촬영이 필요할 경우에는 정상 인자 보충이 선행되어야 한다. 인자치가 5% 이상인 경증 환자에서는 치아 치료, 수술, 중등도 외상 시에 출혈을 하게 되며, 일정한 관절의 재출혈은 관절의 기본적인 병리 소견 때문에 자연 출혈이 발생하게 된다. 상기의 내용을 간단하게 요약하면 다음과 같다.

- 발치 후 과다 출혈, 피하나 근육 내 출혈로 인한 혈종
- 말초 신경증과 두개 내 출혈로 인한 신경 증상
- 심부 출혈로 인한 혈관 및 장기 압박
- 슬관절, 족관절, 고관절, 주관절, 수근관절, 견관절과 같은 혈관절이 생기며, 혈뇨와 비 출혈이 나타난다.

검사 소견

혈우병의 진단은 우선적으로 다른 혈액 질환과 구별하기 위하여 출혈의 증상을 확인하고 PT, PTT 등의 coagulation screening test를 시행한다. TGT(thromboplastin generation test)를 시행하며 VIII 인자의 결함인지 또는 IX 인자의 결함인지를 확인하여 혈우병 A 또는 B를 결정하고, 응고인자 활성도를 측정하여 혈우병의 확진과 중등도를 결정한다.

• aPTT, Prothrombin 소모 시험; 연장

• VIII:C; ≤40%, VIII: C Ag; 감소

• VIII: R Ag; 대개 정상

• 혈소판 수, 모세혈관 취약성 검사, 출혈 시간, PT와 TT 검사에서 모두 정상.

• 중증의 경우 정상치의 2~3배 가까이 연장된다.

• VIII인자의 항체(inhibitor)가 없는 경우에는 mixing test에서 aPTT가 정상으로 교정되는 것으로 알 수 있고, VIII인자와 IX인자의 정량 검사로 혈우병을 확진할 수 있다. 다만 혼합 검사에서 교정이 안 될 때에는 항체가 존재한다고 볼 수 있다.

또한 혈우병을 알아보기 위해서는 보인자(carrier) 검사가 중요하다. 우선 유전적인 소견이 있는지를 먼저 살펴보아 절대 보인자인지 아니면 가능 보인자인지를 구별한다.

절대 보인자는 아버지가 혈우병 환자인 여자, 동시에 낳지 않은 아들 중 2명 이상의 혈우병 환자를 가진 여자, 혈우병 환자인 아들 1명과 자신의 가계에 확실한 혈우병 친척이 있는 여자이며, 가능 보인자는 모계에 혈우병 친척이 있으나 아직은 혈우병 환자인 아들을 출산하지 않은 여자, 혈우병 환자인 아들을 1명 낳았으나 그 밖에는 혈우병의 가족력이 없는 여자이다.

다음 혈액학적 검사로 VIII:C의 양과 VIII:C/VIII:RAg의 비를 구하고, DNA분석으로 marker defects와 polymorphism을 본다.

또한 산전 검사로 태아경을 통한 혈액 응고 검사와 chorionic villus 채혈 또는 양수 천자를 통한 DNA 분석을 한다.

치료

출혈의 예방은 외상을 막는 것이 중요하나 외상이 없이도 출혈할 수 있다. 혈소판의 기능을 저하시키는 아스피린과 NSAID는 금기이며, VIII 인자의 반감기는 약 8~12시간이고 IX 인자는 약 24시간이다. 대개 투여제제로 신선 냉동 혈장이나 동결 침전제제(cryoprecipitate) 또는 항혈우병 인자 등을 출혈 양에 따라 투여한다. 소출혈일 경우는 대개 30%까지 1회 보충하고, 대출혈일 경우는 70~100%까지 보충한 후 30% 이상으로 1~2주간 유지시킨다. 신선 동결 혈장 1 mL 내에 함유되어 있는 VIII, IX인자 활성도를 1 unit(U)으로 보고 있으며 일반적으로 1 U/kg 투여 시 약 1.5~2%의 인자 활성도를 높일 수 있다.

제 VIII: C 억제 인자 보유 환자의 치료는 제VIII인자 농축액, 프로트롬빈 복합체 농축액, 제 VIII응고인자(돼지) 등을 투여하거나, 면역 관용 요법으로 억제 인자를 제거하거나, 체외 흡착법을 사용하거나, 혈장 교환을 실시한다. 다만 농축 응고인자의 투여 시 일반적인 주의 사항으로는 유효 기관을 확인하고, 손을 깨끗이 씻고 주위를 청결히 한다. 증류수나 약품은 실내 온도 이상으로 데우지 않는 등 여러 가지 주의 사항을 확인한다. 억제인자(inhibitor, bethesda unit; BU로 수치를 표현함) 발생 환자에서의 치료 방법은 5 BU까지는 농축 응고인자의 대량 투여, 6 BU 이상은 bypassing 제품인 APCC(FEIVA)나 활성화 VII인자(Novo Seven)를 투여한다. 장기적인 경우에는 면역 내성 유도(immune tolerance induction; ITT) 요법을 통하여 근복적인 해결책을 찾아야 한다. 그러나 최근에는 유전자 재조합 제품이 생산됨으로써 진일보하였다. 근본적인 치료를 위해 유전자 치료가 대두되었으나 해당 유전의

크기는 아직 시험 단계에 있다. 이 외에도 최근 여러 가지 다양한 방법들이 있다. 이는 환자의 임상 증상과 여러 가지 상황에 따라 신중하게 결정한다(표 10-6).

표 10-6. 혈우병A, B의 출혈 형태

출혈의 형태	혈우병 A	혈우병 B
혈관절증*	VIII인자 20~40 U/kg 투여†: 조기 치료 시 15 U/kg 투여. 관절이 정상화될 때까지 매일 동량 반복 투여. 7~10일간 격일로 추가 치료 고려. 예방적 치료 고려	IX인자 40 U/kg 투여‖: 조기치료 시 30 U/kg투여. 관절이 정상화될 때까지 매일 동량 반복 투여. 7~10일간 격일로 추가 치료 고려. 예방적 치료 고려
근육 내 또는 상당량의 피하 내 혈종	VIII인자 20 U/kg 투여: 증상완화 시까지 격일 치료 고려	IX인자 40 U/kg 투여‖: 증상 완화시까지 2~3일 간격으로 치료 고려
구강 내, 유치 또는 치아 발치	VIII인자 20 U/kg 투여: 항섬유소 용해인자 치료: 흔들리는 유치 제거	IX인자 40 U/kg 투여‖: 항섬유소 용해인자 치료‡: 흔들리는 유치 제거
비출혈	15~20분간 압박: 바셀린(petrolatum) 거즈로 메우기(packing): 섬유소 용해인자 치료: 상기 치료 실패 시 VIII인자 20 U/kg 투여	15~20분간 압박: 바셀린(petrolatum) 거즈로 메우기(packing): 섬유소용해인자 치료 상기 치료 실패시 IX인자 30U/kg 투여‖
주요 수술, 치명적인 출혈 (예: 중추신경계, 소화기, 기도)	VIII인자 50~75 U/kg 투여, 24시간 동안 VIII인자 >100 U/dL유지 위해 2~4 U/kg/hr 연속주입, 다음 5~7일간 VIII인자 >50 U/dL 유지 위해 2~3 U/kg/hr 연속 주입, 다음 5~7일간 VIII인자 >30 U/dL 유지하기 위해 50 U/kg 주입, 그 다음 증상이 없어질 때까지 12시간마다 25 U/kg를 주입	IX인자 120 U/kg 투여‖, 5~7일간 IX인자 > 40 U/dL 유지 위해 12~24시간마다 50~60 U/kg 투여: 다음 5일간 IX인자 > 30U/dL 유지
장요근 내 출혈	VIII인자 50U/kg 투여, 증상 소실될 때까지 12시간마다 25U/kg 투여, 총 10~14일간 격일로 20U/kg 투여§	IX인자 120 U/kg 투여‖: 증상 소실될 때까지 IX인자> 40 U/dL 유지 위해 12~24시간마다 50~60 U/kg 투여: 총 10~14일간 격일로 40~50 U/kg 투여§¶
혈뇨	안정: 11/2×유지용량의 수액 치료 1~2일 이내에 증상 완화되지 않으면 VIII인자 20 U/kg 투여: 이후에도 증상 지속시 prednisone 치료(HIV 비감염자인 경우)	안정: 11/2×유지용량의 수액치료 1~2일 이내에 증상 완화되지 않으면 IX인자 40 U/kg 투여‖: 이후에도 증상 지속시 prednisone 치료(HIV 비감염자인 경우)
예방적 치료	최저치(trough level)를 1% 이상 유지하기 위해 VIII인자를 격일로 20 U/kg 투여	최저치(trough level)을 1% 이상유지하기 위하 IX인자를 2~3일 간격으로 30 U/kg 투여‖

* 고관절 내 출혈인 경우, 장두골의 무혈관 괴사를 방지하기 위해 흡인술 여부에 대한 정형 외과적 진료 고려

† 경증 및 중등도 혈우병 환자인 경우, 환자의 VIII인자에 대한 지혈 반응 정도를 알고 있는 경우 VIII인자 대신 desmopressin, 0.3 μg/kg사용; 반복 용량 사용 시 빠른 내성(tachyphylaxis)에 대한 VIII인자 농도(level) 측정 필요

‡ 프로트롬빈 합성인자 주입 시 4~6시간 이후까지 항섬유소 용해인자 투여 금지

§ 치료 중단 전에 방사선과적 검사의 반복 시행 필요

‖ 합성 IX인자 사용 시 정량대로 투여; 혈장 추출 IX인자 사용시 정량의 70%만 투여

¶ IX인자의 반복 투여가 필요한 경우 고도로 정제된 IX인자 사용 필요

(2) von Willebrand's disease(vWD)

vWD는 혈장, 혈소판, 혈관 내피세포 등에서 발견되는 부착 당단백(adhesive glycoprotein)인 vWF의 결핍 또는 기능 저하에 의해 혈소판과 혈관 사이의 상호작용이 저해되어 발생하는 유전 출혈성 질환이다. vWF는 혈소판이 정상적으로 부착하는데 많은 도움을 주고, 특히 혈소판-혈소판 또는 혈소판-혈관 내피세포의 결합에 매우 중요한 역할을 하게 된다. 인종간의 유의한 차이는 관찰되지 않으며, 비교적 흔한 출혈성 질환으로 유병률은 전체 인구의 0.0035~0.01% 정도로 보고되고 있다. 국내에서도 제1형, 2, 3형 등이 보고되었고 vWD 환자는 혈소판 감소에 의한 피부 점막 출혈과 혈우병에서 나타나는 심부조직 출혈이 모두 나타날 수 있다.

von Willebrand's 병은 혈우병 A와는 다른 종류의 환자에 침범하며 더 빈번하게 발견된다(3~4/100,000명 영국). 이 장애의 고전적인 형태는 불완전한 상염색체성 우성 형질로 유전된다. 이것은 VIII:C, VIII:Ag, VIII:vW 그리고 VIII:R의 양이 감소되어 있다. 이 장애의 더 드문 형태로는 상염색체성 열성 형질로 유전되어진다. 이 형은 VIII:C, VIII:R의 인자의 양이 아주 적은 것이다. 이 장애의 세 번째 변형으로는 VIII:Ag와 VIII:R의 양이 정상이며, VIII:C와 VIII:vW의 농도가 감소되어 있다. 이 질병의 또 다른 변형도 기술되고 있다. 이 병은 임상상이 다양하여 다음과 같이 여러 가지 방법으로 분류하고 있다(표 10-7)

표 10-7. von Willebrand 병의 분류

	Type I A	Type I B	Type II A	Type II B	Type II C	Type II D	Type III
유전 양식	상염색체성 우성	우성	우성	우성	열성	우성	열성
B.T	연장	연장	연장	연장	연장	연장	연장
교차 면역 전기 영동	정상	정상	비정상	비정상	비정상	비정상	아양성 (대개 비정상)
VIII:C	감소	감소	감소 or 정상	감소 or 정상	정상	정상	심한 감소
vHF*	감소	감소	감소 or 정상	감소 or 정상	정상	정상	미소량 or 결여
Ristocetin cofactor	감소	감소	심한 감소	감소 or 정상	감소	감소	결여
RIPA†	감소 or 정상	감소 or 정상	결여 or 심한 감소	증가	심한 감소	감소	결여
multimeric structure	혈장과 plt 정상	큰 multimers는 존재하나 작은 multimers는 상대적으로 감소	혈장과 plt.로부터 큰것과 중간 크기의 multimers가 결여	혈장으로부터의 큰 것 만이 결여, plt.는정상	혈장과plt.로부터의 큰것은 결여. 삼중구조는 미주성	혈장으로 부터의 큰 multimers는 결여 삼중 구조는 미주성이나 IIC와는 다르다	다양성

*: 특수 항체를 가진 반응에 의하여 항원 측정, †: Ristocetin-induced plt. 응집율 in PRP

임상 증상

임상 증상은 대개 무증상이나 경미한 출혈 경향을 보이는 환자들도 많은 관계로 유병률은 정확하지는 않으나 약 1% 정도로 성인에게서 발견되는 선천성 출혈 질환 중에서 가장 흔한 질환이다. 증상의 발현 정도가 무증상 환자에서 극심한 출혈을 보이는 환자까지 매우 다양한 임상 증상을 보이고 있다. 즉 비 출혈이나 여성에게서는 월경 과다 등이 발생되며, 혈뇨, 위장관 출혈은 드물고, 더욱이 관절 내 출혈은 드문 것으로 되어 있다. 아스피린, NSAID의 복용으로 증세가 악화된다. 출혈 정도는 한 가족 내에서도 일정하지 않으며 한 환자에서도 때에 따라 차이가 있을 수 있는데 특히 여성의 경우 임신, 생체 내의 여성 호르몬 분비의 차이가 영향을 미치고 심한 운동 또는 교감신경계의 자극에 의해서 생체내의 vWF의 분비가 달라질 수 있다. 그러나 관 내 출혈은 드문 것으로 보고되고 있다. 상기의 임상 증상을 바탕으로 간단히 요약하면 점막 출혈, 비 출혈, 치은 출혈, 흑혈변, easy bruising, 피하 출혈, 발치 또는 수술 후 출혈, 산후 출혈, 월경통, 열성형의 혈우병양 소견을 보인다(**그림 10-11**).

검사 소견

vWD를 진단하는 데는 잦은 출혈 경향과 가족력이 도움이 되며 지연된 출혈 시간, ristocetin cofactor activity의 감소, 혈장 vWF의 농도 감소, VIII인자 활성도의 감소로 진단할 수 있다.

보인자 검사는 열성으로 유전되는 IIC형과 III형에 실시하는데, IIC형에서는 SDS-agarose 전기영동으로, 그리고 III형에서는 VIII: C/vWF: Ag 비로 알아본다.

치료 방침을 결정

치료 방침을 결정하기 위해서는 vWF 의 기능적 분류를 다음과 같이 하는 것도 편리하다.

즉, vWF의 기능적 이상은 없으나 양이 부족하여 출혈 경향을 보이는 환자; IA

Ristocetin에 의한 혈소판 응집능이 감소된 환자; IB, IIA, IIC, ID

Ristocetin에 의한 혈소판 응집능이 역으로 증가된 환자; IIB

vWF의 질적 · 양적 결여로 혈우병과 유사한 심한 출혈 증상을 보이는 열성형 환자; III

치료

치료는 감소된 혈장의 vWF, VIII 인자를 회복시켜 vWF와 관련된 혈소판 기능과 혈액 응고 기능을 향상시키는 데 일차적인 목표가 있다. 점막 출혈은 분자량이 큰 vWF 다량체 주입으로 혈소판 응집을 촉진시키면 효과적인 반면, 심부 출혈은 VIII 인자의 보충이 필요하다. 혈우병과는 달리 예방적 요법은 크게 필요하지 않다. I형, IB형을 제외한 II형 환자에서 수술 중 봉합이나 소작(cautery) 등으로 1차 지혈이 가능한 경우는 deamino-D-arginine vasopressin(DDAVP)을 투여하여 4~6시간 효과를 볼 수 있다.

대수술을 받은 II형 또는 III형 환자는 Cryoprecipitate를 30~50IU/kg씩 12시간마다 투여한다.

(3) 기타 유전성 응고인자 결핍 질환들은 **표 10-8**로 요약하였다.

표 10-8. 기타 유전성 응고 인자 결핍 질환들

결핍증	원인	유전양식	증상	검사소견	치료
제I인자					
무섬유소원 혈증	섬유소원 합성 결핍	상염색체성 역성	출생 시에만 존재하는 출혈성 질환은 탯줄로부터 심한 출혈을 일으킨다. 상처 치유력 결손. 혈액 응고되지 않음	PT,APTT,TT:연장 BT:환자의 50% 비정상 ESR: O	
저섬유소원 혈증	섬유소원 결핍	상염색체성 열성 및 우성	유아기 때 약간의 출혈성	선천적 무섬유소원 혈증과 비슷하나 경증	
불량 섬유소원 혈증	55개이상의 질적 이상 섬유소원 발견	불안전한 상염색체성 우성	약간의 출혈성 경향 상처 치유력 결핍	PT,TT: 연장 APTT: 정상 또는 연장	동결 침전물, 순수 섬유소원 사용
제V인자	혈우병 유사증	상염색체성 열성 드물다	혈우병과 유사 비 출혈	PT, APTT, PCT: 비정상 CT: 연장	수혈
제VII인자	Vt. K 결핍 간질환	상염색체성 열성	피하 출혈, 점막 출혈	PT: 연장 APTT, CT: Stypven time : 정상	
제IX인자	IX인자 결핍 Vt. K 결핍 간 질환	혈우병 B CRM+(기능적/ 질적 이상), CRM -(양적이상)	수술 외상 후 많은 출혈 자연적 출혈은 드물다	TGT, APTT의 혈우병과 같다. 혈소판 수, PT, Tourniquet test: 정상, 응고시간: 연장 PCT, PTT: 비정상	보전 혈장 IX인자 농축액
제X인자	X인자결핍 Vt. K 결핍	CRM+, CRM–		PT, APTT: 연장 Stypven, PCT: 정상	저장 혈장, 순수 prothrombin 복합체
제XI인자		상염색체성 열성 혈우병 C,	수술, 외상 후 출혈, 비출혈	CT: 연장 APTT: 비정상 PT: 정상	신선 혈액 수혈
제XII인자		상염색체성 열성 드문형	뚜렷한 임상 이상증 없는 특이성 결핍성(외상, 수술 후 출혈성 경향없음)	XI인자와 비슷 PTT대체시험에서 기지의 XII인자 결핍혈장과 XI인자 결핍혈장을 대체하여 사용하면 구분이 가능	신선 혈장
제XIII인자	질적이상, 양적이상 다	상염색체성 열성 남자>여자	출생 시 탯줄로 부터의 출혈, 자연 발생적 출혈은 드므나 수술 후나 상해 후 후출혈* 증상, 중추신경계로 출혈 빈약한 상처 치유력	5M urea 사용한 응과 용해 시험, 다른 응고 검사 결과: 정상	신선 혈장이나 제XIII 인자제제 수혈
Fletcher인자	Prekallikrein 결핍	상염색체 열성 CRM- 흑인에서 발견	출혈 경향이 적거나 없다	PT, TT, BT: 정상 CT, APTT: 적당히 연장	
Fitggerald인자	HMW kininogen 결핍	상염색체성 열성, 드물다	무증상	APTT, CT: 연장 위 검사로 확인 가능	

후출혈* : 상처를 받고 24~36시간 후에 ooging-소혈관으로부터 혈액이 스며나온다

2) 후천성 혈액 응고 장애(Acquired disorders of coagulation)

(1) 파종성 혈관 내 응고 증후군(Disseminated Intravacular Coagulation; DIC)

범발성 혈관 내 응고증은 여러 질환에서 전신적 혈액 응고계가 활성화됨으로 인해 유발되는 증후군이다. 전신적 혈액 응고계 활성화는 여러 질환에서 발생하는데, 이들은 임상적으로 경미한 경우도 있으나, 심한 경우에는 DIC라는 현저한 임상소견을 초래한다. DIC는 광범위하게 진행하는 혈액 응고 기전의 활성화로 혈관 또는 미세혈관의 섬유소 침착을 일으키며, 이로 인해 여러 장기로의 적절한 혈액 공급을 막아 장기 부전을 일으킨다. 혈액 응고 기전의 지속적인 활성화, 혈액 응고인자의 생성 저해 및 분해의 증가는 흔히 혈액 응고인자인 단백질, 단백질 분해효소 억제제, 혈소판 등의 감소를 초래한다. 이러한 상황은 심각한 출혈을 일으킬 수 있으며, 특히 수술 전 · 후나 손상 환자 등 대출혈의 위험도가 많은 경우 심각하다. 따라서 임상적으로 혈전과 출혈이 동시에 일어나는 상황을 맞게 되며, 임상에서는 대처하기 어려운 상황을 초래하게 된다. 이 장애가 발생하면 의학적 응급 사고로 취급해야한다. DIC는 이 자체가 질병명이라고 하기보다는 대개 다른 질병에 속발되어 나타나기 때문에 증후군이라고 한다.

DIC에서는 응고인자들이 끊임없이 이용되어 미세혈관에 트롬빈과 섬유소가 생겨난다. 섬유소 용해계가 과잉으로 활성화되어져 혈액 응고인자가 단백 분해되어 환자의 혈액 내 응고 능력이 저하되며, 섬유소원 분해 산물이 큰 덩어리르 만들어진다.

출혈, 쇼크, 혈관 폐색으로 발전한다.

원인

① 양수 색전증, 보류된 태아 증후군, 박리 태반과 같은 산과적 문제들: 양수는 응고 촉진 활성을 가지고 있어 순환계로 들어가면 응고 연쇄 작용을 시작할 수 있다. 괴사성 태아 조직 또한 순환계로 들어가면 thromboplastin과 같은 효과를 가진다. 태반 조직과 효소들은 만약 어머니 순환계로 들어가면 응고 과정을 시작하게 할 수 있다.

② 급성 백혈병: 어떤 백혈병 세포들은 순환계로 thromboplastin과 같은 물질을 방출하기도 한다.

③ 다양한 기원의 혈관 내 용혈

④ 감염: 바이러스, 박테리아, 리켓치아, 곰팡이, 원충류 등

⑤ 광범위한 외상, 화상, 큰 수술 후에 손상당한 조직으로부터 thromboplastic물질이 순환계로 들어가 응고를 시작하게 한다.

⑥ 종양이나 종양이 깨져 나온 산물들이 순환계로 들어가 thromboplastic 활성을 보인다.

⑦ 여러 종류의 뱀 독액에도 트롬빈과 같은 효소나, 제II인자나 제X인자를 활성화시키는 물질을 가지고 있다.

병태 생리

그림 10-6으로 설명한다.

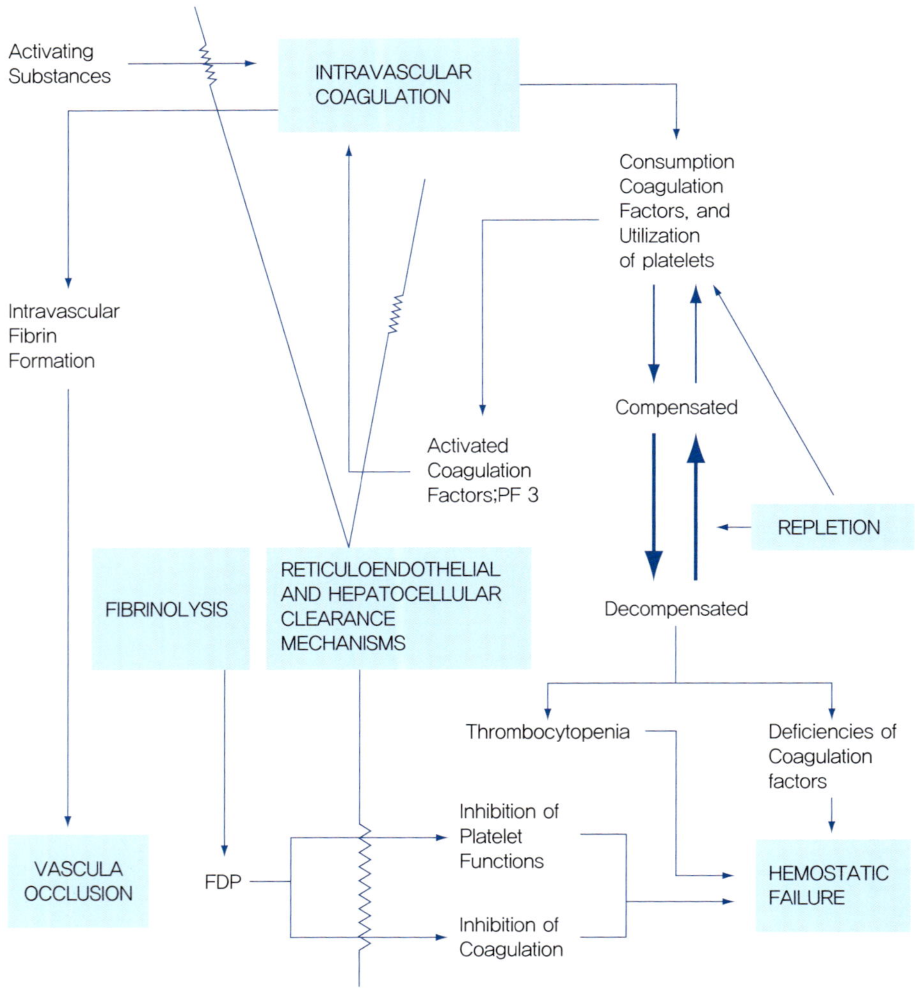

그림 10-6. DIC의 병태 생리

임상 증상

DIC의 임상 소견은 기저 질환의 종류, 강도 및 기간에 따라 결정된다. 대개 급성일 경우에는 출혈 증상이 현저하여 전신성 자반, 반상 출혈, 정맥 천자 부위의 비정상 출혈, 장 출혈, 요로 출혈, 뇌 출혈 등이 나타나며 쇼크나 폐성심 등도 동반된다. 그리고 만성일 경우에는 출혈 증상보다 혈전 색전증으로 발현될 가능성이 많다.

검사 소견

혈소판 감소증 및 기능 이상, 출혈 시간 연장

급성 시: 혈액 응고인자 모두 감소,

만성 시: 혈액 응고인자는 정상 또는 증가, PT, aPTT, TT 연장, Antithrombin III 감소

섬유소 용해 항진 시: 섬유소원 감소, 섬유소 분해산물 증가

미세 혈관 혈전증 시: 분열적혈구 발견

조직 소견상: 소혈관 내 섬유소 침착

진단

응고인자의 소모와 기능 억제로 PT, aPTT와 TT가 연장되고, 혈소판의 소모로 저혈소판증이 발생한다. 이차적으로 섬유소 용해가 발생하면 FDP가 증가한다. 일반적으로 FDP의 증가와 PT의 연장이 aPTT와 혈소판 수의 이상 보다 더 민감한 검사법이다. 간질환이 있는 경우에는 DIC와의 감별 진단이 어려울 수 있다. 이는 간질환으로 인해 혈액 응고인자 관련 주요 지표들이 연장되는 등 저혈소판 혈증으로 인하여 감별이 어려울 수 있다(표 10-9).

표 10-9. Anticipated Results of Disseminated Intravascular Coagulation Primary Laboratory Profile

Test	Normal Range	DIC
Platelet count	200~400 × 10^9/L	< 200 × 10^9/L
Prothrombin time	11~14s	> 14s
Partial thromboplastin time	25~35s	> 35s
D-dimer	0~100 ng/mL	> 500 ng/mL
Fibrinogen	200~400 mg/dL	< 200 mg/dL

치료

원인 질환의 치료 및 순환 부전 치료를 행한다.

보상 요법(replacement therapy)으로 혈소판 수혈, 신선 냉동 혈장 수혈, cryoprecipitate (특히 심한 섬유소원 저하증일 때)를 사용한다. 또한 보상 요법과 더불어 heparin을 투여하여 혈전 등의 진행을 예방할 수 있는데, 이때는 출혈 위험성을 신중히 고려하여야 한다. 뇌출혈, 악성 고혈압, 수술 직후, 국소의 중증 출혈 등이 있을 때에는 사용하지 않는다. 또 규정 식이요법(low dose regimen)을 행한다. heparin 투여 시 antithrombin III의 공급과 병행하면 효과가 좋다.

(2) 비타민 K 대사 및 질환

식이와 장의 균무리에 의한 합성이 비타민 K의 근원이다. 식이에 의한 비타민 K는 소장에서 흡수되고 간에 저장된다. 따라서 결핍의 주된 원인은 부적절한 식이 섭취, 장에서의 흡수 장애, 간 질환이다. 후천성 혈액 응고 장애는 비타민 K 결핍에 의하여 발생되는 경우가 대부분이다.

그 종류는 표 10-10과 같다.

표 10-10. 후천성 혈액 응고 장애들

Condition	Mecanism	Clinical associationn
Vitamin K 결핍	Failure to carboxylate factors II, VII, IX, X	Malabsorption, 담도 폐쇄, 조숙증
Vit. K 길항 작용	경구 항응고제는 Vt.K대사를 억제	wafarin overdose, sure reptitious ingestion, potentiating drugs
Vitamin C 결핍	defective collagen synthesis	poor diet, alcoholism
Liver disease	defective synthesis of clotting factors & inhibitors, defective clearance of active factors	all forms of chronic and acute hepatocellular disease
Alcohol	inhibits platelet function	liver disease
Disseminated intravascular coagulation	excess stimulus to coagulation overwhelms control free thrombin produced & plt. & clotting factors consumed. secondary fibrinolysis occurs	
Hemolytic uremic syndrome	vascular injury to renal endothelium with renal failure and microangiopathic haemolysis	infections ?
Thrombotic thrombocytopenic purpura	widespread vascular damage with hyalin microthrombi. platelet depletion and microangiopathic hemolysis	infections ?
Acquired hemophilia	autoantibody to factor VIII or more rarely other factors	pregnancy, rheumatoid arthritis penicillamine

원인

신생아는 체내 저장이 없어서 출생 후 3~5일 사이에 중증 출혈 위험, 흡수 장애가 소장 질환이나 폐색성 담도 질환 시, Coumarin 항응고제, 장기간 항생제 투여 시에도 발생할 수 있으나 가장 주된 원인은 섭취 부족에 의한 것이 가장 중요한 원인이 된다.

검사 소견

PT 증가 환자의 혈장을 정상인의 혈장과 동량 혼합하여 PT 검사 시 정상, 비정상 PT가 Vt.K의 비경구 투여로 24시간 후 정상화

치료

Vt. K 투여(Vt. K 10 mg) 근육주사 혹은 정맥주사

(3) 응고인자 억제제

후천적 응고인자 억제제는 응고인자를 직접 억제하거나 혈액 응고 과정을 억제하는 비정상적인 항체로서 순환 항응고제로도 알려져 있다. 혈우병 환자, 고령의 환자, B림프구 종양, 결체조직 질환, 분만 후에 제VIII인자에 대한 응고 억제인자를 볼수 있다. 전신 아밀로이드증(systemic amyloidosis)에서는 제X 또는 IX인자가 감소하며, 다발성 골수종이나 거대 글로불린 혈증과 같은 고감마글로불린 혈증과 같은 상태에서 모든 응고인자에 대한 억제를 볼 수 있다. 또한 항인지질 항체도 여러 질환에서 볼 수 있다.

(4) 대량 수혈

대량 수혈이라고 함은 24시간 내에 혈액량의 1.5배 이상을 수혈하는 것을 말한다. 이로 인한 지혈 장애는 혈액 응고인자의 희석, DIC, 혈소판 기능 이상으로 생길 수 있다. 이때 PT, aPTT가 길어지고, 섬유소원과 혈소판도 감소한다. 약 1.5배의 혈액량을 수혈하면 약 10%의 항응고제가 혈액 내에 순환하게 된다.

6 혈전증(Thrombosis)

혈전증이란 혈액 응고의 항진, 정맥혈의 정체 및 혈관벽의 손상 등으로 순조로운 혈행이 차단되어 초래되는 인류의 가장 흔한 사망 원인으로 볼 수 있는 질환이다.

(1) 혈전 형성 기전

① 혈액 응고의 항진: 수술, 타박상, 화상, 혈액 응고인자의 수혈, 악성 종양, 범발성 혈관내 응고증, 심근 경색증 등

② 정맥혈의 정체: 무기동(수술, 뇌졸중, 하지마비, 심부전증)
정맥 폐쇄(골반 타박상, 근위부 정맥 혈전증, 심부전증)
혈액 점도 상승(진성 다혈구증, 적혈구 증다증, 이상 단백 혈증, 수술 후, 염증성 질환)
정맥 확장(정맥류, 고령, 임신, estrogen 투여)

③ 혈관벽 손상: 고관절 및 슬관절 수술, 정맥류 수술, 중증 화상, 하지 타박상 등

(2) 항혈전 기전 : 혈액 응고 억제 인자

간에 의한 활성 혈액 응고인자 제거
섬유소 용해제 등 사용

(3) 혈전 성향 인자

① 유전적 인자: Antithrombin III 결핍증, Protein C 결핍증, Frotein S 결핍증, 섬유소 용해계 장애

② 후천적 인자: 항인지질 항체, 신 증후군, 발작성 야간 혈뇨증, 악성 종양, 혈류 정체, 고령, Estrogen 투여, 패혈증, 기동 장애, 뇌졸중, 진성 다혈구증, 염증성 장 질환, 비만증, 혈전증의 과거력, 수술 및 타박상 등

(4) 혈전 성향 검사의 중요성

① 결여된 혈장 성분의 농축액을 얻을 수 있어 이를 보충함으로써 일시적으로 혈전 성향을 교정할 수 있는 경우가 있다.

② 혈전 성향이 확인되고 혈전증이 재발되는 환자는 장기간 항혈전 치료를 받아야 한다.

③ 혈전 성향이 있는 환자는 수술, 출산 또는 타박상 후에 혈전 예방 요법을 필요로 한다.
④ 혈전 성향이 있는 가족을 찾아 이들에게 적절한 치료 또는 예방 대책을 수립할 수 있다.
⑤ 혈전 성향이 있음을 알 경우 임상 증상이 뚜렷하지 않고 드문 부위의 혈전증을 진단할 수 있다.
⑥ 혈전 성향의 원인이 치료 가능하거나 또는 치료치 않으면 치명적인 질병일 가능성도 있다.

A. 심부 정맥 혈전증(Deep Vein Thrombosis)

1) 발생 빈도

DVT의 발생 빈도는 주로 무증상 환자보다 증상이 동반된 환자군에서 주로 반영된다. 증상이 동반된 환자군을 대상으로 한 조사에서 1년에 1,000명당 0.5%이며, 15세 미만의 소아에서는 드물고, 65~69세에서는 1.8%, 80대에는 3.1%로 연령에 따라 증가하는 것을 볼 수 있다. 일반적으로 DVT의 발생 빈도가 낮지만 최근 식생활 습관의 서구화로 점차 발생 빈도가 점차 증가하는 경향을 보이고 있다. 동맥의 혈전증보다 낮으나 일단 발생 시 치명적인 폐동맥 색전증(pulmonary embolism)을 합병할 수 있어 임상적으로 중요성을 강조하기도 한다. 우리나라에서는 뇌졸중(중풍), 구미에서는 심근 경색증 환자가 많다.

2) 위험 인자들

(1) 수술

혈전의 위험은 수술의 종류와 부가적인 위험 요소의 존재에 의존한다. 특히 정형외과 수술, 혈관 수술, 신경 수술 등이 빈도가 높으며 나이, 비만, DVT의 과거력, 암의 유 · 무, 당뇨병, 고혈압, 고지혈증 등 동반 질환의 유 · 무가 중요한 위험인자이다.

(2) 외상

척추 손상의 62%, 골반 골절의 61%, 하지 골절의 80%에서 혈전의 위험이 있다.

(3) 급성 내과계 질환들

일반적인 수술군과 비슷한 위험의 빈도를 보이나 급성 심근 경색증, 급성 호흡 부전, 급성 감염 등에서 높은 발생 빈도를 보인다.

(4) DVT의 과거력

처음으로 DVT가 발생한 환자에게서 1년 내 재발할 수 있는 빈도는 5~15%, 4년 누적 재발율은 25%인 반면, 수술 후 발생된 경우 재발율은 낮다. 이 외에도 항인지질 항체와 혈전 성향증 등이 있다.

3) 일반적인 증상

혈전증이 생긴 부위(주로 하지)가 붓고, 통증을 호소한다. 특히 폐동맥 색전증이 합병되면 호흡 곤란, 빈호흡, 흉통, 기침, 기혈, 의식 장애, 빈맥, 저혈압과 발열 등의 소견을 보인다. 일부 환자에게서는 정체된 정맥 내의 환원 혈색소가 사지의 청색증을 나타낼 수 있으며, 심하게 부은 다리에서 간질 조직압이 모세혈관 관류를 초과하게 되어 창백함을 초래하게 된다. 폐색증 환자에게서는 호흡 곤란, 흉통, 실신이 발생할 수 있으며, 빈맥과 청색증 그리고 저혈압을 나타낼 수 있다.

4) 혈전증의 원인 진단

심부 정맥 혈전증 환자에서는 선행 질환 또는 혈전증 호발 조건이 있는지 상세히 조사하여야만 한다.

혈전증 환자가 어린 나이이거나(30세 미만), 가족력이 있을 때, 반복해서 재발할 때, 흔한 하지의 혈전증이 아닌 다른 부위의 혈전증일 때(예를 들면, 상지 정맥, 장간막 정맥, 비장 정맥 등), 등에서는 혈전증을 유발할 수 있는 유전적인 원인에 대한 정밀 검사가 필요하다.

정밀 검사로는 Antithrombin III, protein C, or protein S 의 결핍 여부를 알아보는 검사.

Tissue-type plasminogen activator(t-PA)의 부족 또는 plasminogen activator inhibitor-1(PAI-1)의 과잉에 대한 섬유소 용해능 감소 여부 등의 검사 등이 있다.

5) 항혈전 약품

(1) 항응고제

- 혈액 응고인자의 생성 억제제는 주로 경구용으로 사용한다.
  4-hydroxycoumarin 유도체인 warfarin sodium과 indane-1,3-dione 유도체인 phenindione이 있는데 비 출혈성 부작용이 적은 것은 warfarin이다. 이는 Vt. K의존성 혈액 응고인자들의 정상적인 생성을 억제함으로써 항응고 작용을 나타낸다.
- 혈액 응고인자의 불활성화 촉진제는 주로 비 경구용으로 사용한다.
  heparin은 polypeptide core에 결합되어 있는 uronic acid와 glucosamine의 사슬 형태로 구성된 glycosaminoglycan으로, 과량 투여 시 브작용으로 출혈뿐만 아니라 과민 반응, 혈소판 감소증을 초래할 수 있고 장기 복용 시 골연화증을 초래할 수도 있다.

(2) 항 혈소판제 : 주로 혈소판 응집 반응을 억제하는 기전을 가지고 있다(그림 10-7).

- Cyclooxygenase 억제제: Aspirin, sulfinpyrazone, non-steroidal antiinflammatory drugs
- Thromboxane synthetase 억제제: Imidazole defivatives(dazozibene)
- PGI_2 및 PGG_2: Iloprost
- Omega-3 fatty acid: Eicosapentaenoic acid
- Calcium channel 길항제: Nifedipine, diltiazem
- Phosphodiesterase 억제제: Dipyridamole

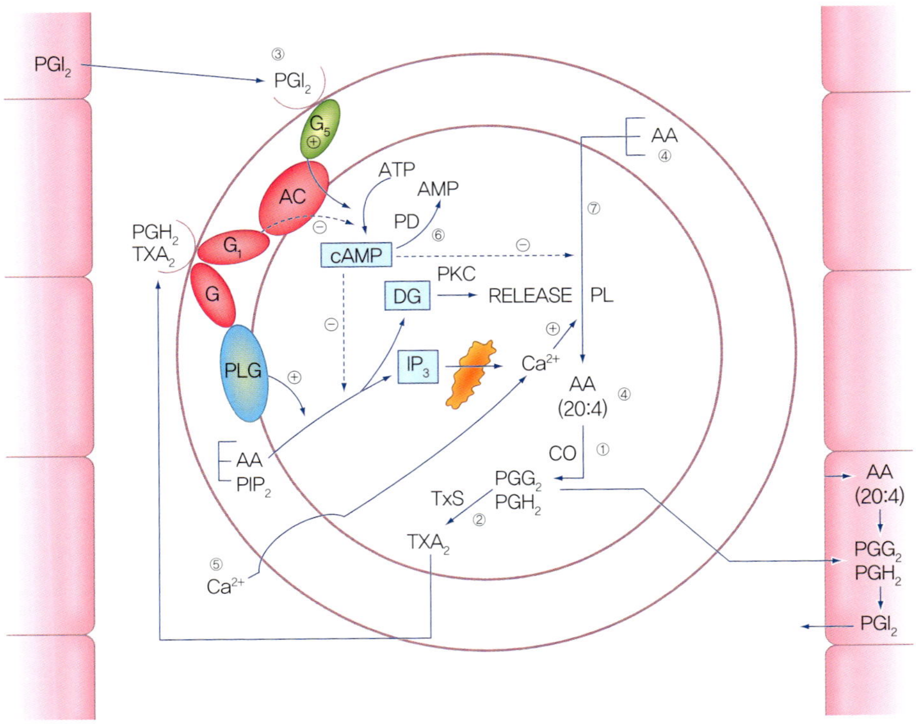

그림 10-7. 항혈소판제의 응집 억제 기전

- β blocker: Propranol

(3) 섬유소 용해제

- Streptokinase는 plasminogen과 결합하여 활성형 plasmin으로 변환시키는 데 작용한다.
- u-PA와 t-PA는 직접 plasminogen을 활성화시킨다.
- t-PA는 혈전 구성 성분인 섬유소에 부착하며, 섬유소가 있을 때 작용 효율이 극대화되는 특성을 가지고 있어 fibrin specificity가 있는 섬유소 용해제로 분류된다.
- 제2세대 섬유소 용해제는 fibrin specificity가 있는 약품들로서 recombinant t-PA, acylated plasminogen-streptokinase complex(APSAC), single-chain u-PA(scu-PA, prourokinase) 등이 있다.

6) 치료

심부 정맥 혈전증의 치료는 치료제를 통해 이미 형성된 혈전을 용해시키기보다는 정맥 혈전증의 확산을 막고, 폐동맥 색전증의 합병과 재발을 예방하는 것을 목적으로 한다. 이 경우 혈전의 용해는 인체 고유의 혈전 용해 기전에 의하여 이루어지는데, 최근 urokinase(u-PA) 및 t-PA를 발병 초기에 투여하여 혈전의 용해를 적극적으로 유도하여 치료 효과를 높이려는 시도를 하고 있다.

심부 정맥 혈전증의 치료를 위해서는 초기에 신속하게 항응고제를 투여하는 것이 중요하다. 먼저 속효성인 heparin을 정맥 투여한 후 경구용 항응고제인 warfarin을 투여하는데, 이때 heparin을 끊고 바로 warfarin을 주면 초기에는 오히려 수일간 혈액의 응고성이 높아지므로 warfarin은 반드시 heparin과 6일 정도 중복 투여한 후 warfarin 단독 투여로 바꾸어야만 한다.

Heparin 투여량은 aPTT가 정상의 2배 수준이 유지되도록 하고, warfarin은 heparin 투여 7일째부터 5 mg을 경구투여하고 3일 후에 PT를 측정하여 International Normalized Ratio(INR)가 2~3이 되도록 용량을 조절하여야 한다.

경구 항응고 요법은 혈전증의 재발을 막기 위해 보통 3~12개월 계속하는데, 유전적인 항응고인자 결핍증이 있으면 보다 장기간 또는 평생을 치료해야 한다.

7) 치료 후의 합병증

(1) 출혈

- Heparin 또는 warfarin 치료 시에는 과잉 투여되었을 때가 위험하다.
- Heparin은 반감기가 짧기 때문에 과잉 투여되었을 때에는 대부분의 경우 투여량을 줄이거나 중지하는 것만으로도 조절될 수 있고 protamine sulfate로도 중화시킬 수 있다.
- Warfarin이 과잉 투여되어 PT(INR)가 4.5 이상이 되었을 때는 즉시 투약을 중지하여야 하며, 출혈이 동반되면 정도 및 위급성에 따라 신선 냉동 혈장 또는 vitamin K를 정맥 투여한다.

(2) 혈전증 후증후군

- 심부 정맥 혈전증 환자는 치료 후에도 오래 서있거나 걸으면 하지가 붓는 경우가 많은데, 이는 정맥 혈전증이 재발하여도 그렇지만 혈전증 발병 후 재관류에 따른 정맥 판막의 손상과 근위부의 큰 혈전에 의한 지속적 혈행 폐쇄에 기인한 정맥압 상승이 원인인 경우도 많다.

  탄력 스타킹을 사용하면 효과를 볼 수도 있으나 한번 손상된 정맥 판막 손상은 재생되지 않는다.

(3) Heparin 유도성 혈소판 감소증

- 일반 용량의 heparin을 사용한 환자의 1~3%에서 투여 7~8일 후에 발생하며, 10~15%에서는 혈전증이 동반되고 30%의 치명율을 보인다.
- 혈소판 감소증은 IgG항체와 heparin으로 이루어진 면역 복합체가 혈소판의 Fc수용체에 결합하여 혈소판 응집을 유발시켜 발생한다.
- 혈소판 수가 1/3 이상 감소하면 HAT 항체검사를 시행하여 진단하고, 치료는 heparin 투 여를 중지한 후 dextran, ancrod, ORG 10172 등의 투여를 고려한다.

B. Antithrombin III 결핍증

1) Antithrombin III

- 분자량은 58,000 dalton 정도이며, 혈장 내 농도는 140~200 μg/mL이다.

2) 유전성 결핍증

- 1965년에 Egeberg에 의해 첫 보고되었고, 우리나라에서는 1986년에 Lee 등에 의해 첫 보고되었다.
- 정상치의 40~50%에서 혈전증이 발생할 수 있다.
- I, II, III 형으로 분류한다.
- 발생 빈도는 1/5,000~1/2,000이며, 혈전증의 과거력이 있는 경우는 2~3.5%이다.
- 유전 양식은 이형 또는 동형(Toyama)으로 유전된다.
- 임상 증상은 심부 정맥 혈전증과 같다.

3) 후천성 결핍증

- 간 질환, L-asparaginase 결핍증, 범발성 혈관 내 응고 증후군, 신 증후군 등에서 나타난다.

C. Protein C 결핍증

1) Protein C

- 분자량은 62,000 dalton 정도이며, 혈장 내 농도는 3~4 μg/mL이다.
- Vitamin K-의존성이며, thrombin-thrombomodulin 복합체에 의해 활성화된다.
- 항응고 작용(Va와 VIIIa의 불활성화)과 섬유소 용해 촉진(PAI의 중화) 작용을 한다.

2) 유전성 결핍증

- 1981년에 Griffin 등에 의해 첫 보고되었다.
- 혈전증의 과거력이 없는 헌혈자의 0.3%에서 50% 미만의 발생을 보인다.
- 유전 양식은 이형 또는 동형으로 유전된다.
- 임상 증상은 정맥 혈전증, warfarin-유도성 피부 괴사증, Purpura fulminans neonatalis 증상이 나타난다.

3) 후천성 결핍증

- 간 질환, 경구 항응고제 사용 후, 범발성 혈관 내 응고증 등에서 나타난다.

D. Protein S 결핍증

1) Protein S

- 분자량은 69,000 dalton 정도이며, 혈장 내 농도는 22~25 μg/mL이다.
- Vitamin K-의존성이며, 형태는 유리PS, PS-C4b-binding protein 복합체, 또는 PS-PS-binding protein 복합체로 존재한다.
- 항응고 보효소 작용, 보체계 조절 작용, 섬유소 용해 보효소 작용을 한다.

2) 유전성 결핍증

- 1984년에 Schwartz 등, Comp 등에 의해 첫 보고되었다.
- 정상치의 38~65%에서 혈전증이 발생한다.
- 유전 양식은 이형 또는 동형으로 유전된다.
- 임상 증상은 심부 정맥 혈전증 또는 동맥 혈전증의 증상과 같다.
- Protein C 결핍증과는 달리 완전히 결핍되어도 유아기에 사망하지는 않는다.

3) 후천성 결핍증

- 간 질환, 경구 항응고제 사용 후, 범발성 혈관 내 응고증, 임신 시에 나타난다.

7 순환 응고 억제 (Circulating Coagulation Inhibitors)

후천적 순환 응고 억제제 또는 항응고제들은 비교적 드문 출혈의 원인이 된다. 이것은 응고 과정에 어떤 영향을 주는가에 기초를 두고 두 가지로 나눌 수 있다. ① 응고인자를 파괴하지 않고 인자들 사이의 반응만을 직접적으로 차단하는 작용을 하는 것. ② 개개의 응고인자를 점진적으로 불활성화시키는 억제제들로 주로 면역 글로부린의 성분인 종류로 나눌 수 있다.

(1) 섬유소원에서는 아주 적은 양의 항체가 발견되기도 한다.

(2) V인자 억제제는 streptomycin요법을 투여받았을 때 이차적으로 발견할 수 있다. 이때는 PT와 aPTT가 연장되며 V인자 분석에서 감소된 양을 나타낸다. 일반적으로 streptomycin이 제거되는 몇 주 동안에 이 억제제는 사라진다.

(3) VIII인자의 항체는 가장 보편적인 억제제로 발견되며, 혈우병 A환자의 5~20%에서 생겨난다. 이것은 만성 염증성 질병(전신성 홍반성 루프스, 류마티스성 동맥염, 출산 후의 임산부 중의 몇 명, 그리고 약물 반응에 관련된 경우)을 가지고 있는 환자에게서도 발생한다.

이 항체의 대부분은 IgG 형이다. 이 장애의 임상적 특징은 혈우병 A와 아주 유사하다. 치료는 아주 어렵다. VIII인자의 교환 요법은 항체 역가를 증가시킨다. 어떤 환자에게서는 자연적인 치유가 되기도 한다.

(4) IX인자 억제제는 이 인자 결핍을 가진 환자의 5% 정도에서 발생한다. 또 전신성 홍반성 루프스, 류마티스성 열 환자 그리고 출산 후 여자에게서도 발견될 수 있다. 이 항체들은 순간적인 작용을 보인다. IX인자 억제제는 이 인자 결핍을 가진 환자와 항결핵약제인 isoniazid로 치료받은 후의 정상인에게서 발견될 수 있다.

(5) 응고의 결함은 또한 다발성 골수종, Waldernstrm's 고분자 글로부린 혈증, 그리고 다른 단백질 장애를 가진 환자들에게서도 발견된다. 비정상 단백질의 존재는 섬유소원이나 섬유소에 의해 흡수되어질 수 있으며, 이것은 구조적으로 비정상 응괴의 원인이 되는 섬유소 다량체화의 억제제로써 작용한다.

(6) 억제제들은 전신성 홍반성 루프스에 따라서 발견되어지며, 특수한 루프스 항응고제가 증명되어진다. 루프스 항응고제는 PT와 APTT를 연장시키는 원인이 된다. 출혈 시간과 트롬빈 시간은 정상이다. 이 항응고제들은 prothrombin 복합체에 영향을 준다고 생각된다. 전신성 홍반성 루프스에서는 VIII, IX, V, 그리고 X인자에 영향을 나타내는 다른 억제제들도 발견된다.

8 섬유소 용해계 (Fibrinolysis)

혈관내 응고가 없이 섬유소 용해 작용이 일어나는 것은 심한 간 질환이 합병증으로서 대개 보편적으로 발견된다. 이것은 또한 외과 수술 후의 합병증(폐수종과 같은 경우)으로서도, 또 악성 종양이나 백혈병에서도 발견된다.

이 장애는 순환계 안에서 plasmin의 활성화로부터 생겨난다. 활성화 섬유소 용해계는 V인자와 VIII인자를 소화하며 더하여 섬유소원과 섬유소를 섬유소 파괴 산물로 파괴시킨다. 일반적으로 출혈은 최소한도이다.

섬유소 용해계가 활성화되는 것은 섬유소 용해계의 활성제가 다량 함유되는 경우에 장기(자궁, 부신, 전립선, 신장, 폐, 난소, 갑상선, 림프절 등) 수술이나 상처가 생겼을 때이다. 또한 운동, 스트레스, 산소 부족, adrenalin 주사 등에서도 섬유소 용해 활성제의 활성 증가로 인하여 섬유소 용해 등이 증가된다. 다음 **표 10-11**에 일차 섬유소원 용해와 2차 섬유소 용해 항진 및 저하를 초래하는 질환과 병해를 수록하였다.

표 10-11. 섬유소 용해 항진과 저하의 원인 인자

I. 섬유소 및 섬유소원 용해 항진
- A. 전신성
  - 1. 일차성
    - a. 원발성
      - ① 스트레스(육체적 운동, 정신적 자극, 국소성 발열, 전기 쇼크)
      - ② 마취, 체외 순환, 저체온 회복기
      - ③ acidosis
      - ④ 아나펠릭스 쇼크
      - ⑤ 각종 약제(아드레나린, 니코틴산 등)
      - ⑥ 전립선, 폐 등의 수술
    - b. 속발성
      - ① 간 질환(간 경변 등)
      - ② 백혈병
      - ③ 암(전립선 암 등)
      - ④ 비만성 출혈성 위 · 십이지장 염
      - ⑤ 원발성 amyloidosis
  - 2. 이차성
    - ① DIC, ② 혈전증
- B. 국소성
  - ① 임신 중독
  - ② 자궁 출혈
  - ③ 정맥 울혈
  - ④ 허혈

II. 섬유소 및 섬유소원 용해 저하
- ① 선천성 plasminogen 저하증
- ② 당뇨병
- ③ 괴사성 혈관염
- ④ 신장염
- ⑤ 이식 신장의 만성 거부 반응
- ⑥ 수술 후
- ⑦ 비만
- ⑧ 약제(항 plasmin제 등)

또한 선천성으로는 최근 α_2-plasminogen inhibitor의 결핍에 의한 섬유소와 섬유소원의 용해 항진의 증례 보고가 있다. 섬유소와 섬유소원 용해 항진으로 인한 출혈의 특징은 수술 중에 삼출성(oozing)의 경우가 많이 발생하는 것이다.

이 oozing이 일차 섬유소원 용해 항진 때문인지 아니면 이차성 섬유소 용해 항진 때문인지를 명확히 판단해야만 항 plasmin제제물을 투여할 수 있다.

그 것은 일차성일 때는 적절하지만 이차성일 때에는 절대 금하고 있기 때문이다.

다음 **표 10-12**에 섬유소원 용해와 섬유소 용해의 감별점을 수록하였다.

표 10-12. 섬유소원 용해와 섬유소 용해(DIC)와의 감별

	섬유소원의 용해(일차 선용)	섬유소의 용해(이차 선용)
혈소판 수	정상	감소
Fibrinogen	감소	감소
Prothrombin	정상	감소
제V인자	감소	감소
제VIII인자	감소	감소
Antithrombin III	정상	감소
Plasminogen	감소	감소
Plasmin	현저히 증가	약간 증가
Paracoagulation test	음성	양성
Fibrinopeptide A	출현하지 않음	혈 중에 증가
FDP D분획	γ-monomer	γ-dimer

PT, aPTT, thrombin 시간은 일반적으로 FDP의 항응고제 영향 때문에 연장된다.

Euglobulin 응고 용해 시간은 plasminogen이 감소되지 않았다면 비정상적으로 짧다.

V인자와 VIII인자의 양은 일반적으로 감소되어 있다. 제 XIII인자 또한 어떤 환자에게서는 낮은 양을 나타낸다. 37℃에서의 섬유원 역가는 응괴의 용해를 보인다.

한글 색인

ㄱ

ㄴ

ㄷ

영문 색인

A

B

E

F

G

N

O

P

T

U

V

W

Z

혈 액 학
−3판−

정가 35,000원

ISDN 978-89-7043-791-0

1993년 2월 16일 1판 발 행
2001년 2월 25일 2판 발 행
2011년 2월 25일 3판 발 행
2013년 2월 25일 3판 2쇄 발 행

저 자 : 노명희·김성미·김은중·김인자
김원식·석성자·송선옥·심문정
유광현·이재식·이지숙·정옥봉
조영국·조윤경·조현정·황석연

발 행 자 : 최 병 진
발 행 처 : 도서출판 **고 려 의 학**
(136-821) 서울 성북구 성북동1가 115-24 보문빌딩 3층
Tel. 765-0333, 0337
Fax. 743-2288
등록번호 : 제 1-519호 1978. 6. 29.
